Hans-Jürgen Möller
Rolf R. Engel
Paul Hoff (Hrsg.)

Befunderhebung
in der Psychiatrie:
Lebensqualität, Negativsymptomatik
und andere aktuelle
Entwicklungen

Springer-Verlag Wien GmbH

Prof. Dr. med. Hans-Jürgen Möller
Direktor der Psychiatrischen Klinik der Ludwig-Maximilians-Universität München,
Bundesrepublik Deutschland

Prof. Dr. rer. nat. Rolf R. Engel
PD Dr. med. Dr. phil. Paul Hoff
Psychiatrische Klinik der Ludwig-Maximilians-Universität München,
Bundesrepublik Deutschland

Das Werk ist urheberrechtlich geschützt.
Die dadurch begründeten Rechte, insbesondere die der Übersetzung, des Nachdruckes, der Entnahme von Abbildungen, der Funksendung, der Wiedergabe auf photomechanischem oder ähnlichem Wege und der Speicherung in Datenverarbeitungsanlagen, bleiben, auch bei nur auszugsweiser Verwertung, vorbehalten.

© 1996 Springer-Verlag Wien
Ursprünglich erschienen bei Springer-Verlag Wien New York 1996

Die Wiedergabe von Gebrauchsnamen, Handelsnamen, Warenbezeichnungen usw. in diesem Buch berechtigt ohne besonderer Kennzeichen nicht zu der Annahme, daß solche Namen im Sinne der Warenzeichen- und Markenschutz-Gesetzgebung als frei zu betrachten wären und daher von jedermann benutzt werden dürfen.
Produkthaftung: Für Angaben über Dosierungsanweisungen und Applikationsformen kann vom Verlag keine Gewähr übernommen werden. Derartige Angaben müssen vom jeweiligen Anwender im Einzelfall anhand anderer Literaturstellen auf ihre Richtigkeit überprüft werden.

Graphisches Konzept: Ecke Bonk
Gedruckt auf säurefreiem, chlorfrei gebleichtem Papier – TCF

Mit 64 zum Teil farbigen Abbildungen

Die Deutsche Bibliothek – CIP-Einheitsaufnahme

Befunderhebung in der Psychiatrie: Lebensqualität, Negativsymptomatik und andere aktuelle Entwicklungen / Hans-Jürgen Möller ... (Hrsg.). – Springer-Verlag Wien GmbH 1996
ISBN 978-3-211-82780-2   ISBN 978-3-7091-6574-4 (eBook)
DOI 10.1007/978-3-7091-6574-4
NE: Möller, Hans-Jürgen [Hrsg.]

ISBN 978-3-211-82780-2

Vorwort

Der vorliegende Band gibt einen Überblick über aktuelle Forschungsentwicklungen der empirischen Psychopathologie. Er umfaßt die wissenschaftlichen Beiträge eines Symposiums, das die Arbeitsgemeinschaft für Methodik und Dokumentation in der Psychiatrie (AMDP) im Oktober 1994 in München veranstaltet hat. Eine konzeptuelle Aufarbeitung und kritische Bewertung der nicht immer übersichtlichen Entwicklung empirisch-psychopathologischer Forschung liefert der einleitende Beitrag von W. Mombour. Im folgenden ergeben sich zwei thematische Schwerpunkte: Zum einen der Aspekt der Lebensqualität, der zunehmend als wesentlicher Forschungsgegenstand erkannt wird und dem die erste Gruppe von Beiträgen aus psychiatrischer und psychologischer Sicht gewidmet ist; zum anderen das seit einigen Jahren in der psychiatrischen Diagnostik- und Therapieforschung an zentraler Stelle – und kontrovers – diskutierte Konzept der schizophrenen Minus- oder Negativsymptomatik. Dieser Bereich wird von den Beiträgen des zweiten Abschnittes abgedeckt. Verschiedene weitere aktuelle Forschungsthemen sind im letzten Teil des Bandes dargestellt, etwa psychopathologische Indikatoren für Suizidalität, Befunde bei HIV-infizierten Patienten sowie die Frage der Erfassung der prämorbiden Persönlichkeit.

Es ist die Hoffnung der Herausgeber, dem Leser durch diesen Band die aktuelle psychopathologische Forschung in ihrer thematischen wie methodischen Vielseitigkeit näherzubringen und sie auf diese Weise gleichzeitig weiter zu stimulieren.

Dem Verlagshaus Springer in Wien, insbesondere Herrn Mag. F. Schaffer, sei für die kompetente Beratung und die zuverlässige Zusammenarbeit bei der Herausgabe des Buches herzlich gedankt.

München, Januar 1996
H.-J. Möller
R. R. Engel
P. Hoff

Inhaltsverzeichnis

Autorenverzeichnis IX

Mombour, W.: Standardisierte Befunderhebung im Vergleich zur klassisch-deskriptiven Psychopathologie 1

Lebensqualität

Bullinger, M.: Lebensqualität – ein Ziel- und Bewertungskriterium medizinischen Handelns? 13

Steinmeyer, E. M., Pukrop, R., Herpertz, S., Saß, H.: Facettentheoretische Konstruktvalidierung des NEO-Fünf-Faktoren-Inventars (NEO-FFI) und des Sechs-Faktoren-Tests (SFT) 31

Steinmeyer, E. M., Pukrop, R., Czernik, A., Saß, H.: Facettentheoretische Validierung des Konstrukts Lebensqualität bei depressiv Erkrankten 39

Lauer, G.: Lebensqualität und Schizophrenie: Ein Überblick über empirische Ergebnisse 63

Stieglitz, R.-D.: Erfassung von Lebensqualität bei schizophrenen Patienten 73

Hütter, B. O., Gilsbach, J. M.: Das Aachener Lebensqualitätsinventar für Patienten mit Hirnschädigung: Entwicklung und methodische Gütekriterien 83

Franz, M., Plüddemann, K., Gruppe, H., Gallhofer, B.: Modifikation und Anwendung der Münchner Lebensqualitäts-Dimensionen-Liste bei schizophrenen Patienten 103

Hochrein, A., Jonitz, L., Plaum, E., Engel, R. R.: Kompetenzbeurteilung und Kompetenzmessung bei Dementen – ein Vergleich zwischen Verfahren zur Quantifizierung demenzbedingter Beeinträchtigungen des Alltagsverhaltens 113

Schaub, R. T., Barnow, S., Linden, M.: Stationäre Behandlungszeiten und psychosoziale Belastungsfaktoren bei depressiven Patienten 125

Welzel, D., Kohnen, R., Krüger, H.-P., Vollrath, M., Drechsler, S.: Farbskalen zur Messung von Befindlichkeit und Lebensqualität 133

Negativsymptomatik

Deister, A.: Reliabilität und Validität der gebräuchlichen Skalen zur Erfassung von Negativ-Symptomatik 155

Gänsicke, M., Minges, J., Franke, P., Maier, W.: Assoziation oder Dissoziation von Negativ- und Positivsymptomatik bei Risikopersonen für Schizophrenie 165

Wölwer, W., Gaebel, W.: Negativsymptomatik, depressive Symptomatik und Akinese. Abgrenzungsmöglichkeiten mit standardisierten Untersuchungsverfahren 175

Albers, M., Woggon, B., Attinger, Y., Mekler, G., Schmid, G. B., Stassen, H. H., Tewesmeier, M.: Aktueller Stand der Entwicklung zweier neuer AMDP-Syndrome zur Erfassung der Symptomatik chronischer Schizophrenien 187

Trabert, W., Rösler, M., Pülschen, D., Lamberty, H.-M.: Facettentheoretische Validitätsuntersuchung der SANS 195

Rösler, M., Trabert, W., Steinmeyer, E. M.: Facettentheoretische Analyse negativer und depressiver Symptomatik (AMDP) bei chronischer Residualschizophrenie 205

Möller, H.-J., Müller, H.: Möglichkeiten der statistischen Differenzierung von direkten und indirekten Neuroleptikaeffekten auf schizophrene Negativsymptomatik 217

Maurer, K., Häfner, H.: Negativsymptomatik im Frühverlauf der Schizophrenie und im Verlauf über drei Jahre nach Ersthospitalisation 225

Bottlender, R., Hoff, P., Strauss, A.: Differentialdiagnostik von Paranoia und paranoider Schizophrenie mittels AMDP-Syndromen 241

Wiebel, B.: Messung kognitiv-psychophysiologischer Korrelate schizophrener Minussymptomatik 249

Weitere methodische und empirische Beiträge

Holzbach, R., Naber, D.: Psychopathologische Auffälligkeiten nach Operation am offenen Herzen 265

Faltermaier-Temizel, M., Bossert-Zaudig, S., Laakmann, G.: Untersuchung zur Schweregradeinteilung des depressiven Syndroms in drei Ambulanzstudien 273

Diefenbacher, A., Heim, G., Diefenbacher, M.: Transkulturelle Unterschiede somatischer Symptome bei Depression – eine psychopathologische Untersuchung islamischer und deutscher Patienten einer psychiatrischen Universitätsklinik in Berlin 281

Satzger, W., Engel, R. R.: Ein Ansatz zur Bestimmung der Änderungssensitivität psychometrischer Testverfahren: Der CGT-(M) im Vergleich zu herkömmlichen Gedächtnismaßen 285

v. Zerssen, D., Barthelmes, H., Black, C., Breu, P., Garczynski, E., Hecht, H., Pössl, J., Wesel, E.: Das Biographische Persönlichkeits-Interview (BPI) – ein Forschungsinstrument zur Erfassung der prämorbiden Persönlichkeit 303

Frommberger, U., Käppler, C., Stieglitz, R.-D., Schlickewei, W., Kuner, E., Berger, M.: Die Entwicklung von posttraumatischen Belastungsstörungen nach Verkehrsunfällen. Erste Ergebnisse einer prospektiven Studie 309

Luderer, H. J., Woods, S.: Was wissen Angehörige von Patienten mit Schizophrenien über deren Erkrankung? 313

Ahrens, B.: Psychopathologische Indikatoren von Suizidalität bei stationärer Aufnahme 321

Kathmann, N., Wagner, M., Satzger, W., Engel, R. R.: Vigilanzmessung auf Verhaltensebene: Der Continuous Performance Test – München (CPT-M) 331

Binder, J., Perro, C., Naber, D.: Psychometrische Untersuchung der psychopathologischen Auffälligkeiten HIV-Infizierter 339

Göhringer, K., Gutzmann, H., Kühl, K.-P.: Darstellung der überarbeiteten Fassung des AGP-Systems: inhaltliche und dokumentationstechnische Neuerungen 347

Autorenverzeichnis

Dr. B. Ahrens, Universitätsklinikum Rudolf Virchow, Standort Charlottenburg, Psychiatrische Klinik, Eschenallee 3, D-14050 Berlin

Dr. M. Albers, Psychiatrische Klinik der Medizinischen Fakultät der RWTH Aachen, Pauwelsstraße 30, D-52074 Aachen

Dr. Y. Attinger, Psychiatrische Universitätsklinik Zürich, Lenggstraße 31, CH-8029 Zürich

Dr. S. Barnow, Psychiatrische Klinik der Freien Universität Berlin, Eschenallee 3, D-14053 Berlin

Dr. H. Barthelmes, Max-Planck-Institut für Psychiatrie, Klinisches Institut, Kraepelinstraße 2, D-80804 München

Dr. C. Black, Max-Planck-Institut für Psychiatrie, Klinisches Institut, Kraepelinstraße 2, D-80804 München

Prof. Dr. M. Berger, Klinikum der Albert-Ludwigs-Universität Freiburg, Hauptstraße 5, D-79104 Freiburg

Dr. J. Binder, Bezirkskrankenhaus Haar, Vockestraße 72, D-85540 Haar

Dr. S. Bossert-Zaudig, Psychiatrische Klinik der Ludwig-Maximilians-Universität, Klinikum Innenstadt, Nußbaumstraße 7, D-80336 München

Dr. R. Bottlender, Psychiatrische Klinik der Ludwig-Maximilians-Universität, Klinikum Innenstadt, Nußbaumstraße 7, D-80336 München

Dr. P. Breu, Max-Planck-Institut für Psychiatrie, Klinisches Institut, Kraepelinstraße 2, D-80804 München

PD Dr. M. Bullinger, Institut für Medizinische Psychologie, Goethestraße 31/I, D-80336 München

Prof. Dr. med. A. Czernik, Klinik für Psychiatrie, Pacelliallee 4, D-36013 Fulda

PD Dr. A. Deister, Psychiatrische Universitätsklinik, Sigmund-Freud-Straße 25, D-53105 Bonn

Dr. A. Diefenbacher, 1. Allgemeinpsychiatrische Abteilung, Ev. Krankenhaus Königin Elisabeth, Herzbergstraße 79, D-10362 Berlin

Dr. M. Diefenbacher, Universitätsklinikum Rudolf Virchow, Standort Charlottenburg, Psychiatrische Klinik, Eschenallee 3, D-14050 Berlin

Prof. Dr. R. R. Engel, Psychiatrische Klinik der Ludwig-Maximilians-Universität, Klinikum Innenstadt, Nußbaumstraße 7, D-80336 München

Dr. M.-T. Faltermaier-Temizel, Psychiatrische Klinik der Ludwig-Maximilians-Universität, Klinikum Innenstadt, Nußbaumstraße 7, D-80336 München

Dr. P. Franke, Psychiatrische Klinik und Poliklinik der Universität Mainz, Untere Zahlbacher Straße 8, D-55101 Mainz

Dr. M. Franz, Zentrum für Psychiatrie am Klinikum der Justus-Liebig-Universität, Am Steg 22, D-35385 Gießen

Dr. U. Frommberger, Klinikum der Albert-Ludwigs-Universität Freiburg, Hauptstraße 5, D-79104 Freiburg

Prof. Dr. W. Gaebel, Psychiatrische Klinik der Heinrich-Heine-Universität, Postfach 120510, D-40605 Düsseldorf

Prof. Dr. B. Gallhofer, Zentrum für Psychiatrie am Klinikum der Justus-Liebig-Universität, Am Steg 22, D-35385 Gießen

Dr. M. Gänsicke, Psychiatrische Klinik und Poliklinik der Universität Mainz, Untere Zahlbacher Straße 8, D-55101 Mainz

Dr. E. Garcynski, Max-Planck-Institut für Psychiatrie, Klinisches Institut, Kraepelinstraße 2, D-80804 München

Dr. J. M. Gilsbach, Neurochirurgische Klinik der Medizinischen Fakultät der RWTH Aachen, Pauwelsstraße 30, D-52057 Aachen

Dr. med. K. Göhringer, Universitätsklinikum Rudolf Virchow, Standort Charlottenburg, Psychiatrische Klinik, Eschenallee 3, D-14050 Berlin

Dr. H. Gruppe, Zentrum für Psychiatrie am Klinikum der Justus-Liebig-Universität, Am Steg 22, D-35385 Gießen

PD Dr. H. Gutzmann, Wilhelm-Griesinger-Krankenhaus, Brebacherweg 15, D-12683 Berlin

Dr. H. Häfner, Klinik für Psychiatrie, Zentrum für Psychiatrie, Heinrich-Hoffmann-Straße 10, D-60528 Frankfurt

Dr. H. Hecht, Klinikum der Albert-Ludwigs-Universität Freiburg, Hauptstraße 5, D-79104 Freiburg

Dipl.-Psych. Dr. G. Heim, Gerontopsychiatrische Abteilung, Karl-Bonhoeffer-Nervenklinik, Stat. 5, Oranienburgerstraße 285, D-13437 Berlin

Dr. S. Herpertz, Psychiatrische Klinik der RWTH Aachen, Pauwelsstraße 30, D-52074 Aachen

Dipl.-Psych. A. Hochrein, Psychiatrische Klinik der Ludwig-Maximilians-Universität, Klinikum Innenstadt, Nußbaumstraße 7, D-80336 München

PD Dr. Dr. P. Hoff, Psychiatrische Klinik der Ludwig-Maximilians-Universität, Klinikum Innenstadt, Nußbaumstraße 7, D-80336 München

Dr. R. Holzbach, Psychiatrische Klinik, Universitätskrankenhaus Eppendorf, Martinistraße 52, D-20246 Hamburg

Dr. B. O. Hütter, Neurochirurgische Klinik der Medizinischen Fakultät der RWTH Aachen, Pauwelsstraße 30, D-52057 Aachen

Dr. L. Jonitz, Psychiatrische Klinik der Ludwig-Maximilians-Universität, Klinikum Innenstadt, Nußbaumstraße 7, D-80336 München

Dr. C. Käppler, Klinikum der Albert-Ludwigs-Universität Freiburg, Hauptstraße 5, D-79104 Freiburg

PD Dr. N. Kathmann, Psychiatrische Klinik der Ludwig-Maximilians-Universität, Klinikum Innenstadt, Nußbaumstraße 7, D-80336 München

Dr. K.-P. Kühl, Universitätsklinikum Rudolf Virchow, Standort Charlottenburg, Psychiatrische Klinik, Eschenallee 3, D-14050 Berlin

Dr. E. Kuner, Abteilung für Unfallchirurgie, Klinikum der Albert-Ludwigs-Universität Freiburg, Hauptstraße 5, D-79104 Freiburg

Prof. Dr. G. Laakmann, Psychiatrische Klinik der Ludwig-Maximilians-Universität, Klinikum Innenstadt, Nußbaumstraße 7, D-80336 München

Dr. H.-M. Lamberty, Universitäts-Nervenklinik und Poliklinik, Psychiatrie, D-66421 Homburg/Saar

Dr. G. Lauer, Psychiatrische Universitätsklinik, Voßstraße 4, D-69115 Heidelberg

Prof. Dr. M. Linden, Universitätsklinikum Rudolf Virchow, Standort Charlottenburg, Psychiatrische Klinik, Eschenallee 3, D-14050 Berlin

Prof. Dr. H.-J. Luderer, Psychiatrische Klinik der Universität Erlangen, Schwabachanlage 6 u. 10, D-91054 Erlangen

Prof. Dr. W. Maier, Psychiatrische Universitätsklinik, Sigmund-Freud-Straße 25, D-53105 Bonn

Prof. Dr. K. Maurer, Zentrum für Psychiatrie, Heinrich-Hoffmann-Straße 10, D-60528 Frankfurt/Main

Dr. G. Mekler, Psychiatrische Universitätsklinik Zürich, Lenggstraße 31, CH-8029 Zürich

Dr. J. Minges, Psychiatrische Klinik und Poliklinik der Universität Mainz, Untere Zahlbacher Straße 8, D-55101 Mainz

Prof. Dr. H.-J. Möller, Psychiatrische Klinik der Ludwig-Maximilians-Universität, Klinikum Innenstadt, Nußbaumstraße 7, D-80336 München

PD Dr. med. W. Mombour, Max-Planck-Institut für Psychiatrie, Klinisches Institut, Kraepelinstraße 2, D-80804 München

Dr. H. Müller, Psychiatrische Universitätsklinik, Sigmund-Freud-Straße 25, D-53105 Bonn

Prof. Dr. D. Naber, Psychiatrische Klinik, Universitätskrankenhaus Eppendorf, Martinistraße 52, D-20246 Hamburg

Dr. C. Perro, Psychiatrische Klinik, Klinikum Innenstadt, Nußbaumstraße 7, D-80336 München

Prof. Dr. E. Plaum, Philosophisch-Pädagogische Fakultät, Ostenstraße 26, D-85072 Eichstätt

Dr. K. Plüddemann, Zentrum für Psychiatrie am Klinikum der Justus-Liebig-Universität, Am Steg 22, D-35385 Gießen

Dr. J. Pössl, Max-Planck-Institut für Psychiatrie, Klinisches Institut, Kraepelinstraße 2, D-80804 München

Dr. R. Pukrop, Psychiatrische Klinik der RWTH Aachen, Pauwelsstraße 30, D-52057 Aachen

Dr. D. Pülschen, Universitäts-Nervenklinik und Poliklinik, D-66421 Homburg/Saar

Prof. Dr. M. Rösler, Psychiatrische Klinik der Universität, Füchsleinstraße 15, D-97080 Würzburg

Prof. Dr. H. Saß, Psychiatrische Klinik der RWTH Aachen, Pauwelsstraße 30, D-52074 Aachen

Dr. W. Satzger, Psychiatrische Klinik der Ludwig-Maximilians-Universität, Klinikum Innenstadt, Nußbaumstraße 7, D-80336 München

Dr. R. T. Schaub, Universitätsklinikum Rudolf Virchow, Standort Charlottenburg, Psychiatrische Klinik, Eschenallee 3, D-14050 Berlin

Dr. W. Schlickewei, Abteilung für Unfallchirurgie, Klinikum der Albert-Ludwigs-Universität Freiburg, Hauptstraße 5, D-79104 Freiburg

Dr. G. B. Schmid, Psychiatrische Universitätsklinik Zürich, Lenggstraße 31, CH-8029 Zürich

Dr. H. H. Stassen, Psychiatrische Universitätsklinik Zürich, Lenggstraße 31, CH-8029 Zürich

Prof. Dr. E. M. Steinmeyer, Psychiatrische Klinik der RWTH Aachen, Pauwelsstraße 30, D-52057 Aachen

Dr. R. Stieglitz, Klinikum der Albert-Ludwigs-Universität Freiburg, Hauptstraße 5, D-79104 Freiburg

Dr. A. Strauß, Psychiatrische Klinik der Ludwig-Maximilians-Universität, Klinikum Innenstadt, Nußbaumstraße 7, D-80336 München

Dr. M. Tewesmeier, Psychiatrische Universitätsklinik Zürich, Lenggstraße 31, CH-8029 Zürich

PD Dr. W. Trabert, Universitäts-Nervenklinik und Poliklinik, D-66421 Homburg/Saar

Dr. M. Wagner, Fachgruppe Psychologie, Universität Konstanz, Postfach 5560-D23, D-78434 Konstanz

Dipl.-Psych. B. Wiebel, Abt. f. Psych. Medizin, Ev. Krankenhaus Dortmund, Volksgartenstraße 40, D-44388 Dortmund

Dr. E. Wesel, Max-Planck-Institut für Psychiatrie, Klinisches Institut, Kraepelinstraße 2, D-80804 München

Prof. Dr. B. Woggon, Psychiatrische Universitätsklinik Zürich, Lenggstraße 31, CH-8029 Zürich

Dipl.-Psych. Dr. phil. W. Wölwer, Rheinische Landes- und Hochschulklinik Düsseldorf, Postfach 120510, D-40605 Düsseldorf

Dr. S. Woods, Psychiatrische Klinik der Universität Erlangen, Schwabachanlage 6 u. 10, D-91054 Erlangen

Prof. Dr. D. von Zerssen, Max-Planck-Institut für Psychiatrie, Klinisches Institut, Kraepelinstraße 2, D-80804 München

Standardisierte Befunderhebung im Vergleich zur klassisch-deskriptiven Psychopathologie

W. Mombour

ehem. Max Planck Institut für Psychiatrie, München, Bundesrepublik Deutschland

I.

Ein Festvortrag am Eröffnungsabend einer AMDP-Jahresveranstaltung ist kein wissenschaftlicher Fachvortrag, der Ergebnisse eines Forschungsprojektes vorstellen soll. Dies ist Aufgabe der folgenden Kongreßtage. Von einem Festvortrag erwartet man dagegen eine übersichtliche Gesamtdarstellung des Themas, wobei die historische Darstellung der Entwicklung, die Schilderung und Analyse des gegenwärtigen Zustandes und ein versuchter Ausblick auf die Zukunft sich durchaus mit einer persönlichen Sichtweise verbinden können und sich zeigen läßt, wie man selbst die Entwicklung des Themas in der Ausbildung als Student, der Weiterbildung zum Facharzt und in einer jahrzehntelangen Berufstätigkeit als Psychiater miterlebt hat.

„Festvortrag" oder „Festrede" ist als deutsches Wort in das internationale wissenschaftliche Vokabular eingegangen. In den USA verwendet man aber auch häufig den Ausdruck „memorial lecture", zur Erinnerung an einen bekannten Wissenschaftler, der zum Thema des Vortrages entscheidende Beiträge geleistet hat. Lassen Sie mich diese „memorial lecture" dem Andenken des am 13. August 1994 leider so früh verstorbenen Daniel Bobon widmen.

Daniel Bobon, Psychiater aus Lüttich, hat dank seiner unermüdlichen Initiative, seiner internationalen Kontaktfähigkeit, seinem Organisationstalent und dank seiner Mehrsprachigkeit der AMDP-Arbeitsgemeinschaft und dem AMDP-System zu einer europäischen Ausgestaltung und Verbreitung verholfen. Erst dadurch wurde das zunächst deutschsprachige Dokumentationssystem zu einem wirklich europäischen System, das auch in Konkurrenz zu und an die Seite von englischsprachigen, in der Mehrzahl aus den USA stammenden Systemen treten konnte. Als Leiter des internationalen AMDP-Sekretariats hat Daniel Bobon zunächst eine französischsprachige Übersetzung und Adaptation des AMDP-Systems sowie regelmäßige Trainingsseminare zu seiner Anwendung ins Leben gerufen.

Es folgten dann bald, initiiert über das internationale AMDP-Sekretariat, Übersetzungen und Arbeitsgruppen in anderen romanischen Sprachen (spanisch, portugiesisch, italienisch), sowie Übersetzungen in englisch und niederländisch. Sogar eine russische Übersetzung war in Vorbereitung. Am aktivsten in der Organisation von Weiterbildungsseminaren zur Psychopathologie mittels des AMDP-System und in wissenschaftlichen Publikationen über das System waren aber immer die deutschsprachige und die französischsprachige Gruppe. Letztere umfaßt die fünf Länder der Francophonie: Frankreich, Belgien, Schweiz, Luxembourg und Canada.

Der Tod von Daniel Bobon reißt eine schwere Lücke insbesondere in die internationale Ausrichtung unserer AMDP-Gesellschaft.

II.

Die konfliktreiche Geschichte von klassisch-deskriptiver Psychopathologie und einer – formale Gesetzmäßigkeiten stärker akzentuierenden – Operationalisierung von psychischem Befund und Diagnostik habe ich selbst im Laufe einer 35jährigen Berufstätigkeit als Psychiater miterleben können. Als ich als Student und junger Arzt anfing, mich für Psychopathologie zu interessieren, war die Psychiatrie dominiert durch die „großen Männer" und die „bedeutenden Schulen". Selbst war man, als Schüler eines Großen und als Angehöriger einer Schule, fasziniert und voll identifiziert mit dem großen Lehrer und den Wahrheiten der eigenen Schule. Es ließ sich zwar nicht übersehen, daß es auch andere Lehrer und Schulen gab, die u.U. völlig andere Ansichten zu gleichen Fragen der Psychiatrie äußerten. Dieser Widerspruch wurde aber meistens so gelöst, daß man sagte: „Wir haben recht, die anderen haben unrecht. Sie haben nur eine verkürzte Sichtweise, sie gehen am wesentlichen vorbei, sie können nicht so tief denken, sondern bleiben an der Oberfläche haften." Am stärksten ist mir diese unterschiedliche Sichtweise und Selbstüberzeugtheit der einzelnen Schulen in Nordamerika aufgefallen. Dort wechselte im Rahmen des Weiterbildungskurrikulums alle halbe Jahre der Fachpsychiater, der für die Supervision der in Weiterbildung stehenden jungen Ärzte und für die stationären Patienten verantwortlich war. Diese Fachpsychiater repräsentierten jeweils unterschiedliche Schulen, dadurch wollten die nordamerikanischen Weiterbildungskliniken den in Weiterbildung stehenden Ärzten möglichst viele Sichtweisen nahebringen. Es trat dadurch aber auch der Effekt ein, daß die gleichen Patienten mit der gleichen Symptomatik durch den Wechsel des Fachpsychiaters plötzlich eine andere Diagnose oder eine andere Interpretation der Entstehungsbedingungen ihrer psychiatrischen Störung erhielten, als beim Fachpsychiater des vorhergehenden halben Jahres. Hier wirkten sich Schulunterschiede deutlich aus.

Diese Unterschiede und Widersprüche in der Diagnostik und den Auffassungen über die Entstehungsbedingungen psychischer Störungen fielen natürlich immer mehr auf. Sie wirkten als Skandal und lieferten vor allem der Antipsychiatrie Argumente gegen jede Art von Diagnostik in der Psychiatrie. Sie regten aber auch zahlreiche Forschungsgruppen, insbesondere der Briten, der Amerikaner und der WHO an, sich genauer mit der Erforschung des diagnostischen Prozesses zu befassen. Es folgten zehn bis zwanzig Jahre intensiver Forschung in diesem Bereich. Das Ergebnis stellte eigentlich eine wissenschaftliche Binsenweisheit dar: Unterschiedliche Methoden führen zu unterschiedlichen Ergebnissen, bei Verwendung einheitlicher Methoden kommt man zu übereinstimmenden Ergebnissen. Die Widersprüche in der psychiatrischen Diagnostik und der Interpretation der Entstehungsbedingungen waren unter anderem die Folgen von Unterschieden in der Definition der verwendeten Fachbegriffe (Symptome, Syndrome, Diagnosen), der angewandten Erhebungsmethoden oder der zusammenfassenden Schritte von den Symptomen über die Syndrome zur Diagnose (Algorithmen).

Berühmt ist in diesem Zusammenhang das „US-UK diagnostic project", ein Diagnose-Vergleich zwischen psychiatrischen Kliniken in London und New York. Anfänglich, als die Diagnosen von Psychiatern lokaler Schulen gestellt wurden, überwogen in den gleichartigen Kliniken in London die affektiven Störungen, in New York die Schizophrenien und der Alkoholismus. Nachdem von einem Forschungsteam alle Patienten mit einer einheitlichen standardisierten Erhebungsmethodik, einheitlicher Definition von Fachbegriffen und Algorithmen nochmals nachuntersucht wurden, glichen sich die Häufigkeitsunterschiede in beiden Kliniken bezüglich der Diagnosen Schizophrenie und affektive Störungen weitgehend einander an und nur die Diagnose des Alkoholismus überwog weiter in New York.

Die Ergebnisse solcher und ähnlicher Forschungsprojekte führten in der Weltpsychiatrie zu zwei Entwicklungen:

a) Man bemühte sich um eine internationale Vereinheitlichung der Definitionen unseres Faches (Symptome, Syndrome, Diagnosen, Klassifikation) und der Methodik, so wie es in anderen Wissenschaftsgebieten schon längst einen international einheitlichen Standard gab. Initiativ, wegweisend und führend hierbei waren die WHO und die APA.

b) Der Vergleich verschiedener Schulen und Sichtweisen in der Psychiatrie führte zu einer zunehmenden Relativisierung von anfänglich dogmatischen Sichtweisen. Hierbei wirkte sich der angelsächsische Pragmatismus und die dominierende philosophische Tradition des Relativismus positiv aus und führte zu einer größeren Toleranz. Gegensätze zwischen den Schulen schlossen sich nicht mehr aus und bekämpften sich als „Irrlehren", sondern konnten ergänzend nebeneinander stehen als unterschiedliche Facetten des gleichen Phänomens. Diese weltweite Entwicklung in der Psychiatrie, die sich auch auf die Akzeptanz verschiedener Therapien als gleichwertig auswirkte (Somatotherapie, Soziotherapie, Psychotherapie, etc.) erhielt den englischen Namen „comprehensive psychiatry", was man auf deutsch z.T. unterschiedlich mit „umfassende", oder „integrative" oder „Ganzheits-Psychiatrie" übersetzt. Auch auf Deutschland wirkte sich diese internationale Entwicklung aus und schwächte die traditionelle dogmatische Sichtweise der Schulen.

III.

Wie ist nun diese Entwicklungen der AMDP verlaufen? Am Anfang stand die Entwicklung einer Liste von häufig vorkommenden psychiatrischen Symptomen und Syndromen, die im Rahmen von Psychopharmakastudien verwendet und einheitlich definiert werden sollten. Eine deutsche und schweizerische Arbeitsgruppe, der sich später österreichische Psychiater anschlossen – die sogenannten Gründer-Väter der AMDP – stellte ausgehend von der klassischen Psychopathologie diese Liste zusammen und erarbeitete eine präzise Definition dieser Fachbegriffe. Ziel war eine größere Vergleichbarkeit von Forschungsergebnissen über Ländergrenzen hinweg. Es ist ein Prinzip wissenschaftlichen Denkens, daß auch andere Forschungsgruppen zu den gleichen Ergebnissen kommen müssen, bevor eine Aussage als wissenschaftlich fundiert anzusehen ist. Dies steht im Unterschied zur sogenannten „Guru-Haltung" des großen Lehrers psychiatrischer Schulen, der alleine aufgrund seiner eigenen Erfahrung, seines Wissens und seines Schlußfolgerns sagt, was richtig ist und dabei häufig in Widerspruch zu anderen Lehrern gerät.

Bei dem Versuch, die psychiatrische Befunderhebung und die Diagnostik zu operationalisieren, kann man verschiedene, nacheinander folgende Schritte unterscheiden, die trotz unterschiedlicher Arbeitsgruppen in den USA, Großbritannien, den skandinavischen Ländern und Kontinentaleuropa ähnlich verlaufen sind:

1) die Zusammenstellung einer einheitlichen Liste von Fachbegriffen, meist Symptome und Syndrome, die als verbindlich in der Anwendung verstanden wird;
2) eine genaue Definition dieser Fachbegriffe, vor allem in bezug auf ihren Inhalt und die Abgrenzung von anderen Begriffen;
3) die Gruppierung von Patienten oder von Störungsbildern. Um hierbei jede Willkür auszuschließen, wird der Gang von den Symptomen oder Syndromen zur Gruppenbildung (meist die Diagnose) genau vorgeschrieben. Man nennt dies die Algorithmen;
4) als meist letzter, nicht immer erfolgter Schritt der psychiatrischen Operationalisierung steht die Standardisierung der Befragungstechnik mit der beim Patienten Symptome und Syndrome erhoben werden. Bei den hierbei verwendeten strukturierten und standardisierten Interviews werden dem Patienten vorformulierte Fragen gestellt, die Erhebung folgt einer bestimmten Reihenfolge und die Entscheidungsmöglichkeiten des Interviewers über Vorliegen oder Fehlen von Symptomen sind durch enge Grenzen festgelegt.

Lassen Sie mich zu diesen vier Schritten einige Anmerkungen machen:
Zu 1) Die Zusammenstellung von Listen verbindlicher psychiatrischer Symptome und Syndrome. Man kann hierzu die Frage stellen, wieviele psychiatrische Symptome gibt es und welche sind wichtig? In einem Dokumentationssystem des Institute of Living, Hartford/Conn. wird die Meinung vertreten, daß man mit ca. 340 Symptomen vollständig auskäme.

Diese Symptome sind natürlich vermehrbar, wenn man z.B. das eine Symptom Phobie aufspaltet in alle möglichen Arten von Phobien (Höhenphobie, Liftphobie, Hundephobie, etc. etc.), es sind ca. 200 verschiedene Phobien in der psychiatrischen Literatur beschrieben. Auch das eine Symptom Zwangshandlung läßt sich in zahlreiche Untergruppen aufteilen (Kontrollzwang, Zählzwang, Waschzwang, Grübelzwang etc., etc.). Auch der umgekehrte Weg der Zusammenfassung von Einzelsymptomen zu einem Globalsymptom läßt sich gehen (z.B. die Zusammenfassung von Zwangsdenken, -impulsen, -handlungen zu Zwangsphänomenen). Aus diesen Gründen läßt sich also nie genau abzählen, wieviel Symptome es in der Psychiatrie gibt. Dies ist letztlich auch gar nicht der entscheidende Punkt. Entscheidend ist, ob eine Liste praktikabel ist und deswegen angewandt wird. Große Listen mit sehr viel Symptomen sind unbeliebt und werden höchstens bei sehr aufwendigen Spezialprojekten verwendet. Die AMDP hat sich aus ganz pragmatischen Gründen für ca. 100 Symptome für den psychischen und ca. 40 Symptome für den somatischen Befund entschieden, die Zahl variierte etwas im Laufe der verschiedenen Revisionen des Systems. Die Zahl dürfte für die meisten psychiatrischen Patienten im Rahmen einer allgemeinen Befunderhebung ausreichen, für spezielle Diagnosen, wie z.B. sexuelle Deviationen, sexuelle Funktionsstörungen, spezifische Schlafstörungen etc. ist sie jedoch nicht geeignet.

Während die ersten Ausgaben des AMDP-Symptoms noch Syndrome (z.B. Dämmerzustand) enthielten, hat man in den folgenden Ausgaben solche komplexeren Begriffe weggelassen, weil sie erst sekundär aufgrund der Zusammenfassung von präzise erhobenen Einzelsymptomen gebildet werden sollen und damit zu Punkt 3) gehören.

Zu 2) Die genaue Definition von Symptomen und deren empirische Überprüfung in Projekten hat in der Geschichte des AMDP-Systems sicher die meiste Zeit in Anspruch genommen und ist auch gegenwärtig mit der bevorstehenden 5. Revision noch im Gange. Die Definitionen mußten auch immer wieder in Arbeitsgruppen und in Seminarien auf ihre praktische Anwendbarkeit überprüft werden. Gerade in den Seminarien zeigte sich oft, daß die vorliegenden Definitionen von verschiedenen Teilnehmern ganz unterschiedlich verstanden wurden oder daß vom Patienten berichtete oder gezeigte Symptome in den life- oder Video-Interviews mit unterschiedlichen Symptomnamen belegt wurden, was u.a. auch an der unpräzisen Definition des Symptoms lag. Gerade die Erfahrung in den Seminarien mit ihren Diskussionen war beeindruckend und zeigte die Notwendigkeit, immer auch in der Praxis die von Experten erarbeiteten Definitionen auszutesten. Als sehr hilfreich erwies sich bei den Definitionen auch als man anfing zwischen Symptomen zu unterscheiden, die nur vom Patienten erlebt und berichtet werden können und solchen, die nur von außen beobachtet werden können sowie denen, die beide Aspekte zeigen. Gelang es trotz langer Arbeit an den Definitionen nicht, befriedigende Beurteiler-Übereinstimmung (Reliabilität) bei Projekten zu erreichen, so wurden diese Symptome ausgeschieden.

Strittig ist auch immer, ob man psychiatrische Symptome in Ausdrücken der Umgangssprache bezeichnen soll, diesen Weg haben vor allem die

US-Amerikaner in ihrer Psychopathologie vorgezogen, oder ob man sie mit spezifischen Fachausdrücken belegen soll, die z.T. aus dem Griechischen oder Lateinischen stammen, eine eher europäische Tradition. Im zweiten Fall braucht man wesentlich aufwendigere Definitionen. Die AMDP-Gruppe hat sich für die europäische Tradition entschieden, ohne die z.B. auch die ganze Fülle der klassischen psychiatrischen Literatur nicht mehr verständlich wäre. Ein kleiner Teil dieser Symptome besteht aber auch aus umgangssprachlichen Begriffen, wie z.B. „Stimmen in Rede und Gegenrede", oder „befehlende Stimmen", die keiner großen Definition bedürfen.

Zu 3) Der weitere Schritt von den Symptomen zu den Syndromen und insbesondere zu den Diagnosen ist im AMDP-System nie so verbindlich standardisiert oder obligatorisch vorgeschrieben worden wie in anderen Systemen, insbesondere den modernen strukturierten Interviews zur Diagnosestellung nach DSM-III-R oder ICD-10. Es hat zwar in der AMDP-Arbeitsgruppe viele Arbeiten gegeben, die mittels Faktoren- oder Clusteranalyse typische Syndromgruppen bildeten, es wurden auch mehr oder weniger immer wieder die gleichen Syndrome gefunden, die sich meist nur in Details der Symptomenzusammenstellung unterschieden. Diese Syndromskalen wurden aber mehr als Empfehlung angesehen, und es wurde nie eine solche Syndromzusammenstellung mit zugehörigen Items als verbindlicher Teil des AMDP-Systems deklariert. Typische Syndromprofile fanden sich auch immer wieder bei bestimmten Diagnosen, es wurde aber nie der Versuch unternommen, auf diesem Wege zu einer operationalisierten Diagnose zu kommen. Die AMDP-Listen für den psychischen und somatischen Befund waren zwar im Laufe der Entwicklung des Systems auch durch Anamnese-Listen für die persönliche, soziale und Krankheitsanamnese ergänzt worden, all diese Listen sind aber nicht durch einen festgelegten Modus der Zusammenführung und Verrechnung von Items so verbindlich kombiniert, daß man dadurch zu einer durch einen Algorithmus bestimmten operationalisierten Diagnosestellung kommt. Die Diagnose bleibt der freien Entscheidung des Untersuchers überlassen, der das Symptomenbild kombiniert, gewichtet und nach seinen eigenen Regeln zur Diagnose zusammenführt.

So ist das AMDP-System eine typische Schätzskala, die neben berühmten anderen Schätzskalen (z.B. IMPS, die Hamilton Depressionsskala, etc.) steht. Bei den Schätzskalen liegt der Akzent auf den Symptomen, die Diagnose ist eher sekundär. Solche Schätzskalen benötigt man z.B. bei Psychopharmakastudien und zur genauen Beobachtung des Symptomenverlaufes. Einem anderen Zwecke dienen Diagnose-Checklisten oder strukturierte Interviews zur Diagnosestellung. Hier dienen Symptome und andere Variablen, die als Kriterien sehr präzise definiert sind, nur als die obligaten Bausteine, die zu einer Diagnose benötigt werden und der Weg von diesen Kriterien zur Diagnose ist durch einen bestimmten Verrechnungsmodus (der Algorithmus) genau festgelegt.

Solche strukturierten Interviews zur Diagnosestellung nach DSM-III-R oder ICD-10 stehen heute deutlich im Vordergrund des Interesses, ich erinnere nur schlagwortartig an die Systeme: SKID, CIDI, SCAN, IPDE, SI-

DAM, die meistens wegen des voll durchstrukturierten Interviews ziemlich zeitaufwendig sind, oder an die mit einem freien Interview verbundenen und deswegen zeitökonomischeren Checklisten zur Diagnosestellung (z.B. IDCL).

Zu 4) Auch zum AMDP-System ist ein strukturierter Leitfaden entwickelt worden zur Durchführung eines Interviews mit dem Akzent – wie gesagt – auf der Symptomenerhebung. Er entspricht jedoch nicht einem voll durchstrukturierten Interview mit operationalisierter Diagnosestellung.

Es gibt heute eine Fülle von Schätzskalen zur Erfassung psychiatrischer Symptomatik, unter denen das AMDP-System nur eine von vielen ist. Seit der Einführung der kriterienbezogenen Diagnostik und seit der Verbreitung von DSM-III/III-R und ICD-10 steht jedoch die Entwicklung von strukturierten Interviews zur Diagnosestellung ganz im Vordergrund des Interesses der Methodik in der Psychiatrie. Dies blieb nicht ohne Einwirkung auf die AMDP-Gesellschaft. Während in den ersten Jahrzehnten vor allem das AMDP-System, d.h. die Anamnese- und Befundbögen im Mittelpunkt der Arbeiten standen, hat sich jetzt das Interesse auf verschiedene Arten von Methodik erweitert und es haben sich verschiedene Arbeitsgruppen gebildet, das System ist nur noch eine von mehreren Methoden. Eine parallele Entwicklung verlief in der französischsprachigen AMDP.

IV.

Je mehr man in der Psychiatrie operationalisiert hat, desto mehr hat man von der klassischen-deskriptiven Psychopathologie herausgeworfen. Bestimmte Begriffe und Aussagen wurden deswegen aufgegeben, weil sie den modernen Anforderungen an Reliabilität nicht entsprachen, d.h. die Begriffe konnten nicht so eindeutig definiert werden, daß sie immer wieder einheitlich und übereinstimmend von verschiedenen Psychiatern und Psychologen verwendet worden wären. Vieles Vertraute ist auf der Wage der Reliabilitätsprüfung – wie beim jüngsten Gericht – „zu leicht befunden und verworfen" worden, wie z.B. so beliebte Konstrukte wie Psychose und Neurose, Endogenität und Praecox-Gefühl, Bewußtsein und Unbewußtes oder gar Abwehrmechanismen und Struktur, Seinsverständnis und Existenz etc. Viele bedauern es, daß die Psychiatrie ärmer, wenn vielleicht auch etwas genauer geworden ist, andere freuen sich, daß endlich unnötiger Ballast über Bord geworfen wurde. Aber diese Entwicklung, die man auch schon einmal als „Reliabilitätsfetischismus" bezeichnet hat, scheint gegenwärtig an eine obere Grenze zu stoßen. Als wissenschaftliches Maß der Reliabilität wird heute meist der Kappa-Wert angegeben. Der ideale Kappa-Wert für eine vollkommene Übereinstimmung von +1 wurde nie erreicht, das erreichbare Maximum liegt meistens bei 0,8 und nur in seltenen Ausnahmen kommt man zu 0,9, d.h. 10–20% der untersuchten Übereinstimmung bleiben unbefriedigend. Des weiteren löst man sich von dem ursprünglichen Dogma, daß je höher die Standardisierung sei, desto höher liege der Kappa-Wert bei diagnostischen Interviews. Nach diesem Dogma müßten standardisierte Interviews die höchsten Kappa-Werte ergeben, gefolgt von den (etwas weniger standardisierten) strukturierten Interviews, noch niedriger lägen freie Interviews mit Checklisten und am niedrigsten völlig freie Interviews. Alle für diagnostische Interviews veröffentlichten Kappa-Werte belegen dieses Dogma nicht. Die Kappa-Werte sind sehr unregelmäßig verteilt, u.U. kann ein völlig freies Interview höhere Kappa-Werte erreichen als ein voll standardisiertes Interview, alles ist möglich und auch innerhalb des gleichen Interviews zeigen verschiedene Diagnosen sehr unterschiedliche Kappa-Werte.

Diese und andere Grenzen, an die man bei der bisherigen Überbetonung der Reliabilität gestoßen ist, lenken die Aufmerksamkeit wieder auf die zulange vernachlässigte Validität psychiatrischer Aussagen zur Psychopathologie und Diagnostik. Auf diesem Gebiet ist bisher wenig geforscht worden, und das wird eine wichtige Zukunftsaufgabe sein.

V.

Brauchen wir heute noch die klassische Psychiatrie? Müssen wir z.B. Kraepelin, Jaspers, K. Schneider immer noch lesen oder gar die klassischen Franzosen? Historisch war es ja so, daß die deutsche Psychiatrie und die französische Psychiatrie unser Fach begründet haben und im 19. und zu Beginn des 20. Jahrhunderts in großem weltweiten Ansehen standen. Dies ist heute – und spätestens seit dem 2. Weltkrieg – vorbei, heute dominieren weltweit die amerikanische, britische, skandinavische Psychiatrie, ergänzt durch die schweizerische und niederländische. Diese Domination zeigt sich vor allem in der WHO, aber auch in anderen Institutionen mit internationalem Einfluß (z.B. die APA). Sie ist bedingt durch eine Fülle von Faktoren, bei denen sich politische Einflüsse, wirtschaftliche Macht, größere und verfügbarere „manpower", moderneres wissenschaftliches Management, Tempo und Effizienz u.a. mischen. Die patriarchalen, manchmal hierarchisch-autoritären Strukturen in den anderen Ländern (vor allem Mittel-, Ost- und Südeuropa oder Südamerika) können da einfach nicht mithalten.

Trotzdem! Die klassisch-deskriptive Psychopathologie ist auch heute nicht verschwunden. Sie ist z.B. deutlich erkennbar in britischen Systemen zur Dokumentation des psychopathologischen Befundes (z.B. PSE) oder im DSM-III/III-R. Bei den Kriterien zur Schizophrenie-Diagnose im DSM-System (aber auch der ICD-10) sind K. Schneiders „Kriterien ersten Ranges" zur Differentialdiagnose der Schizophrenie auf den ersten Blick erkennbar, er war der erste, der das Konzept der Kriterien in die Diagnostik einführte. Auch in die allgemeinen Kriterien der Persönlichkeitsstörungen sind K. Schneiders Definitionen – nur in einer etwas moderneren Sprachformulierung – eingegangen. Die Psychiater in den USA, die eine kriterienbezogene Diagnostik einführten und operationalisierte Dokumentationssysteme entwickelten (vor allem die Psychiater der St.-Louis-Universität und die Arbeitsgruppe um R. L. Spitzer in New York) wurden „the Neo-Kraepelineans" genannt. Zur gleichen Zeit erschien erstmals die allgemeine Psychopathologie von Jaspers in englischer Übersetzung in den USA. Die Verbindung der britischen und US-Psychiatrie zur klassischen deutschen Psychopathologie wurde natürlich hergestellt durch die zahlreichen deutschen und österreichischen Psychiater und Psychoanalytiker, die zwischen 1933–1939 Deutschland verlassen mußten und in Großbritannien und den USA Aufnahme fanden und ihre Berufstätigkeit fortsetzen konnten. Sie haben die britischen und die US-Psychiatrie maßgeblich mitgestaltet. Neben diesen deutlich sichtbaren und auch heute noch bestimmenden Traditionen einer klassisch-deskriptiven Psychopathologie sind es vor allem drei Bereiche, in denen man auf sie nicht verzichten kann:

a) Die Fülle an Erscheinungen, die der einzelne Patient und eine lebendige Psychiatrie bieten, ist immer größer als sie sich durch operationalisierte Dokumentationssysteme, Symptomlisten und Klassifikationen abbilden läßt. Hier muß man lernen, zu improvisieren und auf eigene Erfahrungen oder die Anderer zurückzugreifen, z.B. auf exemplarische Fallbeispiele, auch auf sogenannte „seltene Fälle". Die besten Fallschilderungen finden sich immer noch in den alten Büchern von Kraepelin, Jaspers und Freud. Selbst ein so modernes, an operationalisierter Diagnostik ausgerichtetes „Case-Book for DSM (III/III-R/IV)" gibt an den Klassikern geschulte klinisch deskriptive Fallschilderungen, die dann nach differentialdiagnostischen Erörterungen einer kriterienbezogenen Diagnose zugeordnet werden, d.h. es findet eine Verbindung beider Ansätze statt.

b) Wir brauchen die klassisch-deskriptive Psychopathologie im besonderen, um uns einfühlen zu können in die verschlungenen und komplexen Wege des Seelenlebens, um den Patienten besser zu verstehen und um zumindest z.T. uns mit ihm identifizieren und seine Gedanken und Gefühle nachempfinden zu können. Dies kann man nicht mit operationalisierten Methoden erlernen. Eine Hilfe kann die Lektüre der klassischen Literatur sein mit ihren Schilderungen und den nachempfindenden Deutungen psychopathologischer Phänomene, vor allem aber eine eigene Selbsterfahrung. Diese Selbsterfahrung, dieses *„nil humani a me alienum puto"* war früher vielleicht durch eine sehr kultivierte, universell ausgerichtete Schulung und Erziehung möglich (das Ideal des Humanismus und des Bildungsbürgertums), heute mit der überall verbreiteten Warenhauskultur können Elternhaus, Schule und Universität dies dem angehenden Psychiater nicht mehr vermitteln. Die einzige erlernbare Möglichkeit hierfür sehe ich in einer psychotherapeutischen Selbsterfahrung, wie sie in vielen Ausbildungskurrikula angeboten werden – abgesehen von dem unterschiedlich verbreiteten Mut, selber möglichst viel Lebensmöglichkeiten einmal durchzuleben, ohne darin hängenzubleiben.

c) Man kann eine Renaissance der klassisch-deskriptiven Psychopathologie voraussagen, wenn sich der Akzent von dem Reliabilitätsaspekt in der Forschung auf die Validität verschieben wird. Insbesondere bei der prädiktiven Validität werden u.U. wieder Symptome oder Facetten von Symptomen Bedeutung erhalten, denen man heute die Kriterienwürdigkeit abgesprochen hat (z.B. synthyme versus parathyme Wahnideen, u.a.). Klassischdeskriptive Psychopathologie und standardisierte Befunderhebung und

Diagnostik stehen in einem dialektischen Spannungsverhältnis, sie brauchen sich gegenseitig und sie brauchen sich zur gegenseitigen Korrektur und Kontrolle. Die gegenseitige Kritik schützt vor Einseitigkeiten und fördert die Weiterentwicklung.

VI.

Man sollte diese Ausführungen nicht beenden, ohne darauf hinzuweisen, daß es auch eine moderne Forschungsrichtung in der Psychiatrie gibt, die die ganze Psychopathologie, gleich ob klassisch-deskriptiv oder modern-operationalisiert, nur für ein Epiphänomen hält, auf das man in Zukunft ganz verzichten kann, wenn die Forschung entsprechende Fortschritte macht. Die eigentlichen psychischen Vorgänge spielen sich nach dieser Auffassung im biochemischen und elektrischen Bereich der Transmitter, Rezeptoren und anderer organischer Substanzen und Strukturen ab. Sie sind genetisch prädisponiert und bilden sich meist nur sehr komplex und undurchschaubar im Bereich der psychiatrischen Phänomenologie ab. Deswegen habe es auch nicht viel Zweck, von diesen psychischen Phänomenen auszugehen und von dieser Forschungsrichtung Erfolg zu erwarten. Diese Forschungsrichtung in der Psychiatrie, soweit sie so eindeutig-einseitig ausgerichtet ist, trug bisher verschiedene Namen: organische Psychiatrie, biologische Psychiatrie, molekulargenetisch ausgerichtete Psychiatrie u.a. Man darf sie nicht verwechseln mit der oben erwähnten „comprehensive psychiatry", die auch organisch-biologische Aspekte vertritt, aber gleichwertig neben psychologischen (erlebnismäßigen) und soziogenen. Man muß abwarten, ob diese – historisch gar nicht so neue – Ideologie in der Lage sein wird, ein neues und solides Haus der Psychiatrie zu errichten, oder ob sie es nur zu einer Potemkinschen Fassade bringen wird.

Korrespondenz: Priv. Doz. Dr. W. Mombour, Stuberstraße 7, D-80638 München, Bundesrepublik Deutschland.

Lebensqualität

Lebensqualität – ein Ziel- und Bewertungskriterium medizinischen Handelns?

M. Bullinger

Institut für Medizinische Psychologie der Universität München,
Bundesrepublik Deutschland

1. Einleitung

In den letzten Jahren hat sich in der Diskussion um die Ziele und Bewertungskriterien medizinischen Handelns mit dem Terminus Lebensqualität ein Begriff etabliert, der sowohl Skepsis als auch Zustimmung auslöst (Bullinger und Pöppel, 1988). Wenig andere Begriffe werden derzeit so kontrovers diskutiert; und dies zurecht. Lebensqualität, so scheint es zunächst, ist eher programmatisch als realistisch, eher normativ als deskriptiv und insgesamt mehr populär denn wissenschaftlich. In der öffentlichen Diskussion wird der Begriff der Lebensqualität als Bezeichnung für Wohlleben gebraucht, in den Sozialwissenschaften ist er schon längst Beschreibungskriterium für Sozietäten, in der Politik als Verheißung besserer Zustände, nur in der Medizin ist der Begriff bis vor 15 Jahren eigentlich nicht benutzt worden. Das ist nicht verwunderlich, denn obwohl Ziel ärztlichen Handelns implizit und historisch die Verbesserung der psychophysischen Verfassung des Patienten in seinem Lebenszusammenhang ist, wurde dies bisher primär im direkten therapeutischen Kontakt thematisiert. Neu in der Medizin ist nicht die Einführung des Begriffes Lebensqualität als Bezeichnung für die ärztliche Aufgabe, sondern der Versuch, Lebensqualität meßbar und damit der wissenschaftlichen Untersuchung zugänglich zu machen (Schölmerich, 1992). Daß dieser Versuch überhaupt unternommen wird, gründet sich auf drei neuere Entwicklungen in der Reflexion über das Gesundheitswesen, die im folgenden kurz charakterisiert werden sollen.

1. Die Veränderung des Bevölkerungsprofiles in den industrialisierten Ländern hin zu einem größeren Anteil an älteren Menschen, die mit höherer Wahrscheinlichkeit an chronischen längerfristig zu behandelnden Krankheiten leiden. Medizinische Behandlungen betreffen somit größere Kollektive über einen längeren Zeitraum und mit größerem Einfluß auf den Lebenszusammenhang der Betroffenen.

2. Eine Veränderung im Denken über Gesundheit. Während historisch Gesundheit eher als Gegebenes denn als Beeinflußbares gesehen wurde und der Gesundheitsbegriff sich eher an der Abwesenheit physiologisch definierbarer Symptome und Erkrankungen orientierte, ist in jüngerer Zeit die idealtypische Definition von Gesundheit der WHO in den Vordergrund gerückt. Diese Definition besagt, daß Gesundheit mehr ist als Abwesenheit von Krankheiten und nicht nur körperliches, sondern auch soziales und mentales Wohlbefinden mit einschließt.
3. Die Berücksichtigung einer aktiven Rolle der Patienten in der medizinischen Versorgung, indem Patienten auch Kunden ärztlicher Leistungen sind, und ihnen prinzipiell ein Recht zur Mitbestimmung über Inhalt und Art der Behandlung zugebilligt wird. Diese Perspektive, die die Berücksichtungung des Patientenurteils nahelegt, entstammt auch dem humanistischen Bestreben nach einer umfassenderen und ganzheitlichen Sicht der Ergebnisse medizinischen Handelns speziell für die Betroffenen.

Mit dem Begriff Lebensqualität hat sich in der Medizin damit auch eine Hinwendung zu den mehr psychosozialen Aspekten von Erkrankung und Behandlung ergeben (Najman und Levine, 1981). In diesem Zusammenhang wird primär von gesundheitsbezogener Lebensqualität gesprochen, um die Verwendung des Begriffes in der Medizin von der in anderen Wissenschaftsbereichen, in dem auch politische Freiheit und materielle Sicherheit miteinbezogen wird, abzugrenzen. In den Sozialwissenschaften bezeichnet Lebensqualität unter strukturellem Aspekt die Gesamtheit der sozioökonomischen Indikatoren bzw. unter soziologischem Aspekt die von der Bevölkerung erlebte Zufriedenheit mit Lebensbedingungen in materieller, ökonomischer und politischer Perspektive. Die Entstehung des Begriffes wird in Zusammenhang gebracht mit der amerikanischen Verfassung, in der „pursuit of happiness" verbrieft ist, und in Deutschland Willi Brandt zugeschrieben, der 1967 von Lebensqualität als Grundrecht und wesentlichem Gut in der Politik sprach. Größere Untersuchungen zum Thema Lebensqualität gab es sowohl in Amerika Mitte der 70er Jahre (Campbell und Converse, 1976) als auch in Deutschland (Glatzer und Zapf, 1984).

Im Gegensatz zum sozialwissenschaftlichen Gebrauch des Begriffes Lebensqualität, der dort eine starke materielle und politische Verankerung hat, ist mit dem Begriff Lebensqualität in der Medizin ein gesundheitsbezogener Aspekt des persönlichen Wohlbefindens gemeint (Bullinger und Pöppel, 1988). Hier geht es um die Frage, inwieweit Erkrankung und Behandlung einen Einfluß auf Erleben und Verhalten der betroffenen Patienten haben (Margolese, 1987). Wesentliche Orientierung ist hier die Befindlichkeit und und Funktionsfähigkeit der Befragten aus ihrer persönlichen Sicht, sowohl in körperlicher Hinsicht als auch in Einklang mit der idealtypischen WHO-Definition, auf ihr mentales und soziales Leben. Weil der Begriff Lebensqualität im Zusammenhang mit Erkrankung und Therapie die ökonomischen, politischen und materiellen Aspekte des sozialwissenschaftlichen Lebensqualitätsbegriffs also eher nicht berührt, wird in der Medizin häufig auch zur Abgrenzung von „gesundheitsbezogener Lebensqualität" (health related quality of life) gesprochen (Patrick und Erickson, 1992). Erst in den letzten 15 Jahren allerdings wurde der Begriff auch in der Medizin akzeptiert, stammend aus der onkologischen Debatte um Lebensquantität versus Lebensqualität, die besonders bei der Chemotherapie bei Tumorpatienten, deren Ergebnisse in letzter Zeit auch von Onkologen kritisch gesehen wurden, zur Sprache kam. Insgesamt umfaßt der Begriff der gesundheitsbezogenen Lebensqualität in der Medizin einen ganzen Komplex von Aspekten des Erlebens und Verhaltens von Patienten, der sich auch auf Erkrankungen und die Therapie von Erkrankungen bezieht und der in einem direkteren und umfassenderen Sinn als bisherige Zielkriterien in der Medizin das Ergebnis medizinischer Behandlung auf die Betroffenen reflektieren soll.

Definition

Obwohl verschiedene Definitionen zur gesundheitsbezogenen Lebensqualität existieren, ist es bisher nicht geglückt, eine nominale Definition des Begriffes Lebensqualität zu etablieren (Katz, 1987). Sir Karl Popper, der – danach gefragt – schlicht die Empfehlung „Forget it!" (persönliche Mitteilung Troidl, 1987) aussprach, ist nicht der einzige, der sich der Definierbarkeit der Lebensqualität gegenüber kritisch verhält. Natürlich, und das hat auch Popper so gesehen, heißt das nicht, daß Lebensqualität nicht operational definiert werden könnte, nämlich über die wesentlichen Dimensionen und Bestimmungsstücke, die ein theoretisches Konzept bzw. ein Modell der Lebensqualität als notwendig zu erfassen nahelegt. Über diese Komponenten oder Dimensionen der Lebensqualität steht in der Literatur national und international inzwischen Übereinkunft. Zu diesen Dimensionen zählen die körperliche Verfassung (z.B. körperliche Beschwerden, Mobilität, funktionale Ausdauer und Energie), das psychische Befinden (Ausgeglichenheit, Abwesenheit von Depression, Ängstlichkeit, Reizbarkeit etc.), die sozialen Beziehungen (Art und Anzahl sozialer Kontakte zu Familie, Freunden und Bekannten inklusive gemeinsame Aktivitäten) und funktionale Kompetenz, das heißt die Fähigkeit, im Alltag anfallenden Rollenanforderungen gerecht zu werden (Konzentration, Leistungsfähigkeit etc.) (Furberg, 1985; Levine und Croog, 1984). Diese vier Grundpfeiler der Lebensqualität sind nicht erschöpfend, auch handelt es sich um keine Taxonomie, sondern lediglich um die Bereiche, die minimal mitzuerfassen sind, wenn von der Lebensqualität eines Patienten gesprochen werden soll. Die verschiedenen Definitionen von Lebensqualität, unter anderem zusammengestellt von Calman (1987), lassen diese Dimensionen in unterschiedlicher Weise wieder aufscheinen, entweder in der direkten Befragung von Patienten oder im Sinne eines Ist-Soll-Vergleiches, der die relative Entfernung der augenblicklichen Lebensqualität des Patienten vom Idealzustand einschätzt. Obwohl in der Literatur unterschiedliche Definitionen der gesundheitsbezogenen Lebensqualität auftauchen (Calman, 1987), hat sich international der Konsens über die minimalen Bestimmungsstücke einer operationalen Definition der Lebensqualität herausgebildet. Eine gängige Definition besagt: Unter gesundheitsbezogener Lebensqualität ist ein psychologisches Konstrukt zu verstehen, das die körperlichen, mentalen, sozialen, psychischen und funktionalen Aspekte des Befindens und der Funktionsfähigkeit der Patienten aus ihrer eigenen Sicht beschreibt (Bullinger, 1991, S.143). Mit dieser operationalen Definition wird betont, daß der Begriff der Lebensqualität multidimensional zu beschreiben ist und die Selbstauskunft der Patienten von Bedeutung ist. Die so definierte gesundheitsbezogene Lebensqualität kann von Erkrankung und Behandlung beeinflußt werden, wichtig sind allerdings auch individuelle Einflußgrößen wie Wahrnehmung und Verarbeitungsweisen einer Erkrankung und solche aus dem Bereich der Lebensbedingungen, so zum Beispiel sozioökonomischer Status oder Arbeitswelt (vgl. Abb. 1)!

Die Bestimmungsstücke der gesundheitsbezogenen Lebensqualität sind nicht nur theoretisch festgelegt worden, sondern auch in einer Reihe sogenannter offener Fragen als Konnotationen zum Begriff Lebensqualität gefunden worden. So zum Beispiel in einer Untersuchung mit offenen Fragen zum Thema Lebensqualität, indem sowohl bei gesunden Personen (> 300) als auch bei erkrankten Personen (150 Patientinnen mit Mammakarzinom, 200 Patienten mit Epilepsie, 200 Patienten mit AIDS) die Befragten in eigenen Worten Beispiele für die obengenannten generellen Dimensionen der Lebensqualität gaben (Ludwig, 1991). Auch die WHO versucht in ihrer neuesten Entwicklungsarbeit eines Instrumentariums zur Erfassung der Lebens-

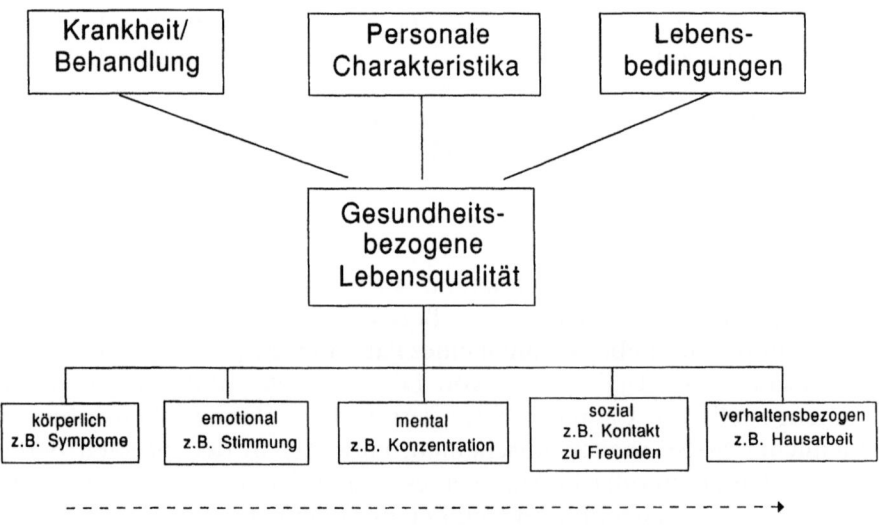

Abb. 1 Theoretisches Modell der gesundheitsbezogenen Lebensqualität mit Determinanten (oben) und Komponenten (unten)

qualität weltweit (WHO-QoL Questionnaire), die Lebensqualität in jedem der beteiligte Länder induktiv definieren zu lassen (Sartorius, 1990). Dabei ergab sich, daß über die Länder hinweg eine bemerkenswerte Konvergenz dessen besteht, was die Menschen unter Lebensqualität verstehen, nämlich das Gefühl, körperlich fit zu sein, psychisch ausgeglichen und fröhlich zu sein, von anderen geliebt zu werden und seiner Arbeit zur eigenen Zufriedenheit nachgehen zu können (WHO-QoL Group, in Vorbereitung). Wenn auch auf der Verhaltensebene unterschiedliche Begriffe für die Lebensqualität einzelner Menschen von Bedeutung sind (Blumen pflücken, Golf spielen für die eine Person, Reisen für eine andere), so sind auf einer abstrakteren Ebene die Ziele positiver Lebensqualität interindividuell in ihrer Dimensionalität somit vergleichbar. Dabei ist der Begriff Lebensqualität sicherlich nicht wertfrei, sondern gilt innerhalb einer Gesellschaft als das Optimum an Realisierungsmöglichkeiten der idealtypisch definierten Lebensqualitätsdimensionen (Levine und Croog, 1984). Problematisch dabei ist, daß sich sowohl die Lebensqualität über die Zeit verändern kann (auch infolge von lebensverändernden Ereignissen, wie dies auch eine Erkrankung sein kann), und daß bei der Beurteilung des Optimums von Lebensqualität auch die Einschätzung des augenblicklichen Zustandes von Bedeutung ist. Lebensqualität kann nämlich, wie schon Campbell und Converse 1976 formulierten, auch verstanden werden als minimale Differenz zwischen den anzustrebenden und realisierten Lebensmöglichkeiten, wobei eine größere Diskrepanz mit geringer Lebensqualität einhergeht. Allerdings ist gerade hier die Rolle von Bewältigungs- und Verarbeitungsprozessen besonders klar, denn diese sind in der Lage, diese Differenz über die Zeit hinweg auszugleichen (Bullinger et al., 1992).

Ein weiterer Punkt in der Diskussion um Lebensqualität betrifft die Differenzierung von Lebensqualität und Gesundheitszustand. Während der Gesundheitszustand in der Medizin primär als extern beurteiltes Kriterium verstanden wurde, mehren sich in letzter Zeit die Stimmen, die von einer Eigenbeurteilung des Gesundheitszustandes durch den Patienten ausgehen (Stewart und Ware, 1992). Dieses im amerikanischen als Health-Status-Assessment bekannte Feld, das sowohl in der Epidemiologie als auch in klinischen Studien und der Gesundheitsökonomie von Bedeutung ist, hat starke Ähnlichkeiten und Überschneidungen zum Lebensqualitätskonzept. Bisher ist theoretisch noch nicht befriedigend geklärt, inwieweit die gesundheitsbezogene Lebensqualität und der subjektive Gesundheitszustand identisch sind, oder doch leicht andere Aspekte des Phänomens widerspiegeln, (so zum Beispiel die gesundheitsbezogene Lebensqualität mehr die explizite Bewertungsebene). Auch hinsichtlich der Zufriedenheit reflektiert, die subjektive Gesundheit der Patienten mehr den Bericht über eigenes Verhalten und Erleben, wobei beim Aspekt des Erlebens der psychischen Befindlichkeit die Differenzierung zwischen Befindlichkeit und Lebensqualität und subjektiver Gesundheit schwer zu ziehen ist.

Ein weiterer noch ungeklärter Punkt betrifft die Frage, inwieweit der Begriff der Lebensqualität nicht alten Wein in neuen Schläuchen anbietet. Gerade in einigen Disziplinen wie zum Beispiel der Psychiatrie, wo das Erleben und Verhalten der Patienten schon immer im Vordergrund stand, ist fraglich, inwieweit die Lebensqualitätsdiskussion einen Erkenntnisfortschritt bringt. Wenn es in diesem Bereich auch nicht nur Fremdbeurteilungs-, sondern auch Selbstbeurteilungsinstrumente gibt, so ist doch festzuhalten, daß die Perspektive der Selbstbeurteilung eine andere ist bei den klassischen psychiatrischen Outcome-Maßen und bei der Lebensqualitätsdiskussion. In der Psychiatrie geht es, wie auch in den anderen medizinischen Disziplinen bisher primär um die Beschreibung der Symptomatik, weniger aber um die Frage, inwieweit sich die Erkrankung auf den Lebenszusammenhang des Patienten insgesamt auswirkt. Selbstbericht einer Symptomatik ist Teil der Lebensqualitätserfassung, sicherlich aber nicht einziger Bestandteil, denn wesentlich an der Lebensqualitätsdiskussion ist, daß sie explizit die Bewertung des Patienten auch in anderen von der Erkrankung und Therapie mitbeeinflußten Bereichen wie zum Beispiel das Sozialleben miteinbezieht und zwar nicht als Indikator für die Wirksamkeit von Therapien, sondern als Indikator der vom Patienten beurteilten Befindlichkeit im Zusammenhang mit Krankheit und Therapie.

Offen ist, ob die Konzepte der Lebensqualität auch für aktuelle Äußerungen eines Patienten aussagekräftig sind. Es handelt sich hierbei um eine Diskussion des Gehaltes von Lebensqualitätsäußerungen, die auch für die Entscheidung von Bedeutung ist, wer die Lebensqualität von Patienten beurteilen soll. Skeptiker sind der Ansicht, daß der Selbstbericht von vornherein nicht zu akzeptieren ist, weil Verzerrungen möglich sind, und daß es unmöglich sei, über Patienten zu „wahren" Äußerungen über die Lebensqualität zu kommen (Paulhaus, 1988). Diese Position ist sehr umstritten, denn die Beurteilung des Erlebens der Patienten durch eine andere Person wird niemals deren Erleben direkt widerspiegeln. Fremdbeurteilungen sind prinzipiell Annäherungen und nicht Kriterien für den Selbstbericht. Da Befindlichkeitsäußerungen auch keinem Wahrheitskriterium entsprechen können, sind Lebensqualitätsaussagen einer Person nur als das zu werten, was sie auch wirklich sind: nämlich aktuelle Äußerungen über einen Eigenzustand, der nur vom Betroffenen selbst erlebt und berichtet werden kann. In dem Sinne gilt festzuhalten – es gibt keine wahre Befindlichkeit an sich – losgelöst vom Empfindenden, sondern Befindlichkeit spielt sich per definitionem im Subjektiven ab.

Das bedeutet nicht, daß auf Fremdurteile ganz verzichtet werden sollte, sie sind aber kein Proxi-Indikator für die Lebensqualität, sondern eine andere Qualität von Aussagen, nämlich Angaben von Beobachtern über das, was sie wahrnehmen.

2. Methoden der Lebensqualitätserfassung

Prinzipiell haben sich Methoden für die Lebensqualitätserfassung rascher entwickelt als ihre theoretische Fundierung. Derzeit zeigt eine Zählung der vorhandenen Lebensqualitätsmeßinstrumente über 800 an: Das Problem ist also nicht, keine Meßinstrumente zu haben, sondern derer zu viele

(McDowell und Newell, 1987). Es lassen sich zwei grundsätzliche Formen der Lebensqualitätserfassung unterscheiden: die individualisierte Erfassung versus der standardisierten/gruppenorientierten Erfassung. Bei den noch jungen individualisierten Erfassungen geht es darum, die individuelle Erfahrung eines Patienten möglichst adäquat zu repräsentieren, bis hin zu kleinen Verhaltensbesonderheiten. Dies geht am besten mit Methoden, die aus der Therapieforschung bekannt sind, wie zum Beispiel Goal-Attainment-Scaling, mit Verfahren aus der Persönlichkeitspsychologie wie zum Beispiel dem Repertory Grid. Es gibt auch neuere Methoden der Lebensqualitätserfassung, die wichtige Problembereiche der Patienten benennen lassen und deren Veränderung über die Zeit dokumentieren z.B SEIQol, nämlich Schedule for the Evaluation of Individual Quality of Life (O'Boyle et al., 1992). Während diese Verfahren die Individualität des Patienten optimal reflektieren und auch zwischen Patienten Vergleiche ermöglichen, sind sie doch in ihrer Aussagekraft für gruppenstatistische Forschungsergebnisse eher problematisch. Hier sind dann standardisierte Verfahren vorzuziehen, wie sie derzeit sowohl in Interviewform oder auch in Fragebogenform zu finden sind. Die eben genannten Methoden zur Erfassung zur Lebensqualität beziehen sich primär auf Fragebögen, und hier gibt es in letzter Zeit zunehmend Verfahren, in denen die Patienten sich selbst beurteilen. Fragebögen werden wegen ihrer Ökonomie in Studien mit großen Patientenzahlen und wegen ihres Standardisierungsgrades bevorzugt (Spilker, 1990; Guyatt et al., 1987).

Insgesamt überwiegt in der umfangreichen Literatur zur Erfassung der Lebensqualität der patientenzentrierte Ansatz mit Hilfe von Fragebögen. Die Verfahren stammen vorwiegend aus dem anglo-amerikanischen Raum, aber auch in Deutschland sind in den letzten Jahren zunehmend Verfahren zur Erfassung der Lebensqualität entstanden (Westhoff, 1993). Diese Verfahren lassen sich unterteilen in solche, die krankheitsübergreifend die Lebensqualität verschiedener Personengruppen erfassen, sogenannte krankheitsübergreifende („generic instruments"), und solche, die auf die Erkrankung bezogen, sogenannte krankheitsspezifische („disease-specific instruments"), konstruiert wurden (Guyatt et al., 1986). Eine weiteres Unterscheidungskriterium ist, ob mit den Verfahren eine einzelne Dimension der Lebensqualität bzw. die Lebensqualität global erfaßt wird oder ob die Möglichkeit besteht, verschiedene Subdimensionen der Lebensqualität zu messen (vgl. Tabelle 1). Die in Tabelle 1 beschriebenen Unterscheidungsmöglichkeiten für Lebensqualitätsmeßinstrumente müssen nicht eine Entscheidung für oder gegen eine bestimmte Erfassungsmodalität bedeuten. Zunehmend gewinnt in der Literatur ein modulärer Aufbau von Erfassungsmöglichkeiten zur Lebensqualität an Bedeutung. Hiermit ist gemeint, daß z.B. krankheitsübergreifende und krankheitsspezifische Aspekte der Lebensqualitätserfassung kombinierbar sind, entweder durch gemeinsame Benutzung von krankheitsübergreifenden und -spezifischen Fragebögen innerhalb einer Studie oder durch Kombination von Komponenten eines krankheitsübergreifenden Fragebogens mit denen eines krankheitsspezifischen Fragebogens (Aaronson et al., 1988). Ein solcher

Tabelle 1. Unterscheidungskriterien für Lebensqalitätsmeßinstrumente

Zielsetzung	Methode
Selbstbeurteilung vs. Fremdbeurteilung	Interview/Fragebogen vs. Beobachterschätzskalen und Tests
Krankheitsübergreifend vs. krankheitsspezifisch	Anwendbar auf alle Personen vs. anwendbar auf spezifische Erkankungen/Behandlungen
Eindimensional vs. mehrdimensional	Globale Einschätzung oder Index vs. Profile oder Testbatterien

Ansatz liegt z.B. dem *EORTC-Fragebogen* zugrunde, der speziell für Krebspatienten konstruiert wurde, in einem krankheitsspezifischen Modul aber jeweils die Problembereiche von Patienten benennt, die an spezifischen Krebsarten erkrankt sind (Aaronson et al., 1993).

Ebenso kann man Selbst- und Fremdbeurteilung kombinieren, wie in der Erfassung der Lebensqualität von Kindern mit z.B. dem Child Health Survey von Landgraf (1993). Es können auch uni- und multidimensionale Beurteilungen der Lebensqualität in einem Meßinstrument vorgenommen werden, dann nämlich, wenn sowohl einzelne Komponenten der Lebensqualität als Subskalen betrachtet werden als auch über die Komponenten hinweg einen Gesamtwert oder Index konstruiert wird, wie dies z.B. beim Nottingham Health Profile (Hunt et al., 1981) der Fall ist.

Fragebögen

Ein Überblick über die anglo-amerikanischen Verfahren zeigt, daß im Selbstbericht die gesundheitsbezogene Lebensqualität aus Sicht der Patienten hinsichtlich der oben definierten konzeptuellen Bereiche im Vordergrund stehen. Die Verfahren unterscheiden sich hinsichtlich ihres Konstruktionsprinzips und der erfaßten Komponenten. Sie alle zielen aber auf die Erfassung von körperlichen, psychischen, sozialen und funktionalen Aspekten des Wohlbefindens und der Funktionsfähigkeit (vgl. Tabelle 2).

Das *Sickness Impact Profile* (Bergner et al., 1981) ist zusammen mit dem *Nottingham Health Profile* (NHP; Hunt et al., 1981) eines der ältesten und am meisten verwandten Verfahren im anglo-amerikanischen Sprachraum. Zwei weitere – ebenfalls ältere – Meßinstrumente sind zum einen der *Psychological General Well-Being Index* (PGWB: Dupuy, 1984), der aber nur eine Dimension der Lebensqualität erfaßt, und zum anderen die *Quality of Well-Being Scale* (Kaplan et al., 1976), die aus einem Interview besteht, dessen Informationen dann zur Konstruktion eines Index zur Lebensqualität herangezogen wird, der wiederum für gesundheitsökonomische Fragestellungen in Studien eingesetzt werden kann.

Ein neueres Verfahren ist die *Short Form 36* (SF-36; Ware und Sherbourne, 1992), ein aus der Medical Outcome Study entstandenes komprimiertes Meßinstrument zur Erfassung der Lebensqualität mit 36 Fragen.

Tabelle 2. Überblick über Verfahren im anglo-amerikanischen Sprachraum

Name	Autor	Beurteiler Itemzahl/Dauer	Scores	Zielgruppe Einsatzhäufigkeit	Reliabilität	Validität	Sensitivität
Sickness Impact Profile (SIP)	Bergner et al. (1981)	selbst N = 136 20–30 min	12 Skalen	chron. Kranke (hoch)	0,81–0,97	Kriterium konv./diskrim.	ja
Nottingham Health Profile (NHP)	Hunt et al. (1981)	selbst N = 28 10–30 min	6 Skalen	Gesunde/ Kranke (hoch)	0,90–0,94	Kriterium konv./diskrim. Konstrukt	ja
Short Form 36 (SF-36)	Ware und Sherourne (1992)	selbst N = 36 10 min	8 Skalen	Gesunde/ Kranke (hoch)	0,79–0,95	Kriterium konv./diskrim.	ja
Quality of Well-Being Scale (QWB)	Kaplan et al. (1981)	Interviewer/ Experte N = 18 10–15 min	1 Indikator aus Interview	alle Kranken (einige)	0,90	Kriterium konv.	?
Quality of Life Index (QoL)	Spitzer et al. (1980)	Experte/(selbst) N = 5 3–5 min	5 Skalen + SS	Kranke (hoch)	0,77–0,85	Kriterium diskrim.	ja/?
General Well-Being Schedule (PWGB)	DuPuy (1984)	N = 22 10–15 min	6 Subskalen	alle Personen (hoch)	0,91–0,95	Konstrukt/Krit. konv./diskrim.	ja/?
EORTC Quality of Life Questionnaire (QLQ-C30)	Aaronson et al. (1993)	selbst N = 30 10 min	8 Subskalen	Krebspatienten (Lungen-Ca; andere Krebsformen)	0,91–0,96	Konstrukt/ Kriterium	ja

Ebenfalls neu ist der *WHO-QoL Fragebogen* (Sartorius, 1990), der auf einer simultanen Identifizierung und Formulierung von Fragen für ein Lebensqualitätsmeßinstrument aus verschiedenen Ländern entstanden ist. Die meisten dieser Meßinstrumente liegen inzwischen in verschiedenen Sprachen vor, auch in deutscher Grundlage für den Einsatz von Meßinstrumenten, die ürsprünglich in einem anderen funktionalen Kontext entwickelt wurden, ist eine adäquate Übersetzung, psychometrische Prüfung und wenn möglich auch Normierung der Verfahren (Sartorius, 1987; Bullinger et al., 1993b). Dies ist für die meisten der oben genannten Verfahren in Deutschland bereits geschehen bis hin zum Schritt der Validierung, normiert ist derzeit lediglich die SF-36.

Die SF-36 wurde innerhalb einer International Quality of Life Assessment Group (IQ-OLA, Aaronson et al., 1992) nach einem festgelegten Prozedere bearbeitet. Nach der Vorwärts- und Rückwärtsübersetzung mit je zwei unabhängigen Übersetzern wurde die Güte der Vorwärts- und Rückwärtsübersetzung anhand dreier Kriterien von wiederum unabhängigen Experten beurteilt. Die Kriterien waren die „konzeptuelle Äquivalenz", „Sparksamkeit" und „umgangssprachliche Klarheit der Übersetzung". In einer Vorstudie wurde das Ordinal- und Intervallniveau nach den Thurstone-Verfahren geprüft. Für die psychometrische Prüfung wurden die SF-36 Daten aus mehreren Studien mit verschiedenen größeren Patientenstichproben herangezogen, wobei sowohl die Reliabilität (interne Konsistenz, Retest) als auch die Validität (konvergent, diskriminant) und in Längsschnittstudien die Veränderungssensitivität des Verfahrens geprüft wurde. In einigen Ländern wurde das Instrument bereits normiert, so auch in Deutschland (Bullinger et al., 1995). Die SF-36 liegt in zehn Sprachen vor, in vier Sprachen sind die Arbeiten soweit abgeschlossen, daß die Skala frei verfügbar ist.

Allerdings gibt es auch im deutschen Sprachraum krankheitsübergreifende Verfahren zur Erfassung der Lebensqualität. Dazu gehört z.B. der *Fragebogen zur Lebensqualität FLZ* von Henrich et al. (1992) oder der Fragebogen *Alltagsleben* (Bullinger et al., 1993a). Auch die krankheitsübergreifende Erfassung der Lebensqualität von Kindern ist inzwischen international weitergeführt worden. Es gibt sowohl im internationalen Sprachraum verschiedene Verfahren zur Erfassung der Lebensqualität von Kindern aus der Rehabilitationspsychologie und allgemeinen Gesundheitsforschung (Bullinger et al., 1996). Auch im deutschen Sprachraum wurde ein 42 Items umfassender Fragebogen zur Erfassung der Lebensqualität von Kindern konstruiert (KINDL; Bullinger et al., 1994).

Krankheitsspezifische Fragebögen sind für eine Reihe von medizinischen Disziplinen entwickelt worden. In der Vergangenheit vor allem für die Onkologie, aber auch für die Kardiologie, aber auch Rheumatologie, die Stoffwechselerkrankungen, die Chirurgie, speziell die Transplantationschirurgie und die Allergologie, neuerdings auch für die Psychiatrie und die Neurologie. Die spezifisch für die Psychiatrie entwickelten Meßinstrumente werden hier nicht weiter dargestellt, sie werden an anderer Stelle innerhalb dieses Buches ausführlich besprochen.

Psychometrische Gütekriterien

Voraussetzung für die Verwendung sowohl internationaler Übersetzungen als auch national konstruierter Fragebögen ist die Prüfung von psychometrischen Gütekriterien. Um als geeignetes Meßinstrument gelten zu können, muß ein Fragebogen zur Lebensqualität die Kriterien der Reliabilität, der Validität und der Responsivität erfüllen (Nunnally, 1978; Ware, 1987). Reliabilität bezieht sich auf die Zuverlässigkeit des Meßinstrumentes und ist mathematisch zu bewerten über die Korrelation von Testanwendungen zu verschiedenen Zeitpunkten (Test-Retest-Reliabilität) bzw. über den Zusammenhang der eine Dimension der Lebensqualität definierenden Fragen (interne Konsistenz). Die Validität kann sowohl hinsichtlich des zu messenden Konstrukts bestimmt werden (z.B. über Faktorenanalysen) als auch hinsichtlich eines Vergleichsstandards (diskriminante und konvergente Validität). Die diskriminante Validität bezieht sich auf die Fähigkeit des Fragebogens, zwischen klinisch bekannten Gruppen zu unterscheiden, die konvergente Validität auf den Zusammenhang zwischen den Subdimensionen des Fragebogens gewonnen Werten mit Werten aus anderen Fragebögen, die ähnliche Konstrukte messen. Die Responsivität von Lebensqualitätsfragebögen ist hinsichtlich der Veränderungsmessung ein wesentliches Kriterium; ein Fragebogen muß in der Lage sein, die durch die Therapie bedingten Veränderungen der Lebensqualität auch zu erfassen. Zur Bestimmung dieser Veränderungssensitivität sind komplexe statistische Analysen vonnöten (Guyatt et al., 1987).

Obwohl die psychometrischen Gütekriterien eines Meßinstruments von Bedeutung sind, entscheiden sie nicht allein darüber, welches Verfahren ausgewählt wird. Ebenso wichtig ist die Passung zwischen Studienziel und Design auf der einen Seite und Fragebogeninhalt und psychometrischen Gütekriterien auf der anderen Seite. Studien zur Lebensqualität können deskriptive, evaluative oder prognostische Ziele verfolgen, entsprechend unterschiedlich sind die Anforderungen an einen Fagebogen. Des weiteren ist zentral, ob mit einem Lebensqualitätsmeßinstrument Aussagen über Differenzierungen verschiedener Therapieformen innerhalb einer bestimmten Erkrankung getroffen werden sollen (hierfür eignen sich besonders krankheitsspezifische Meßinstrumente) oder ob im Vergleich zu anderen Erkrankungen Aussagen über die Lebensqualität einer bestimmten Patientengruppe gemacht werden sollen (hierfür eignen sich besonders krankheitsübergreifende Verfahren). Die begründete Auswahl eines Meßinstruments unter Voraussetzung akzeptabler Gütekriterien und unter genauer Beachtung von Studienfragestellung, -design und -auswertungskonzepten ist also Voraussetzung für eine optimale Lebensqualitätserfassung (Bullinger, 1991; Bullinger und Hasford, 1991).

3. Forschung mit Lebensqualitäts-Meßinstrumenten

Generell sind bei der Durchführung von Lebensqualitätsstudien, genau wie bei klinischen Studien, konzeptuelle, methodische und praktische Aspekte der Studiendurchführung zu berücksichtigen. Unter konzeptuellen Aspekten muß der Stellenwert von Lebensqualitätsinstrumenten in einem bestimmten Studiendesign abgeklärt werden. Die Lebensqualitätserfassung in klinischen Studien kann sich beziehen auf

- die klinische Äquivalenz von existierenden Therapieverfahren,
- die Relevanz der Therapie hinsichtlich der Lebenssituation der Betroffenen,
- die Invasivität des Eingriffs und
- den symptombedingten Leidensdruck der Patienten.

Die Indikation zur Lebensqualitätserfassung, d.h. die Prägnanz der wissenschaftlichen Fragestellung, sollte erkenntnisleitend für den Einsatz von Lebensqualitätsmeßinstrumenten sein.

Nach der konzeptuellen Entscheidung sind methodische Gesichtspunkte, die sich auf Studiendesign und Auswahl von Meßinstrumenten beziehen, von Bedeutung (Aaronson, 1989). Beim Studiendesign ist darauf zu achten, daß der Beobachtungszeitraum den Therapiezeitraum – wenn möglich – überschreitet, so daß Beobachtungen längerfristiger Behandlungseffekte möglich sind.

Unter Anwendungsgesichtspunkten steht die Vorbereitung, die Durchführung und das Monitoring der Erhebungen im Blickpunkt. Bei der Vorbereitung ist darauf zu achten, daß alle Beteiligten über die Untersuchung informiert sind und an deren Ergebnissen auch interessiert sind, da anderenfalls die Motivation zur Datenerhebung gering ausgeprägt ist.

Bei der Anwendung von Lebensqualitätsmeßinstrumenten sollte das für einen konkreten Studienzweck das aussagekräftigste und methodisch robusteste Meßinstrument gewählt werden; in Einzelfällen ist möglicherweise ein geeignetes Instrument nicht vorhanden. Hier muß dann ein krankheitsübergreifendes Meßinstrument gewählt bzw. im Rahmen einer Vorstudie ein krankheitsspezifischer Fragebogen als eigenständiges Instrument oder als zusätzliches Modul entwickelt werden, das dann in weiteren klinischen Studien eingesetzt werden kann. Das Prozedere einer umfangreichen Pilotstudie über ca. 100 Patienten, vor Einsatz eines Meßinstruments in einer kostenintensiven klinischen Studie erweist sich besonders in den Fällen als hilfreich, in denen neue Instrumente erprobt werden oder bestehende Instrumente auf ihre Eignung für bestimmte bisher noch nicht damit beforschte Patientengruppen geprüft werden sollen (vgl. Bullinger et al., im Druck).

Ziel der Lebensqualitätsforschung kann sein, in deskriptiv-epidemiologischen Studien Aussagen über die Lebensqualität bestimmter Patientenstichproben zu machen, in Evaluationsstudien Behandlungsstrategien im Verlauf bzw. miteinander zu vergleichen und in gesundheitsökonomischen Studien möglichen Verbesserung der Lebensqualität als einen relevanten Faktor in Kosten-Nutzen-Rechnungen mit einzubeziehen. Entsprechend dieser Ziele lassen sich die Anwendungsbereiche der Lebensqualitätsforschung in deskriptive Studien aus dem Bereich Epidemiologie und öffentliches Gesundheitswesen unterteilen, in denen subjektive Gesundheit und gesundheitsbezogene Lebensqualität größerer Kohorten oder repräsentativer Bevölkerungsstichproben untersucht werden. Hier liegt allmählich international, aber zunehmend auch national ein Fundus an Daten chronisch Kranker und Gesunder vor (z.B. Glatzer und Zapf, 1984; Campbell und Converse, 1976). Bei den Evaluationsstudien liegen zunehmend mehr Studien aus dem Bereich der Onkologie und Kardiologie, aber auch aus anderen Bereichen medizinischer Forschung vor (Spilker, 1981).

Gesundheitsökonomische Studien, die Lebensqualitätsindikatoren in Zusammenhang mit Kosten-Nutzen-Rechnungen erfaßt haben, sind sowohl international als auch besonders national noch neu (Patrick und Erickson, 1992).

Oft sind epidemiologische Studien, die die Lebensqualität einer bestimmten Patientenstichprobe charakterisieren, auch vor dem Hintergrund einer alters- und geschlechtsvergleichbaren Referenzgruppe, Voraussetzung für die Identifikation von speziellen Problembereichen der Lebensqualität aus Sicht der von bestimmten Erkrankungen betroffenen Patienten. Solche Studien wecken zunächst einmal das Verständnis für die Lebenssituation von Patienten mit definierten chronischen Erkrankungen und legen Bereiche zur Verbesserung der Lebensqualität nahe.

Prinzipiell sind alle Anwendungsbereiche auf die Identifikation, Durchführung und gesamtgesellschaftliche Bewertung von Verbesserungshilfen für die Lebensqualität der Patienten gerichtet. Diese können sich nicht nur auf klassisch medizinische Verfahren, wie z.B. medikamentöse oder chirurgische Behandlungen erstrecken, sondern auch psychosoziale Faktoren und Methoden miteinbeziehen, so z.B. in Form von Patientenschulungen, speziellen psychologischen Therapien für bestimmte Erkrankungen oder Programme zur Erhöhung von Compliance (Bullinger, 1991, 1993). Insgesamt hat die seit 1976 in zunehmend Maß ansteigende Zahl von Veröffentlichungen zum Thema Lebensqualität eine Entwicklung von prinzipiellen und theoretisch geleiteten Auseinandersetzungen mit dem Begriff Lebensqualität über klinische Studien bis hin zu lebensqualitätsadjustierten Überlebenszeitberechnungen (Qualys) geführt.

4. Ausblick

Die Einführung des Begriffs Lebensqualität in der Medizin kann als Folge eines beginnenden Paradigmenwechsels gesehen werden: nicht mehr primär Lebenserwartung und Abwesenheit von Erkrankung, d.h. Indikatoren der Mortalität und Morbidität scheinen zur Beurteilung des Gesundheitszustands von Bedeutung, sondern auch die vom Patienten selbst beurteilte Befindlichkeit und Verhaltensmöglichkeit im täglichen Leben. Grundlage hierfür ist zum einen die zunehmende Skepsis an der Aussagekraft klassischer Bewertungskriterien von Behandlungsergebnissen und die Erkenntnis, daß die persönliche Sicht des Patienten in die Therapiebewertung mit eingehen sollte (Furberg, 1985). Darüber hinaus hat sich die Frage ergeben, inwieweit die bisherigen medizinischen Evaluationskriterien für die Therapiebeurteilung ausreichen. Dies ist vor allem auf dem Hintergrund der Bevölkerungsstruktur und daran resultierender Häufung chronischer Krankheiten wichtig.

Obwohl in der Literatur verschiedene Definitionen und Modelle zum Begriff der gesundheitsbezogenen Lebensqualität zu finden sind, ist die theoretische Verankerung noch rudimentär (Calman, 1987). In den wenigen Jahren ihres Bestehens hat die Lebensqualitätsforschung auch international, zwar weniger im konzeptuellen, besonders aber im methodischen und zunehmend aber auch im praktischen Aspekt der Forschung Leistungen erbracht. Wenn auch Theorien zur Lebensqualität bisher noch eher rudimentär sind, zeigen doch die Vielfalt der krankheitsübergreifenden und krankheitsspezifischen Meßinstrumente, von denen eine Reihe inzwischen auch im internationalen Bereich einsetzbar sind, daß ein methodisches Rüstzeug zur Durchführung von Lebensqualitätsstudien gegeben ist (McDowell und Newell, 1989; Walker und Rosser, 1991). Für die Psychiatrie, obwohl sie sich mit psychosozialen Inhalten traditionell beschäftigt hat, ist die Erfassung von Lebensqualitätsdaten bisher ein eher neuer Bereich, obwohl neben Fremdbeurteilungsverfahren psychiatrischer Symptomatik auch Selbstbeurteilungsverfahren entwickelt wurden und die soziale Dimension psychiatrischer Erkrankungen zunehmend berücksichtigt wird. Notwendige Aktivitäten beziehen sich hier auf die Übersetzung, Testung und Prüfung der Einsetzbarkeit bereits existierender, psychiatriespezifischer Meßinstrumente aus dem angloamerikanischen Bereich sowie auf den Einsatz verfügbarer krankheitsübergreifender Verfahren. Wichtig ist, daß für psychiatrische Erkrankungen auch im deutschen Sprachraum Instrumente entwickelt werden und nicht nur für Erwachsene, sondern auch für Kinder zur Verfügung stehen. Eine spezielle Herausforderung der psychiatrischen Lebensqualitätsforschung ist es, die Möglichkeiten und den Wert der Selbstbeurteilung der Patienten zu betonen und dabei auch Prozesse der Krankheitsverarbeitung und der Krankheitsbewältigung mit einzubeziehen. Hiermit sind inhaltliche Zielbereiche der Lebensqualitätsforschung angesprochen, die bisher in den eher klinisch ausgerichteten Therapiestudien noch wenig thematisiert sind, wie z.B. Fragen nach der Veränderungssensitivität eines Lebensqualitätsmeßinstruments für Psychiatriepatienten. Insgesamt ergibt sich aus dem bisherigen Informationspool der Lebensqualitätsforschung für die Psychiatrie ein breites Betätigungsfeld. Dieses bezieht sich auf die Identifikation der speziellen Problembereiche für bestimmte Subgruppen von psychiatrischer Patienten als auch auf die Frage, welche der bisher vorhandenen Meßinstrumente spezifischer oder auch übergreifender Art für bestimmte Patientengruppen und Fragestellungen geeignet sind. Durch die systematische Verbreiterung des empirisch fundierten Wissens über die Lebensqualität psychiatrischer Patienten sowie Möglichkeiten ihrer Erfassung und ihrer Veränderung durch therapeutische Strategien, kann die Lebensqualitätsforschung in der Psychiatrieforschung weiterentwickelt werden. Sie kann dazu beitragen, die Lebensqualität der Patienten nicht nur als Gegenstand der individuellen Arzt-Patient-Interaktion während der Behandlung, sondern auch als Zielkriterium in klinischen Therapie-Studien und epidemiologischen Untersuchungen zu thematisieren.

Die Tatsache, daß ein Patient unter einer psychiatrischen Symptomatik leidet, bedeutet nicht, daß seine subjektive Erfahrung seiner aktuellen Verfassung irrelevant sei – weil seine Befindlichkeit durch die Symptomatik verzerrt wäre. Mit Ausnahme einiger weniger psychiatrischer Zustände, wie z.B. der akuten Psychose oder der progredierten Demenz, sind Patienten willens und in der Lage, über ihr Erleben und „in der Welt sein" Auskunft zu geben. Der Selbstbericht der Patienten ist besonders im Hinblick auf die Suche nach verträglichen, nebenwirkungsärmeren Medikamenten ernst zu nehmen.

Literatur

Aronson N (1989) Quality of life assessment in clinical trials: methodologic issues. Contr Clin Trials 10: 195–208

Aaronson N, Ahmedzai S, Bullinger M, et al (1993) Validation of the EORTC QLQ-C30 for the EORTC Quality of Life Group. J Natl Cancer Inst 40: 161–170

Aaronson N, Bullinger M, Ahmedzai S (1988) A modular approach to quality of life assessment in cancer clinical trials. Recent Results Cancer Res 111: 231–248

Aaronson N, Acquadro C, Alonso J, Apolone G, Bucquet D, Bullinger M, Bungay K, Fukuhara S, Gandek B, Keller S, Razavi D, Sanson-Fisher R, Sullivan M, Wood-Dauphinee S, Wagner A, Ware JE (1992) International quality of life assessment (IQOLA) project. Qual Life Res 1: 349–351

Bergner M, Bobbit RA, Carter WB, Gilson BS (1981) The sickness impact profile development and final revision of a health status measure. Med Care 19: 787–805

Bullinger M, v Steinbüchel N, Zander K, Hiltbrunner B, Pöppel E (in press) Choosing quality of life instruments for German clinical trials of antiepileptic medication – an empirical approach. Qual Life Res

Bullinger M (1991) Quality of life – definition, conceptualization and implications – a methodologist's view. Theor Surg 6: 143–149

Bullinger M, Hasford J (1991) Evaluating quality of life measures in German clinical trials. Contr Clin Trials 12: 915–1055

Bullinger M, v Mackensen S, Kirchberger I (1994) KINDL – ein Fragebogen zur Erfassung der Lebensqualität von Kindern. Z Gesundheitspsychol 2: 64–77

Bullinger M, v Mackensen S, Kirchberger I (1996) Erfassung der gesundheitsbezogenen Lebensqualität von Kindern. In: Michels H (Hrsg) Chronisch kranke Kinder und Jugendliche – psychologische und psychosoziale Konzepte. Thieme, Stuttgart

Bullinger M, Kirchberger I, Ware J (1995) Der deutsche SF-36 Health Survey. Übersetzung und psychometrische Testung eines krankheitsübergreifenden Instruments zur Erfassung der gesundheitsbezogenen Lebensqualität. Z Gesundheitswiss 1: 21–36

Bullinger M, Kirchberger I, v Steinbüchel N (1992) Zur Rolle von Krankheitsverarbeitung, sozialer Unterstützung und krankheitsbezogener Kontrollüberzeugung für die Lebensqualität chronisch erkrankter Menschen. 9. Kongreß der Deutschen Gesellschaft für Medizinische Psychologie, Mainz

Bullinger M, Kirchberger I, v Steinbüchel N (1993a) Der Fragebogen Alltagsleben – ein Verfahren zur Erfassung der gesundheitsbezogenen Lebensqualität. Z Med Psychol 2: 121–131

Bullinger M, Pöppel E (1988) Lebensqualität in der Medizin: Schlagwort oder Forschungsansatz. D Ärztebl 85: 679–680

Bullinger M, Anderson R, Cella D, Aaronson N (1993b) Developing and evaluating cross-cultural instruments from minimum requirements to optimal models. Qual Life Res 2: 451–459

Calman KC (1987) Definitions and dimensions of quality o life. In: Aaronson N, Beckman J, Bernheim J, Zittoun R (eds) The quality of life of cancer patients. Raven Press, New York, pp 1–10

Campbell A, Converse PE, Rogers WL (1976) The quality of American life. Russel Sage Foundation, New York

Dupuy HJ (1984) The psychological general well-being (PGWB) Index. In: Wenger N, Attsson M, Furberg C, Ellison J (eds) Assessment of quality of life in clinical trials of cardiovascular therapies. Le Jacq Publishers, New York, pp 170–183

Furberg CD (1985) Assessment of quality of life. In: Friedman L, Furberg C, Demets D (eds) Fundamentals of clinical trials. PSG Publishing, Littletown, pp 161–170

Glatzer W, Zapf W (1984) Lebensqualität in der Bundesrepublik Deutschland. Campus, Frankfurt

Guyatt GH (1987) Measuring quality of life – a review of means of measurements in clinical trials of new medicines. Pharmaceut Med 2: 49–60

Guyatt GH, Bomardier C, Tugwell PX (1986) Measuring disease-specific quality of life in clinical trials. Can Med Ass 134: 889–895

Guyatt GH, Walter S, Norman G (1987) Measuring change over time: assessing the usefullness of evaluative instruments. J Chron Dis 40: 171–178

Henrich G, Herschbach P, v Rad M (1992) Lebensqualität in den alten und neuen Bundesländern. Psychother Med Psychol 42: 31–32

Hunt SM, McKenna SP, McEwen J, Williams J, Papp E (1981) The Nottingham Health Profile: subjective health status and medical consultations. Soc Sci Med 15A: 221–229

Kaplan RM, Bush JW, Berry CC (1976) Health status: types of validity and the index of well-being. Health Serv Res 11: 478–507

Katz S (1987) The science of quality of life. J Chron Dis 40: 459–463

Landgaf J, Ware J, Schor E, Rossi-Roh C (1993) The Child Health Survey: preliminary results. Rio de Janeiro. Paper, presented at the International Congress on Psychiatry

Levine S, Croog SH (1984) What constitutes quality of life? A conceptualization of the dimension of life quality in healthy populations and patients with cardiovascular disease. In: Wenger N, Mattson M, Furberg C, Ellison J (eds) Assessment of quality of life in clinical trials of cardiovascular therapies. Le Jacq Publishers, New York, pp 44–66

Ludwig M (1991) Lebensqualität auf der Basis subjektiver Theoriebildung. In: Bullinger M, Ludwig M, v Steinbüchel N (Hrsg) Lebensqualität bei kardiovaskulären Erkrankungen. Hogrefe, Göttingen, S 24–35

Margolese RG (1987) The place of psychosocial studies in medicine and surgery. J Chron Dis 40: 627–628

McDowell I, Newell C (1987) Measuring health: a guide to rating scales and questionnaires. Oxford University Press, New York

Najman JM, Levine S (1981) Evaluating the impact of medical care and technology on the quality of life. A review and critique. Soc Sci Med 15F: 107–115

Nunnally JC (1978) Psychometric theory. McGraw-Hill, New York

O'Boyle C, McGee H, Hickey A, O'Malley P, Joyce C (1992) Individual quality of life in patients undergoing hip replacement. Lancet 339: 1088–1091

Patrick DL, Erickson P (1992) Health status and health policy. Oxford University Press, New York

Paulhaus DL (1988) Self-deception and impression management in test responses. Personality 15: 383–388

Sartorius N (1987) Cross-cultural comparisons of data about quality of life: a sample of issues. In: Aaronson N, Beckmann J (eds) The quality of life of cancer patients. Raven Press, New York, pp 1075–1077

Sartorius N (1990) A WHO method for the assessment of health-related quality of life (WHOQOL). In: Walker S, Rosser R (eds) Quality of life assessment: key issues in the 1990s. Kluwer Academic Publishers, Dordrecht, pp 201–207

Schölmerich P, Thews G (Hrsg) (1992) „Lebensqualität" als Bewertungskriterium in der Medizin. Symposium der Akademie der Wissenschaften und der Literatur. Fischer, Stuttgart

Spilker B (1990) Quality of life assessment in clinical trails. Raven Press, New York

Stewart AL, Ware JE (eds) (1992) Measuring functioning and well-being. Duke University Press, Durham London

Walker SR, Rosser RM (1991) Quality of life assessment and application. MTP Press, Lancaster

Ware J, Sherbourne CD (1992) The MOS 36-item short form health survey (SF-36). I: Conceptual framework and item selection. Med Care 30: 473–483

Ware JE (1987) Standards for validating health measurcs: defintion and context. J Chron Dis 40: 503–512

Westhoff G (1993) Handbuch psychosozialer Meßinstrumente. Hogrefe, Göttingen

The WHOQOL Group (1993) The Development of the WHO Quality of Life Assessment Instrument (The WHOQOL). In: Quality of Life Assessment: International Perspectives. Proceedings of the Joint-Meeting Organized by the World Health Organization and the Fondation IPSEN in Paris, July 2–3, 1993

Korrespondenz: PD Dr. Monika Bullinger, Institut für Medizinische Psychologie, Goethestraße 31, D-80336 München, Bundesrepublik Deutschland.

Facettentheoretische Konstruktvalidierung des NEO-Fünf-Faktoren-Inventars (NEO-FFI) und des Sechs-Faktoren-Tests (SFT)

E. M. Steinmeyer, R. Pukrop, S. Herpertz und H. Saß

Klinik für Psychiatrie und Psychotherapie der RWTH,
Aachen, Bundesrepublik Deutschland

Einleitung

Um die wichtigsten Bereiche interindividueller Unterschiede erschöpfend und ökonomisch in Form robuster und stichprobenunabhängiger Persönlichkeitsfaktoren erheben zu können, sind in Anlehnung an Costa und McCraes *„Big Five"-Modell* zur Dimensionierung der Persönlichkeit (Neurotizismus, Extraversion, Offenheit für Erfahrung, Verträglichkeit, Gewissenhaftigkeit) zwei deutschsprachige Testverfahren entwickelt worden:

1. Das *NEO-Fünf-Faktoren-Inventar* (NEO-FFI; Borkenau und Ostendorf, 1993) ist eine direkte Übersetzung des NEO-FFI von Costa und McCrae (1989) und enthält 60 Items (je 12 Items pro Dimension).
2. Der *Sechs-Faktoren-Test* (SFT; v. Zerssen, 1994) enthält 52 Items (+ 3 Motivationsitems), wobei jede Dimension durch unterschiedlich viele Items operationalisiert wird. Im Unterschied zum „Big Five"-Modell ist hier die Dimension „Verträglichkeit" in „Aggressivität" umgepolt und ein sechster Faktor „Frömmigkeit" hinzugefügt worden.

Um die *Konstruktvalidität* der beiden Erhebungsinstrumente sowie die Stabilität der dimensionalen Struktur auch für psychopathologische Subpopulationen (z.B. mit dem Ziel der Identifizierung prämorbider Persönlichkeiten) zu überprüfen, werden NEO-FFI und SFT einer methodisch neuartigen *facettentheoretischen* Analyse unterzogen, wobei die Ergebnisse zweier Stichproben einmal mit gesunden Probanden und zum anderen mit stationär psychiatrischen Patienten miteinander verglichen werden sollen.

Die Zusammensetzung der Stichproben (N1 = 100 Gesunde; N2 = 165 Patienten) ist den Tabellen 1 und 2 zu entnehmen.

Tabelle 1. Stichprobe der N1 = 100 gesunden Probanden

Geschlecht und Alter	Frauen: n = 76; M-Alter = 41,3 Jahre; Range 18–86 Jahre	
	Männer: n = 24; M-Alter = 40,7 Jahre; Range 20–82 Jahre	
Schulbildung	Hauptschulabschluß	49
	Realschule	8
	Gymnasium	8
	Hochschule	35
Beruf	in Ausbildung	29
	Angestellte	37
	Handwerker	9
	Selbständige	25

Keiner der Probanden hatte psychiatrische Hilfe in Anspruch genommen, Substanzmißbrauch betrieben oder bekannte kriminelle Handlungen begangen

Tabelle 2. Stichprobe der N2 = 165 stationär psychiatrischen Patienten

Geschlecht und Alter	Frauen: n = 98; M-Alter = 40,7 Jahre; Range 18–87 Jahre	
	Männer: n = 67; M-Alter = 38,7 Jahre; Range 19–77 Jahre	
Verteilung der Achse I Diagnosen nach DSM-III-R		
Affektive Störungen	41	(24,85%)
Schizophrenie, wahnhafte und psychotische Störungen, nicht andernorts klassifiziert	57	(34,55%)
Somatoforme Störungen	28	(16,97%)
Störungen durch psychotrope Substanzen	15	(9,09%)
Körperlicher Zustand, bei dem psychische Faktoren eine Rolle spielen	6	(3,64%)
Persönlichkeitsstörungen ohne Achse I Diagnosen	12	(7,27%)
Organisch bedingte Störungen, die mit körperlichen Störungen assoziiert sind	6	(3,64%)

Methode und Ergebnisse

Die Facettentheorie von Louis Guttman (Borg, 1992) ist u.a. eine alternative Validierungsmethode, die viele Fehler der traditionellen Item- und Faktorenanalyse vermeidet (s. dazu den Beitrag zur Lebensqualität von Steinmeyer et al. in diesem Band). Eine facettentheoretische Analyse besteht im wesentlichen aus den folgenden *vier Komponenten:*

1. einem *Definitionssystem* für ein Universum von Beobachtungen;
2. einem *empirischen Aspekt* dieses Universums;
3. einer Hypothese über die *Korrespondenz* zwischen Definitionssystem und empirischen Aspekt;
4. einer *Begründung* für diese Hypothese.

ad 1: *Das Definitionssystem*

In der Facettentheorie wird das Definitionssystem mit Hilfe eines *Abbildungssatzes* (s. Tabelle 3) aufgestellt, der den Gültigkeitsbereich eines Modelles der Persönlichkeit abgrenzt. Dazu müssen die Populationen für Personen, Reize/Items und Reaktionen festgelegt werden, für die das Modell gelten soll. Ein Merkmal einer solchen Population wird als *Facette* bezeichnet, womit eine Menge sich gegenseitig ausschließender Elemente gemeint ist. Diese Elemente einer Facette heißen *Strukte*, da sie helfen, den Gegenstandsbereich der Persönlichkeit zu strukturieren.

So enthält die *Personenfacette P* in dieser Untersuchung z.B. die beiden Strukte (Elemente) gesunde Personen (p1) und psychiatrisch erkrankte Personen (p2). Die *Itemfacette A* enthält die 5 bzw. 6 unterstellten Dimensionen der Persönlichkeit als Strukte (Big Five für NEO-FFI; im SFT wird „Verträglichkeit" durch den negativen Pol „Aggressivität" ersetzt und „Frömmigkeit" als sechstes Element hinzugefügt).

Die *Reaktionsfacette R* schließlich besteht im NEO-FFI aus fünf Strukten („völlig unzutreffend" bis „völlig zutreffend"), im SFT aus vier Strukten („trifft ausgesprochen zu" bis „trifft gar nicht zu").

Jedes Strukt der A-Facette (d.h. jede Dimension) kann als *Itemtyp* aufgefaßt werden, dem unter Einbindung des Reaktionsbereiches eine unbegrenzte Menge konkreter Items zugeordnet werden kann. Im vorliegenden Fall werden die bereits bestehenden Itempools von 60 Items den Strukten a1–a5 (NEO-FFI) bzw. von 52 Items den Strukten a1–a6 (SFT) zugeordnet.

Als Zwischenergebnis hat man eine *Definition von Persönlichkeit* erhalten, die weder nominal noch operational, sondern über die Menge aller Items,

Tabelle 3. Abbildungssatz zur Persönlichkeitsstruktur

	P: Person		
Die Merkmale der	[gesunden	p1]	
	[psychisch erkrankten	p2]	Person (X)
	A: Dimensionen		
auf den Dimensionen	[Gewissenhaftigkeit	a1]	
	[Extraversion	a2]	
	[Verträglichkeit/Aggressivität	a3]	
	[Neurotizismus	a4]	
	[Offenheit	a5]	
	[Frömmigkeit	a6]	ihrer Persönlichkeit
werden abgebildet in			
R: Reaktion (NEO-FFI)		*R: Reaktion (SFT)*	
[völlig unzutreffend r1]	bzw.	[trifft ausgesprochen zu	r1]
[unzutreffend r2]		[trifft überwiegend zu	r2]
[weder/noch r3]		[trifft etwas zu	r3]
[zutreffend r4]		[trifft gar nicht zu	r4]
[völlig zutreffend r5]			

die sich auf das Phänomen Persönlichkeit beziehen, zustande gekommen ist. Da eine Definition weder wahr noch falsch sein kann, werden die Kriterien der konzeptionellen und empirischen Nützlichkeit des Abbildungssatzes im folgenden zur Überprüfung seiner Güte herangezogen.

ad 2: Die empirische Struktur

Um eine empirische Struktur zu erhalten, wurden NEO-FFI und SFT den oben beschriebenen Stichproben von N1 = 100 Gesunden und N2 = 165 psychiatrischen Patienten vorgelegt. Für jeden Fragebogen wurde für beide Stichproben eine *Ähnlichkeitsmatrix* über alle 60 (bzw. 52) Items errechnet, wobei der *Monotoniekoeffizient* μ_2 als Ähnlichkeitsmaß verwendet wurde. Eine solche Matrix kann mit Hilfe des PC-Programms FSSA (facetted smallest space analysis) geometrisch in einem zweidimensionalen Raum repräsentiert werden, in dem die Items als Punkte dargestellt werden, so daß die Distanz zwischen den Punkten im Raum dem Ausmaß empirischer Ähnlichkeit zwischen den Items entspricht. Das bedeutet, daß zwei hoch korrelierende Items im Raum näher beieinander liegen als zwei weniger hoch korrelierende Items. Der *Alienationskoeffizient* K ist ein Maß für die Angemessenheit der räumlichen Repräsentation in einer bestimmten Dimensionalität und sollte nicht > 0,15 sein. Bei zweidimensionalen Lösungen ist K = 0,21 (SFT: gesunde Probanden), 0,25 (SFT: psychiatrische Patienten), 0,27 (NEO-FFI: gesunde Probanden) und 0,29 (NEO-FFI: psychiatrische Patienten); d.h., daß die empirische Struktur des SFT in jedem Falle angemessener in 2 Dimensionen darstellbar ist als die Struktur des NEO-FFI.

ad 3 und 4: Begründete Hypothesen

Die Facettentheorie bietet spezielle, *räumliche Hypothesen* über die Korrespondenz zwischen dem Definitionssystem in Form des Abbildungssatzes (Facetten, Strukte, Items) auf der einen und der räumlich repräsentierten empirischen Struktur auf der anderen Seite. Dazu wird eine Vorhersage getroffen, wie die Itemfacette A den Punkteraum in Regionen unterteilen wird, wobei die folgenden Gütekriterien für die Regionalisierung erfüllt werden müssen:

Die gewählten Grenzlinien der Regionen sollten zu möglichst einfachen geometrischen Mustern führen; die Partitionierung muß inhaltlich aus der Facette heraus begründbar sein; das Muster muß in verschiedenen Stichproben und Settings replizierbar sein (dieses Kriterium ist in seiner Bedeutung dem Signifikanzkonzept der üblichen Statistik vergleichbar). Zusätzlich ist ein Trennbarkeitsindex für die Güte der Passung zwischen Definitionssystem und empirischer Struktur berechenbar, der > 0,90 sein sollte.

Welche Partitionierung kann nun für die Itemfacette A inhaltlich begründet werden?

Die Dimensionen der Persönlichkeit als Elemente der Facette A sind untereinander ungeordnet, so daß man facettentheoretisch von einer *nominalen Facette* sprechen kann. Eine ungeordnete, nominale Facette spielt eine polarisierende Rolle, d.h. sie induziert Regionen verschiedener Richtungsklassen, die sich kreisförmig gruppieren und zu den abgebildeten Tortenstrukturen führen (vgl. Abb. 1–3). So sollten sich z.B. idealerweise in der unteren Region der SFT-Struktur (vgl. Abb. 1) exklusiv und vollständig solche Items finden, die dem Strukt a2 (Extraversion) zugeordnet worden sind.

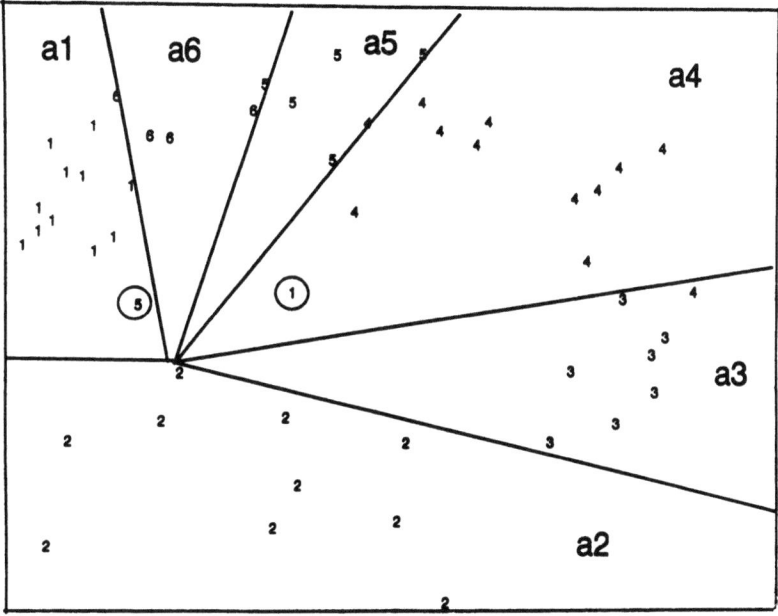

Abb. 1. Empirische Struktur mit Circumplex für den SFT (gesunde Probanden). a1–a6 s. Abb. 2

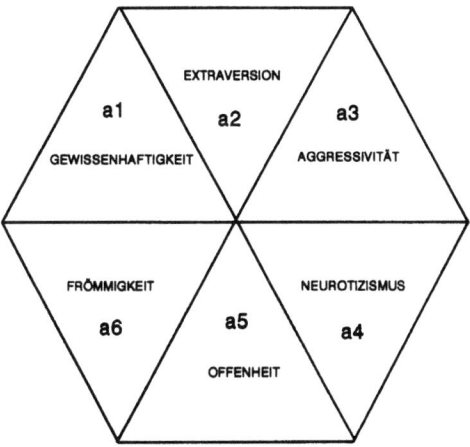

Abb. 2. Idealisierter Circumplex zum SFT

Die gesamte Figur oder Hypothese mit einer polarisierenden Facette wird als *Circumplex* (konvexes Polygon) bezeichnet (Abb. 2 zeigt den idealisierten Circumplex zum SFT), der wie folgt interpretiert werden kann: Benachbarte Regionen sind einander am ähnlichsten. Wandert man auf dem Circumplex entlang in eine Richtung, so nimmt die Ähnlichkeit immer mehr ab (z.B. von a2 über a1 bis a6 im SFT), bis man schließlich zu einer der Ausgangsregion diametral gegenüberliegenden Region gelangt, mit der maximale Unähnlichkeit besteht (z.B. a2 vs a5 im SFT). Von dieser Sechs-Uhr-Stellung an nimmt die Ähnlichkeit dann wieder sukzessive zu. Obwohl die Reihenfolge der Dimensionen innerhalb des Circumplex nicht inhaltlich begründet vorhergesagt werden konnte, ist auch sie weitergehend zu interpretieren, zumal die Reihenfolge in den SFT- und NEO-FFI-Strukturen unterschiedlich ist.

Der *Trennbarkeitsindex* für Facette A zum SFT beträgt 0,96 (gesunde Probanden) bzw. 0,93 (psychiatrische Patienten), ein Ergebnis, das die gute konzeptionelle und empirische Nützlichkeit der im Definitionssystem festgelegten Faktorenstruktur für beide Populationen indiziert. In Abb. 1 (SFT: gesunde Probanden) finden sich nur 2 deutlich fehlklassifizierte Items (s. Einkreisungen). Die Übertragbarkeit der postulierten Struktur auf die psychopathologische Subpopulation zeigt sich auch in der Tatsache, daß die Puncträume für die gesunde und die klinische Stichprobe nach PINDIS-Transformation rund 92% gemeinsame Varianz aufweisen.

Der Trennbarkeitsindex für die Facette A zum NEO-FFI beträgt 0,75 (gesunde Probanden) bzw. 0,69 (psychiatrische Patienten) und zeigt somit eine weitaus schlechtere Passung von empirischer und theoretisch angenommener Struktur für beide untersuchten Populationen an. In Abb. 3

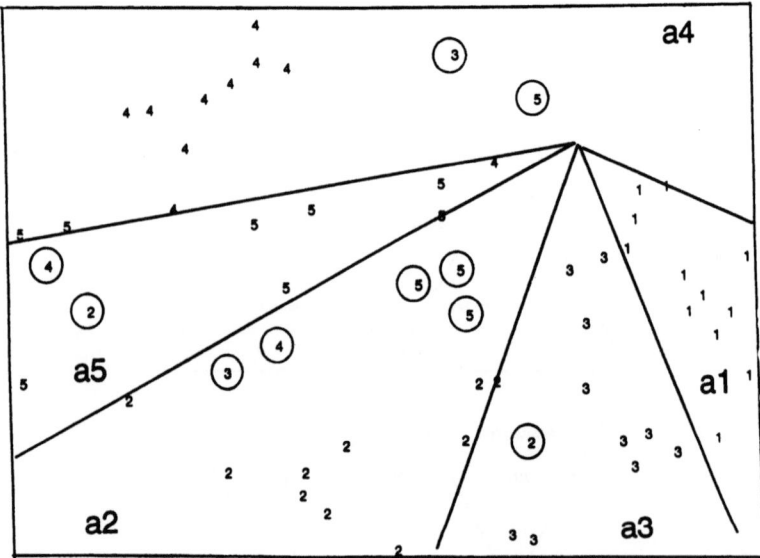

Abb. 3. Empirische Struktur mit Circumplex für den NEO-FFI (gesunde Probanden). a1–a6 s. Abb. 2

(NEO-FFI: gesunde Probanden) finden sich dementsprechend 10 deutlich fehlklassifizierte Items (s. Einkreisungen). Die Punkträume für gesunde Probanden und psychiatrische Patienten weisen auch nach optimaler PINDIS-Anpassungsprozedur lediglich 72% gemeinsame Varianz auf.

Diskussion

Die facettentheoretische Analyse weist den Sechs-Faktoren-Test (SFT) als das gegenüber dem NEO-Fünf-Faktoren-Test (NEO-FFI) wesentlich konstruktvalidere Erhebungsinstrument für eine robuste, stichprobenunabhängige dimensionale Struktur der Persönlichkeit aus: Die mit dem SFT beobachtete empirische Struktur stimmt besser mit der im Abbildungssatz festgelegten überein. Während es im SFT zu lediglich zwei Fehlklassifikationen des gesamten Itempools und somit zu Trennbarkeitsindizes von > 0,90 für beide Stichproben kommt, liegen diese Indizes beim NEO-FFI bei 10 fehlzugeordneten Items weit unter der vorgegebenen Norm (0,75 bzw. 0,69). Weiterhin ist die Struktur des SFT besser in zwei Dimensionen repräsentierbar (s. Alienationskoeffizienten) und unabhängiger von der Stichprobenzusammensetzung, da die Circumplexhypothese sowohl für die gesunde wie auch für die psychiatrische Gruppe bestätigt werden konnte. Beide Punkträume weisen 92% gemeinsame Varianz auf (gegenüber 72% im NEO-FFI), so daß die Robustheit der SFT-Dimensionen auch für psychopathologische Populationen angenommen werden kann.

Die Überlegenheit der facettentheoretischen Validierungstechnik insbesondere gegenüber faktorenanalytischen Methoden (im NEO-FFI klären die 5 Faktoren z.B. nur 38,3% der Gesamtvarianz auf) läßt sich an folgenden Punkten aufzeigen:

Die Abhängigkeit vom Allgemeinen Linearen Modell und seinen Restriktionen ist aufgehoben; die Ergebnisse hängen nur von der relativen Reihenfolge und nicht der absoluten Höhe der Interkorrelationen ab; die zirkuläre, nicht-lineare Beziehung der Persönlichkeitsdimensionen kann nicht mit faktorenanalytischen Techniken aufgedeckt werden; während in der Faktorenanalyse die inhaltlich interpretierten Faktoren aus den empirischen Beziehungen der Variablen abgeleitet werden, geht die Facettentheorie genau anders herum vor, indem die Variablen als semantisch ähnlich definiert werden, um daraus dann ihre empirische Kovarianz vorherzusagen (willkürliche Interpretationen von Faktoren und Ladungen sowie die Abhängigkeit der Ergebnisse von der Stichprobe und der Anzahl der Ausgangsvariablen werden vermieden); die Facettentheorie bietet außerdem die Möglichkeit zu echter kumulativer Forschung, indem z.B. neue Strukte (Dimensionen) oder ganze Facetten (z.B. eine Abstandsfacette vom Zentrum) dem Abbildungssatz hinzugefügt werden können; schließlich werden SFT und NEO-FFI über die formale Strukturpelschreibweise ihrer Items im Abbildungssatz direkt miteinander vergleichbar, was mit herkömmlichen Methoden gar nicht oder weniger anschaulich möglich wäre.

Literatur

American Psychiatric Association (1989) DSM-III-R. Beltz, Weinheim
Borg I (1992) Grundlagen und Ergebnisse der Facettentheorie. Huber, Bern
Borkenau P, Ostendorf F (1993) NEO-Fünf-Faktoren-Inventar (NEO-FFI) nach Costa und McCrae. Handanweisung. Hogrefe, Göttingen
Costa PI, McCrae RR (1989) The NEO PI/FFI manual supplement. Psychological Assessment Ressources, Odessa
Zerssen D v (1994) Persönlichkeitszüge als Vulnerabilitätsindikatoren – Probleme ihrer Erfassung. Fortschr Neurol Psychiat 62: 1–13

Korrespondenz: Prof. Dr. Eckehard Michael Steinmeyer, Klinik für Psychiatrie und Psychotherapie, Rheinisch-Westfälische Technische Hochschule Aachen, Pauwelsstraße 30, D-52057 Aachen, Bundesrepublik Deutschland.

Facettentheoretische Validierung des Konstrukts Lebensqualität bei depressiv Erkrankten

E. M. Steinmeyer[1], R. Pukrop[1], A. Czernik[2] und H. Saß[1]

[1] Klinik für Psychiatrie und Psychotherapie der RWTH Aachen,
[2] Städtisches Klinikum Fulda, Bundesrepublik Deutschland

Einleitung

Die gesundheitsbezogene Lebensqualitätsforschung, die sich insbesondere aus dem Bedürfnis nach einem „weichen" Therapieeffizienzkriterium motiviert, ist zur Zeit durch einen Zustand begrifflicher und empirischer Unklarheit charakterisiert, für den das Motto der anarchistischen Erkenntnistheorie „anything goes" (Feyerabend, 1983) eine adäquate Beschreibung liefert: Bereits nach Durchsicht weniger Standardwerke (Bowling, 1991; Walker und Rosser, 1988; Wenger et al., 1984) sowie des Programmes zum letzten „Quality of life"-Kongreß in Wien (Association of European Psychiatrists, 1994) stößt man auf nicht weniger als 104 Meßinstrumente, die alle in irgendeiner Weise vorgeben, Lebensqualität (LQ) erheben zu können. Darüberhinaus scheint die Konzeptualisierung des Konstruktes LQ weitgehend der definitorischen Willkür eines jeden Autors überlassen mit der Folge eines vorwiegend atheoretischen Aktivismus mit ebenso vielen in- und expliziten Modellierungen wie Operationalisierungen.

Zum Begriff Lebensqualität

Aufgrund der Zusammenschau zahlreicher Definitionsversuche zur LQ (vgl. Bullinger, 1991; Calman, 1987; Diener, 1984) kann man sich zu einem vorläufigen Verständnis an der folgenden, teils nominalen, teils operationalen Definition orientieren: *Eine hohe LQ besteht in der Erfüllung einer intern empfundenen oder extern festgelegten Norm für das innere Erleben, das beobachtbare Verhalten und die Umweltbedingungen in körperlichen, psychischen, sozialen und alltäglichen Lebensbereichen.*

Die einzelnen begrifflichen Schwierigkeiten, die mit dem Konzept LQ verbunden sind, können an dieser Stelle nicht im Detail dargestellt werden. Zusammenfassend sei daher nur erwähnt, daß die vorliegende Studie einem modularen Ansatz folgt (Aaronson et al., 1988), das heißt, dem Dilemma zwischen idiographischer, aber unvergleichbarer Bestimmung der LQ auf der einen Seite, sowie allgemeiner, aber wenig valider Erhebung auf der anderen Seite, wird Rechnung getragen, indem neben einem Kernmodul von Lebensbereichen, das für größere Populationen Relevanz besitzt, auch ein spezifisches Modul in Bezug auf eine bestimmte Teilpopulation berücksichtigt wird. Ferner wird die Erhebung auf die Zufriedenheit als LQ-Parameter beschränkt, ohne damit eine völlige Gleichsetzung beider Konstrukte (Lebenszufriedenheit und Lebensqualität) zu implizieren. Aufgrund einer systematischen Begrenzung und der Tatsache, daß viele klassische Untersuchungen auf die Lebenszufriedenheit als entscheidenden Parameter zurückgreifen (Andrews und Withey, 1978; Campbell et al., 1976), erfolgt die Anwendung der unten erläuterten facettentheoretischen Methode gleichfalls nur auf diesen besonderen, subjektivistischen Ausdruck der LQ. Während die Option für das betroffene Subjekt als einzig logischer Informationsquelle seiner eigenen LQ als grundsätzliche Entscheidung anzusehen ist, sollten für eine vollständige Bestimmung der LQ allerdings auch andere Empfindungen neben der Zufriedenheit sowie Verhaltensinformationen mit eingebunden werden.

Selbst die Identifizierung übergeordneter, zueinander in Beziehung stehender Dimensionen, welche in ihrer Summe die allgemeine LQ bestimmen, schafft nur einen groben Konsens, auf den sich die noch sehr heterogene LQ-Forschung bisher einigen konnte (Aaronson et al., 1988; Bullinger et al., 1991; Spitzer, 1987; Ware, 1987). Als globale Komponenten der LQ werden von den genannten Autoren das psychische Befinden, die körperliche Verfassung, die sozialen Beziehungen und die Funktionsfähigkeit im Alltag im Sinne notwendiger Bestandteile vorgeschlagen (vgl. auch obige Definition). Da die Validierung des Konstruktes LQ jedoch entweder auf heuristischer Basis oder mit Hilfe faktorenanalytischer Techniken vorgenommen wurde, ergibt sich als Konsequenz das anfänglich skizzierte, ungeordnete Bild des derzeitigen Forschungsstandes, indem der LQ nahezu sämtliche Varianten zwischen zwei und zwölf Dimensionen untergeschoben werden, was dem angestrebten Konsens somit eher den Charakter einer Hoffnung verleiht (Adams, 1969; Beiser, 1974; Bergner et al., 1981; Bradburn, 1969; Bullinger, 1994; Closs und Kempe, 1986; De Haes und Knippenberg, 1987; Glatzer und Zapf, 1984; Heinisch et al., 1991; Hunt et al., 1986; Knapp, 1976; Kraak und Nord-Rüdiger, 1989; Muthny, 1991; Sartorius, 1992; Spitzer et al., 1981; Ware, 1987; Wiendieck, 1970). In Tabelle 1 ist die Zuordnung konkreter Lebensbereiche zu den globalen Komponenten oder Dimensionen aufgelistet, wie sie der vorliegenden Studie zunächst zugrunde gelegt worden ist.

Die psychische Komponente läßt sich noch auf einer mittleren Ebene untergliedern in Kognition (Gedächtnis, Konzentration), Motivation (Entschluß, Interessen) und Emotion (die restlichen Variablen des psychischen Bereichs). Die sehr heterogene Alltagskategorie kann in eher passive Hintergrundressourcen (ökonomische, Wohn- und ideelle Variablen 1–9) sowie in eine aktive Gruppe (Variablen 10–12), die eher der täglichen

Tabelle 1. Zuordnung der Lebensbereiche

A. Physis	B. Psyche
1. körperlicher Zustand allgemein	1. Konzentration
2. Vitalität/Energie	2. Gedächtnis
3. Gesundheit	3. Entschlußfähigkeit
4. Schlaf	4. Interessen
5. Appetit	5. Ängste
6. Schmerzen	6. Niedergeschlagenheit
7. Sexualität	7. Schuldgefühle
	8. Selbstwert
C. Soziales	D. Alltag
1. Familie	1. finanzielle Situation
2. Ehe/Partnerschaft	2. Lebensstandard
3. Freunde	3. Altersversorgung
4. Anerkennung durch andere	4. Wohnung
	5. Wohnort
	6. Nachbarn
	7. Unabhängigkeit
	8. politische Situation
	9. Kirche
	10. Beruf
	11. Ausbildung
	12. Freizeit

Dynamik unterworfen ist, unterteilt werden. Als 32. Variable ist schließlich noch das Leben allgemein hinzuzufügen.

Die aufgelisteten Bereiche leiten sich vornehmlich aus drei Quellen her: Erstens aus der klinischen LQ-Forschung (vgl. z.B. Aaronson und Beckmann, 1987; Bullinger et al., 1991; Bullinger und Hasford, 1991; Stewart und Ware, 1992; Walker und Rosser, 1988; Wenger et al., 1984), innerhalb derer verschiedene Projekte zur LQ von Krebspatienten (European Organization for Research and Treatment of Cancer [EORTC], Aaronson et al., 1988), krankheitsübergreifend (International Quality of Life Assessment Project [IQOLA], Aaronson et al., 1992) oder gar zur weltweiten Erhebung der LQ im Rahmen der Weltgesundheitsorganisation laufen (Sartorius, 1992). Zweitens entstammen die Bereiche der soziologischen LQ-Forschung (Andrews und Withey, 1978; Campbell et al., 1976; Glatzer und Zapf, 1984), welche allerdings die Kategorie der psychologischen Variablen noch weitgehend ausgespart hat. Andrews und Withey (1978) schlagen z.B. folgendes Set von Lebensbereichen vor, das in der Lage sei, den Großteil der maximal aufklärbaren Varianz allgemeiner LQ zu erfassen: health, family, leisure time, job, housing, money, national government, self, fun. Bis auf einen gesonderten „fun"-Bereich gehen alle genannten Variablen mit in die vorliegende Untersuchung ein. Läßt sich aus den beiden bisher aufgeführten Quellen in erster Linie das Kernmodul ableiten, so bilden die besonders für depressiv Erkrankte relevanten Bereiche das spezifische Modul (Hautzinger et al., 1992): somatischer Bereich (Schlaf, Appetit, Schmerzen); motorischer Bereich (Vitalität, Energie); emotionaler Bereich (Angst, Niedergeschlagenheit, Schuld); motivationaler Bereich (Interessen, Entschlußfähigkeit); kognitiver Bereich (Gedächtnis, Konzentration); interaktiver Bereich (Anerkennung). Damit sind zugleich auch die facettentheoretisch als Kernsymptome einer Depression analysierten Inhalte der Hamilton-Depressionsskala und des Beck-Depressionsinventars (Steinmeyer und Möller, 1992; Steinmeyer, 1993), sowie die Mehrzahl der Symptome einer Major Depression nach DSM-III-R berücksichtigt.

Methode

Das weitgehende theoretische Defizit der LQ-Forschung und die entsprechende Willkür der Konzeptualisierung in Verbindung mit den faktorenanalytischen Validierungsversuchen legt eine für komplexe, wirklichkeitsnahe Fragestellungen geeignete facettentheoretische Methode nahe, um einen wesentlichen Beitrag zu einem theoretischen Modell der LQ im allgemeinen und für die Teilpopulation depressiver Patienten im besonderen leisten zu können.

Die Guttmansche Facettentheorie (Borg, 1992; Canter, 1985a; Shye, 1978) liefert zum einen im Sinne der Versuchsplanung ein Design für eine empirische Untersuchung und systematisiert auf diese Weise die Datenerhebung; zum anderen dient sie der Datenanalyse, indem sich direkt aus dem Design inhaltlich sinnvolle Vorhersagen ableiten und prüfen lassen (Brown, 1985). Wie die Facettentheorie diese Funktionen erfüllt, läßt sich anhand einer Theoriedefinition von Guttman nachvollziehen (Guttman, 1981, S. 51): *„A theory is an hypothesis of a correspondence between definitional systems for a universe of observations and an aspect of the empirical structure of these observations, together with a rationale for such an hypothesis."* Im wesentlichen enthält diese Definition vier Elemente: Auf der einen Seite hat man ein Definitionssystem und auf der anderen Seite eine empirische Struktur. Zwischen beiden wird drittens eine hypothetische Korrespondenz angenommen, welche viertens noch inhaltlich zu begründen ist. Mit Hilfe der Facettentheorie lassen sich nun alle vier Theoriebestandteile explizieren, was im folgenden anhand des Forschungsgegenstandes LQ im Detail gezeigt werden soll.

Das Definitionssystem

Das Definitionssystem für ein Universum von Beobachtungen wird in der Facettentheorie mit Hilfe eines Abbildungssatzes etabliert (vgl. Tabelle 2), in dem begrifflich differenziert wird, auf welchen Gültigkeitsbereich sich die Theorie erstrecken soll (Borg, 1992). Dazu werden die Person-, Reiz- und Reaktionsuniversa festgelegt, deren Charakteristika als Facetten bezeichnet werden, womit rein formal Mengen sich gegenseitig ausschließender Kategorien oder Äquivalenzklassen gemeint sind. Die einzelnen Elemente einer solchen Menge oder Facette heißen Strukte (Borg, 1986). Die Personenfacette P

Tabelle 2. Abbildungssatz zur Lebensqualität

Die Selbsteinschätzung der Zufriedenheit der

P: *Personen*	[depressiven		p_1]	
	[nicht-klinischen		p_2]	Person (x) auf den Dimensionen
A: *Lebensbereich*	[unspezifisch		a_1]	in
	[Physis		a_2]	
	[Psyche	(Emotion)	a_{31}]	
		(Kognition)	a_{32}]	
		(Motivation)	a_{33}]	
	[Soziales		a_4]	
	[Alltag	(aktiv)	a_{51}]	
		(passiv)	a_{52}]	
B: *Selbstnähe*	[zentrale		b_1]	
	[sekundäre		b_2]	Lebensbereichen
	[periphere		b_3]	
	[öffentliche		b_4]	
R: *Reaktion*	[ganz und gar zufrieden		r_1]	
	⋮			
	[ganz und gar unzufrieden		r_{11}]	

in Tabelle 2 enthält die beiden Elemente oder Strukte p1 und p2, das heißt, depressive und nicht klinische Befragte. In der Situations-, Reiz- oder Itemfacette A erkennt man die vier globalen Dimensionen der LQ in Form von Körper, Psyche (mit emotionalem, kognitivem und motivationalem Teilbereich), Sozial- und Alltagsleben (mit passivem und aktivem Teilbereich) wieder. Das Strukt a1, das mit „unspezifisch" bezeichnet ist, kann verständlicher, aber formal falsch auch als „Leben allgemein" charakterisiert werden und verlangt die Auslassung jeglicher Differenzierungen zu dieser Facette (Borg, 1992). Die B-Facette mit den Strukten zentral, sekundär, peripher und öffentlich bezieht sich auf die Bedeutung der Lebensbereiche für die LQ und indiziert somit die Selbstnähe oder Zentralität eines Bereiches für das eigene Leben. Der Zusammenhang der Personenfacette und der zwei Situationsfacetten mit der Reaktionsfacette R, welche elf Strukte von „ganz und gar zufrieden" bis „ganz und gar unzufrieden" enthält, ergibt sich als Abbildungsbeziehung in Form eines Karthesischen Produktes $P \times A \times B \rightarrow R$. Das heißt, einer Person p aus P wird bei einer bestimmten Reizkonstellation (a, b) aus $A \times B$ genau eine Reaktion r aus R zugeschrieben (Borg, 1986). Ein möglicher Situationstyp, bezeichnet als Struktupel (aus Strukt + n-tupel), ist dadurch definiert, daß man jeweils ein Element des Karthesischen Produktes $A \times B$ auswählt bzw. jeder Situationsfacette genau ein Strukt entnimmt (Borg, 1976). Gebraucht man die abkürzenden Indizes, so zeigt das Struktupel a2–b2 beispielsweise den Situationstyp Physis sekundär an. Theoretisch ließen sich $8 \times 4 = 32$ Struktupel bilden, da jedoch die Facetten A und B untereinander nicht beliebig kombinierbar, das heißt, nicht kreuzfacettierbar sind, werden aus dem Abbildungssatz in Tabelle 2 lediglich 14 Struktupel ausgewählt.

Tabelle 3. Vorläufige Item-Struktupelzuordnung

Items	Struktupel	Items	Struktupel
Leben allgemein	a1b1	Familie	a4b1
Körper	a2b?	Ehe	a4b1
Gesundheit	a2b3	Anerkennung	a4b?
Appetit	a2b?	Freunde	a4b?
Schlaf	a2b?	Lebensstandard	a52b2
Energie	a2b?	Finanzen	a52b2
Schmerz	a2b?	Altersversorgung	a52b2
Sexualität	a2b?	Wohnung	a52b3
Konzentration	a31b?	Wohnort	a52b3
Gedächtnis	a31b?	Nachbarn	a52b3
Entschluß	a32b3	Beruf	a51 b2
Interessen	a32b3	Ausbildung	a51 b2
Selbstwert	a33b1	Freizeit	a51 b2
Angst	a33b?	Unabhängigkeit	a52b?
Niedergeschlagenheit	a33b?	Politik	a52b4
Schuld	a33b?	Kirche	a52b4

Die Fragezeichen bedeuten, daß die Zuordnung a priori nicht eindeutig zu treffen ist

Jedem auf diese Weise gebildeten Struktupel läßt sich durch die Einbindung des Reaktionsbereiches nun relativ leicht eine theoretisch unbegrenzte Menge an Items zuordnen. Für den obigen Fall a2–b2 ergibt sich z.B.: „Wie zufrieden sind Sie mit Ihrer körperlichen Energie?" Ein weiteres, ganz zentrales Item läßt sich zu dem Struktupel a1–b1 formulieren: „Wie zufrieden sind Sie mit Ihrem Leben allgemein?" Eine vorläufige Zuordnung von 32 Items zu den 14 Struktupeln, die im Zusammenhang mit der Hypothesenformulierung begründet werden wird, ist Tabelle 3 zu entnehmen. Zu betonen ist in jedem Fall, daß die Zuordnung der Items zu den Struktupeln bzw. der dahinter stehende Abbildungssatz mit den Facetten lediglich eine Definition darstellt und daher nicht als richtig oder falsch beurteilt werden kann, sondern als konzeptionell und empirisch nützlich (Borg, 1992).

Als Zwischenergebnis hat man eine Definition von LQ erhalten, die weder nominal noch operational, sondern über die Menge aller Items, die sich auf LQ beziehen, zustande gekommen ist.

Die empirische Struktur

Um eine empirische Struktur in dem soeben abgesteckten Universum der Beobachtungen aufdecken zu können, die inhaltlich begründet mit dem aufgestellten Definitionssystem korrespondieren muß, werden die 32 Items zwei Teilstichproben von depressiven und nicht klinischen Probanden vorgelegt, um für jede Teilstichprobe getrennt eine Ähnlichkeitsmatrix über alle 32 Items zu berechnen. Als Zusammenhangsmaß wird der Monotonizitätskoeffizient μ_2 verwendet (Guttman, 1977). Letzterer gibt an, in welchem Ausmaß ein Anstieg in den Werten einer Variablen bzw. eines Items begleitet wird von einem Anstieg oder zumindest keinem Abfall in den Werten einer anderen Variable. μ_2 ist darüber hinaus relativ robust gegenüber Verletzungen der Normalverteilungsvoraussetzungen (Staufenbiel, 1987), die bei LQ-Maßen aller Art fast immer gegeben sind. Wenn die empirische Struktur in Form einer solchen Ähnlichkeitsmatrix vorliegt, lassen sich in der Facettentheorie zwei Arten von Hypothesen über die Korrespondenz dieses empirischen Aspektes zu dem Definitionssystem formulieren: Die ersten Gesetze oder Hypothesen basieren auf dem Vorzeichen der Itemzusammenhangsmaße, während sich die zweiten Gesetze auf die relative Größe dieser Ähnlichkeiten beziehen (Levy, 1985).

Das Erste Einstellungsgesetz

Das Erste Einstellungsgesetz hypostasiert in bezug auf die vorliegenden Items folgende notwendige Bedingungen (s. dazu Borg und Bergermaier, 1979; Levy, 1985): Sie beziehen sich auf die Zufriedenheit als konstantes Einstellungsobjekt, die untersuchte Population ist nicht künstlich gewählt, die Items sind nicht kompetitiv formuliert und genügen schließlich folgender Definition von Einstellungsitems nach Guttman (in Gratch, 1973, zitiert nach Borg, 1978, S. 155): *„An item belongs to the universe of attitude items if and only if its domain asks about behavior in a cognitive/affective/instrumental modality towards an object, and its range is ordered from very positive to very negative toward that object."* Dieser Definitionsbereich ist aufgrund des Ausschlusses der instrumentellen Modalität in der vorliegenden Arbeit allerdings eingeschränkt.

Sind die genannten Bedingungen erfüllt, so kann die Hypothese aufgestellt werden, daß die empirischen Beziehungen der Items untereinander monoton sind und die Koeffizienten ein positives bzw. zumindest nicht negatives Vorzeichen besitzen. Dieser Sachverhalt ist von der Nichtnegativität der Korrelationen aller Intelligenztestitems her bereits bestens bekannt (Spearman, 1927; Thurstone, 1935). Inhaltlich bedeutet diese Hypothese, daß alle angesprochenen Lebensbereiche einen Beitrag zur allgemeinen (Un-) Zufriedenheit leisten. Ein solcher Befund würde die Annahme eines allen Items gemeinsam zugrundeliegenden Konstruktes LQ im wesentlichen stützen.

Regionale Hypothesen

Um Aussagen über die zweite Art von Korrespondenz zwischen Facetten, Struktupeln und Items auf der einen Seite sowie der Empirie auf der anderen treffen zu können, müssen die als Iteminterkorrelationen vorliegenden Daten zunächst geometrisch repräsentiert werden. Dies geschieht mittels des Computerprogramms faceted similarity structure analysis (FSSA; Guttman, 1968; Lingoes, 1973; Shye, 1991), so daß die Items als Punkte im Euklidischen Raum derart dargestellt werden können, daß die Distanzen zwischen den Punkten im Raum dem Ausmaß der Ähnlichkeiten zwischen den Items entsprechen, wobei lediglich nicht-metrische Informationen berücksichtigt werden müssen.

Mit Hilfe der Facettentheorie lassen sich nun Vorhersagen darüber treffen, wie sich die einzelnen Situationsfacetten in der räumlichen Konfiguration widerspiegeln, so daß der Punkteraum bezüglich einer jeden Facette nach den Gütekriterien der Einfachheit, inhaltlichen Begründbarkeit, Replizierbarkeit und möglichst geringer Dimensionalität des Raumes (als formales Kriterium sollte der Alienationskoeffizient K 0,15 nicht überschreiten) in Regionen partitionierbar sein muß (Borg, 1986, 1992; Levy, 1985). Als quantitatives Gütemaß läßt sich für jede Facette ein Trennbarkeitsindex berechnen, der bei perfekter Partitionierung gleich 1 ist.

Über den Zusammenhang des Definitionssystems aus Tabelle 2 mit der empirischen Struktur werden folgende Hypothesen aufgestellt: Facette A ist eine nominale Facette, da ihre Strukte als übergeordnete Lebensbereiche untereinander ungeordnet sind. Aus zahlreichen Untersuchungen (z.B. Borg, 1978; Borg und Bergermaier, 1979; Levy und Guttman, 1975,

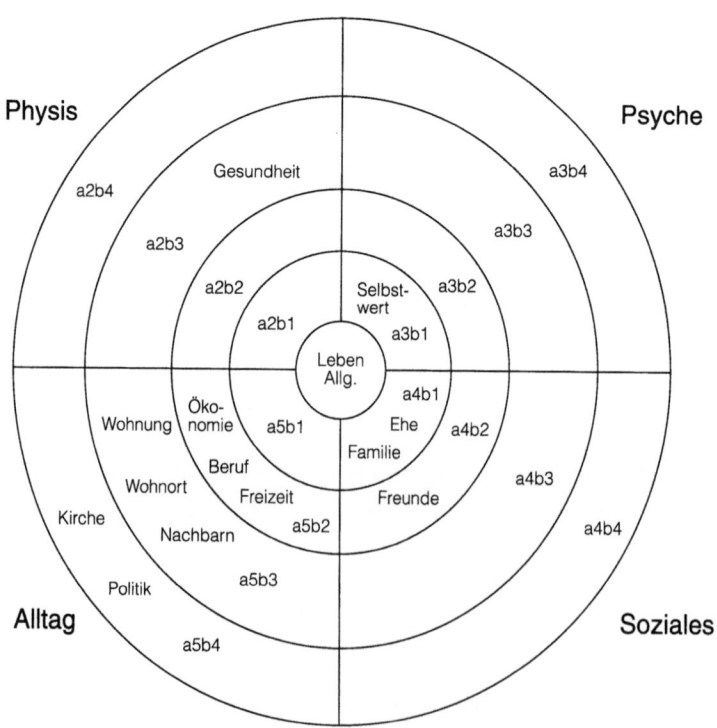

Abb. 1. Idealisierter Radex mit a priori lokalisierten Items

1985) ist bekannt, daß man für diese Facette eine polarisierende Rolle erwarten kann, das heißt, sie induziert Regionen verschiedener Richtungsklassen, welche sich kreisförmig um einen gemeinsamen Ursprung herum gruppieren (Abb. 1). In dem abgebildeten Beispiel handelt es sich um eine idealisierte Figur, welche nur diejenigen Items enthält, über deren Lokalisierung aufgrund anderer Studien Erwartungen geäußert werden können. Die definitorische Zuordnung der Items zu den Strukten der A-Facette kann sowohl der oben erläuterten Auswahl der Lebensbereiche als auch Tabelle 3 entnommen werden.

Der gesamte Radex (Borg, 1976; Brown, 1985; Guttman, 1954; Levy, 1985), wie die Figur in Abb. 1 genannt wird, ist aber nur durch Hinzunahme der B-Facette mit ihren Strukten zentral, sekundär, peripher und öffentlich zu verstehen. Wie bereits aus der Bezeichnung ihrer Elemente hervorgeht, ist diese Facette geordnet bezüglich des gemeinsamen Ursprungs „Zufriedenheit mit dem Leben allgemein". Man schreibt dieser ordinalen Facette daher eine modularisierende Rolle gegenüber den Lebensbereichen zu, da sie für verschiedene Abstandsklassen vom Zentrum sorgt, so daß sich konzentrische Kreise um den die allgemeine Zufriedenheit repräsentierenden Punkt ziehen lassen. Die Zuordnung der Items zu den B-Strukten in Tabelle 3 leitet sich aus den bi- und multivariaten Untersuchungen der soziologischen LQ-Forschung (Andrews und Withey, 1978; Campbell et al., 1976; Glatzer und Zapf, 1984; Glatzer et al., 1992) sowie den genannten facettentheoretischen Studien auf diesem Gebiet her.

A- und B-Facette zusammen ergeben den abgebildeten Radex, für den drei Merkmale charakteristisch sind (Borg, 1981): Eine nominale Facette (hier A) spielt eine polarisierende Rolle; eine ordinale Facette (hier B), welche bezüglich des Ursprungs geordnet ist, erhält gegenüber der nominalen Facette eine modularisierende Rolle; schließlich existiert für beide Facetten ein gemeinsamer Mittelpunkt (Leben allgemein). Die Radexhypothese läßt sich insgesamt wie folgt formulieren: Items im inneren Kreis korrelieren hoch untereinander unabhängig von den übergeordneten Lebensbereichen, denen sie angehören. Je weiter man nach außen kommt, desto abhängiger werden die Höhen der Korrelationen von der Zugehörigkeit zum gleichen Lebensbereich.

Der Vergleich zweier Punktekonfigurationen sollte vornehmlich über die Invarianzen höherer Ordnung, wie sie der Radex z.B. darstellt, erfolgen. Zusätzlich kann jedoch die Ähnlichkeit beider Konfigurationen auf der Punkteebene als Kommunalität mit Hilfe des PINDIS-Programmes (Procrustean Individual Difference Scaling; Borg, 1977; Borg und Lingoes, 1977; Lingoes und Borg, 1977; Lingoes et al., 1976) angegeben werden. PINDIS geht dabei so vor, daß beide Konfigurationen nach maximaler Ähnlichkeit einander anzupassen sind, indem die zugrundeliegenden Koordinatenmatrizen linearen Transformationen (Rotationen, Reflexionen, Translationen) unterzogen werden, die die Distanzen der Punkte zueinander invariant lassen. Der Fitwert beider Konfigurationen ist dann als Kommunalität im Sinne gemeinsamer Varianzanteile anzugeben.

Stichprobenbeschreibung

Die N = 162 Versuchspersonen (Vpn) der nicht klinischen Stichprobe setzen sich aus den Arbeitern und Angestellten verschiedener Firmen sowie den Besucherinnen einer Abendschule im Großraum Duisburg und Studenten/Innen sowie deren Angehörigen aus dem Großraum Aachen zusammen. Die Stichprobencharakteristika sind Tabelle 4 zu entnehmen.

Die Fragebögen wurden persönlich an die Vpn ausgegeben und in vorbereiteten Umschlägen auf postalischem Wege wieder zurückgeschickt. Ein Fragebogen besteht aus 32 Items, die jeweils aus der Voranstellung „alles in allem, wie zufrieden sind Sie gegenwärtig mit ..." (vgl. Europäische Gemeinschaften, 1991; Glatzer und Zapf, 1984), einem der oben aufgelisteten 31 Lebensbereiche (bzw. dem Leben allgemein) und einer elfstufigen Antwortskala zusammengesetzt sind.

Die N = 56 stationär behandelten depressiv Erkrankten rekrutierten sich zu zwei Dritteln aus der Klinik für Psychiatrie des Städtischen Klinikums Fulda und zu einem Drittel aus der Psychiatrischen Abteilung des Klinikums der RWTH Aachen (vgl. Tabelle 5). Allen Patienten war die Diagnose einer Major Depression nach DSM-III-R gemeinsam, und sie befanden sich in einem antherapierten Stadium, wobei das Ausschlußkriterium für eine Aufnahme in die Studie in einer schwerst depressiven Phase bestand.

Ergebnisse

Deskriptive und traditionelle multivariate Analysen

Die wichtigsten deskriptiven Itemcharakteristika sind den Tabellen 6 (Gesunde) und 7 (depressiv Erkrankte) zu entnehmen.

Die Angaben der letzten Spalte in Tabelle 7 indizieren, daß sich auf Medianebene (Mann-Whitney-Test) (sehr) signifikante Unterschiede zwischen beiden Stichproben in der Höhe der Zufriedenheiten für nahezu alle Variablen konfirmieren lassen. Allein zu dem Zweck, die Güte der vorliegenden Daten zu überprüfen, sind auch die üblicherweise mit LQ-Daten der vorliegenden Art gerechneten (stufenweisen) Regressionen (bzw. ihrer nonparametrischen Entsprechung einer Multiplen Klassifikationsanalyse) durchgeführt worden. Die Variablen Sexualität, Ausbildung, Anerkennung, Lebensstandard, Körper allgemein und Freunde erreichen zusammen eine schrumpfungskorrigierte Varianzaufklärung des Kriteriums allgemeine Lebenszufriedenheit von 47,2% in der Stichprobe der Gesunden ($p < 0,01$). Alle weiteren Variablen leisten keinen zusätzlichen signifikanten Beitrag mehr. Sowohl die Höhe des Determinationskoeffizienten als auch die Anzahl der Prädiktoren stimmen gut mit anderen Untersuchungen überein (vgl. z.B. Andrews und Withey, 1978, die mit sechs Variablen eine Aufklärung der allgemeinen LQ von 51% finden). Für die depressiv Erkrankten erreicht das Set Energie, Ehe, Ausbildung, Entschluß und Nachbarn ein adjustiertes R^2 von 60,7% ($p < 0,01$).

Tabelle 4. Stichprobencharakteristika der nicht-klinischen Stichprobe

		N = 162	%			N = 162	%
Geschlecht:	männlich	87	53,7	Religion:	evangelisch	67	41,4
	weiblich	75	46,3		katholisch	63	38,9
					andere	2	1,2
Alter:	18 bis 29	52	32,9		keine	29	17,9
	30 bis 39	41	26,0				
	40 bis 49	26	16,4	Bildung:	Hauptschule	44	27,2
	50 bis 59	28	17,7		MittlereReife	60	37,1
	über 60	11	7,0		Abitur	28	17,3
		M = 38,4			Hochschule	30	18,5
		SD = 12,9					
Familienstand:	ledig	54	33,3				
	verheiratet	97	59,9				
	geschieden	1	0,6				
	verwitwet	10	6,2				

M Mittelwert; *SD* Standardabweichung

Tabelle 5. Stichprobencharakteristika der klinischen Stichprobe

		N = 56	%			N = 56	%
Geschlecht:	männlich	18	32,1	Religion:	evangelisch	13	23,2
	weiblich	38	67,9		katholisch	41	73,2
					andere	0	0,0
Alter:	18 bis 29	7	12,7		keine	6	3,6
	30 bis 39	16	29,1				
	40 bis 49	8	14,6	Bildung:	Hauptschule	21	37,5
	50 bis 59	10	18,1		Mittlere Reife	23	41,1
	über 60	15	25,5		Abitur	6	10,7
		M = 46,96			Hochschule	6	10,7
		SD = 15,7					
Familienstand:	ledig	16	28,6				
	verheiratet	29	51,8				
	geschieden	5	8,9				
	verwitwet	6	10,7				

M Mittelwert; *SD* Standardabweichung

Facettentheoretische Analyse

Vorzeichenhypothesen (Erstes Einstellungsgesetz)

Zur Überprüfung der Vorzeichenhypothese und damit der Frage, ob allen Items ein gemeinsames Einstellungsobjekt zugrunde liegt, sind in Tabelle 8 die 496 Monotoniekoeffizienten für die Stichprobe der Gesunden wiedergegeben. Die Vorzeichenhypothese wird vor allem von denje-

Tabelle 6. Itemcharakteristika in der nicht-klinischen Stichprobe

Items	MD	M	SD	Median	Schiefe	Kurtosis
Körper allgemein	0	6,72	2,4	7	–0,6	–0,19
Gesundheit	0	7,06	2,4	7	–0,88	0,57
Ernergie	0	6,91	2,2	7	–0,67	0,15
Schmerzen	0	7,12	2,5	8	–0,46	–1,04
Schlaf	0	7,77	2,6	8	–1,25	0,86
Appetit	0	7,59	2,4	8	–0,77	–0,34
Sexualleben	2	6,93	2,9	8	–0,79	–0,44
Ängste	0	6,87	2,2	7	–0,53	–0,18
Niedergeschlagenheit	0	6,37	2,5	7	–0,65	–0,19
Schuld	0	6,59	2,3	7	–0,42	–0,60
Selbstwert	0	7,31	1,8	7,5	–0,70	0,82
Konzentration	0	6,51	2,2	7	–0,45	–0,03
Gedächtnis	0	6,33	2,2	7	–0,42	–0,41
Entschlußkraft	1	7,01	2,0	7	–0,38	–0,51
Interessen	0	7,49	1,9	8	–0,69	0,46
Familie	0	7,75	2,2	8	–1,03	0,74
Ehe/Partner	2	7,51	2,8	8	–1,33	1,09
Freunde	0	7,64	1,9	8	–0,66	–0,08
Anerkennung	0	6,44	2,1	7	–0,25	–0,29
Lebensstandard	0	7,62	2,0	8	–1,07	1,29
Finanzen	0	6,74	2,5	7	–0,83	–0,01
Altersversorgung	1	6,22	2,7	7	–0,57	–0,41
Wohnung	0	7,65	2,5	8	–1,16	0,89
Wohnort	0	7,89	2,1	8	–1,02	0,70
Nachbarn	0	6,14	2,6	6	–0,49	–0,37
Arbeit	1	6,79	2,3	7	–0,68	0,02
Ausbildung	0	6,98	2,4	7	–0,86	0,42
Freizeit	0	6,90	2,4	7	–0,67	–0,67
Unabhängigkeit	0	7,66	2,0	8	–0,72	–0,29
Politik	0	2,81	2,2	3	0,48	–0,27
Kirche	8	3,45	2,9	4	0,39	–0,65
Leben allgemein	0	7,71	1,88	8	–1,25	2,25

MD Missing Data; *M* Mittelwert; *SD* Standardabweichung

nigen Items nicht erfüllt, die konsistent zu verschiedenen anderen Items einen negativen Zusammenhang aufweisen, wobei Koeffizienten bis zu einer Höhe von –0,10 üblicherweise als Rauschen interpretiert werden (Canter, 1985b). Unter dieser Bedingung zeigen sich nur die „Zufriedenheiten mit der politischen Situation", „der Unabhängigkeit bei der Erledigung alltäglicher Aufgaben" und „dem Appetit" als unpassend. Das heißt, diese Bereiche leisten keinen notwendigen Beitrag zur allgemeinen Lebenszufriedenheit.

Für die Stichprobe der depressiv Erkrankten sind die Häufungen negativer Zusammenhänge mit der Schmerz- und der Ehe-/Partnerschaftsvaria-

Tabelle 7. Itemcharakteristika in der klinischen Stichprobe

Items Mann-Whitney	MD	M	SD	Median	Schiefe	Kurtosis	
Körper allgemein	0	3,89	2,85	4,5	−1,33	−0,08	**
Gesundheit	0	3,23	2,75	3	−0,67	0,47	**
Energie	0	3,79	3,00	4	−0,99	0,29	**
Schmerzen	0	5,49	3,26	5	−0,84	−0,33	**
Schlaf	0	4,39	3,13	5	−1,06	0,04	**
Appetit	0	6,04	3,11	5	−9,59	−2,30	**
Sexualleben	6	4,28	3,34	5	−0,98	0,19	**
Ängste	0	3,32	3,09	2,5	−0,66	0,67	**
Niedergeschlagenheit	0	2,96	2,79	3	−0,94	0,51	**
Schuld	0	4,02	3,10	4	−0,64	0,53	**
Selbstwert	0	3,73	2,89	4	−0,89	0,24	**
Konzentration	0	3,98	2,90	4	−0,61	0,32	**
Gedächtnis	0	4,25	2,69	5	−7,95	0,27	**
Entschlußkraft	1	3,93	2,71	4	−0,47	0,27	**
Interessen	0	4,95	2,53	5	−0,49	0,12	**
Familie	1	6,60	3,07	8	−6,44	−6,43	*
Ehe/Partner	8	5,83	3,70	5	−1,34	−0,31	*
Freunde	0	6,05	3,27	5	−1,14	−0,24	**
Anerkennung	0	5,50	2,68	5	−0,39	0,32	**
Lebensstandard	0	6,52	2,78	7	−1,29	−0,20	*
Finanzen	0	5,61	3,68	5	−0,89	−0,13	*
Altersversorgung	2	6,17	3,06	6	−0,70	−0,43	
Wohnung	0	7,25	2,89	8	−0,29	−0,88	
Wohnort	0	7,18	3,00	8	−0,49	0,78	
Nachbarn	0	7,69	2,17	8	−0,93	−0,44	**
Arbeit	0	5,12	3,10	5	−0,93	0,06	**
Ausbildung	0	5,73	3,23	5	−1,16	−0,15	*
Freizeit	0	4,55	3,37	4	−1,13	0 31	**
Unabhängigkeit	1	5,18	3,00	5	−0,87	0,09	**
Politik	1	3,56	2,33	4	−0,26	−0,03	*
Kirche	1	5,80	3,09	5	−0,96	0,00	**
Leben allgemein	0	4,54	2,95	4,5	−0,73	0,35	**

MD Missing Data; *M* Mittelwert; *SD* Standardabweichung; ** p < 0,01; * p < 0,05

blen am auffälligsten (vgl. Tabelle 9). Weitere negative Zusammenhänge treten nur vereinzelt und unsystematisch auf, so daß die Vorzeichenhypothese trotz eines stärkeren „Rauschens" Gültigkeit beanspruchen kann.

Die Radexhypothese

Um die Radexhypothese für die nicht klinische Stichprobe zu überprüfen, wird die Ähnlichkeitsmatrix aus Tabelle 8 zunächst geometrisch mit Hilfe des FSSA-Programmes repräsentiert. Da „Unabhängigkeit", „Politik" und „Appetit" im vorangegangenen Schritt bereits als wenig nützlich für die

Tabelle 8. Monotoniekoeffizienten für die nicht-klinische Stichprobe

	1	2	3	4	5	6	7	8	9	10	11	12	13	14	15	16	17	18	19	20	21	22	23	24	25	26	27	28	29	30	31	32
1	100	87	81	47	52	57	62	54	56	43	56	56	42	22	48	35	38	43	38	18	22	31	20	22	3	47	60	46	4	0	31	62
2		100	71	56	59	28	38	53	37	24	28	41	36	12	50	34	26	38	23	1	9	8	-2	10	2	27	36	35	1	-8	13	44
3			100	49	46	51	50	54	67	53	40	40	27	25	43	41	32	37	50	36	32	9	35	11	16	53	64	49	11	11	40	63
4				100	36	18	11	57	57	38	27	34	25	39	33	15	30	9	28	31	52	44	11	28	16	37	61	32	9	14	24	43
5					100	28	40	25	53	22	24	16	-11	18	31	39	21	33	29	19	17	24	6	9	-9	24	37	32	4	4	35	45
6						100	32	21	-26	30	36	-15	22	20	40	38	16	31	46	46	32	56	38	29	32	42	37	27	0	3	28	55
7							100	30	55	39	54	57	39	42	42	47	89	34	40	41	30	41	38	22	8	31	53	32	15	21	41	70
8								100	62	60	46	40	33	42	9	22	41	25	41	23	28	39	23	33	17	44	33	39	14	7	29	45
9									100	67	67	47	22	51	42	36	38	41	47	15	28	39	21	9	22	35	50	62	25	9	46	54
10										100	65	41	14	44	20	46	38	29	41	23	25	24	30	34	22	37	43	40	8	13	33	47
11											100	50	40	51	34	46	41	52	47	31	44	22	21	19	24	46	33	37	13	-13	69	67
12												100	79	54	27	38	46	26	52	16	35	29	18	24	7	33	46	34	39	-16	51	41
13													100	41	32	61	32	11	30	11	29	15	7	19	17	16	34	31	5	-27	32	38
14														100	15	42	25	26	13	16	35	7	18	7	18	28	16	39	4	-12	35	49
15															100	50	53	30	47	9	42	41	27	31	17	28	31	26	46	-11	16	41
16																100	45	40	66	48	37	26	3	16	24	23	42	26	21	24	34	59
17																	100	50	54	50	64	48	38	53	41	60	38	16	14	36	42	63
18																		100	35	38	44	51	42	29	5	35	38	16	-22	6	26	55
19																			100	41	43	55	28	52	26	48	48	22	17	18	23	61
20																				100	87	72	49	53	49	36	34	32	22	26	35	64
21																					100	57	37	35	48	26	36	36	19	34	39	60
22																						100	51	46	27	48	37	20	29	36	40	59
23																							100	74	44	57	15	0	29	42	51	41
24																								100	39	36	32	-9	13	28	25	48
25																									100	40	20	36	12	27	26	38
26																										100	41	26	24	29	65	58
27																											100	46	11	26	31	63
28																												100	13	-9	37	47
29																													100	39	23	17
30																														100	22	27
31																															100	68
32																																100

1 = Körper
2 = Gesundheit
3 = Energie
4 = Schmerz
5 = Schlaf
6 = Appetit
7 = Sex
8 = Angst
9 = Niedergeschl.
10 = Schuld
11 = Selbstwert
12 = Konzentration
13 = Gedächtnis
14 = Entschluß
15 = Interessen
16 = Familie
17 = Ehe
18 = Freunde
19 = Anerkennung
20 = Lebensstandard
21 = Finanzen
22 = Altersversorgung
23 = Wohnung
24 = Wohnort
25 = Nachbarn
26 = Arbeit
27 = Ausbildung
28 = Freizeit
29 = Unabhängigkeit
30 = Politik
31 = Kirche
32 = Leben allgemein

Alle Koeffizienten wurden mit 100 multipliziert

Facettentheoretische Validierung bei depressiv Erkrankten

Tabelle 9. Monotoniekoeffizienten für die klinische Stichprobe

	1	2	3	4	5	6	7	8	9	10	11	12	13	14	15	16	17	18	19	20	21	22	23	24	25	26	27	28	29	30	31	32	
1	100	81	83	64	69	39	5	71	88	59	66	62	61	59	61	18	-7	42	18	1	29	11	-4	-1	1	47	57	46	10	1	35	63	1 = Körper
2		100	88	64	67	23	14	83	18	74	68	74	70	73	71	0	-12	42	15	15	20	16	13	-9	7	50	66	52	-9	-10	48	72	2 = Gesundheit
3			100	62	56	18	28	86	80	56	77	74	70	83	74	12	6	45	12	31	12	34	21	18	27	74	63	74	20	9	50	80	3 = Energie
4				100	42	58	5	54	56	25	28	33	54	67	30	-22	-11	9	-2	-26	-13	-14	-23	-22	-5	28	58	58	19	-30	15	35	4 = Schmerz
5					100	55	17	58	69	44	53	55	57	67	50	-8	-17	28	-8	-13	2	-10	10	-8	-7	30	60	28	25	-3	9	53	5 = Schlaf
6						100	0	22	53	24	20	37	23	38	14	6	20	-10	8	4	22	-2	-23	12	-14	12	36	47	30	22	4	19	6 = Appetit
7							100	10	18	14	39	-7	23	38	-5	22	34	6	20	-10	8	4	-2	12	-10	28	-11	46				37	7 = Sex
8								100	77	70	77	77	56	79	58	27	-11	60	23	52	16	29	25	19	48	46	67	68	23	28	29	63	8 = Angst
9									100	64	73	68	60	75	63	18	10	35	16	16	2	2	43	33	21	62	67	40	10	0	57	72	9 = Niedergeschl.
10										100	75	60	47	49	35	24	31	51	12	24	27	22	29	13	11	40	54	40	47	41	41	75	10 = Schuld
11											100	70	22	72	79	27	10	58	52	35	25	13	55	55	57	68	69	54	36	21	58	81	11 = Selbstwert
12												100	79	72	78	21	26	55	50	27	38	39	15	15	40	44	19	44	37	9	63	68	12 = Konzentration
13													100	48	29	7	-16	12	-19	13	16	29	18	40	-4	48	64	37	26	8	19	39	13 = Gedächtnis
14														100	88	31	-5	52	26	14	-5	18	29	27	-8	19	62	70	16	8	50	76	14 = Entschluß
15															100	37	8	68	65	33	27	-2	23	12	7	49	73	59	-5	-6	53	71	15 = Interessen
16																100	34	15	54	68	36	28	6	18	3	69	4	32	13	51	36	55	16 = Familie
17																	100	24	31	53	45	30	62	52	5	6	37	35	31	40	-16	54	17 = Ehe
18																		100	56	24	18	38	63	59	33	42	76	69	8	33	26	60	18 = Freunde
19																			100	46	25	37	45	25	60	55	47	59	6	20	55	46	19 = Anerkennung
20																				100	10	29	35	36	41	58	34	37	10	40	23	55	20 = Lebensstandard
21																					100	68	60	67	54	28	-4	9	3	23	24	33	21 = Finanzen
22																						100	58	28	11	17	9	-8	5	14	34	43	22 = Altersversorgung
23																							100	50	37	57	41	26	26	66	27	62	23 = Wohnung
24																								100	86	27	16	39	5	67	0	26	24 = Wohnort
25																									100	57	8	18	27	76	9	51	25 = Nachbarn
26																										100	33	12	43	28	7	47	63	26 = Arbeit
27																											100	74	67	-23	0	40	55	27 = Ausbildung
28																												100	70	12	15	39	71	28 = Freizeit
29																													100	3	59	14	31	29 = Unabhängigkeit
30																														100	21	44	30 = Politik
31																															100	66	31 = Kirche
32																																100	32 = Leben allgemein

Alle Koeffizienten wurden mit 100 multipliziert

Bestimmung der LQ gekennzeichnet worden sind, erfolgt die zweidimensionale Repräsentation für die verbleibenden 29 Items (vgl. Abb. 2).

Abbildung 2 zeigt den Radex mit der Einordnung aller 29 verbliebenen Items. Für Facette A ergibt sich bei 4 Fehlklassifikationen (Freizeit, Sex, Entschluß, Schmerz) ein Trennbarkeitsindex von 0,92. Bezogen auf Facette B beträgt dieser Index bei einer Fehlklassifikation (Gedächtnis) 0,99.

Für die klinische Stichprobe zeigen sich folgende Ergebnisse: Die empirische Punktekonfiguration (Abb. 3) für die verbliebenen 30 Items (ohne Schmerzen und Ehe) erbringt einen Trennbarkeitsindex von 0,94 für Facette A bei 3 Fehlklassifikationen (Sex, Freizeit, Unabhängigkeit) und von gleichfalls 0,94 für Facette B bei 4 Fehlklassifikationen (Gedächtnis, Freunde, Freizeit, Energie).

Vergleich der Stichproben

Für den Vergleich der beiden Punktekonfigurationen über die Partitionierungsebene hinaus via PINDIS ergibt sich unter Verwendung der 27 gemeinsamen Variablen eine Kommunalität von 88% (Kommunalitätskonzept ViZ, Xi), die nach den Simulationswerten von Langeheine (1980) als überzufällig zu charakterisieren ist.

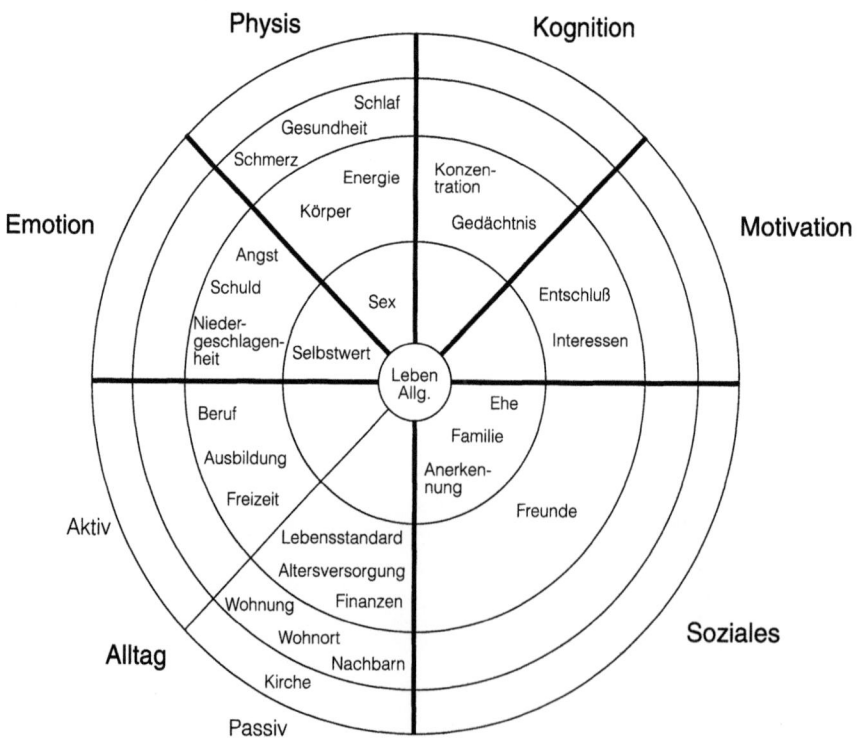

Abb. 2. Empirische Konfiguration der LQ-Items in d = 2 Dimensionen für die nicht-klinische Stichprobe

Diskussion

Die geringe Anzahl fehlender Werte in beiden Stichproben (s. Tabellen 4 und 5) deutet die gute Verständlichkeit und ernsthafte Beantwortung des Fragebogens an, zumal die Häufung bei den Items Kirche (Gesunde) bzw. Ehe (depressiv Erkrankte) kompatibel ist mit der Angabe, keine Religion bzw. keinen Partner zu haben.

Die herkömmliche Analyse mit Hilfe einer Multiplen Klassifikation zeigt noch einmal deutlich das Problem dieses Vorgehens, da nahezu jede heterogene Menge von Lebensbereichen zu einer ähnlich hohen Varianzaufklärung um 50% herum in der Lage ist (in den vorliegenden Daten leisten z.B. Unabhängigkeit, Finanzen, Ehe, Freizeit, Selbstwert und Energie ebenfalls eine Varianzaufklärung der allgemeinen Zufriedenheit von 46% in der Stichprobe der Gesunden). Diese Beliebigkeit stellt ein weiteres Argument für ein alternatives Vorgehen dar.

In bezug auf die Verletzung des Ersten Einstellungsgesetzes der verwandten Items sind verschiedene Gründe denkbar, warum Appetit, Politik und Unabhängigkeit in der Gruppe der Gesunden keinen eindeutigen Beitrag zur Lebenszufriedenheit leisten. Bezogen auf die politische Situation

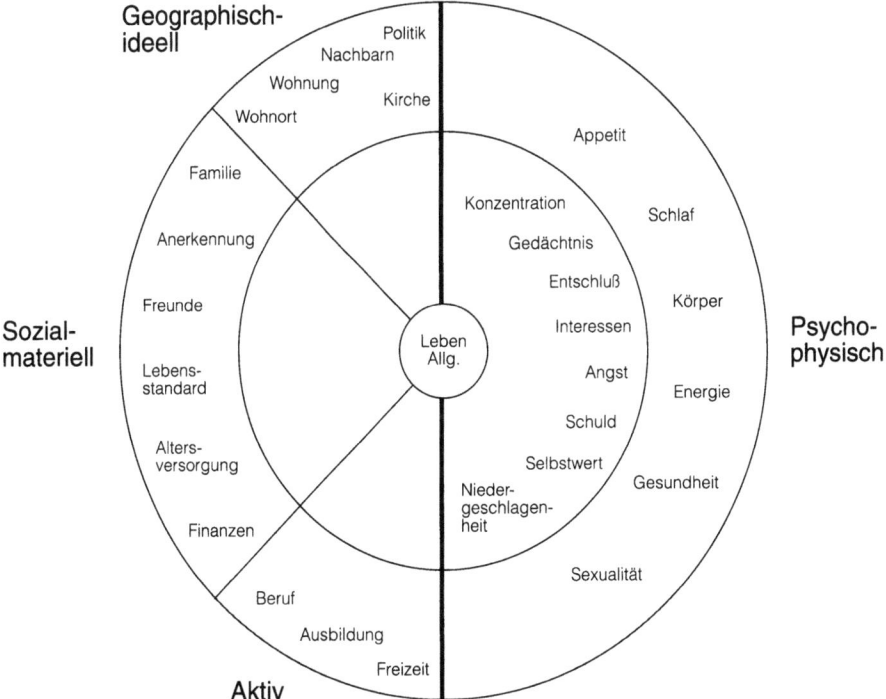

Abb. 3. Empirische Konfiguration der LQ-Items in d = 2 Dimensionen für die klinische Stichprobe

kann dies z.B. bedeuten, daß viele Menschen unter den gleichen Umständen leben müssen, so daß sich nur geringe Diskrepanzen zum Vergleichsstandard relevante Andere ergeben, und daher wenig Druck auf der eigenen Person lastet, die Unzufriedenheit zu beseitigen. Die im Fragebogen als Unabhängigkeit bei der Erledigung alltäglicher Aufgaben spezifizierte Unabhängigkeit mag von einem gesunden Menschen als mehr oder weniger große Selbstverständlichkeit kaum registriert werden.

Für die Stichprobe der depressiv Erkrankten liegt eine Interpretation der negativen Zusammenhänge des Schmerzitems zu vielen anderen Variablen als Methodenartefakt nahe, da körperliche Schmerzen ein häufiges Begleitsymptom klinischer Depression ausmachen und die LQ entscheidend mitbedingen dürften. Dazu ist anzumerken, daß gerade bei dem Item „Wie zufrieden sind Sie mit der Bewältigung von körperlichen Schmerzen ohne Hilfe von Medikamenten?" die größten Formulierungsprobleme bestanden, wollte man nicht gänzlich auf den Zufriedenheitsparameter verzichten. Noch gravierender erscheinen die negativen Zusammenhänge der Ehe/Partnerzufriedenheit zu einer ganzen Reihe anderer Items. Da es aus inhaltlichen Gründen nicht ohne weiteres einsichtig ist, warum ein so zentraler Bereich nicht auch einen Beitrag zur LQ leisten sollte, zumal die Ehe in der Multiplen Klassifikationsanalyse als einer der wichtigsten Prädiktoren aufgetreten ist, bedarf es hier einer genaueren Untersuchung. Eine indirekte Bestätigung des Ersten Einstellungsgesetzes läßt sich erbringen, indem man die Ledigen, Geschiedenen und Verwitweten aus der Stichprobe eliminiert. Die vorher negativen Zusammenhänge werden in diesem Fall entweder positiv oder nicht größer als −0,10, so daß aus sachlogischen Gründen die Ehezufriedenheit nur für die Gruppe der Verheirateten einen notwendigen Beitrag zur LQ leisten kann. Da die Stichprobe in diesem Fall für die weitere Analyse zu klein werden würde, schieden Ehe/Partnerschaft wie auch das Schmerzitem aus den folgenden Untersuchungen aus.

Da die Vorzeichenhypothese bis auf die genannten Ausnahmen nicht konsistent verletzt wird und in der Stichprobe der Gesunden für 406, in der Stichprobe der depressiv Erkrankten für 435 Koeffizienten (wenngleich mit einem höheren Anteil „Rauschen") bestätigt werden kann, ist dies als starker Beleg für ein durch die verwandten Items realisiertes, in der Wahrnehmung beider Gruppen einheitlich zugrundeliegendes Konstrukt LQ zu deuten.

In bezug auf die regionalen Hypothesen kann die Korrespondenz des in Tabelle 2 vorgegebenen Abbildungssatzes mit der empirischen Struktur nach facettentheoretischer Analyse für die Stichprobe der Gesunden unter der Bedingung einer gravierenden Modifikation im wesentlichen bestätigt werden (vgl. Abb. 2). Die polarisierende A-Facette der übergeordneten vier Lebensbereiche (Physis, Psyche, Soziales, Alltag) zeigt sich bis auf eine wichtige Ausnahme in der erwarteten Weise. Dem sozialen und dem Alltagsbereich (mit den beiden Teilbereichen passiver und aktiver Komponenten) kann erwartungsgemäß eine eigene Region zugewiesen werden. Dagegen erweist sich der psychische Bereich nicht als eine zusammenhängende Region. Der emotionale Teilbereich wird durch den physischen quasi vom kognitiven und motivationalen abgetrennt. Da diese letztgenannten Sektoren für sich genommen aber jeweils fast perfekt partitionierbar sind, ist bei entsprechender Replizierung dieses Ergebnisses daraus der Schluß zu ziehen, daß man der LQ entweder nur drei Grunddimensionen (Alltag, Soziales und psychisch-körperlicher Bereich) oder aber gleich mehrere (mindestens fünf) unterstellen muß. Lediglich unter Auslassung kognitiver und motivationaler Variablen ließe sich die übliche Vierteilung der Bereiche aufrecht erhalten. Einen Kompromiß bildet die naheliegende Einteilung in eine ichbezogene Dimension der LQ (unmittelbar mit der Person zusammenhängende psychische und körperliche Merkmale) und eine umweltbezogene Dimension (mit den Bezügen zur belebten [sozialen] und unbelebten [Alltags-] Umwelt). Diese Einteilung widerspricht z.B. den Teildimensionen des Sickness Impact Profile (Bergner et al., 1981), das einen physischen und einen psychosozialen Subscore unterstellt. Sozialer und emotionaler Teilbereich liegen sich im Radex (Abb. 2) jedoch diametral gegenüber und legen daher keinen gemeinsamen Index nahe.

Die Partitionierung des Raumes bezüglich der B-Facette in Abb. 2 vermittelt gleichfalls ein aufschlußreiches Bild, welches mit anderen multivariaten Analysen (Andrews und Withey, 1978; Campbell et al., 1976; Glatzer und Zapf, 1984; Michalos, 1980; Schwartz, 1975) und facettentheoretischen Untersuchungen auf diesem Gebiet (Borg, 1978; Borg und Bergermaier, 1979; Levy und Guttman, 1975, 1985) kompatibel ist, wenngleich die Einordnung der meisten psychologischen und körperlichen Merkmale explorativen Charakter besitzt. Diejenigen Bereiche, welche den größten Beitrag zur LQ leisten, sind der primäre Sozialbereich (einschließlich der Anerkennung durch andere), die Sexualität und das Selbstwertgefühl. Im zweiten Kreis finden sich die Lebensbereiche sekundärer Bedeutung wie die kognitiven, motivationalen und übrigen emotionalen Variablen, die Freunde, die ökonomischen, Arbeits- und Freizeitvariablen aus der Alltagskategorie sowie Energie und körperlicher Zustand aus dem physischen Bereich. Eine periphere Rolle spielen schließlich die Merkmale des Wohnbereiches und die übrigen physischen Variablen. Letzteres ist ein gleichfalls vielfach repliziertes Ergebnis, da die Gesundheit z.B. nur dann eine Rolle spielt, wenn sie eingeschränkt ist, ansonsten als selbstverständliches Gut aber kaum wahrgenommen wird. Im äußeren Kreis befinden sich schließlich nur die öffentlichen Gebiete, was sich im vorliegenden Fall auf die Kirche beschränkt.

Für die Gruppe der depressiv Erkrankten stellen sich die Befunde wie folgt dar (vgl. Abb. 3). Bezüglich der polarisierenden A-Facette ist eine Dichotomisierung in ich- und umweltbezogene Dimension ebenfalls möglich. Doch während die ichbezogene Komponente aufgrund der dichten Ballung der psychophysischen Merkmale nicht weiter differenzierbar ist, läßt sich die Umweltdimension in ein geographisch-ideelles Bezugssystem, ein sozial-materielles und ein aktives, vornehmlich durch den Beruf geprägtes Gebiet unterteilen. Die Partitionierung des Raumes bezüglich der B-Facette kann aufgrund der starken Ballung besonders der psychischen

Variablen am sinnvollsten in zwei Regionen vorgenommen werden. Von zentralem Einfluß auf die LQ der depressiv Erkrankten sind sämtliche psychologischen Merkmale aus der psychophysischen Region. Im äußeren Kreis, der sich nicht sinnvoll weiter untergliedern läßt, befinden sich alle Merkmale der Umweltdimension und die körperlichen Variablen. Das heißt, die physischen Begleitsymptome einer Depression haben zwar durchaus ihren Einfluß auf die LQ dieser Krankheitsgruppe, erscheinen in der Wahrnehmung der Betroffenen jedoch eher als sekundäre Epiphänomene der alles beherrschenden psychischen Probleme, was durch eine facettentheoretische Analyse des Beck-Depressionsinventars (Steinmeyer, 1993) unterstützt wird.

Will man das LQ-Konstrukt für beide Populationen vergleichen, so ist zunächst einmal bemerkenswert, daß die empirischen Konfigurationen für die Gesunden und depressiv Erkrankten mit Hilfe einer Radexhypothese partitioniert werden können, was bei einer bloßen Zufallskonfiguration nicht möglich wäre. In der Wahrnehmung beider Gruppen liegt der LQ als Lebenszufriedenheit eine ich- und eine umweltbezogene Dimension zugrunde. Während die depressiv Erkrankten die ichbezogene Komponente nicht weiter differenzieren, lassen sich bei den Gesunden emotionale, physische, kognitive und motivationale Teilbereiche separieren. Die umweltbezogene Dimension ist für beide Populationen tripartitionierbar, wobei jedoch lediglich eine vornehmlich vom Beruf geprägte Region aktiver Alltagstätigkeiten identisch ist. Darüberhinaus nehmen die Gesunden ein soziales und ein unbelebtes (geographisch-materiell-ideelles) Bezugssystem wahr, während die depressiv Erkrankten eher ein sozial-materielles Sicherheitsnetz und geographisch-ideelle Bezüge herstellen. Die Depression verhindert auch eine feinere Untergliederung in Bezug auf die Zentralität der Bereiche, da die zentralen psychischen Probleme alle anderen Bereiche an den Rand drängen, wohingegen die Gesunden in der Lage sind, vier verschiedene Gewichtungsklassen zu differenzieren. Ein gemeinsamer Varianzanteil von 88% unterstreicht zusätzlich die Vergleichbarkeit beider Punktekonfigurationen.

Resümee

Das Hauptproblem der LQ-Forschung besteht in einem theoretischen Defizit und einer daraus resultierenden Heterogenität der vielfältigen Ansätze. Insgesamt sollte mit der vorliegenden Untersuchung gezeigt werden, daß das theoretisch wenig strukturierte, äußerst komplexe und wirklichkeitsnahe Konstrukt LQ mit Hilfe der Facettentheorie wesentlich effektiver zu validieren und modellieren ist, als dies mit herkömmlichen Methoden der Fall sein kann (Borg, 1992; Dancer, 1985). Während man bei faktorenanalytischen Techniken von statistischen Eigenschaften wie der formalen, empirischen Kovarianz auf semantisch-logische Abhängigkeiten schließen muß, von der absoluten Höhe der Interkorrelationen, der subjektiven Interpretation der Ladungen und Faktoren, der Anzahl der Ausgangsvariablen u.a. abhängig ist, versucht man in der Facettentheorie Inhaltliches und Formales zu trennen, und die Ergebnisse hängen lediglich von der relativen Reihenfolge der Interkorrelationen ab. Darüberhinaus wäre die zirkuläre Anordnung der Lebensbereiche faktorenanalytisch überhaupt nicht ermittelbar (Donald, 1985). Weiterhin kann man mit multiplen Regressionen nur nachweisen, daß nahezu jedes beliebige Set an Lebensbereichen die Varianz allgemeiner LQ aufzuklären im Stande ist, während die multidimensionale Skalierung zwar die Notwendigkeit einer mehrdimensionalen Darstellung bezeugt, ohne sie allerdings inhaltlich interpretieren zu können.

In der vorliegenden Untersuchung sollte gezeigt werden, daß man mit einem facettentheoretischen Ansatz zum einen die Existenz eines Konstruktes LQ nachweisen als auch dessen Modellierung mit Hilfe eines Radex sowohl für die Population der Gesunden als auch der depressiv Erkrankten darstellen kann. Darüberhinaus sind verschiedene, bereits existente LQ-Erhebungsinstrumente auf der Basis eines gemeinsamen Definitionssystems integrierbar, da Studien aus unterschiedlichen Settings über die Struktupelschreibweise ihrer verwendeten Items vergleichbar und zu einer Vervollständigung und Validierung des Abbildungssatzes herangezogen werden können. Damit ist die Möglichkeit echter kumulativer Forschung, wie sie z.B. von Spitzer (1987) gefordert wird, gegeben, so daß in Zukunft auf dem leicht kommunizierbaren Extrakt des Abbildungssatzes aufgebaut werden kann, um Redundanzen zu vermeiden und die Heterogenität der LQ-Forschung mittelfristig zu überwinden.

Literatur

Aaronson NK, Beckmann JH (ed) (1987) The quality of life of cancer patients. Raven Press, New York

Aaronson NK, Bullinger M, Ahmedzai S (1988) A modular approach to quality of life in cancer clinical trials. Rec Res Cancer Res 1: 231–249

Aaronson NK, Acquadro C, Alonso J, Apolone G, Bucquet D, Bullinger M, Bungay K, Fukuhara S, Gandek B, Keller S, Razavi D, Sanson-Fisher R, Sullivan M, Wood-Dauphinee S, Wagner A, Ware JE (1992) International quality of life assessment (IQOLA) project. Qual Life Res 1: 349–351

Adams DL (1969) Analysis of a life satisfaction index. J Gerontol 24: 470–474

Andrews FM, Withey SB (1978) Social indicators of well-being. Americans' perceptions of life quality, 2nd ed. Plenum Press, New York

Association of European Psychiatrists (1994) Section Committee Psychiatric Epidemiology and Social Psychiatry. Quality of life and disabilities in mental disorders. 7th European Symposium, Vienna, Austria (Abstracts)

Beiser M (1974) Components and correlates of mental well-being. J Health Soc Behav 15: 320–327

Bergner M, Bobbit RA, Carter WB, Gilson BS (1981) The sickness impact profile. Development and final revision of a health status measure. Med Care 19: 787–805

Borg I (1976) Facetten- und Radextheorie in der multidimensionalen Skalierung. Z Sozialpsychol 7: 231–247

Borg I (1977) SFIT: matrix fitting when points correspond in some substantive way only. J Market Res 14: 556–558

Borg I (1978) Ein Vergleich verschiedener Studien zur Lebensqualität. Z Sozialpsychol 9: 152–164

Borg I (1981) Anwendungsorientierte multidimensionale Skalierung. Springer, Berlin Heidelberg New York

Borg I (1986) Facettentheorie: Prinzipien und Beispiele. Psychol Rundschau 37: 121–137
Borg I (1992) Grundlagen und Ergebnisse der Facettentheorie. Huber, Bern
Borg I, Bergermaier R (1979) Die Ähnlichkeit von Einstellungsstrukturen zur Lebensqualität in elf westlichen Gesellschaften. Z Sozialpsychol 10: 253–261
Borg I, Lingoes JC (1977) Ein direkter Transformationsansatz zur multidimensionalen Analyse dreimodaler Datenmatrizen: Theorie und Anwendungen. Z Sozialpsychol 8: 98–114
Bowling A (1991) Measuring health. A review of quality of life measurement scales. Open University Press, Philadelphia
Bradburn NM (1969) The structure of psychological wellbeing. Aldine Publishing, Chicago
Brown J (1985) An introduction to the uses of facet theory. In: Canter D (ed) Facet theory. Approaches to social research. Springer, New York, pp 17–58
Bullinger M (1991) Quality of life: definition, conceptualization and implications – a methodologist's view. Theor Surg 6: 143–148
Bullinger M (1994) German translation and psychometric testing of the SF-36 – preliminary results from the IQOLA-Project. Qual Life Res
Bullinger M, Hasford J (1991) Evaluating quality of life measures for clinical trials in Germany. Contr Clin Trials 12: 915–1055
Bullinger M, Ludwig M, v Steinbüchel N (Hrsg) (1991) Lebensqualität bei kardiovaskulären Erkrankungen. Grundlagen, Meßverfahren und Ergebnisse. Hogrefe, Göttingen
Calman KC (1987) Definitions and dimensions of quality of life. In: Aaronson NK, Beckmann J (eds) The quality of life of cancer patients. Raven Press, New York, pp 1–10
Campbell A, Converse PE, Rodgers WL (1976) The quality of American life. Russell Sage Foundation, New York
Canter D (Ed) (1985a) Facet theory. Approaches to social research. Springer, New York
Canter D (1985b) Preface. In: Canter D (ed), Facet theory. Approaches to social research. Springer, New York (Preface)
Closs C, Kempe P (1986) Eine differenzierte Betrachtung und Validierung des Konstruktes „Lebenszufriedenheit": Analyse bewährter Verfahren und Vorschläge für ein methodisch fundiertes Vorgehen bei der Messung der Dimensionen dieses Konstrukts. Z Gerontol 19: 47–55
Dancer SL (1985) On the multidimensional structure of self-esteem: facet analysis of Rosenberg's self-esteem scale. In: Canter D (ed) Facet theory. Approaches to social research. Springer, New York, pp 223–236
De Haes JCJM, Van Knippenberg FCE (1987) Quality of life of cancer patients: review of the literature. In: Aaronson NK, Beckmann J (eds) The quality of life of cancer patients. Raven Press, New York, pp 167–182
Diener E (1984) Subjective well-being. Psychol Bull 95: 542–575
Donald I (1985) The cylindrex of place evaluation. In: Canter D (ed) Facet theory. Approaches to social research. Springer, New York, pp 173–204
American Psychiatric Association (1989) DSM-III-R. Beltz, Weinheim
Europäische Gemeinschaften (1991) Eurobarometer, Trend Variables 1974–1990. Brüssel
Feyerabend PK (1983) Wider den Methodenzwang: Skizze einer anarchistischen Erkenntnistheorie. Suhrkamp, Frankfurt
Glatzer W, Zapf W (Ed) (1984) Lebensqualität in der Bundesrepublik. Objektive Lebensbedingungen und subjektives Wohlbefinden. Campus, Frankfurt New York
Glatzer W, Hondrich KO, Noll HH, Stiehr K, Wörndl B (eds) (1992) Recent social trends in West Germany 1960–1990. Campus, Frankfurt
Gratch H (ed) (1973) Twenty-five years of social research in Israel. Jerusalem Academic Press, Jerusalem [zitiert nach Borg I, 1978]
Guttman L (1954) A new approach to factor analysis: the radex. In: Lazarsfeld PF (ed) Mathematical thinking in the social sciences. Free Press, Glencoe, pp 258–348
Guttman L (1968) A general nonmetric technique for finding the smallest coordinate space for a configuration of points. Psychometrika 33: 469–506
Guttman L (1977) What is not what in statistics. Statistician 26: 81–107
Guttman L (1981) What is not what in theory construction. In: Borg I (ed) Multidimensional data representations: when and why. Mathesis, Ann Arbor, pp 47–64

Hautzinger M, Stark W, Treiber R (1992) Kognitive Verhaltenstherapie bei Depressionen. Behandlungsanleitungen und Materialien. Psychologie-Verlags-Union, Weinheim

Heinisch M, Ludwig M, Bullinger M (1991) Psychometrische Testung der „Münchner Lebensqualitätsdimensionen Liste". In: Bullinger M, et al (eds) Lebensqualität bei kardiovaskulären Erkrankungen. Hogrefe, Göttingen, pp 73–90

Hunt SM, McEwan J, McKenna SP (1986) Measuring health status. Croom Helm, London

Knapp MRJ (1976) Predicting the dimensions of life satisfaction. J Gerontol 31: 595–604

Kraak B, Nord-Rüdiger D (1989) Fragebogen zu Lebenszielen und Lebenszufriedenheit (FLL). Hogrefe, Göttingen

Langeheine R (1980) Erwartete Fitwerte für Zufallskonfigurationen in PINDIS. Z Sozialpsychol 11: 38–49

Levy S (1985) Lawful roles of facets in social theories. In: Canter D (ed) Facet theory. Approaches to social research. Springer, New York, pp 59–96

Levy S, Guttman L (1975) On the multivariate structure of well-being. Social Indicators Res 2: 361–388

Levy S, Guttman L (1985) A faceted cross-cultural analysis of some core social values. In: Canter D (ed) Facet theory. Approaches to social research. Springer, New York, pp 205–222

Lingoes JC (1973) The Guttman-Lingoes nonmetric program series. Mathesis Press, Ann Arbor

Lingoes JC, Borg I (1977) Optimale Lösungen für Dimensions- und Vektorgewichte in PINDIS. Z Sozialpsychol 8: 210–217

Lingoes JC, Guttman L, Roskam EE (1976) Geometric representations of relational data. With social sciences applications. Mathesis, Ann Arbor

Michalos A (1980) Satisfaction and happiness. Social Indicators Res 8: 385–425

Muthny F (1991) Erfassung von Lebensqualität – Fragestellungen und Methodik. In: Tüchler H, Lutz D (eds) Lebensqualität und Krankheit. Dt Ärzte-Verlag, Köln, pp 120–140

Sartorius N (1992) Quality of life assessment. Int Monitor 61–63

Schwartz AN (1975) An observation of self-esteem as the inchpin of quality of life for the aged. Gerontologist 15: 470–472

Shye S (ed) (1978) Theory construction and data analysis in the behavioral sciences. Jossey-Bass, San Francisco

Shye S (1991) The integration of research contents and topological space: confirmatory SSA and LSA. Vortrag auf der Third International Facet Theory Conference, Jerusalem

Spearman C (1927) The abilities of man. Macmillan, New York

Spitzer WO (1987) State of science 1986: quality of life and functional status as target variables for research. J Chronic Dis 40: 465–471

Spitzer WO, Dobson AJ, Hall J (1981) Measuring quality of life of cancer patients: a concise QL-index for use by physicians. J Chronic Dis 34: 585–597

Staufenbiel T (1987) Critical values and properties of Mü2. Methodika 1: 60–67

Steinmeyer EM (1993) Zur klinischen Validität des Beck-Depressionsinventars. Nervenarzt 64: 717–726

Steinmeyer EM, Möller HJ (1992) Facet theoretic analysis of the Hamilton-D scale. J Affect Disord 25: 53–62

Stewart AL, Ware JE (eds) (1992) Measuring functioning and well-being. Duke, Durham

Thurstone LL (1935) The vectors of mind. University Press, Chicago

Walker SR, Rosser RM (1988) Quality of life: assessment and application. MTP, Lancaster

Ware JE (1987) Standards for validating health measures: definition and content. J Chronic Dis 40: 503–512

Wiendieck G (1970) Entwicklung einer Skala zur Messung der Lebenszufriedenheit im höheren Lebensalter. Zeitsch f Geron 3: 215–224

Wenger NK, Mattson ME, Furberg CD, Elinson J (eds) (1984) Assessment of quality of life in clinical trials of cardiovascular therapies. Le Jacq, New York

Korrespondenz: Prof. Dr. Eckhard Michael Steinmeyer, Klinik für Psychiatrie und Psychotherapie der RWTH Aachen, Pauwelsstraße 30, D-52057 Aachen, Bundesrepublik Deutschland.

Lebensqualität und Schizophrenie:
Ein Überblick über empirische Ergebnisse

G. Lauer

Psychiatrische Universitätsklinik, Heidelberg, Bundesrepublik Deutschland

1. Einleitung

Die Beschäftigung mit dem Thema Lebensqualität kann auf eine weit zurückreichende philosophische Tradition verweisen. Als Vorläufer der heutigen empirischen Forschung gelten Platon (Lehre von der Glückseligkeit, „Eudaimonia", tugendhaftes, gutes Leben) und Aristoteles (tugendhaftes Tätigsein, erste Ansätze eines Selbstverwirklichungsgedankens, Nikomachische Ethik). In diese Tradition sind weitere große Denker (Bentham, James, Kant, Maslow, Spinoza) einzureihen, und der Gedanke findet mit Thomas Jeffersons „pursuit of happiness" auch in der amerikanischen Unabhängigkeitserklärung von 1776 seinen Niederschlag (vgl. Bech, 1993; Zwierlein, 1992). Es scheint, als halte im Zeitalter des empirischen Partialwissens mit dem Begriff Lebensqualität eine ganzheitliche, holistische Sichtweise Einzug in die Forschung, in deren Mittelpunkt das kranke Individuum mit seinen Wert- und Selbstbezügen steht (Baker und Intagliata, 1982; Malm et al., 1981). Damit befindet sich das Konzept Lebensqualität auch im Brennpunkt von insbesondere in der deutschsprachigen Literatur geführten Kontroversen zwischen empirischer und hermeneutischer Forschung (vgl. z.B. Bech, 1993; Fiore et al., 1991; Illhardt, 1992; Lütterfelds, 1991; Ritschl, 1992; Schneider, 1993; Westhoff, 1993).

Evaluationsforschung unter der Überschrift „Lebensqualität" hat bei chronischen somatischen Erkrankungen mittlerweile eine solide Tradition entwickelt. Therapeutische Entscheidungen bei Krebskranken oder Hypertonikern sind heutzutage kaum ohne den Einbezug der subjektiven Lebensqualität der Patienten möglich (vgl. z.B. Croog et al., 1986; Testa et al., 1993). Während der vergangenen Dekade nahm die Publikationstätigkeit unter dem Begriff „Lebensqualität" rapide zu; so erschienen 1980 31 Arbeiten in europäischen medizinischen Fachzeitschriften mit diesem Schlagwort, 1990 bereits 246 (Wright, 1994, S. 163). Auf psychiatrische Patienten – und dabei speziell auf Schizophrene – entfiel jedoch nur ein Bruchteil dieser zunehmenden Forschungsaktivitäten (Lauer, 1993, 1994a, b).

Die psychiatrische Lebensqualitätsforschung läßt sich rückblickend in drei Phasen einteilen (Lauer, 1995). In der ersten Phase des „Wetterleuchtens und der programmatischen Forderungen" taucht in Arbeiten zur Entinstitutionalisierung und zur Evaluation psychiatrischer Behandlung und Rehabilitation wiederholt die Forderung auf, neben den klassischen Erfolgsparametern (z.B. Rückfälligkeit, Beschäftigungsstatus, psychopathologischer Befund, soziale Anpassung etc.; vgl. Anthony et al., 1978; Lauer und Bachmann, im Druck) auch die Lebensqualität psychiatrischer Patienten, insbesondere chronisch Schizophrener, zu berücksichtigen. Beispielhaft sei ein Zitat von Lamb (1979, S. 134) genannt: „Our society has a commitment to provide them services, improve the quality of their lives and help them gain a sense of self-respect". Der Beginn einer zweiten Phase der „empirischen Lebensqualitätsforschung in der Psychiatrie" ist durch die Arbeit von Malm et al. (1981) makiert, die erstmals ein Instrument zur Erfassung der Lebensqualität ambulant betreuter schizophrener Patienten vorstellte. Heutzutage befindet sich die Lebensqualitätsforschung mit Schizophrenen in der Phase der „Untersuchung klinisch relevanter Fragestellungen", deren Beginn sich mit den Arbeiten von Baker und Intagliata (1982), Bigelow et al. (1982) und Lehmann et al. (1982, 1986) abzeichnete.

Vor der Darstellung der wichtigsten empirischen Ergebnisse der Lebensqualitätsforschung mit schizophrenen Patienten sind einige methodenkritische Anmerkungen notwendig, da sich die Erforschung der Lebensqualität in der Psychiatrie im Gegensatz zu anderen medizinischen Forschungsfeldern (vgl. Bortz, 1991) noch auf methodologisch schwächeren Füßen bewegt.

2. Methodenkritische Vorbemerkungen

Einschränkungen bezüglich der Interpretierbarkeit von Lebensqualitätsstudien an schizophren Erkrankten ergeben sich aus vier Perspektiven: Stichprobenrepräsentativität und -homogenität, Forschungsdesigns und Lebensqualitätserhebungsinstrumente.

Nur ein Teil der Untersuchungen ist explizit um die Repräsentativität der Stichprobe bemüht. Lehman et al. (1982) untersuchen eine 25prozentige Zufallsstichprobe von Heimbewohnern der Gegend von Los Angeles, bei der sich hinsichtlich grundlegender sozialer und krankheitsbezogener Variablen die Verweigerer nicht von den Teilnehmern unterscheiden. In einer anderen Studie dieser Arbeitsgruppe (Lehman et al., 1986) erfolgt unter stationär und ambulant betreuten Patienten eine zufällige Auswahl. Eine Vergleichbarkeit hinsichtlich Alter, Geschlecht, Bildung, ethnischer Zugehörigkeit, Alter bei Erkrankungsbeginn, Erkrankungsdauer und Länge der aktuellen Krankenhausbehandlung ist in der Studie von Bellack et al. (1990) für die untersuchten beiden Gruppen Schizophrener mit und ohne Negativsymptome und eine Gruppe mit affektiven Störungen gewährleistet. Auch eine epidemiologische Studie aus Irland (Williams et al., 1992) kann die Repräsentativität der hinsichtlich der Lebensqualität befragten Schizophrenen sichern.

Beiser et al. (1985) vergleichen zwei für die jeweiligen Versorgungsgebiete repräsentative Stichproben Schizophrener. Die Frage der Stichprobenrepräsentativität ist jedoch für eine Reihe von Studien kein explizites Thema, wenngleich Argumente zu dieser Problematik gerne bei der Ergebnisdiskussion vorgebracht werden (vgl. z.B. Warner und Huxley, 1993).

Ein weiteres Methodenproblem ist die Stichprobenhomogenität. Ungefähr ein Viertel der Lebensqualitätsstudien wurde an homogenen Stichproben Schizophrener durchgeführt (Beiser et al., 1985; Bellack et al., 1989, 1990; Heinrichs et al., 1984; Lauer und Sellmann, 1993; Lauer und Stegmüller-Koenemund, 1994; Malm et al., 1981; McClary et al., 1989; Meltzer, 1992; Meltzer et al., 1989, 1990, 1993; Shtasel et al., 1992a, b; Skantze et al., 1990, 1992; Sullivan et al., 1992; Williams et al., 1992). Alle sonstigen Untersuchungen umfassen auch Patienten mit Diagnosen anderer chronischer psychischer Störungen (z.B. affektive Psychosen, Suchterkrankungen, Persönlichkeitsstörungen etc.), meist jedoch liegt der Anteil schizophrener Probanden zwischen zwei Dritteln und drei Vierteln der Stichprobengröße.

Im Gegensatz zu anderen medizinischen Forschungsbereichen zur Lebensqualität (vgl. Bortz, 1991) überwiegen bei Schizophrenen die weniger aussagekräftigen querschnittlichen Studiendesigns. Dadurch sind zwar Vergleiche mit der Normalbevölkerung oder mit anderen Erkrankungen möglich (vgl. z.B. Huber et al., 1988), die Effekte verschiedener Interventionen auf die Lebensqualität Schizophrener lassen sich damit jedoch nicht abschätzen. Die bisher vorliegenden Längsschnittstudien haben teilweise retrospektive Designs (Barry und Crosby, 1994; Barry et al., 1993; Beiser et al., 1985; Bigelow et al., 1982; Bootzin et al., 1989; Franklin et al., 1987; Gibbons und Butler, 1987; McClary et al., 1989; Meltzer, 1992; Meltzer et al., 1989, 1990, 1993; Okin und Pearsall, 1993; Okin et al., 1983; Pinkney et al., 1991).

Zur Erfassung der Lebensqualität Schizophrener wurden unterschiedlich lange Interviews und Fragebogen entwickelt, die oft nur wenige Gemeinsamkeiten mit den Erfassungsmethoden der Lebensqualität in anderen Bereichen haben (vgl. Bech, 1993; Westhoff, 1993). Die bisher größte Verbreitung fand das „Quality of Life Interview" von Lehman (1983, 1988), dessen psychometrischen Kenngrößen deshalb auch am sorgfältigsten evaluiert wurden. Bei einigen ad-hoc-Operationalisierungen der Lebensqualität fehlen jedoch häufig Informationen über die eingesetzten Skalen (vgl. z.B. Dickey et al., 1981; Okin und Pearsall, 1993; Okin et al., 1983; Pinkney et al., 1991). Burns (1994) hat kürzlich die Gemeinsamkeiten und Unterschiede von elf Lebensqualitätserfassungsmethoden bei chronisch psychisch Kranken vorgestellt.

3. Ergebnisüberblick

Trotz der kritisierten Mängel der Lebensqualitätsforschung an schizophrenen Patienten lassen die nachfolgenden sieben zentralen Forschungsergebnisse festhalten (vgl. dazu auch die Überblicksarbeiten: Cheng, 1988; Lauer, 1993, 1994a, b, 1995; Mercier, in press).

1. Eines der wichtigsten Resultate betrifft Unterschiede der Lebensqualität zwischen Schizophrenen und der Normalbevölkerung. Die Mehrzahl der Vergleichsstudien konnte zeigen, daß schizophrene Patienten zu unterschiedlichen Erhebungszeitpunkten im Verlauf ihrer Erkrankung niedrigere Lebensqualitätswerte in verschiedenen Erhebungsmethoden zeigen als die Normalbevölkerung (vgl. z.B. Baker und Intagliata, 1982; Bellack et al., 1989, 1990; Bigelow et al., 1982; Lehman et al., 1982, 1986; Shadish et al., 1985; Skantze et al., 1992). Die Studie von Skantze et al. (1990) verglich die Lebensqualität ambulant betreuter Schizophrener mit der von Studenten in der schwedischen Region Göteborg; zusätzlich wurde der Lebensstandard erfaßt. Die Patienten und die Vergleichsgruppe wiesen bei ähnlichem Lebensstandard dennoch Unterschiede in der Lebensqualität auf; in sieben von zwölf Bereichen (Arbeit und Aktivitäten, innere Erfahrungen, Gesundheit und Versorgung, Sozialkontakte, Freizeit, Abhängigkeit und Religion) war die Lebensqualität der Schizophrenen deutlich schlechter als die der Studenten. Dies unterstreicht einmal mehr die relative Unabhängigkeit der Lebensqualität vom wirtschaftlichen Wohlstand (vgl. Glatzer und Zapf, 1984: Zufriedenheitsparadox und Unzufriedenheitsdilemma; Lütterfelds, 1991: Gesundheits- und Krankheitsparadox).

2. In einer Reihe von Längsschnittstudien stellte sich heraus, daß der Verbleib schizophrener Patienten in therapeutischen und rehabilitativen Maßnahmen die Lebensqualität verbessert. Meltzer (1992) berichtet über ein Gruppe von N = 25 mit Clozapin (Leponex®) behandelten, therapieresistenten Schizophrenen, die an einem psychoedukativen Programm mit Familientherapie teilnahm und nach einjährigem Verbleib im Behandlungsprogramm einen ausgeprägten Anstieg der Werte in der „Quality of Life Scale" (Heinrichs et al., 1984) zeigte. Weitere längsschnittliche Untersuchungen fanden ähnliche Resultate (vgl. Barry und Crosby, 1994; Barry et al., 1993; Beiser et al., 1985; Bigelow et al., 1982; Bootzin et al., 1989; Gibbons und Butler, 1987; McClary et al., 1989; Meltzer et al., 1989, 1990, 1993; Mercier et al., 1992; Okin und Pearsall, 1993; Okin et al., 1983; Williams et al., 1992).

3. Schizophren Erkrankte, die trotz z.T. stationären Patienten entsprechenden psychopathologischen Befunden gemeindenäher betreut werden, berichten über eine bessere Lebensqualität als längerfristig stationär betreute Schizophrene. Beiser et al. (1985) verglichen schizophrene Patienten aus zwei Versorgungsgebieten. Die Betreuung in Vancouver war im Vergleich zu der in Portland durch mehr ambulante Angebote gekennzeichnet. Ein Jahr nach Entlassung aus stationärer Behandlung war der Beschäftigungsstatus der Gruppe aus Vancouver besser, es ereigneten sich weniger Rückfälle, und die Patienten berichteten im Vergleich zu denen aus Portland über eine größere Lebenszufriedenheit. Zu ähnlichen Ergebnissen kamen die Arbeiten von Lehman et al. (1986), Mercier (1989, in press), Mercier und King (1994), Okin und Pearsall (1993), Okin et al. (1983), Shadish et al. (1985), Simpson et al. (1989), Spivack et al. (1982) und Warner und Huxley (1993).

4. Sowohl der psychopathologische Status als auch die Rückfälligkeit zeigen negative korrelative Zusammenhänge mit der Lebensqualität (Barry

und Crosby, 1994; Barry et al., 1993; Beiser et al., 1985; Bellack et al., 1989, 1990; Kearns et al., 1987; Simpson et al., 1989; Skantze et al., 1990, 1992; Sullivan et al., 1992; Warner und Huxley, 1993; Williams et al., 1992). Jedoch bleibt durch diese Studien unklar, welche Wirkrichtungen für die Zusammenhänge anzunehmen sind; insbesondere fehlen Untersuchungen, die der Lebensqualität nicht wie üblich den Status einer abhängigen, sondern den einer unabhängigen Variablen einräumen (vgl. Lauer, 1995).

5. Erste Arbeiten deuten darauf hin, daß Geschlechtsunterschiede derart bestehen, daß schizophren erkrankte Frauen eine bessere Lebensqualität aufweisen als schizophrene Männer (Shtasel et al., 1992a, b). Die Geschlechtsdifferenzen betreffen dabei zwei der drei Dimensionen der „Quality of Life Scale" (Heinrichs et al., 1984); kein Unterschied besteht hinsichtlich der Zufriedenheit mit der Arbeits- und Beschäftigungssituation (Shtasel et al., 1992a).

6. Ähnlich wie bei der Normalbevölkerung scheint auch bei schizophrenen Patienten das Selbstwertgefühl ein wichtiger Prädiktor der Lebensqualität zu sein (Diener, 1984; Okun und Stock, 1987). In einer Studie der Heidelberger Lebensqualitätsarbeitsgruppe (Lauer und Sellmann, 1993) wurde die Lebensqualität von N = 33 Patienten mit schizophrenen und schizoaffektiven Psychosen mittels einer deutschsprachigen Version des „Quality of Life Interview" von Lehman (1988) erhoben. Die Operationalisierung des Selbstkonzepts erfolgte einerseits durch die „Frankfurter Selbstkonzeptskalen" (Deusinger, 1986), andererseits durch eine deutschsprachige Version der „Stability of Self Scale" (Rosenberg, 1965). Wie erwartet fanden sich teilweise ausgeprägte positive Korrelationen zwischen Selbstkonzept und Lebensqualität, wobei die Zusammenhänge zwischen der Lebenszufriedenheit und Selbstkonzeptskalen des zwischenmenschlichen Bereichs am ausgeprägtesten waren. Interessanterweise kovariierte die Stabilität des Selbstkonzepts mit keiner der Lebensqualitätsskalen so hoch, daß die entsprechenden Koeffizienten die Signifikanzgrenze erreichten. Dieses Ergebnis deutet darauf hin, auch in weiteren Untersuchungen zum Einfluß des Selbstkonzeptes auf die Lebensqualität den bei Schizophrenen besonders kritischen Aspekt der Selbstkonzeptstabilität zu untersuchen.

7. Es ergeben sich erste empirische Hinweise, daß Medikamentennebenwirkungen nicht nur bei internistischen Patienten (vgl. Croog et al., 1986; Testa et al., 1993), sondern auch bei schizophren Erkrankten die Lebensqualität beeinträchtigen. Speziell für schizophrene Patienten schlug Awad (1992) ein bisher empirisch noch nicht überprüftes theoretisches Modell zur Interaktion von Neuroleptikanebenwirkungen und Lebensqualität vor. Sullivan et al. (1992) untersuchten N = 101 schizophrene Patienten 13 Monate nach Klinikentlassung mit einer modifizierten Version des „Quality of Life Interview" (Lehman, 1988) und fanden eine signifikante negative Korrelation zwischen Neuroleptikanebenwirkungen und Lebenszufriedenheit ($r = -0{,}28$). Die durch eine deutschsprachige Version des „Quality of Life Interview" (Lehman, 1988) bei N = 30 Schizophrenen aus drei rehabilitativen Einrichtungen erfaßte subjektive Lebensqualität korrelierte in der Querschnittsstudie von Lauer und Stegmüller-Koenemund (1994) signifikant mit

den Medikamentennebenwirkungen in fünf von neun Bereichen. Es waren dies die subjektiven Lebensqualitätsbereiche: Sozialkontakte ($r = -0{,}51$, $p < 0{,}01$), Gesundheit ($r = -0{,}44$, $p < 0{,}01$), Sicherheit ($r = -0{,}43$, $p < 0{,}01$), Wohnsituation ($r = -0{,}39$, $p < 0{,}05$) und Arbeit und Beschäftigung ($r = -0{,}38$, $p < 0{,}05$). In diesem Zusammenhang dürfte es von besonderem Interesse sein, Neuroleptika mit unterschiedlichen Nebenwirkungsprofilen hinsichtlich deren Einflüsse auf verschiedene Lebensqualitätsdimensionen in prospektiven Längsschnittstudien zu untersuchen.

4. Ausblick

Seit mehr als einer Dekade finden Fragestellungen zur Lebensqualität schizophren Erkrankter das Interesse von Forschern und Praktikern. Zukünftig scheint es notwendig, daß die Grundlagenforschung mehr Klarheit bezüglich der definitorischen Grundlagen des Konstruktes schafft. Heutzutage wird Lebensqualität als umfassendes Konzept für die emotionalen und kognitiven Komponenten von Glück, Lebenszufriedenheit und Wohlbefinden betrachtet (Corten et al., in press). Dabei gilt es insbesondere, die Relevanz einzelner Lebensbereiche zu klären (Burns, 1994). Dem subjektiven Aspekt der Lebensqualität wird zukünftig mehr Beachtung geschenkt werden (Cheng, 1988), zumal dieser eine größere Prädiktionskraft besitzt als objektive Lebensqualitätsvariablen (Lauer, 1995). Hinsichtlich der Erfassung der Lebensqualität Schizophrener ist neben einer Verbesserung der psychometrischen Kenngrößen bereits bekannter Instrumente die Entwicklung neuer, der jeweiligen Fragestellung angemessener Erhebungsmethoden sinnvoll (vgl. Oliver, 1992; Priebe et al., 1995). Neben sorgfältigen Einzelfallverlaufsstudien (vgl. z.B. Bridges et al., 1993) sind vor allem prospektive quasi-experimentelle oder sogar experimentelle Studien wünschenswert. Nur für bisher noch nicht empirisch erforschte Bereiche scheinen vorläufige Erkenntnisgewinne durch querschnittliche Studiendesigns möglich (vgl. z.B. Lauer und Sellmann, 1993; Lauer und Stegmüller-Koenemund, 1994). Der Praxisbezug der Lebensqualitätsforschung läßt sich durch die Integration von Lebensqualitätszielen der betroffenen Schizophrenen in deren Behandlung weiter verbessern (Skantze und Malm, 1993). Im Rahmen von Qualitätssicherungsmaßnahmen sollte deshalb die Lebensqualitätsperspektive Schizophrener eine ausreichende Berücksichtigung finden (Lauer und Mundt, 1995). Die Entwicklung von theoretischen Modellen für einzelne Forschungsfragen (vgl. Lauer, 1995) ist auch im Hinblick auf die Vermeidung weiterer atheoretischer Fragestellungen und Untersuchungen wünschenswert.

Literatur

Anthony WA, Cohen MR, Vitalo R (1978) The measurement of rehabilitation outcome. Schizophr Bull 4: 365–383

Awad AG (1992) Quality of life of schizophrenic patients on medications and implications for new drug trials. Hosp Community Psychiatry 43: 262–265

Baker F, Intagliata J (1982) Quality of life in the evaluation of community support systems. Evaluation Program Plan 5: 69–79

Barry MM, Crosby C (1994) Assessing the impact of community placement on quality of life. In: Crosby C, Barry MM (eds) Evaluation of community resettlement from the North Wales Psychiatric Hospital. Community Care Series, Avebury, pp 23–46

Barry MM, Crosby C, Boog J (1993) Methodological issues in evaluating the quality of life of long-stay psychiatric patients. J Mental Health 2: 43–56

Bech P (1993) Rating scales for psychopathology, health status, and quality of life. Springer, Berlin Heidelberg New York Tokyo

Beiser M, Shore JH, Peters R, Tatum E (1985) Does community care for the mentally ill make a difference? A tale of two cities. Am J Psychiatry 142: 1047–1052

Bellack AS, Morrison RL, Mueser KT, Wade J (1989) Social competence in schizoaffective disorder, bipolar disorder, and negative and non-negative schizophrenia. Schizophr Res 2: 391–401

Bellack AS, Morrison RL, Wixted JT, Mueser KT (1990) An analysis of social competence in schizophrenia. Br J Psychiatry 156: 809–818

Bigelow DA, Brodsky G, Stewart L, Olson M (1982) The concept and measurement of quality of life as a dependent variable in evaluation of mental health services. In: Stahler GJ, Tash WR (eds) Innovative approaches in mental health evaluation. Academic Press, New York, pp 345–366

Bootzin RR, Shadish WR Jr, McSweeny AJ (1989) Longitudinal outcomes of nursing home care for severely mentally ill patients. J Soc Issues 45: 31–46

Bortz J (1991) Methodik eines Studienentwurfes. In: Tüchler H, Lutz D (Hrsg) Lebensqualität und Krankheit. Auf dem Wege zu einem medizinischen Kriterium Lebensqualität. Deutscher Ärzte Verlag, Köln, S 100–111

Bridges K, Gage A, Oliver J, Ewert C, Kershaw A, Wood L (1993) Changes in social support and quality of life: a case study of a man with an enduring psychotic illness. Int J Soc Psychiatry 39: 142–151

Burns T (1994) The measurement of quality of life. Paper, presented at the First International ENMESH Conference, European Network for Mental Health Service Evaluation, The Netherlands, Amsterdam, 10.–12. June 1994

Cheng ST (1988) Subjective quality of life in the planning and evaluation of prgrams. Evaluation Program Plan 11: 123–134

Corten PH, Mercier C, Pelc I (in press) „Subjective quality of life": clinical model for assessment of rehabilation treatment in psychiatry. Soc Psychiatry Psychiatr Epidemiol

Croog SH, Levine S, Testa MA, Brown B, Bulpitt CJ, Jenkins CD, Klerman GL, Williams GH (1986) The effects of antihypertensive therapy on the quality of life. N Engl J Med 314: 1657–1664

Dickey B, Gudeman JE, Hellman S, Donatelle A, Grinspoon L (1981) A follow-up of deinstitutionalized patients four years after discharge. Hosp Community Psychiatry 32: 326–330

Diener E (1984) Subjective well-being. Psychol Bull 95: 542–575

Deusinger I (1986) Die Frankfurter Selbstkonzeptskalen. Hogrefe, Göttingen

Fiore M, Galante S, Härter M, Inghilleri G (1991) Die Dehospitalisierung des psychiatrischen Krankenhauses San Clemente in Venedig. Psychiatr Praxis 18: 30–35

Franklin JL, Solovitz B, Mason M, Clemons JR, Miller GE (1987) An evaluation of case management. Am J Public Health 77: 674–678

Gibbons JS, Butler JP (1987) Quality of life for „new" long-stay psychiatric in-patients. The effects of moving to a hostel. Br J Psychiatry 151: 347–354

Glatzer W, Zapf W (Hrsg) (1984) Lebensqualität in der BRD. Campus, Frankfurt

Heinrichs DW, Hanlon ThE, Carpenter WT Jr (1984) The Quality of Life Scale: an instrument for rating the schizophrenic deficit syndrome. Schizophr Bull 10: 388–396

Huber D, Henrich G, Herschbach P (1988) Measuring the quality of life: a comparison between physically and mentally chronically ill patients and healthy persons. Pharmacopsychiatry 21: 453–455

Illhardt FJ (1992) Hermeneutik des Begriffs Lebensqualität. Wien Med Wochenschr 23/24: 523–526

Kearns RA, Taylor SA, Dear M (1987) Coping and satisfaction among the chronically mentally disabled. Can J Commun Mental Health 6: 13–24

Lamb HR (1979) The new asylums in the community. Ach Gen Psychiatry 36: 129–134

Lauer G (1993) Ergebnisse der Lebensqualitätsforschung bei chronisch psychisch Kranken. Psychiatr Praxis 20: 88–90

Lauer G (1994a) Chronisch psychisch Kranke: Ergebnisse und Probleme der Lebensqualitätsperspektive. Dtsch Ärztebl 91: 914–915

Lauer G (1994b) The quality of life issue in chronic mental illness. In: Dauwalder JP (ed) Psychology and promotion of health. Hogrefe & Huber, Seattle, pp 28–34

Lauer G (1995) Die Lebensqualität psychiatrischer Patienten: theoretische Modelle, empirsche Resultate und Implikationen für die weitere Forschung. In: Pawlik K (Hrsg) Bericht über den 39. Kongreß der Deutschen Gesellschaft für Psychologie in Hamburg 1994. Hogrefe, Göttingen, S 357–362

Lauer G, Bachmann S (1995) Quality of life of psychiatric patients – a meaningful criterion for psychiatric therapy? J World Psychiatr Assoc

Lauer G, Mundt Ch (in press) Lebensqualität und Qualitätssicherung. In: Haug HJ, Stieglitz RD (Hrsg) Qualitätssicherung in der Psychiatrie. Enke, Stuttgart, S 184–190

Lauer G, Sellmann R (1993) Lebensqualität und Selbstkonzept bei chronisch psychisch Kranken. In: Baumgärtel F, Wilker FW (Hrsg) Klinische Psychologie im Spiegel ihrer Praxis. Deutscher Psychologen Verlag, Bonn, S 95–98

Lauer G, Stegmüller-Koenemund U (1994) Bereichsspezifische subjektive Lebensqualität und krankheitsbedingte Einschränkungen chronisch schizophrener Patienten. Psych Praxis 21: 70–73

Lehman AF (1983) The well-being of chronic mental patients. Arch Gen Psychiatry 40: 369–373

Lehman AF (1988) A quality of life interview for the chronically mentally ill. Evaluation Program Plan 11: 51–62

Lehman AF, Ward NC, Linn LS (1982) Chronic mental patients: the quality of life issue. Am J Psychiatry 139: 1271–1276

Lehman AF, Possidente S, Hawker F (1986) The quality of life of chronic patients in a state hospital and in community residences. Hosp Community Psychiatry 37: 901–907

Lütterfelds W (1991) Philosophische Aspekte der medizinischen Lebensqualität. In: Tüchler H, Lutz D (Hrsg) Lebensqualität und Krankheit. Auf dem Wege zu einem medizinischen Kriterum Lebensqualität. Deutscher Ärzte Verlag, Köln, S 162–187

Malm U, May PRA, Dencker SJ (1981) Evaluation of the quality of life of the schizophrenic outpatient: a checklist. Schizophr Bull 7: 477–487

McClary S, Lubin B, Evans C, Watt N, Lebedun M (1989) Evaluation of a community treatment program for young adult schizophrenics. J Clin Psychology 45: 806–808

Meltzer HY (1992) Dimensions of outcome with clozapine. Br J Psychiatry 160 [Suppl]: 46–53

Meltzer HY, Bastani B, Young Kwon K, Ramirez LF, Burnett S, Sharpe J (1989) A prospective study of clozapine in treatment-resistant schizophrenic patients. I. Preliminary report. Psychopharmacology 99 [Suppl]: 68–72

Meltzer HY, Burnett S, Bastani S, Ramirez LF (1990) Effects of six month of clozapine treatment on the quality of life of chronic schizophrenic patients. Hosp Community Psychiatry 41: 892–897

Meltzer HY, Cola PH, Way L, Thompson PA, Bastani B, Davies MA, Snitz B (1993) Cost-effectiveness of clozapine in neuroleptic-resistant schizophrenia. Am J Psychiatry 150: 1630–1638

Mercier C (1989) Conditions de vie et lieu de résidence. Santé Mental au Québec 14: 158–171

Mercier C (in press) Improving the quality of life of people with severe mental disorders. Soc Indicators Res

Mercier C, King S (1994) A latent variable causal model of the quality of life and community tenure of psychotic patients. Acta Psychiatr Scand 89: 72–77

Mercier C, Tempier R, Renaud C (1992) Services communautaires et qualité de la vie: une étude d'impact en région éloignée. Rev Can Psychiat 7: 553–563

Okin RL, Dolnick JA, Pearsall DT (1983) Patients' perspectives on community alternatives to hospitalization: a follow-up study. Am J Psychiatry 140: 1460–1464

Okin RL, Pearsall DT (1993) Patients' perceptions of their quality of life ill years after discharge from a state hospital. Hosp Community Psychiatry 44: 236–240

Okun MA, Stock WA (1987) The construct validity of subjective well-being measures: an assessment via quantitative research syntheses. J Commun Psychol 15: 481–492

Oliver JPJ (1992) The social care directive: development of a quality of life profile for use in community services for the mentally ill. Soc Work Soc Sci Rev 3: 5–45

Pinkney AA, Gerber GJ, Lafave HG (1991) Quality of life after psychiatric rehabilitation: the clients' perspective. Acta Psychiatr Scand 83: 86–91

Priebe S, Gruyters T, Heinze M, Hoffmann C, Jäkel A (1995) Subjektive Evaluationskriterien in der psychiatrischen Versorgung – Erhebungsmethoden für Forschung und Praxis. Psychiatr Praxis 22: 140–144

Ritschl D (1992) Zum „dialogischen Prinzip" als Träger der Arzt-Patient-Beziehung. Wien Med Wochenschr 23/24: 548–552

Rosenberg M (1965) Society an the adolescent self-image. University Press, Princeton

Schneider HJ (1993) Therapieziele und Lebensqualität – philosophische Aspekte. Fundamenta Psychiatrica 7: 202–207

Shadish WR, Orwin RG, Silber BG, Bootzin RR (1985) The subjective well-being of mental patients in nursing homes. Evaluation Program Plan 8: 239–250

Shtasel DL, Gur RE, Gallacher F, Heimberg C, Gur RC (1992a) Gender differnces in the clinical expression of schizophrenia. Schizophrenia Res 7: 225–231

Shtasel DL, Gur RE, Gallacher F, Heimberg C, Cannon T, Gur RC (1992b) Phenomenology and functioning in first-episode schizophrenia. Schizophrenia Bull 18: 449–462

Simpson CJ, Hyde CE, Faragher EB (1989) The chronically mentally ill in community facilities. A study of quality of life. Br J Psychiatry 154: 77–82

Skantzke K, Malm U (1993) A new approach to facilitation of working alliances based on patients' qualitiy of life goals. In: Skantze K (ed) Defining subjective quality of life goals in schizophrenia: the quality of life assessment inventory, QLS-100, a new approach to sucessful alliance and service development. University of Gothenburg, Sweden, Department of Psychiatry

Skantze K, Malm U, Dencker SJ, May PRA (1990) Quality of life in schizophrenia. Nord Psykiatr Tidesskr 44: 71–75

Skantze K, Malm U, Dencker SJ, May PRA, Corrigan P (1992) Comparison of quality of life with standard of living in schizophrenic out-patients. Br J Psychiatry 161: 797–801

Spivack G, Siegel J, Sklaver D, Deuschle L, Garrett L (1982) The long-term patient in the community: life style patterns and treatment implications. Hosp Community Psychiatry 11: 291–295

Sullivan G, Wells KB, Leake B (1992) Clinical factors associated with better quality of life in a seriously mentally ill population. Hosp Community Psychiatry 43: 794–798

Testa MA, Anderson RB, Nackley JF, Hollenberg NK (1993) The quality of life hypertension study group. Quality of life and antihypertensive therapy in men. A comparison of captopril with enalapril. N Engl J Med 328: 907–913

Warner R, Huxley P (1993) Psychopathology and quality of life among mentally ill patients in the community. British and US samples compared. Br J Psychiatry 163: 505–509

Westhoff G (1993) Handbuch psychosozialer Meßinstrumente. Hogrefe, Göttingen

Williams R, Walsh D, Dalby JT (1992) Services to schizophrenic patients: epidemiological and cost-effectiveness issues. Irish J Psychol Med 9: 83–89

Wright SJ (1994) Health-related quality of life: a critical review of the concept and its measurement. In: Dauwalder JP (ed) Psychology and promotion of health. Hogrefe & Huber, Seattle, pp 163–169

Zwierlein E (1992) Die Lehre von der Lebensqualität und die Heiligkeit des Lebens. Wien Med Wochenschr 23/24: 527–532

Korrespondenz: Dr. Gernot Lauer, Psychiatrische Universitätsklinik, Voßstraße 4, D-69115 Heidelberg, Bundesrepublik Deutschland.

Erfassung von Lebensqualität bei schizophrenen Patienten

R.-D. Stieglitz

Abt. Allgemeine Psychiatrie mit Poliklinik, Universität Freiburg,
Bundesrepublik Deutschland

1. Vorbemerkungen

Die Erfassung von Lebensqualität im Kontext somatischer Erkrankungen ist seit Jahren von Bedeutung (vgl. Bullinger in diesem Band), während sie im Bereich psychiatrischer Erkrankungen erst in den letzten Jahren an Interesse gewonnen hat. Dies ist um so erstaunlicher, da z.B. bereits 1958 von seiten der Weltgesundheitsorganisation (WHO) hinsichtlich der Definition von Gesundheit dieser Bereich implizit angesprochen worden ist: „... not merely the absence of disease, but complete physical, psychological, and social wellbeing". Auch aus dem Manual der WHO (1980) zur „classification relating to the consequences of disease" mit der Unterscheidung von disease (Krankheit), impairment (Schaden), disability (Behinderung bei basalen Tätigkeiten des Lebens) und handicap (soziale Nachteile aus unvollkommener Rollenerfüllung) läßt sich gerade aus den letzten beiden Aspekten die Relevanz der Lebensqualität als wichtiges Konstrukt ableiten. Bei psychiatrischen Patienten allgemein (z.B. Helmchen, 1990; Bech, 1993) und schizophrenen Patienten im besonderen (z.B. Katschnig und König, 1994) tritt dieser Bereich jedoch erst allmählich in den Fokus der Überlegungen in der Praxis wie der Forschung, wenngleich erste Ansätze bereits vor über 10 Jahren zu erkennen waren (vgl. auch Abschnitt 4.2). Warum dieses Thema jetzt stärker beachtet wird, läßt sich u.a. aus einer Erweiterung der Perspektive psychiatrischer Forschung begründen. Insbesondere Forschungsanstöße aus der Coping-/Bewältigungsforschung sind hier zu nennen (vgl. Saupe et al., 1991). Dem Patienten wird darin eine größere Bedeutung im Versuch, z.B. psychopathologische Symptome oder belastende Ereignisse zu bewältigen, zugesprochen, d.h. der Patient wird ernster genommen, als „Experte" für seine Erkrankung und damit zusammenhängenden Faktoren angesehen. Konsequenterweise kann es dann auch nicht mehr nur darum gehen, das Ausmaß der Symptomreduktion im Auge zu haben, sondern den Patienten auch hinsichtlich anderer für ihn wichtiger Bereiche zu befragen, wozu sicherlich auch der Bereich der Lebenqualität gehören muß.

2. Relevanz der Erfassung von Lebensqualität bei psychiatrischen Patienten

Die Erfassung von Lebensqualität bei psychiatrischen Patienten, insbesondere aber schizophrenen Patienten, ist sowohl für die Forschung wie gleichermaßen für die klinische Praxis von großer Bedeutung. Im Bereich der *Forschung* lassen sich folgende Aspekte besonders herausheben:

– Bei oft gleicher Effektivität therapeutischer Interventionen i.H. auf die Symptomreduktion (insbesondere bei einer Psychopharmakotherapie) könnte die Lebensqualität u.U. als eine zusätzliche Variable zur besseren Differenzierung dieser Interventionen beitragen.
– Bei Langzeitstudien (vgl. Maier und Sandmann, 1994) könnte die Erfassung der Lebensqualität ein wesentliches Baseline-Merkmal sein sowie zur Beschreibung des weiteren Verlaufs neben der Beurteilung der Symptomreduktion/-beseitigung beitragen.
– Unter dem Verlaufsgesichtspunkt weiterhin zu nennen ist die potentielle Möglichkeit zwischen Krankheitsgruppen oder Subgruppen zu differenzieren oder die Verwendung des Merkmals Lebensqualität als Prädiktor für z.B. einen Rückfall.
– Durch die Erfassung der Lebensqualität lassen sich zudem unterschiedliche Patientenstichproben zusätzlich charakterisieren und je nach Fragestellung von Studien u.U. eine stärkere Homogenisierung erreichen, was dann wiederum eine Verbesserung der externen Validität von Studien (Generalisierbarkeit der Ergebnisse) zur Folge haben kann.

Diese Überlegungen waren vermutlich mit Ausgangspunkte der Konsensuskonferenzen zu Neuroleptika (Angst et al., 1991) und Langzeitstudien (Angst et al., 1994) und deren Empfehlungen, diesen Merkmalsbereich bei der Planung von Studien unbedingt mit zu berücksichtigen.

Jedoch auch für die *Praxis* ist dieses Thema von großer Bedeutung. So sollte z.B. die Verbesserung und/oder Erhaltung der Lebensqualität mit als ein primäres Ziel therapeutischer Interventionen angesehen werden. Zudem ist das Outcome dieser Interventionen immer mehrdimensional. Eine alleinige Fokussierung auf Symptombeseitigung oder -reduktion, Verhinderung eines Rückfalls oder einer Rehospitalisierung stellt sicherlich eine verkürzte Sichtweise dar. Zudem ist die alleinige Beurteilung des Verlaufs an diesen mehr oder weniger „objektiven" Kriterien nicht ausreichend, sondern die Einbeziehung der subjektiven Bewertung der Erkrankung und deren Folgen durch den Patienten ist ebenso zu berücksichtigen. Besonders bedeutsam wird dies z.B. im Kontext der Nebenwirkungen von Medikamenten. Diese können zwar deutliche Verbesserungen im Hinblick auf die Symptomatik bewirken, oft jedoch verbunden mit deutlichen Nebenwirkungen, was verständlicherweise wiederum einen Einfluß auf die Lebensqualität haben kann.

Gerade bei schizophrenen Störungen mit einer Neigung zu Chronifizierung und der Notwendigkeit einer längerfristigen Medikamenteneinnahme ist dieser Bereich von großer Bedeutung. Auch in „gesunden" Zeiten leiden diese Patienten oft unter zahlreichen Beeinträchtigungen wie z.B. kognitiven Störungen (z.B. Konzentrationsstörungen), den sog. Basisstörungen/-symptomen (z.B. Automatismenverlust) oder den Negativsymptomen (z.B. Antriebsstörungen). Auch diese Beeinträchtigungen können natürlich die Lebensqualität modifizierende Faktoren darstellen.

3. Methodische Probleme der Erfassung von Lebensqualität

Auf allgemeine methodische Probleme der Erfassung von Lebensqualität wurde bereits von Bullinger-Naber (in diesem Band) eingegangen, so daß an dieser Stelle nur noch auf einige Aspekte nochmals kurz bezug genommen werden braucht. Nach Fahrenberg et al. (1986) stellen sich auf verschiedenen Ebenen *allgemeine methodische Probleme* der Erfassung von Lebensqualität, die z.T. noch nicht befriedigend gelöst sind:

- *Semantische Akzentuierung.* Es herrscht noch weitgehend Uneinigkeit darüber, wie der Fokus der Beurteilung zu legen ist (Zufriedenheit oder Wohlbefinden oder Glück).
- *Bezugssystem und Skalierung.* Hier geht es um die Unterscheidung zwischen einer intraindividuell-ipsativen versus einer interindividuell-normativen Erfassung oder die Wahl des Skalenniveaus der Beurteilung (z.B. dichotom oder graduiert).
- *Umfang.* Ebenfalls ungeklärt ist bisher die Frage, ob dieser Bereich global oder bereichsspezifisch zu erfassen ist resp. allgemeine oder individuelle Probleme beinhalten soll.
- *Perspektive.* Die Zeitperspektive der Beurteilung ist ebenfalls noch strittig. Diese kann rückblickend/bilanzierend (retrospektiv) sein oder aber gegenwartsbezogen.
- *Zielsetzung und Erhebung.* Hier gilt es verschiedene Überlegungen anzustellen im Hinblick auf die Erfassung von individuellen oder Gruppenunterschieden im Querschnitt wie im Verlauf oder die Anwendung für Forschungszwecke oder in der Praxis (z.B. Grundlage für Therapie). In Abhängigkeit von der jeweiligen Fragestellung wären vermutlich unterschiedliche methodische Zugangsweisen zu wählen.
- *Methodentyp.* Auch im Bereich der Lebensqualitätserfassung ist die Frage der Datenquelle von Bedeutung. Es ist zu klären, ob die Erfassung der Lebensqualität nur der Selbstbeurteilung zugänglich oder auch die Fremdbeurteilung als sinnvolle Datenquelle einzubeziehen ist.

Als weiterer wichtiger Punkt zu nennen ist die *Frage der Zielgruppe* von Instrumenten. In Abb. 1 sind mögliche Unterscheidungen aufgeführt. Es muß zunächst unterschieden werden, ob eine Instrument für Patienten wie Gesunde geeignet ist. Falls dies nicht der Fall ist, muß weiter entschieden werden, ob es für psychisch wie körperlich Kranke geeignet ist. Falls auch

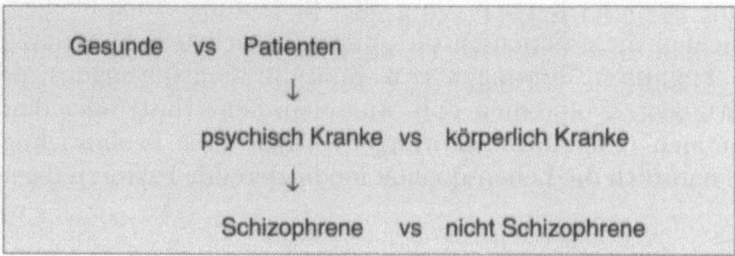

Abb. 1. Lebensqualität: Unterschiedliche Zielgruppen für Instrumente

dies nicht der Fall ist, muß z.B. im Hinblick auf psychisch Kranke überlegt werden, ob alle Gruppen psychisch Kranker gleichermaßen damit beschrieben werden können, d.h. ob es z.B. gleichermaßen für schizophrene wie nicht-schizophrene Patienten geeignet ist (vgl. auch Abschnitt 4). Hierzu bedarf es umfassender konzeptueller Überlegungen wie nachfolgender Evaluierungsstudien (vgl. auch Abschnitt 4.3).

4. Instrumente zur Erfassung von Lebensqualität

4.1 Allgemeine Instrumente

In den letzten 20 Jahren sind eine Vielzahl von Instrumenten zur Erfassung von Lebensqualität in unterschiedlichen Anwendungsbereichen entwickelt worden. So führt allein Westhoff (1994) 23 verschiedene Verfahren auf. Diese Instrumente zur Erfassung von Lebensqualität lassen sich hinsichtlich verschiedener inhaltlicher wie methodischer Merkmale unterscheiden. Hinsichtlich der *inhaltlichen Merkmale* lassen sich Differenzierung treffen z.B. bezüglich einer generellen Anwendbarkeit bei unterschiedlichen Störungsgruppen gegenüber einer störungsspezifischen Anwendbarkeit (z.B. Karzinompatienten, Schmerzpatienten). Die größeren Unterschiede bestehen jedoch hinsichtlich *methodischer Merkmale* wie z.B. die Datenquellen (Selbst- versus Fremdbeurteilung), die Auswertung (globale Bewertung versus Addition von Einzelurteilen zu einem Skalenwert) oder die Skalierung allgemein (dichtome versus graduierte Beurteilung). Ungeklärt ist jedoch bisher, inwieweit derartige Instrumente auch für psychiatrische Patienten geeignet sind. Erste eigene Ergebnisse (Stieglitz, 1994) an schizophrenen Patienten weisen auf die Anwendbarkeit auch bei dieser Störungsgruppe hin, wenngleich korrelationsstatistische Analysen auf spezifische Varianzanteile hindeuten (z.T. geringe Korrelationen mit psychiatriespezifischen Instrumenten).

4.2 Instrumente für psychiatrische Patienten

In den letzten 10 Jahren sind jedoch auch eine Reihe von Instrumenten speziell für psychiatrische Patienten entwickelt und evaluiert worden, wenngleich sie, von wenigen Ausnahmen abgesehen, in Studien bisher kaum eingesetzt worden sind. In Tabelle 1 findet sich ein Aufstellung von Skalen, in Tabelle 2 einige wichtige Unterscheidungsmerkmale.

Bis auf eine Ausnahme (SLDS: nur psychologischer Bereich) werden in allen Instrumente folgende Bereiche erfaßt: körperliche, soziale, ökonomische und psychologische Merkmale (vgl. auch Lehman und Burns, 1990). Die Instrumente unterscheiden sich insbesondere im Umfang (15 Items bis 263 Items) und damit u.a. auch im Hinblick auf den zeitlichen Umfang der Informationserhebung. Meist werden zunächst objektive Bedingungen in einzelnen Lebensbereichen erhoben und anschließend eine subjektive Bewertung der Zufriedenheit in diesen Bereichen verlangt. Bei den Ver-

Tabelle 1. Lebensqualität: Instrumente für psychiatrische Patienten

• Community Adjustment Form (CAF)	Stein und Test (1980)
• Quality of Life Checklist (QoLC)	Malm et al. (1981)
• Satisfication of Life Domains Scale (SLDS)	Baker und Intagliata (1981)
• Oregon Quality of Life Questionnaire (OQoLQ) Quality of Life Questionnaire (QoLQ)	Bigelow et al. (1982) Bigelow et al. (1991)
• Quality of Life Interview (QoLI)	Lehman et al. (1982 ff)
• Quality of Life Scale (QoLS)	Heinrichs et al. (1984)
• Quality of Life Self-report (QLS-100) Quality of Life Interview (QLS-I)	Skantze et al. (1990 ff)
• Berliner Lebensqualitätsprofil (BeLP)	Priebe und Hoffmann (1993), Priebe et al. (1995)
• Social Interview Schedule (SIS)	Clare und Cairns (1978)

Tabelle 2. Lebensqualität: Instrumente für psychiatrische Patienten

Abkürzung[a]	Itemzahl	Dauer	Psychometrische Qualität	
			Reliabilität	Validität
CAF	140	45 min	?	?
QoLC	93	70 min	?	?
SLDS	15	10 min	?	?
OQoLQ	246	<90 min	+	+
QoLQ	63	<90 min	+	+
QoLI	143	45 min	+	+
QoLS	21	45 min	+	?
QLS-100	100	60 min	+	+
BeLP	66	30–35 min	?	?
SIS	48	40 min	+	+

? Unklar bzw. noch nicht abschließend zu beantworten; + gut
[a] Abkürzung vgl. Tabelle 1

fahren handelt es sich in der Regel um Fremdbeurteilungsverfahren/Interviews basierend auf Patientenaussagen. Unterschiede bestehen weiterhin hinsichtlich der psychometrischen Qualität (Reliabilität und Validität), die für die meisten Verfahren noch nicht abschließend zu beurteilen ist, da oft Angaben fehlen resp. diese nur unzureichend sind. Kreuzvalidierungen stehen i.d.R. aus. Die Verfahren sind jedoch alle an psychiatrischen Patienten erprobt worden, speziell an schizophrenen Patienten drei Verfahren (QLS-100, QoLS, QoLC). Bis auf eine Ausnahme (SIS; Hecht et al., 1987) liegen noch keine „offiziellen" deutschsprachigen Versionen vor. Die SIS nimmt zudem eine Sonderstellung ein, da sie nicht primär allein ein Instrument zur Erfassung der Lebensqualität ist (vgl. auch Laireiter et al., 1994), sondern für die Erfassung der sozialen Anpassung in verschiedenen Bereichen konzipiert worden ist (u.a. Arbeit, Partnerschaft). Die Beurteilung der Zufriedenheit in diesen Bereichen stellt nur einen Teilaspekt der umfangreichen Erhebung dar. Beim BeLP handelt es sich um die deutschsprachige Adaptation des Lancashire Quality of Life Profiles von Oliver (1991).

4.3 Evaluation der Instrumente

Zu den meisten der bisher vorliegenden Instrumente zur Erfassung der Lebensqualität bei psychiatrischen Patienten liegen nur unbefriedigende psychometrische Angaben vor. Die Entwicklung resp. Evaluierung erfolgte zudem zumeist an sehr kleinen Stichproben. Gleichfalls Unklarheit besteht gegenwärtig oft noch hinsichtlich der Skalenbildung, d.h. der Auswertung. Bei den meisten Verfahren entsteht der Eindruck einer eher intuitiven Skalenbildung hinsichtlich der Inhaltsvalidität oder Augenscheinvalidität. Die meisten Verfahren erfassen zudem eine Vielzahl von Variablen (vgl. auch Tabelle 2) hinsichtlich deren Weiterverwendung kaum Aussagen gemacht werden. Ebenfalls bleibt meist die Frage offen, in welcher Relation diese Variablen zum jeweils erfaßten Konstrukt Lebensqualität stehen.

Auch wenn hinsichtlich des Konstrukts Lebensqualität generell noch keine Einigkeit besteht, sollten allgemeine *Kriterien der Testevaluation*, wie sie z.B. vom Testkuratorium der Föderation Deutscher Psychologenverbände (1986) vorgelegt worden sind, auch jetzt schon auf diese Verfahren angelegt werden resp. diese Aspekte versucht werden, in Evaluationsstudien zu klären. So sind u.a. Aussagen zu folgenden Hauptbereichen zu fordern:

- *Testgrundlage* (u.a. theoretische Grundlagen, Nachvollziehbarkeit der Testkonstruktion);
- *Testdurchführung* (u.a. Objektivität der Durchführung, Störanfälligkeit);
- *Testverwertung* (u.a. Reliabilität und Validität, Änderungssensitivität);
- *Testevaluation* (u.a. Ökonomie der Durchführung, Akzeptanz bei Anwendern).

Bei noch ausstehendem Konsens bezüglich des Konstrukts Lebensqualität sind im Hinblick auf die *Validität* gegenwärtig zumindest *Minimal-*

forderungen zu stellen wie hinsichtlich der konvergenten Validität (z.B. Korrelation mit anderen Lebensqualitäts-Skalen) und divergenten Validität (z.B. Korrelationen mit Intelligenztests). Bezüglich der divergenten Validität gilt es insbesondere die Beziehung zu Psychopathologieskalen und Nebenwirkungsskalen zu überprüfen. Weiterhin zu fordern sind Studien zum Vergleich unterschiedlicher diagnostischer Gruppen. Von zentraler Bedeutung wird jedoch die diskriminative (z.B. Unterscheidung zwischen Störungsgruppen im Querschnitt und Verlauf, Differenzierungsfähigkeit zwischen unterschiedlichen Behandlungen) wie prognostische Validität (z.B. prädiktive Bedeutung für Rückfall) sein.

5. Diskussion

Bei der Erfassung der Lebensqualität sind zur Zeit noch eine Vielzahl von methodischen Fragen ungeklärt, wie sie u.a. von Fahrenberg et al. (1986) formuliert worden sind. Als entscheidendes Manko zu nennen ist die gegenwärtig immer noch unklare Konzeptualisierung des Konstrukts Lebensqualität (u.a. Dimensionalität; vgl. z.B. Corten et al., 1994) und deren *Abgrenzung* zu anderen *klinisch bedeutsamen Konstrukten* wie z.B. zu Krankheitskonzepten, zu sozialen Konstrukten (vgl. Laireiter et al., 1994) oder auch nur allgemeine Zufriedenheit mit der Behandlung sowie *allgemeinpsychologischen Konstrukten* wie z.B. Bedürfnissen im Modell von Maslow. Selbst bei einer eindeutigen konzeptuellen Klärung des Konstrukts Lebensqualität wären immer noch eine Vielzahl *methodischer Fragen* zu entscheiden:

- universelle versus krankheitsgruppenspezifische Instrumente;
- gesamt- versus bereichsspezifische Skalen;
- Datenquellen (Patient, Angehöriger, Rater; vgl. Thapa und Rowland, 1989);
- Rating versus Verhaltensbeobachtung;
- additive versus globale Skalen;
- ein- versus mehrdimemsionale Skalen;
- Zeitperspektive (Vergangenheit versus Gegenwart).

Die Erfassung von Lebensqualität sollte jedoch entsprechend dem Standard psychiatrischer Therapieforschung immer im Kontext anderer Variablenbereiche im Sinne einer multimodalen Diagnostik (vgl. Baumann und Stieglitz, 1994) erfolgen. Für psychiatrische Patienten, insbesondere schizophrene Patienten, sind dies u.a. die aktuelle Psychopathologie, der bisherige Krankheitsverlauf oder auch die Medikamentennebenwirkungen.

Bezüglich der Erfassung von Lebensqualität bei psychiatrischen/schizophrenen Patienten läßt sich festhalten, daß es gegenwärtig kein Standardinstrument zur Erfassung von Lebensqualität gibt. Für schizophrene Patienten am besten evaluiert scheinen bisher die OQoLQ/QoLQ, QLS und QoLI zu sein, wobei das QoLI bisher am häufigsten in Studien eingesetzt worden ist. Die Auswahl von Verfahren sollte daher zum gegenwärtigen Zeitpunkt entsprechend den Bedürfnissen der Anwender erfolgen hinsichtlich der sie interessierenden Bereiche wie der zur Verfügung stehenden Zeit. Das Thema Lebensqualität ist jedoch von großer Bedeutung, daß es verstärkt Gegenstand von Forschungsaktivitäten werden sollte, da dadurch Aspekte des Behandlungs- und Krankheitsverlaufs erfaßt werden können, die durch andere Variablen nicht abgebildet werden.

Literatur

Angst J, Bech P, Bobon D, Engel R, Hippius H, Janzen GJ, Lecrubier Y, Lingjaerde O, Möller HJ, Montgomery S, Paes de Sousa M, Rossi A, Saletu B, Sedvall G, Stefanis C, Stoll KD, Woggon B (1991) Report of the third consensus conference on the methodology of clinical trials with antipsychotic drugs. Pharmacopsychiatry 24: 149–152

Angst J, Bech P, Bruinvels J, Engel RR, Ferner U, Guelfi JD, Lingjaerde O, Müller-Oerlinghausen B, Paes de Sousa M, Paykel E, Rimon R, Rzewusk M, Saletu B, Spiegel R, Stassen HH, Stoll KD, Wiesel FA, Woggon B, Zvolksy P (1994) Report on the fifth consensus conference: methodology of long-term clinical trials in psychiatry. Pharmacopsychiatry 27: 101–107

Baker F, Intagliata J (1982) Quality of life in the evaluation of community support systems. Eval Prog Planning 5: 69–79

Baumann U, Stieglitz RD (1994) Psychodiagnostik psychischer Störungen: Allgemeine Grundlagen. In: Stieglitz RD, Baumann U (Hrsg) Psychodiagnostik psychischer Störungen. Enke, Stuttgart, S 3–20

Bech P (1993) Rating scales for psychopathology, health status and quality of life. Springer, Berlin Heidelberg New York Tokyo

Bigelow DA, Brodska G, Steward L, Olson M (1982) The concept and measurement of quality of life as a dependent variable in evaluation of mental health services. In: Stahler GJ, Tash WR (eds) Innovative approaches to mental health evaluation. Academic Press, New York, pp 345–366

Bigelow DA, Mc Farland BH, Olson MM (1991) Quality of life of community mental health program clients: validating a measure. Comm Ment Health J 27: 43–55

Clare AW, Cairns VE (1978) Design, development and use of a standardized interview to social maladjustment and dysfunction in community samples. Psychol Med 8: 589–604

Corten P, Mercier C, Pelc I (1994) „Subjective quality of life": clinical model for assessment of rehabilitation treatment in psychiatry. Soc Psychiatry Psychiatr Epidemiol 29: 178–183

Fahrenberg J, Myrtel M, Wilk D, Kreutel K (1986) Multimodale Erfassung der Lebenszufriedenheit: Eine Untersuchung an Herz-Kreislauf-Patienten. Psychother Med Psychol 36: 347–354

Hecht H, Faltermaier A, Wittchen HU (1987) Social Interview Schedule (SIS). Roderer, Regensburg

Heinrichs DW, Hanlon TE, Carpenter WT (1984) The quality of life scale: an instrument for rating the schizophrenic deficit syndrome. Schizophr Bull 10: 388–398

Helmchen H (1990) „Lebensqualität" als Bewertungskriterium in der Psychiatrie. In: Schölmerich P, Thews G (Hrsg) „Lebensqualität" als Bewertungskriterium in der Medizin. Fischer, Stuttgart, S 93–115

Katschnig H, König P (Hrsg) (1994) Schizophrenie und Lebensqualität. Springer, Wien New York

Laireiter A, Baumann U, Stieglitz RD (1994) Soziodiagnostik. In: Stieglitz RD, Baumann U (Hrsg) Psychodiagnostik psychischer Störungen. Enke, Stuttgart, S 191–206

Lehman AF (1983) The well-being of chronic mental patients: assessing their quality of life. Arch Gen Psychiatry 40: 369–373

Lehman AF (1988) A quality of life interview for the chronically mental ill. Eval Prog Plann 11: 51–62
Lehman AF, Burns BJ (1990) Severe mental illness in the community. In: Spilker B (ed) Quality of life assessments in clinical trials. Raven Press, New York, pp 357–366
Lehman AF, Ward NC, Linn LS (1982) Chronic mental patients: the quality of life issue. Am J Psychiatry 10: 1271–1276
Maier W, Sandmann J (1994) Diagnostik in Langzeitstudien. In: Stieglitz RD, Baumann U (Hrsg) Psychodiagnostik psychischer Störungen. Enke, Stuttgart, S 272–283
Malm U, May PRS, Dencker SJ (1981) Evaluation of the quality of life of the schizophrenic outpatient: a checklist. Schizophr Bull 7: 477–487
Oliver JPJ (1991) The social care directive: development of an quality of life profile for use in community services for the mentally ill. Soc Work Soc Sci Rev 3: 5–45
Priebe S, Hoffmann C (1994) Berliner Lebensqualitätsprofil. Unveröffentlichtes Manuskript, Abt. Sozialpsychiatrie, FU Berlin
Priebe S, Gruyters T, Heinze M, Hoffmann C, Jäkel A (1995) Subjektive Evaluationskriterien in der psychiatrischen Versorgung – Erhebungsmethoden für Forschung und Praxis. Psychiat Prax 22: 140–144
Saupe R, Englert JS, Gebhardt R, Stieglitz RD (1991) Schizophrenie und Coping: bisherige Befunde und verhaltenstherapeutische Überlegungen. Verhaltenstherapie 1: 130–138
Skantze K (1993) Defining subjective quality of life goals in schizophrenia. Department of Psychiatry, Göteborg
Skantze K, Malm U, Dencker SJ, May PRA (1990) Quality of life in schizophrenia. Nord Psychiater Tidsskr 44: 71–75
Stein LI, Test MA (1980) Alternative to mental hospital treatment: I. Conceptual model, treatment program and clinical evaluation. Arch Gen Psychiatry 37: 392–397
Stieglitz RD (1994) Erfassung von Lebensqualität bei schizophrenen Patienten. Vortrag auf der AMDP-Tagung, 5. und 6. Oktober 1994, München
Testkuratorium der Föderation deutscher Psychologenverbände (1986) Kriterienkatalog (Mitteilung). Diagnostica 32: 358–360
Westhoff G (1993) Handbuch psychosozialer Meßinstrumente. Hogrefe, Göttingen
WHO (1958) The first ten years of the World Health Organization. World Health Organization, Geneva
WHO (1980) The international classification of impairments, disabilities, and handicaps (ICDH/WHO). World Health Organization, Geneva

Korrespondenz: Dr. rer. nat. Dipl.-Psych. Rolf-Dieter Stieglitz, Abt. Allgemeine Psychiatrie mit Poliklinik, Hauptstraße 5, D-79104 Freiburg, Bundesrepublik Deutschland.

Das Aachener Lebensqualitätsinventar für Patienten mit Hirnschädigung: Entwicklung und methodische Gütekriterien

B. O. Hütter und J. M. Gilsbach

Neurochirurgische Klinik des Klinikums der Rheinisch Westfälischen Technischen Hochschule (RWTH) Aachen, Bundesrepublik Deutschland

Einleitung

Neben rein organischen Kriterien wie Morbidität, Mortalität oder physischer Überlebenszeit wird zunehmend auch die Lebensqualität der betroffenen Patienten zur Bewertung medizinischer Behandlungsmaßnahmen herangezogen (Bullinger et al., 1991; Hütter, 1990; Aaronson, 1988; Aaronson und Beckman, 1987; Ware, 1984). Diese erweiterte Sichtweise gewinnt vor allem dann an Bedeutung, wenn es sich um besonders eingreifende Behandlungsmaßnahmen oder um Erkrankungen handelt, wo durch den Fortschritt der Medizin mittlerweile das rein körperliche Überleben einer größeren Zahl von Patienten erreicht werden kann, wie z.B. bei Gehirnblutungen und schweren Schädelhirntraumata (Hütter et al. 1995; Hütter und Gilsbach, 1993; Jennett et al., 1981). Weiterhin sind in diesem Zusammenhang auch letztlich unheilbare Erkrankungen wie maligne Tumore zu erwähnen, die zwar allenfalls für eine gewisse Zeit in ihrem Fortschreiten aufgehalten werden können, aber für die eine kurative Therapie nicht in Sicht ist. Hier sollte das primäre Therapieziel in der Verbesserung oder zumindest in der Bewahrung der Lebensqualität der Patienten für die verbleibende Überlebenszeit bestehen (Hütter und Gilsbach, 1994b; Hütter, 1990; Liebermann et al., 1982).

Konzeptualisierungen von Lebensqualität bei medizinischen Patienten

In der derzeitigen Praxis bestimmen neben pragmatischen Erwägungen die jeweils durch den Forscher individuell bevorzugte Definition und Konzeptualisierung von Lebensqualität die Entscheidung, ein bestimmtes Verfahren z.B. in einer klinischen Studie einzusetzen. Dies trifft häufig auch für die Itemauswahl und Konstruktion von Verfahren zur Messung von Lebensqualität zu. Daher sollen an dieser Stelle die vielfach eher impliziten theoretischen Voraussetzungen in der Forschung zur Lebensqualität körperlich Kranker explizit gemacht und kurz diskutiert werden. Der Begriff der Lebensqualität stammt ursprünglich aus der Politik bzw. der Politikwissenschaft, wurde jedoch auch rasch von der Soziologie aufgenommen (Viefhues, 1991; Flanagan, 1975). Es besteht mittlerweile Übereinstimmung darin, daß Lebensqualität jeweils anders konzeptualisiert werden muß, je nachdem ob dieses Konzept auf die politische Praxis wie z.B. einen Wahlkampf, die soziologische Forschung oder auf körperlich Kranke angewendet werden soll (vgl. Bullinger et al., 1991; Viefhues, 1991). Es ist davon auszugehen, daß für jedes Anwendungsfeld bzw. für jede Fragestellung jeweils andere Dimensionen oder Aspekte von Lebensqualität relevant sind. Daher entwickelten sich spezifische Lebensqualitäts-Konzepte für körperlich Kranke. Nachdem in der medizischen Lebensqualitätsforschung lange Zeit die auf das rein physische Funktionsniveau beschränkte Karnofsky Performance Status Skala (Karnofsky und Burchenal, 1949) dominierte, setzte sich in der neueren Forschung eine breitere Konzeptualisierung des Begriffs der Lehensqualität durch (Hütter und Gilsbach, 1995; Bullinger et al., 1991; Viefhues, 1991; Hütter, 1990; Aaronson, 1988; Aaronson und Beckman, 1987; Ware, 1984). Für die medizinische Lebensqualitätsforschung wurde vor allem das aus der Soziologie stammende Konzept der Lebensqualität von Flanagan (1975) bedeutsam, der folgende Dimensionen als Grundbestandteile von Lebensqualität postulierte: 1. psychisches und materielles Wohlbefinden; 2. soziale Beziehungen; 3. soziale und politische Aktivitäten; 4. persönliche Entwicklung und Selbstverwirklichung; 5. Freizeitaktivitäten. Eine weitere Wurzel der heutigen Vorstellungen über Lebensqualität bei Patienten mit körperlichen Erkrankungen liegt in dem Konzept des Gesundheitsstatus (health-status), das ursprünglich aus Ansätzen zur Evaluation von Krankenversicherungsprogrammen in den USA stammt (Viefhues, 1991; Gilson et al., 1975). Aus der Vielzahl von Konzeptualisierungen und Operationalisierungen von Lebensqualität im Kontext körperlicher Erkrankungen kristallisierte sich jedoch mittlerweile unter den Lebensqualitätsforschern ein Konsens heraus, welche Kernelemente in jeder Operationalisierung von Lebensqualität enthalten sein müssen (vgl. Schwarz et al., 1990, 1995). Lebensqualität wird allgemein als multidimensionales Konstrukt aufgefaßt, dessen Kerndimensionen die Bereiche 1. funktioneller Status, 2. krankheitsbezogene Symptome; 3. psychologisches und 4. soziales Funktionieren umfaßt (Aaronson, 1988). Hiebei beinhaltet der Bereich des funktionellen Status die Aspekte der Selbstversorgung, der Mobilität, der physischen Aktivitäten und des Rollenverhaltens. Weiterhin werden folgende drei Ebenen einem umfassenden Lebensqualitätskonzept für körperlich Kranke zugeordnet (Aaronson, 1988): 1. subjektive Wahrnehmung durch den Patienten (z.B. Wohlbefinden, subjektive Lebenszufriedenheit); 2. objektive funktionale Kapazität (z.B. Alltagaktivitäten, Sozialbeziehungen, Arbeitsfähigkeit) und 3. Krankheitssymptome (z.B. Kopfschmerzen, Inkontinenz). Die jeweiligen konkreten Operationalisierungen können danach unterschieden werden, welcher Aspekt in den Mittelpunkt gerückt wird.

Abgesehen von reinen physischen Symptomlisten lassen sich die meisten Verfahren zwischen den Polen der Betonung der Lebensqualität als subjektiver Wahrnehmung bzw. Empfindung des Wohlfühlens, der Lebenszufriedenheit etc. und der Auffassung von Lebensqualität als objektiver funktionaler Kapazität des Patienten einordnen. Dem entspricht auf der Seite der Operationalisierungen der Bezug auf subjektive Wahrnehmungen und Empfindungen des Patienten wie im Fragebogen zur Lebensqualität von Leiberich et al. (1993) oder die Thematisierung konkreter objektiv beobachtbarer Verhaltensweisen wie im Sickness Impact Profile (Bergner et al., 1981; Hütter und Gilsbach, 1994b; Hütter und Würtemberger, im Druck) oder im Aachener Lebensqualitäts-Inventar (Hütter und Gilsbach, 1995). Darüber hinaus ist noch nach Verfahren zu unterscheiden, die auf der Selbsteinschätzung oder der Fremdeinschätzung der Patienten basieren und solchen, die in beiden Versionen verfügbar sind. Bisher werden im Rahmen der empirischen Messung überwiegend standarisierte Selbsteinschätzungsskalen eingesetzt (Viefhues et al., 1991; Van Dam und Aaronson, 1988; Aaronson und Beckmann, 1987). Hinsichtlich der Frage, ob nun krankheitsspezifische oder krankheitsübergreifende Instrumente sinnvoll sind, setzt sich die Tendenz durch, eine modulare Strategie zu verfolgen (vgl. Hütter und Gilsbach, 1995; Schwarz et al., 1995; Viefhues et al., 1991; Aaronson, 1988; Van Dam und Aaronson, 1988: de Haes und Van Knippenberg, 1985). Diese beinhaltet die Verwendung eines Kernbestands von krankheitsübergreifenden Modulen (Dimensionen) und die Integration zusätzlicher krankheitsspezifischer Module.

Aus den vorangegangenen Überlegungen ergibt sich, daß Lebensqualitätskonzepte, wie sie für körperlich Kranke Anwendung finden, nicht ohne weiteres auch auf psychisch Kranke oder Patienten, bei denen kognitive Funktionseinbußen im Vordergrund stehen, übertragen werden können. In einer Studie zur Lebensqualität von Patienten nach Subarachnoidalblutungen (Hütter et al., 1995) wurde ein erster Versuch unternommen, neben einer erweiterten und speziell auf Patienten mit Hirnschädigung abgestimmten Lebensqualitätskonzeptualisierung einen multimodalen und multimethodalen Zugang anzuwenden (Hütter und Gilsbach, 1995). Tabelle 1 gibt einen

Tabelle 1. Dimensionen der Lebensqualität bei Patienten nach Subarachnoidalblutung

1. Ökonomischer und beruflicher Status
2. Physisch-funktionelle Kapazität
3. Anpassung an das Alltagsleben
4. Soziale Beziehungen
5. Freizeitaktivitäten
6. Emotionale Befindlichkeit
7. Lebenszufriedenheit
8. Krankheitsbezogene Symptome
9. Kognitive Kapazität

Überblick über die in dieser Studie untersuchten Lebensqualitätsdimensionen. Darüber hinaus wurde eine Strategie angewendet, die darauf abzielte, neben Selbstberichtsdaten und subjektiven Bewertungen auch objektive Daten wie z.B. die Ergebnisse neuropsychologischer Tests sowie Fremdeinschätzungen multimethodal und multimodal zu erheben.

Gegenstandbereiche von Lebensqualitätsforschung in der Medizin

Die potentiellen Anwendungsgebiete der Lebensqualitätsmessung in der Medizin erstrecken sich vor allem auf zwei Bereiche: Einmal ist dies der Einsatz in der klinischen Routinediagnostik und zum anderen die Verwendung als Forschungsinstrument. In der klinischen Routinediagnostik besteht eine Anwendung in der Erhebung von Befunden hinsichtlich des Bedarfs eines einzelnen Patienten für psychosoziale Interventionen, wie z.B. Rehabilitationsmaßnahmen oder psychotherapeutische Betreuung. Zum anderen könnten Lebensqualitätsdaten zur klinischen Entscheidungsfindung beitragen. Als Forschungsinstrument ist ein Einsatz zur Untersuchung der psychosozialen Auswirkungen körperlicher Krankheiten bei spezifischen Patientengruppen denkbar, sowie die Verwendung in der Forschung zur allgemeinen Qualitätssicherung medizinischer Behandlungsmaßnahmen. Weitere Anwendungsfelder bestehen in einem Einsatz zur Evaluation der unterschiedlichen Auswirkungen von Therapien und in der Forschung zur differentiellen Indikation von medizinischer Behandlungsmaßnahmen. Letztlich sei noch neben den klinischen Forschungsfeldern die Lebensqualitäts-Grundlagenforschung erwähnt, die sich von der Prüfung der Eignung unterschiedlicher Verfahren der Lebensqualitätsmessung bis hin zur Untersuchung der Wechselbeziehung zwischen klinischen Parametern, psychosozialen Variablen wie z.B. Depressivität oder Krankheitsverarbeitung und der gemessenen Lebensqualität erstreckt. Insgesamt dürfte sich nicht in allen Fällen klar zwischen klinischer Anwendung, klinischer Forschung und Grundlagenforschung trennen lassen, sondern ein kontinuierlicher Übergang zwischen den Anwendungsfeldern bestehen.

Lebensqualitätsforschung in der Neurochirurgie

In der Neurochirurgie wird der psychosoziale Outcome bei Patienten nach Schädelhirntrauma oder Gehirnblutung üblicherweise mittels der Glasgow Outcome Skala (Jennett und Bond, 1975) eingeschätzt, während die Lebensqualität von Patienten mit Hirntumoren in einer Reihe von Studien unter Zuhilfenahme der Karnofsky-Performance Status Skala (Karnofsky und Burchenal, 1946) bewertet worden ist (Philippon et al., 1993; Sachsenheimer und Bimmler, 1992; Taphoorn et al., 1992; Chan und Thompson, 1984; Liebermann et al., 1982). Es bestehen jedoch erhebliche Zweifel, ob diese einfachen Skalen zur validen und psychologisch angemessenen Erfassung der Lebensqualität der betroffenen Patienten überhaupt geeignet sind, zumal deren Beschränkung auf das rein physische Funktionsniveau offenkundig ist (Hütter und Gilsbach, 1993; Hütter, 1990; Feinstein et al., 1986; Hutchinson et al., 1979). In vielen neurochirurgischen Studien, die in ihrem Titel den Begriff Lebensqualität führen, sind jedoch nur unsystematische Methoden wie unstandarisierte Einschätzungen, Telefoninterviews oder adhoc Fragebögen verwendet worden. Gelegentlich fehlt auch jede Information darüber, wie das Befinden oder die Lebensqualität der Patienten erhoben worden waren. Die Entwicklung eines Lebensqualitätsfragebogens für Patienten mit Hirnschädigung (Aachener Lebensqualitäts-Inventar) soll der neurochirurgischen Forschung und der klinischen Praxis eine Methode zur Verfügung stellen, die es ermöglicht, zuverlässige und aussagekräftige Informationen über die Lebensqualität in dieser Patientengruppe zu erheben. Mit Hilfe dieses Verfahrens sollen auch die psychosozialen Auswirkungen von neurochirurgischen Krankheitsbildern und ihrer Behandlung einer wissenschaftlichen Untersuchung zugänglich gemacht werden. Darüber hinaus besteht die Notwendigkeit, der Neurochirurgie ein zuverlässiges Instrument zur Qualitätssicherung zur Verfügung zu stellen. Eine weitere Anwendung liegt in der Untersuchung des Verlaufs der Lebensqualität von Patienten mit Gliomen und Metastasen zur Evaluation der Nebenwirkungen von Operation und/oder Bestrahlung. Auch die Überprüfung der Wirksamkeit neuropsychologischer Rehabilitations-Maßnahmen bei neurochirurgischen Patienten stellt ein weiteres wichtiges zukünftiges Forschungsfeld dar.

Anforderungen an die Untersuchung der Lebensqualität von Patienten mit Hirnschädigung

Für die Anwendung bei hirngeschädigten Patienten mit kognitiven Funktionseinbußen weisen die publizierten Verfahren zur Lebensqualitätsmessung den Nachteil auf, daß spezifische Problembereiche, wie sie für diese Patientengruppe relevant sein dürften, nicht berührt werden. Auf der anderen Seite enthalten Ratingskalen oder Fragebogenverfahren zur Erfassung von alltagsnahen Symptomen kognitiver Funktionseinschränkungen wie die Neuropsychological Impairment Scale (O'Donnell et al., 1984a, b), die Neurobehavioral Assessment Scale (Chernik et al., 1992) oder das PAF (Zimmermann, 1989) bei weitem nicht alle in der Lebensqualitätsforschung als relevant angesehenen Dimensionen. Aus diesen Vorüberlegungen ergeben sich nun folgende Anforderungen, die ein Inventar zur Erfassung der Lebensqualität von Patienten mit Hirnschädigung erfüllen muß:

1. Das Meßinstrument sollte eine möglichst umfassende Operationalisierung des globalen Konstrukts der Lebensqualität darstellen;
2. angemessene psychometrische Zuverlässigkeit hinsichtlich Validität, Reliabilität und Sensitivität;
3. internationale Vergleichbarkeit der Ergebnisse;

4. Vergleichbarkeit auch mit Studien zur Lebensqualität von Patienten mit anderen Erkrankungen;
5. Berücksichtigung typischer Beschwerden und Beeinträchtigungen von Patienten mit Hirnschädigung;
6. aus methodischen Gründen Abheben auf konkretes Verhalten bzw. konkrete Situationen im Alltagsleben, die sich objektivieren lassen;
7. einfache Antwortskala, sodaß die kognitive Kapazität und das Entscheidungsvermögen der Patienten nicht überfordert werden;
8. Verfügbarkeit einer Parallelversion zur Fremdeinschätzung, da besonders bei Patienten mit Hirnschädigung die Zuverlässigkeit von Selbstberichtsdaten zweifelhaft ist;
9. Erfassung nicht nur objektivierbarer funktioneller Einschränkungen, sondern auch der subjektiven Belastung.

Einige methodische Überlegungen zur psychometrischen Überprüfung von Instrumenten zur Erfassung von Lebensqualität

Das Spektrum der vorliegenden Verfahren zur Erfassung von Lebensqualität reicht von komplexen Selbsteinschätzungs-Fragebögen über einfachere Selbst- oder Fremdratings, Symptomlisten bis zur Verwendung einer visuellen Analog-Skala zur unmittelbaren Einschätzung der Lebensqualität. Trotz erheblicher Fortschritte in den letzten Jahren besteht immer noch der Mißstand, daß der größte Teil der zirkulierenden Verfahren zur Lebensqualitätsmessung überhaupt nicht oder nur unzureichend auf seine methodischen Eigenschaften hin geprüft ist. Neben Ansätzen, die auf die bloße Augenscheinvalidität eines Verfahrens abheben (Feinstein, 1987a, b; Ware, 1987), stehen sich der klinimetrische und der psychometrische Ansatz als theoretische Grundlage der Konstruktion und methodischen Überprüfung von Verfahren zur Lebensqualitätsmessung gegenüber (Wright und Feinstein, 1992; Fletcher et al., 1992; Rus und Golombok, 1989; Feinstein, 1987a, b; Feinstein et al., 1986). Die jeweiligen Stärken und Schwächen beider Ansätze können an dieser Stelle nicht erschöpfend diskutiert und gegeneinander abgewogen werden. Jedoch scheint der klinimetrische Ansatz eher zu schwache Voraussetzungen an komplexere Verfahren der Lebensqualitätsmessung zu stellen, deren quantitative Ergebnisse ja in der Praxis statistisch weiterverarbeitet werden sollen. Im psychometrischen Ansatz dagegen werden einerseits zu komplexe, unangemessene und teilweise sogar kontraproduktive Anforderungen definiert, während auf der anderen Seite ein wichtiges Kriterium wie das der Sensitivität unterbewertet wird (vgl. Wright und Feinstein, 1992). Daher sind vor diesem Hintergrund die methodischen Kriterien zu diskutieren, an denen ein Verfahren zur Erfassung von Lebensqualität zu messen ist und die als Leitlinie bei Neukonstruktion oder Revision dienen sollten. Bei den meisten der vorliegenden methodisch geprüften Verfahren wurde mehr oder weniger konsequent nach dem psychometrischen Ansatz vorgegangen. Hier wurde, wie z.B. beim Sickness Impact

Profile, in der Regel der Ansatz der Likert-Skalierung (Nunally, 1978) verwendet, der u.a. besonders auf den Aspekt der Skalen-Homogenität abhebt. In Abweichung vom psychometrischen Ansatz sind für die Prüfung von Verfahren zur Messung von Lebensqualität – in der Reihenfolge ihrer Wichtigkeit – Validität, Sensitivität und Reliabilität als Kriterien zu nennen (Visser et al., 1994; Wright und Feinstein, 1992; Fletcher et al., 1992; Rus und Golombok, 1989; Feinstein, 1987a, b; Feinstein et al., 1986). Hierbei ist das in der Psychometrie kaum beachtete Kriterium der Sensitivität zu betonen, dem in der Lebensqualitätsforschung große Bedeutung zukommt (Wright und Feinstein, 1992; Fletcher et al., 1992; Mac Kenzie et al., 1986). Sensitivität bedeutet hier in erster Linie Empfindlichkeit für therapieinduzierte Veränderungen und für Veränderungen im zeitlichen Verlauf (Wright und Feinstein, 1992). In der Lebensqualitätsforschung sind als übergreifende methodische Anforderungen die Nützlichkeit und Anwendbarkeit des jeweiligen Verfahrens zu nennen, das ja in erster Linie dazu dienen soll, bestimmte Ziele in der klinischen Forschung zu erreichen (Feinstein, 1987a, b).

Die Validierung von Verfahren zur Messung von Lebensqualität

Der Aspekt der internen (strukturellen) Validität tritt bei der Konstruktion von Lebensqualitätsskalen gegenüber einem kriteriums-orientierten Ansatz zurück (Wright und Feinstein, 1992; Fletcher et al., 1992; Ware, 1987). Auch ist die Analyse und Bewertung von ganzen Skalen, die apriori als Einheit gesehen werden, von größerer Bedeutung als die Einzelitemanalyse, wie sie in der Psychometrie betont wird (Wright und Feinstein, 1992; Ware, 1987). Auch scheint eine kriteriumsorientierte Skalenkonstruktion dem psychometrischen Ziel der Homogenität im Sinne von Einfaktorialität zu widersprechen (Wright und Feinstein, 1992; Feinstein, 1987a, b). Im Prozeß der Validierung sind möglichst hohe Korrelationen mit einer Vielzahl von klinisch relevanten Außenkriterien anzustreben, die besonders für den Anwendungsbereich eines Lebensqualitäts-Inventars relevant sein sollten. Daher sind substantielle Korrelationen mit möglichst objektiven wie auch physiologischen Parametern anzustreben, da diese Variablen einen geringen Meßfehler aufweisen, während bei klinischen Ratings oder rein psychologischen Kriterien eine größere Kontaminierung durch Meßfehler zu erwarten ist. Der Aspekt der prognostischen Validität stellt ein weiteres wichtiges Bewertungskriterium für Verfahren zur Erfassung von Lebensqualität dar. Das gemessene Ausmaß an Beeinträchtigung sollte die Überlebenszeit eines Patienten möglichst besser als rein klinische Parameter vorhersagen können, oder zumindest in Kombination mit klinischen Parametern eine genauere Prognose erlauben. Als weiteres methodisches Kriterium ist eine ausreichende diskriminative Validität in Hinsicht auf die Abgrenzung von emotionalen Befindlichkeiten und Zuständen sowie von Aspekten der Krankheitsverarbeitung zu fordern. Hiedurch wird der Gefahr einer konfundierten Messung begegnet und damit die Eigenständigkeit des Konstrukts Lebensqualität gewährleistet, wie dies auch für die deutsche Version des Sickness Impact Profiles gezeigt werden konnte (Hütter und Gilsbach, 1994b; Hütter und Würtemberger, im Druck). Eine Ausnahme hiervon bildet die Variable Depression, bei der davon ausgegangen werden muß, daß aus psychologischen Gründen eine substantielle Wechselbeziehung zur selbsteingeschätzten Lebensqualität besteht (Chelune et al., 1986; Hütter und Gilsbach, 1995). Hinsichtlich der diskriminativen Validität zu Aspekten den emotionalen Befindlichkeiten könnten bei einigen publizierten Verfahren Probleme auftreten, wie z.B. bei der Münchner Lebensqualitäts-Skala, der EORTC Skala und in deutlichem Maße beim Fragebogen zur Erfassung von Lebensqualität von Leiberich et al. (1994). Auch das Brief-Symptom-Inventory (BSI) von Derogatis und Melisaratos (1983) ist gelegentlich als Verfahren zur Erfassung von Lebensqualität vorgeschlagen worden. Jedoch mißt das BSI die Belastung durch psychiatrische Symptome und ist hinsichtlich seiner diskriminativen Validität fraglich. Auch entspricht das BSI nicht dem mittlerweile allgemein akzeptierten Grundkonzept von Lebensqualität bei körperlich Kranken. Weiterhin bestehen erhebliche Probleme hinsichtlich der Validität der Subskalen, die unakzeptabel hoch untereinander korreliert sind (Boulet und Boss, 1991; Hütter, 1994a).

Das Homogenitäts-Sensitivitäts-Dilemma

Aus klinimetrischer Sicht haben Feinstein (1987a, b) sowie Wright und Feinstein (1992) auf einen Widerspruch zwischen der von der Psychometrie geforderten möglichst hohen Homogenität der Skalen (Cronbach's Alpha) und der Forderung nach Sensitivität, wie sie für die Lebensqualitätsforschung von großer Wichtigkeit ist, hingewiesen. Es konnte auch empirisch gezeigt werden, daß ein homogenes Verfahren nicht die erforderliche Veränderungssensitivität aufweisen kann (MacKenzie et al., 1986). Aus klinimetrischer Perspektive ist es daher besser, eine mäßig homogene, aber dafür sensitive Skala zu konstruieren, als eine nach psychometrischen Kriterien homogene Skala, die sich als insensitiv erweist. Daher sind grundsätzlich gesonderte Sensitivitätsprüfungen für jedes Meßverfahren zur Erfassung von Lebensqualität zu fordern. Inwieweit das Homogenitäts-Sensitivitäts-Dilemma zwingend ist, läßt sich gegenwärtig noch nicht abschließend entscheiden. So weist das Aachener Lebensqualitätsinventar eine sehr hohe Homogenität von 0,97 (Cronbach's Alpha) auf, in mehreren Studien erwies sich dieses Fragebogen-Verfahren jedoch als sensitiv für Veränderungen zwischen prä- und postoperativen Meßzeitpunkten, wie auch als empfindlich für Effekte therapeutisch-pharmakologischer Interventionen (Hütter et al., 1994; Würtemberger et al., 1992; Kreitschmann, Hütter und Gilsbach, im Druck; Hütter und Würtemberger, im Druck). Abschließend ist noch auf die Abhängigkeit der Sensitivität von der Validität hinzuweisen. Eine geringe Validität als Korrelation mit relevanten, z.B. physiologischen Außenkriterien wird es mit sich bringen, daß die Sensitivität für evtl. therapeutisch induzierte Variationen dieser physiologischen Parameter unbefriedigend ausfallen wird.

Strategien zur Prüfung der methodischen Güte von Verfahren zur Erfassung von Lebensqualität

Die konkrete Gewichtung der einzelnen methodischen Bewertungskriterien für Verfahren zur Messung von Lebensqualität ist in enger Abhängigkeit von der spezifischen Fragestellung und dem angestrebten Untersuchungsansatz zu sehen. Ein „Generalist" unter den Verfahren zur Lebensqualitätsmessung sollte jedoch alle genannten Anforderungen eindeutig erfüllen. Der Wiederspruch zwischen einer psychometrischen Prüfstrategie mit ihren komplexen, von den Notwendigkeiten der Fragestellungen in der Lebensqualitätsforschung abgehobenen Anforderungen und der Tatsache, daß ein psychometrisch exzellentes Verfahren – wenn es überhaupt realisierbar sein sollte – für die in der Lebensqualitätsforschung relevanten Fragestellungen eher ungeeignet wäre, läßt sich gegenwärtig nicht völlig auflösen. Hier könnte der psychometrische Ansatz von der Übernahme klinimetrischer Konzepte wie der Berücksichtigung der Ziele und der Fragestellungen, für die ein Meßverfahren entwickelt wurde, sowie von der Integration des Kriteriums der Sensitivität profitieren (Wright und Feinstein, 1992). Auf der anderen Seite erfordern die Anwendungen von Verfahren zur Lebensqualitätsmessung und hierbei insbesondere die statistischen Prozeduren, die üblicherweise in der Lebensqualitätsforschung eingesetzt werden (mit „stillschweigender" Voraussetzung von Intervallskalenniveau) einen Mittelweg zwischen rein klinimetrischen „schwachen" und psychometrisch orientierten Prüfkriterien. Diese Strategie dient daher auch als Leitfaden bei der Entwicklung des Aachener Lebensqualitätsinventars.

Validität, Reliabilität und Sensitivität der modifizierten deutschen Übersetzung des Sickness Impact Profiles

In Orientierung an die für ein Verfahren zur Messung von Lebensqualität bei Patienten mit Hirnschädigung formulierten Anforderungen wurde die deutsche Übersetzung des Sickness Impact Profiles (SIP) als Ausgangspunkt gewählt. Das SIP ist ein in den USA häufig verwendetes und psychometrisch gut geprüftes Fragebogeninstrumentarium zur Erfassung der Lebensqualität von körperlich Kranken, dessen Items weitgehend auf dem Niveau objektiv prüfbaren konkreten Verhaltens formuliert sind (Bergner et al., 1981). Nach den Ergebnissen einer Pilotstudie wurden einzelne Itemformulierungen der deutschen Übersetzung des SIP geändert und darüber hinaus mehrere Einzelitems, sowie die Subskalen „Alertness" und „Emotional and affective behavior" vollständig entfernt, da sich diese als unvalide und unreliabel erwiesen (Hütter, 1990). Diese modifizierte deutsche Übersetzung des SIP wurde nun anhand einer Stichprobe von 58 O_2-abhängigen Patienten mit chronisch obstruktiven Lungenerkrankungen (COPD) hinsichtlich ihrer Validität, Reliabilität und Sensitivität überprüft (Hütter und Gilsbach 1994b; Hütter und Würtemberger, im Druck).

Die Kriteriums-Validität der deutschen SIP Version konnte durch substantielle Korrelationen mit diversen physiologischen Parametern der Lungenfunktion und den Ratings von Atemnot und pulmonaler Kapazität aus dem Baseline Dyspnea Index (BDi) (Mahler et al., 1987) gezeigt werden (Hütter und Gilsbach, 1994b; Hütter und Würtemberger, im Druck). Patienten, deren pulmonale Kapazität (BDI-Rating) sich nach Einführung der Flüssigsauerstoff-Therapie verschlechtert hatte, wiesen eine signifikant schlechtere Lebensqualität als diejenigen Patienten auf, deren pulmonale Kapazität sich verbessert hatte. Die divergente Validität des SIP zeigte sich in relativ großer Unabhängigkeit von Persönlichkeitsmerkmalen die mittels des Freiburger Persönlichkeitsinventars (FPI-R) gemessen wurden. Die sich ergebende Korrelationsmatrix aus allen SIP Subskalen und Summenscores mit den Unterskalen des FPI-R zeigte nur 15 signifikante Korrelationen von 112 möglichen. Bedeutsame Korrelationen traten nur mit solchen FPI-R Unterskalen wie „Lebenszufriedenheit" „Körperbeschwerden" und „Gesundheitssorgen" auf, die auch eine große inhaltliche Nähe zu dem Konstrukt der Lebensqualität körperlich Kranker aufweisen. Die prognostische Validität der deutschen SIP Version zeigte sich darin, daß die Patienten, die im Verlauf der Studie verstarben, zum Studienbeginn bei vergleichbaren pneumonologischen Ausgangsparametern eine signifikant schlechtere Lebensqualität als die überlebenden Patienten aufwiesen (Hütter und Gilsbach, 1994b; Hütter und Würtemberger, im Druck). Die Konstruktvalidität der deutschen SIP Version wurde mittels einer Clusteranlayse der Einzelitems und Faktorenanalysen der Subskalen und Summenscores untersucht. Es zeigte sich, daß die Skalen „Soziale Kontakte" und „Beweglichkeit" in jeweils zwei relativ unabhängige Unterskalen zerfielen, nämlich einmal in „Sozialbeziehungen" und „Familienbeziehungen" sowie in „Beweglichkeit" und „Autonomie". Faktorenanalytisch konnte die Zweidimensionalität auch des deutschen SIP mit der Differenzierung in eine physische Dimension und eine soziale Dimension bestätigt werden.

Die Reliabilität der modifizierten deutschen Übersetzung des SIP wurde hinsichtlich der internen Konsistenz (Cronbach's Alpha) und als Split-Half Reliabilität geprüft. Die interne Konsistenz (Cronbach's Alpha) der einzelnen Subskalen bewegte sich zwischen 0,67 und 0,89. Da die intere Konsistenz der Unterskala „Ernährung" sich mit 0,42 als unbefriedigend erwies, wurde diese Skale für weitere Untersuchungen ausgeschlossen. Für das gesamte Instrument lag die intere Konsistenz bei 0,93, während die entsprechenden Kennzahlen für den Physical Score 0,88 und für den Social Score 0.,85 betrugen (Hütter und Gilsbach, 1994b; Hütter und Würtemberger, im Druck). Die Sensitivität für zeitliche Verlaufsschwankungen zeigte sich in einer Längsschnittstudie zur Lebensqualität von COPD Patienten, die eine Flüssigsauerstofftherapie (LOX) erhielten. Das SIP erwies sich hierbei auch als sensitiv für unterschiedliche Gebrauchsgewohnheiten von LOX (Hütter und Würtemberger, im Druck).

Das Aachener Lebensqualitätsinventar für Hirngeschädigte: Konzept und erste Ergebnisse der methodischen Prüfung

Im nächsten Arbeitsschritt wurde aufbauend auf diese Ergebnisse das Aachener Lebensqualitäts-Inventar (ALQI) zur Messung der Lebensqualität von Patienten mit Hirnschädigung entwickelt. Dieses Inventar setzt sich aus einer weiteren Modifikation der deutschen Version des „Sickness Impact Profiles" (SIP) zusammen (Bergner et al., 1981; Hütter, 1990; Hütter und Gilsbach, 1994b; Hütter und Gilsbach, 1995; Hütter und Würtemberger, im Druck). Die Subskalen wurden unter Berücksichtigung der Ergebnisse einer Clusteranalyse so rekonstruiert, sodaß jetzt jede Subskale zehn Items enthält. Hierdurch werden Profilvergleiche zwischen den Subskalen möglich. Weiterhin kann aus der Summe der entsprechenden Subskalen ein ALQI Physical Score und ein ALQI Social Score berechnet werden. Im ALQI wird die Subskala „Aktivierung" dem Social Score zugeordnet. Nach den Ergebnissen der Vorstudien wird die ALQI Subskala „Arbeitsfähigkeit" nicht in den Summenscore mit aufgenommen (Hütter und Gilsbach, 1994b; Hütter und Würtemberger, im Druck). Weiterhin wurde noch eine Skala zur Messung der subjektiven Belastung durch die jeweiligen Beeinträchtigungen integriert. Darüber hinaus wurden aufgrund der Ergebnisse einer früheren Studie noch eine Reihe von Items gesammelt, die spezifische kognitive Einschränkungen von Patienten mit Hirnschädigung erfassen sollen (Hütter et al., 1995). Diese Subskala „Kognitive Kapazität" enthält zunächst 17 Items, die nach einer Itemanalyse reduziert werden sollen. Letztlich wurde noch eine Itemsammlung zur Erfassung allgemeiner Krankheitsbeschwerden angefügt.

1. Informationsmangel über Krankheit und Behandlung;
2. Störung des Körperschemas;
3. Kopfschmerzen;
4. allgemeine Schmerzen;
5. Darminkontinenz;
6. Harninkontinenz;
7. Schlafstörungen.

Aufgrund eigener Vorarbeiten wurde noch eine Parallelversion des ALQI für die Einschätzung des Patienten durch den Lebenspartner entwickelt, da die Introspektionsfähigkeit von Patienten mit Hirnschädigung durch verschiedene Variablen beeinträchtigt sein kann (Chelune et al., 1986; Hütter und Gilsbach, 1995).

Die jetzige Version des ALQI enthält demnach 117 Items in 11 Subskalen (Tabelle 2). Zur methodischen Prüfung des Aachener Lebensqualitätsinventars und der Parallelversion für den Lebenspartner dient eine Stichprobe von Patienten, die ein repräsentatives Spektrum von in der

Tabelle 2. Dimensionen der Lebensqualität im Aachener Lebensqualitätsinventar

1. Materieller Status und Arbeitsfähigkeit
2. Aktivierung
3. Mobilität
4. Motorische Geschicklichkeit
5. Hilfsbedürftigkeit
6. Hausarbeit
7. Soziale Kontakte
8. Familienbeziehungen
9. Freizeitaktivitäten
10. Kommunikation
11. Kognitive Beeinträchtigungen

Neurochirurgie behandelten zerebralen Erkrankungen aufweisen. Hierzu gehören Gehirnblutungen, Hirntumore und Schädelhirntraumata. Neben den üblichen psychometrischen Reliabilitätsberechnungen (intere Konsistenz, Retest-Reliabilität) hat die Analyse der Validität des ALQI besonders große Bedeutung. Eine Kategorie von Validitäts-Untersuchungen besteht in der Testung von relevanten Hypothesen. Die Kriteriums-Validität ergibt sich aus Korrelationsanalysen mit einem breiten Spektrum externer Variablen. Über alle Patientengruppen hinweg dienen das Rating nach der Glasgow Outcome Skala (GOS), die Anzahl der neurologischen Defizite, das Ausmaß an Depressivität und die Leistung in objektiven neuropsychologischen Tests als externe Kriterien. Die für die Diagnosegruppen spezifischen Analysen der Kriteriumsvalidität beinhalten bei den Patienten nach einer Gehirnblutung Prüfungen des Zusammenhangs mit dem prognostisch bedeutsamen Rating des klinischen Zustands bei Ankunft in der Klinik (Hunt und Hess Grading; Hunt und Hess, 1968) und dem Grading des Schweregrads der Blutung (Fisher CT-Score; Fisher et al., 1980). Für die Patienten nach Schädelhirntrauma sind die Einschätzung des Zustands nach der Glasgow-Coma Scale und der Aachener Koma-Skala, die Dauer der Bewußtlosigkeit und die Dauer der anterograden und der retrograden Amnesie zu nennen. Die Sensitivität des ALQI wird hinsichtlich der Empfindlichkeit für Veränderungen über Zeit, für Veränderungen zwischen einer präoperativen und einer postoperativen Untersuchung und hinsichtlich der Empfindlichkeit für Effekte therapeutischer Behandlungsmaßnahmen zu zeigen sein.

Die im folgenden vorgestellten vorläufigen Ergebnisse zur methodischen Eignung des ALQI beruhen auf den Daten einer unausgelesenen Stichprobe von 231 neurochirurgischen Patienten im Alter von 16 bis 68 Jahren, davon 146 Patienten nach Subarachnoidalblutung, 51 Patienten nach Schädelhirntrauma, 34 Patienten vor Operation eines gutartigen Gehirntumors und von 163 Lebenspartnern dieser Patienten. Die Tabelle 3 gibt einen Überblick über die interne Konsistenz (Cronbach's Alpha) und

Tabelle 3. Reliabilität der Selbst- und der Fremdeinschätzungsversion
des Aachener Lebensqualitätsinventars

ALQI Subskalen	ALQI-Selbsteinschätzungsversion			ALQI-Fremdeinschätzungsversion	
	Items No.	Cronbach's Alpha[a]	Split-Half Guttman[b]	Cronbach's Alpha[a]	Split-Half Guttman[b]
Aktivierung	10	0,85	0,82	0,83	0,84
Beweglichkeit	10	0,86	0,84	0,88	0,83
Hausarbeit	10	0,88	0,90	0,90	0,92
Sozialkontakt	10	0,80	0,83	0,84	0,85
Fam.-Bez.	10	0,74	0,70	0,78	0,78
Mobilität	10	0,81	0,87	0,78	0,82
Arbeit	10	0,71	0,73	0,77	0,77
Freizeit	10	0,89	0,85	0,86	0,82
Autonomie	10	0,68	0,69	0,88	0,88
Kommunikation	10	0,78	0,71	0,84	0,80
Kognition	17	0,91	0,92	0,92	0,92
Social Scale	50	0,94	0,87	0,94	0,89
Physical Scale	40	0,93	0,81	0,94	0,77
Total Scale[c]	107	0,97	0,92	0,97	0,92

[a] Cronbach's Alpha Koeffizient für interne Konsistenz
[b] Guttman's Split-Half Reliabilität
[c] Ohne die Subskale Arbeit, die Items zum Sozialstatus und die Einzelitems zu den Krankheitsbeschwerden

die Split-Half Reliabilität der Selbst- wie der Fremdeinschätzungsversion des ALQI. Wie aus Tabelle 3 ersichtlich wird, sind die entsprechenden Koeffizienten für beide ALQI Versionen als ausgezeichnet bis akzeptabel anzusehen. Die Kriteriumsvalidität der beiden ALQI Versionen wurde durch Spearman Rang-Korrelationen mit einer Reihe neurologischer Befunde und im Fall der Selbsteinschätzungsversion zusätzlich durch Pearson Korrelationen mit der Depressivität der Patienten (Beck Depressionsinventar und Hamilton Depressionsrating) überprüft. Die Tabelle 4 gibt einen Überblick über die Korrelationen der ALQI Summenscores der Selbst- und der Fremdeinschätzungsversion mit einer Reihe externer Kriterien. Wie aus Tabelle 4 ersichtlich wird, zeigt sich eine größere Anzahl bedeutsamer Korrelationen in mittlerer bis mäßiger Höhe. Tabelle 5 gibt einen Überblick über die Assoziationen zwischen den ALQI Summenscores und einem breiten Spektrum neuropsychologischer Tests. Abgesehen von dem komplexen Verhältnis, in dem Beeinträchtigungen im Alltagsleben und die geistige Kapazität, wie sie mit neuropsychologischen Tests erfaßt wird, stehen (vgl. Hütter und Gilsbach, 1995; Hütter et al., 1995) sind die Ergebnisse als deutliche Belege für die Validität der beiden ALQI-Versionen anzusehen.

Tabelle 4. Kriteriumsvalidität der Selbst- und der Fremdeinschätzungsversion des Aachener Lebensqualitätsinventars

Außenkriterien	ALQI-Selbsteinschätzungsversion			ALQI-Fremdeinschätzungsversion		
	ALQI Total Score	ALQI Physical Score	ALQI Social Score	ALQI Total Score	ALQI Physical Score	ALQI Social Score
Anzahl neurologische Defizite (n = 231)	0,12	0,19*	0,09	0,15	0,20*	0,09
Rating nach der Glasgow-Outcome Skale (n = 231)	0,32**	0,37**	0,27**	0,32**	0,39**	0,25**
Rating nach Hunt und Hess (n = 146)	0,24*	0,18*	0,23*	0,28**	0,26*	0,23**
Schwere der Blutung Fisher Score (n = 146)	0,15*	0,14	0,13	0,20*	0,21*	0,18*
Komadauer in Tagen (n = 43)[a]	0,33*	0,39*	0,25	0,12	0,16	0,06
Dauer der retrograden Amnesie Minuten (n = 51)[a]	-0,02	0,15	-0,12	-0,00	0,25	-0,13
Dauer der anterograden Amnesie Minuten (n = 51)[a]	0,06	0,19	-0,01	-0,02	0,06	0,01
Rating nach der Glasgow Koma Skala (n = 22)[a]	0,07	-0,16	0,17	-0,22	-0,17	-0,30*
Rating nach der Aachener Koma Skala (n = 51)[a]	-0,32*	-0,31*	-0,28	-0,21	-0,32*	-0,28

* $p < 0,05$; ** $p < 0,001$
[a] Pearson Produkt-Moment-Korrelationen

Tabelle 5. Kriteriumsvalidität der Selbst- und der Fremdeinschätzungsversion des Aachener Lebensqualitätsinventars Korrelationen mit neuropsychologischen Tests (n = 51)

Neuropsychologische Funktion[a]	ALQI-Selbsteinschätzungsversion				ALQI-Fremdeinschätzungsversion			
	ALQI Total Score	ALQI Physical Score	ALQI Social Score		ALQI Total Score	ALQI Physical Score	ALQI Social Score	
Aphasie Token Test[b]	0,29*	0,14	0,34*		0,36*	0,23	0,42*	
Figurales Kurzzeitgedächtnis	0,06	0,09	0,04		-0,12	-0,20	-0,06	
Verbales Kurzzeitgedächtnis	-0,32*	-0,20	-0,33*		-0,34*	-0,28	-0,35*	
Figurales Langzeitgedächtnis	-0,40*	-0,34*	-0,38*		-0,37*	-0,34*	-0,34*	
Verbales Langzeitgedächtnis	0,12	-0,15	-0,07		-0,09	-0,22	-0,01	
Konzentration Gesamtleistung	-0,33*	-0,29*	-0,29*		-0,45*	-0,45*	-0,41*	
Konzentration Genauigkeit	-0,12	-0,18	-0,08		-0,13	-0,22	-0,07	
Konzentration fehlerreduzierte Gesamtleistung	-0,32*	-0,27	-0,28		-0,42*	-0,41*	-0,39*	
Einfache Reaktionsgeschwindigkeit (msec)[b]	0,34*	0,22	0,34*		0,38*	0,37*	0,37*	
Alertness	0,00	0,01	0,00		0,00	0,01	0,00	
Reaktionstempo geteilte Aufmerksamkeit (msec)[b]	0,27	0,18	0,29		0,34*	0,35*	0,32*	
Kapazität geteilte Aufmerksamkeit[b]	0,12	0,18	0,10		0,27	0,37*	0,18	
Reaktionstempo Go/NoGo Aufgabe (msec)[b]	0,34*	0,32*	0,30*		0,38*	0,49**	0,30*	
Fehler/Perseverationen Go/NoGo Aufgabe[b]	0,30*	0,40**	0,20		0,32*	0,47**	0,20	

* p < 0,05; ** p < 0,001
[a] Pearson Produkt-Moment Korrelationen
[b] Ein höherer Testscore bedeutet eine schlechtere Leistung

Der ALQI Summenscore korrelierte substantiell mit dem Ausmaß der selbsteingeschätzten Depressivität (r = 0,79; p < 0,001) wie auch mit dem Hamilton Depressionsrating (r = 0,65; p < 0,001). Die selbsteingeschätzte Depressivität war mit r = 0,54 (p < 0,001) mit dem ALQI Physical Score assoziiert, während zu der fremdeingeschätzten Depressivität der Patienten ein Zusammenhang in Höhe von r = 0,49 (p < 0,001) bestand. Der ALQI Social Score war mit dem Hamilton-Rating mit r = 0,64 (p < 0,001) assoziiert, während sich mit dem Ausmaß der selbsteingeschätzten Depressivität (Depressionsinventar von Beck) eine Korrelation von r = 0,81 (p < 0,001) zeigte. Hinsichtlich der Sensitivität des ALQI für die Effekte therapeutischer Interventionen liegt eine Studie zur hypertensiven Katecholamintherapie schwerster Vasospasmen nach einer Subarachnoidalblutung vor (Kreitschmann et al., im Druck), in der das Aachener Lebensqualitätsinventar die angestrebten pharmakologischen Effekte abbilden konnte. Hinweise zur Sensitivität des ALQI für zeitliche Verlaufsschwankungen ergaben sich aus einer Längsschnittstudie zur Lebensqualität von Patienten mit supratentoriellen AV-Malformationen, die sich über einen Zeitraum von drei Jahren erstreckt (Hütter et al., 1994). Insgesamt sind diese Ergebnisse jedoch noch als vorläufig zu bewerten, sodaß die Resultate umfassenderer Sensitivitätsanalysen abgewartet werden müssen. Zwischen der Selbst- und der Fremdeinschätzungsversion des ALI fand sich eine Korrelation der Summenscores von 0,81 (n = 163), die als hinreichend für die Annahme der Parallelität von beiden Instrumenten angesehen werden kann. Dies gilt insbesondere unter den spezifischen Bedingungen, die für das Verhältnis von Selbst- und Fremdeinschätzung bei Patienten mit Hirnschädigung relevant sind (Hütter und Gilsbach, 1995).

Zusammenfassende Diskussion und Ausblick

Die Ergebnisse dieser vorläufigen Datenauswertung ergeben bereits deutliche Hinweise für eine angemessene methodische Zuverlässigkeit des ALQI in der Selbst- wie in der Fremdeinschätzungsversion. Interessanterweise lagen bei der Analyse der Kriteriumsvalidität die entsprechenden Korrelationskoeffizienten bei der Fremdeinschätzungsversion tendenziell höher als bei der Selbsteinschätzungsvariante des ALQI. Dieses Ergebnis ist als ein Hinweis dafür zu werten, daß die Fremdeinschätzungsmethodik bei Patienten mit Hirnschädigung valider sein könnte als die Selbsteinschätzung (Hütter und Gilsbach, 1995). Neben der Absicherung dieser Ergebnisse an einer erheblich größeren Stichprobe sind noch Analysen zur internen Validität, zu unterschiedlichen Aspekten der Sensitivität und zur 24 Stunden-Retest-Reliabilität der beiden ALQI Versionen erforderlich. Die Subskala „Intellektuelle Kapazität" wird -trotz der bereits befriedigenden Reliabilität- aufgrund einiger problematischer Items noch einer Revision zu unterziehen sein. Die Compliance der Patienten im Bearbeiten des ALQI ist selbst bei postalischer Zusendung des Fragebogens mit anschließender Rücksendung erstaunlich hoch (ca. 85%) und liegt bei stationären Patienten oder in Längsschnittstudien mit persönlichem Patientenkontakt noch darüber. Die Selbsteinschätzungsversion des ALQI ist nur bei kognitiv leicht bis mittelschwer beeinträchtigten Patienten anwendbar. Eine genaue Analyse des Anwendungsbereichs steht noch aus. Eine Version des ALQI zur Selbsteinschätzung der Lebensqualität von Patienten mit Aphasien mittels einer Sammlung von Piktogrammen wurde bereits entwickelt und befindet sich derzeit in der Validierung. Ebenso ist eine Version des ALQI für den Einsatz bei Kindern ab dem Schulalter verfügbar (Hütter et al., 1994c).

Literatur

Aaronson NK, Beckman J (1987) The quality of life of cancer patients. Raven Press, New York
Aaronson NK (1988) Quality of life: what is it? How should it be measured? Oncology 2: 69–74
Bergner M, Bobbitt RA, Carter WB, Gilson BS (1981) The sickness impact profile: development and final revision of a health status measure. Med Care 19: 787–805
Boulet J, Boss MW (1991) Validity and reliability of the Brief Symptom Inventory (BSI). J Consult Clin Psychol 59: 433–437
Bullinger M, Ludwig M, von Steinbüchel N (1991) Lebensqualität bei kardiovaskulären Erkrankungen. Hogrefe, Göttingen Toronto Zürich
Chan RC, Thompson GB (1984) Morbidity, mortality, and quality of life following surgery for intracranial meningiomas. J Neurosurg 60: 52–56
Chelune GJ, Heaton RK, Lehman AW (1986) Neuropsychological and personality correlates of patients complaints of disability. In: Goldstein G, Tarter RE (eds) Advances in clinical neuropsychology, vol III. Plenum Press, New York London, pp 95–126
Chernik DA, Tucker M, Gigli B, Yoo K, Paul K, Laine H, Siegel JC (1992) Validity and reliability of the neurobehavioral assessment scale. J Clin Psychopharmacol 12: 43–48
Derogatis LR, Melisaratos N (1983) The brief symptom inventory: an introductory report. Psychol Med 13: 596–605
Feinstein AR, Josephy BR, Wells CK (1986) Scientific and clinical problems in index of functional disability. Ann Intern Med 105: 413–420
Feinstein AR (1987a) Clinimetrics. Yale University Press, New Haven CT
Feinstein AR (1987b) Clinimetric perspectives. J Chron Dis 40: 635–640
Fisher CM, Kistler JP, Davis JM (1980) Relation of cerebral vasospasm to subarachnoid haemorrhage visualized by computerized tomographic scanning. Neurosurgery 6: 1–9
Flanagan JC (1975) The concept of quality of life for American community members. Social Indicators 19: 75–81
Flanagan JC (1982) Measurement of quality of life: current state of the art. Arch Phys Med Rehabil 63: 56–59
Fletcher A, Gore S, Jones D, Fitzpatrick R, Spiegelhalter D, Cox D (1992) Quality of life measures in health care. II: Design, analysis and interpretation. Br Med J 305: 1145–1148
Gilson BS, Gilson JS, Bergner M, Bobbitt RA, Pollard WE (1975) The sickness impact profile: development of an outcome measure of health care. Am J Public Health 65: 1304–1313
de Haes JC, van Knippenberg FC (1985) The quality of life of cancer patients: a review of the literature. Soc Sci Med 20: 809–817
Hunt WE, Hess RM (1968) Surgical risk as related to time of intervention in the repair of intracranial aneurysms. J Neurosurg 28: 14–20
Hutchinson TA, Boyd NF, Feinstein AR, Gonda A, Hollomby D, Vrowat B (1979) Scientific problems in clinical scales as demonstrated in the Karnofsky index of performance status. J Chron Dis 32: 661–666
Hütter BO (1990) Anforderungen an die Untersuchung der Lebensqualität von Patienten mit Hirntumoren. 5. Tagung der Neuroonkologischen Arbeitsgruppe der Deutschen Gesellschaft für Neurochirurgie in Köln. Book of Abstracts, pp 17–18

Hütter BO, Gilsbach JM (1993) Which neuropsychological deficits are hidden behind a good outcome (GOS = I) after aneurysmal SAH? Neurosurgery 33: 999–1006

Hütter BO (1994a) Wahrnehmung, Belastungswirkung und Bewältigung von invasiven Eingriffen in Kardiologie und Herzchirurgie. Deutscher Studien Verlag, Weinheim

Hütter BO, Gilsbach JM (1994b) Lebensqualität in der Neuroonkologie: Validität, Reliabilität und Sensitivität der deutschen Version des Sickness Impact Profiles. 2. Tagung zur Lebensqualität in der Onkologie. Heidelberg, 5. 5.–7. 5. 1994, Kongreß-Abstracts, S 30

Hütter BO, Fischer G, Sauer M, Korinthenberg R (1994c) Psychologische Aspekte der Behandlung neuromuskulärer Erkrankungen im Kindes- und Jugendalter. Sozialpädiatrie 16: 750–755

Hütter BO, Kaiser J, Gilsbach JM (1994) Kognitive Defizite und Lebensqualität von Patienten mit AV-Malformationen. Vortrag gehalten auf der Arbeitstagung für Mikroneurochirurgie in Freiburg vom 11. 2.–12. 2. 1994

Hütter BO, Gilsbach JM (1995) Lebensqualität bei Patienten mit Hirnschädigung: Entwicklung und psychometrische Überprüfung des Aachener Lebensqualitätsinventars. In: Schwarz R, Bernhard J, Flechtner H, Küchler Th, Hürny Ch (Hrsg) Lebensqualität in der Onkologie, vol II. Zuckschwerdt, München Bern Wien New York, S 14–520

Hütter BO, Würtemberger G (im Druck) Validity and reliability of the German version of the sickness impact profile in patients with chronic obstructive pulmonary disease. Psychology and Health

Hütter BO, Gilsbach JM, Kreitschmann I (1995) Quality of life and cognitive deficits in patients after subarachnoid haemorrhage. Br J Neurosurg 9: 465–475

Hütter BO, Gilsbach JM (1995) Introspective capacities in patients after subarachoid hemorrhage. J Clin Exp Neuropsychology 17: 499–517

Hütter BO, Würtemberger G (im Druck) Time course of quality of life in patients with chronic obstructive pulmonary disease after introduction of liquid oxygen therapy. Eur J Pneumol Res Dis

Jennett B, Bond M (1975) Assessment of outcome after severe brain damage. A practical scale. Lancet 1: 480–484

Jennett B, Snoek J, Bond MR, Brooks W (1981) Disability after severe head injury: observations on the use of the Glasgow outcome scale. J Neurol Neurosurg Psychiatry 44: 285–293

Karnofsky DA, Burchenal JH (1949) The clinical evaluation of chemotherapeutical agents in cancer. In: McCleod CM (ed) Evaluation of chemotherapeutic agents. Columbia University Press, New York, pp 191–205

Kreitschmann I, Hütter BO, Gilsbach JM (im Druck) Antiischemic therapy of severe prolonged vasospasm after subarachnoid hemorrhage: clinical results and quality of life. Acta Neurochir im Druck

Leiberich P, Averbeck M, Grote-Kusch M, Schroeder A, Olbrich E, Kalden J (1993) Lebensqualität von Tumorkranken als multidimensionales Konzept. Z Psychosom Med 39: 26–37

Liebermann AN, Foo SH, Ransohoff J, Weiss A, George A, Gordon W, Walker R (1982) Long term survival among patients with malignant brain tumors. Neurosurgery 10: 450–453

MacKenzie CR, Charlson ME, DiGioia D, Kelley K (1986) Can the sickness impact profile measure change? An example of scale assessment. J Chron Dis 39: 429–438

Mahler DA, Rosiello RA, Harver A, Lentine ZT, McGovern JF, Daubenspeck JA (1987) Comparison of clinical dyspnea ratings and psychophysical measurements of respiratory sensation in obstructive airway disease. Am Rev Res Dis 135: 1229–1233

Nunally JC (1978) Psychometric theory, 2nd edn. McGraw-Hill, New York

O'Donnell WE, DeSoto CB, Reynolds D (1984a) Sensitivity and specifity of the Neuropsychological Impairment Scale. J Clin Psychol 40: 553–557

O'Donnell WE, Reynolds D, DeSoto CB (1984b) Validity and reliability of the Neuropsychological Impairment Scale. J Clin Psychol 40: 549–553

Philippon J, Clemenceau SH, Fauchon F, Foncin JF (1993) Supratentorial low-grade astrocytoma in adults. Neurosurgery 32: 554–559

Rus J, Golombok S (1989) Modern psychometrics: the science of psychological assessment. Routledge, London

Sachsenheimer W, Bimmler T (1992) Assessment of quality of survival in patients with surgically treated meningioma. Neurochirurgia 35: 133–136

Schwarz R, Bernhard J, Flechtner H, Küchler Th, Hürny Ch (1990) Lebensqualität in der Onkologie, Bd I. Zuckschwerdt, München Bern Wien New York

Schwarz R, Bernhard J, Flechtner H, Küchler Th, Hürny Ch (1995) Lebensqualität in der Onkologie, Bd II. Zuckschwerdt, München Bern Wien New York

Taphoorn MJ, Heimans JJ, Snoek FJ, Lindeboom J, Oosterink B, Wolbers JG, Karim ABM (1992) Assessment of quality of life in patients treated for low-grade glioma: a preliminary report. J Neurol Neurosurg Psychiatry 55: 372–376

VanDam FSA, Aaronson AK (1988) Quality of life and treatment for cancer. J Drug Therapy Res 13: 173-175

Viefhues H, Schoene W, Rychlik R (1991) Chronic heart failure. Springer, Berlin Heidelberg New York Tokyo

Viefhues H (1991) Quality of life: semantic history, political and scientific terminology, measurement and methodology, medical research. In: Viefhues H, Schoene W, Rychlik R (eds) Chronic heart failure. Springer, Berlin Heidelberg New York Tokyo, pp 66–91

Visser MC, Fletcher AE, Parr G, Simpson A, Bulpitt CJ (1994) Comparison of three quality of life instruments in subjects with angina pectoris: the sickness impact profile, the Nottingham health profile, and the quality of well being scale. J Clin Epidemiol 47: 157–163

Ware JE (1984) Conceptualizing disease impact and treatment outcome. Cancer 153: 2316–2323

Ware JE (1987) Standards for validating of health measures: definition and content. J Chron Dis 40: 473–480

Wright JG, Feinstein AR (1992) A comparative contrast of clinimetric and psychometric methods for constructing indexes and rating scales. J Clin Epidemiol 45: 1201–1218

Würtemberger G, Hütter BO, Hirsch G, Matthys H (1992) Psychosoziale Beeinträchtigungen bei COPD. Atemw Lungenkrkh 18: 112–117

Zimmermann P (1989) Der Problemfragebogen für Aufmerksamkeitsstörungen (PAF) Unveröffentlichtes Arbeitspapier. Abtlg für Persönlichkeitspsychologie, Psychologisches Institut der Universität Freiburg

Korrespondenz: Dr. phil. Dipl.-Psych. B. O. Hütter, Neurochirurgische Klinik des Klinikums der RWTH Aachen, Pauwelsstraße 30, D-52057 Aachen, Bundesrepublik Deutschland.

Modifikation und Anwendung der Münchner Lebensqualitäts-Dimensionen-Liste bei schizophrenen Patienten

M. Franz, K. Plüddemann, H. Gruppe und B. Gallhofer

Zentrum für Psychiatrie der Justus-Liebig-Universität Gießen,
Bundesrepublik Deutschland

Einleitung

Für die Evaluation einer Versorgungsstruktur schizophrener Patienten wurde ein Inventar zur Lebensqualität gesucht, das zusammen mit weiteren Beurteilungsverfahren eingesetzt werden kann, ohne die Patienten durch die Dauer der Untersuchung zu überfordern. Es sollte ein umfassendes Profil der subjektiven Lebensqualität erfassen, praktikabel sein und befriedigende psychometrische Gütekriterien aufweisen (Bullinger und Pöppel, 1988). Das Instrument sollte bereits durch die Art der Konstruktion einen konsequent subjektiven Ansatz verfolgen, da objektive Indikatoren der Lebensqualität bestenfalls bescheidene Beziehungen zur Lebenszufriedenheit hervorbringen und bei Probanden mit atypischem Lebensstil – wie z.B. chronisch psychisch Kranken – noch unzulänglicher sind (Lehman, 1983).

Diese Voraussetzungen sind für die Münchner-Lebensqualitäts-Dimensionen-Liste (MLDL) in bezug auf gesunde und körperlich kranke Probanden weitgehend gegeben (Heinisch et al., 1991; Ludwig, 1991). Die Konstruktion dieser Skala erfolgte durch Auffinden von relevanten Lebensbereichen aus den Antworten auf offene Fragen sowie deren subjektive Gewichtung (Ludwig, 1991). Bei ihrem Einsatz wird nach der Zufriedenheit in bestimmten Lebensbereichen gefragt, ohne daß die Aufmerksamkeit durch Fragen nach Aspekten der objektiven Lebensqualität fokussiert wird (Heinisch et al., 1991). Dadurch wird ein konsequent subjektiver Ansatz zur Messung der Lebensqualität beibehalten. Die 19 Lebensqualitätsbereiche, in denen nach Zufriedenheit und subjektiver Wichtigkeit gefragt wird, lassen sich den vier Dimensionen Psyche, Physis, Sozialleben und Alltagsleben zuordnen (Ludwig, 1991). Die Antworten auf einer elfstufigen Likert-Skala bewegen sich zwischen „unzufrieden" und „sehr zufrieden" bzw. „unwichtig" und „sehr wichtig". Die Reliabilität sowie die diskriminante und konvergente Validität der Skala können als hinreichend bezeichnet werden (Heinisch et al., 1991).

Vorstudie

Zunächst wurde die MLDL in ihrer ursprünglichen Form 25 schizophrenen Patienten vorgelegt. Die Ergebnisse erbrachten interne Konsistenzen, die bei allen Subskalen über 0,70 (Cronbach's Alpha) lagen. Fast ein Drittel der Patienten füllte jedoch den Fragebogen unvollständig oder unkorrekt aus. Für diese Patienten schien es schwierig zu sein, ihre Zufriedenheit mit den gefragten Lebensbereichen ohne weitere Anleitung auf die elfstufige Likert-Skala abzubilden. Da semantische Anker-Informationen nur für die Extremwerte der Skala gegeben werden, gelang es einigen schizophrenen Patienten offenbar nicht, ihre Befindlichkeit abgestuft darzustellen. Infolgedessen kreuzten ein Fünftel der Probanden nur Extremwerte oder Extremwerte und die Mitte an (Abb. 1). Weiterhin erscheint die MLDL äußerlich als Zahlenblock, der einige Patienten offenbar ablenkte oder verwirrte, denn die Antworten wurden zum Teil so plaziert, daß sich geometrische Muster ergaben (Abb. 1).

Trotz der hohen drop-out Rate zeigte die in der Voruntersuchung gefundene Reliabilität der Skala, daß die MLDL bei schizophrenen Patienten sinnvoll eingesetzt werden kann, die Itempräsentation aber zu Problemen führt. Deshalb wurde der Versuch unternommen, die Anwendbarkeit der Skala bei schizophrenen Patienten durch verschiedene Modifikationen zu verbessern und sie im Hinblick auf Skalencharakteristika, Reliabilität und Validität zu untersuchen.

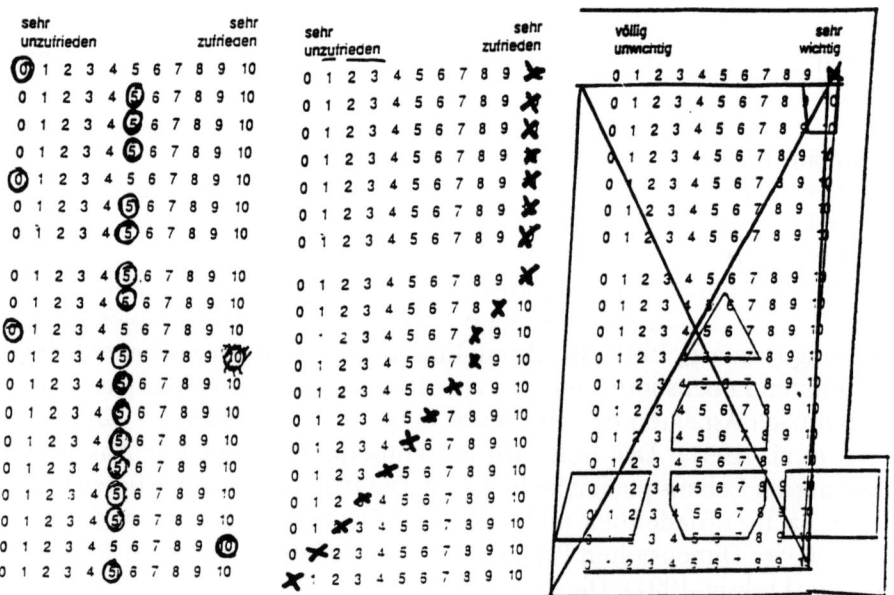

Abb. 1. Antwortmuster schizophrener Patienten bei der Originalform der MLDL

Methoden

Stichproben

Es wurden 62 schizophrene Patienten psychiatrischer Akutstationen untersucht (Durchschnittsalter 33 Jahre, Range 18 bis 55 Jahre; 46% Männer, 53% Frauen). Die Diagnosen wurden von den zuständigen Stationsärzten nach DSM III-R-Kriterien (American Psychiatric Association, 1989) klassifiziert als paranoide Schizophrenie (295.31, 295.32, 295.33, n = 59) und desorganisierte Schizophrenie (295.1, n = 3). Die Stichprobe enthält sowohl Patienten mit Erstmanifestationen (18%) als auch solche mit über 15 stationären Aufenthalten (8%), die durchschnittliche Erkrankungsdauer beträgt 9 Jahre. Die psychopathologische Symptomatik wurde mit der Positive and Negative Syndrome Scale (PANSS, Kay et al., 1987) erfaßt. Sie war auf allen Subskalen etwas ausgeprägter als in der Stichprobe, die bei der Skalenkonstruktion verwendet wurde (Kay et al., 1987).

Die Gruppe der gesunden Probanden bestand aus 106 unausgewählten Personen, meist aus dem Verwandten- und Bekanntenkreis von Mitarbeitern der Gießener Klinik (Durchschnittsalter 32 Jahre, Range 19 bis 63 Jahre; 45% Männer, 55% Frauen). Sie hatten insgesamt eine höhere Schulbildung als die Schizophrenen. Dies schränkt jedoch die Vergleichbarkeit der Gruppen nicht ein, da ein Zusammenhang von Bildungsstand und Lebensqualität in den meisten Publikationen nicht berichtet wird und auch in den vorliegenden Stichproben nicht gefunden wurde.

Lebensqualität

Es wurden folgende Modifikationen der MLDL vorgenommen:

1) Die Antwortskalierung der MLDL wurde auf eine siebenstufige Likert-Skala reduziert. Jede Stufe wurde mit einer verbalen Umschreibung versehen.
2) Das Inventar wurde in Form eines strukturierten Interviews vorgegeben. Die Itemformulierungen wurden unverändert in einem standardisierten Satz vorgelesen.
3) Die Selbsteinschätzung der Probanden wurde durch eine graphisch gestaltete Skala auf einem separaten Blatt unterstützt. Dabei deutet der Patient auf die Skalenposition, die seiner Selbsteinschätzung entspricht.
4) Um die Selbstbeurteilung nicht zu beeinflussen, wurden bei Nachfragen der Patienten nur unspezifische Aufmerksamkeits- und Motivationshilfen, jedoch keine inhaltlichen Hinweise gegeben.

Die Interviews wurden zehn Tage nach der stationären Aufnahme der Patienten von Mitarbeitern durchgeführt, die nicht in die Behandlung der jeweiligen Patienten involviert waren.

Soziodemographie, Psychopathologie

Der psychopathologische Befund wurde zehn Tage nach der Aufnahme von Stationsärzten erfaßt, die mit der PANSS-Skala trainiert waren. Letztere erlaubt eine Trennung von Positiv- und Negativsymptomatik (Kay et al., 1987). Soziodemographische Daten und Merkmale des Krankheitsverlaufs wurden aus den Krankenakten und mit Hilfe des Stationspersonals erhoben.

Ergebnisse

Skaleneigenschaften der MLDL-Subskalen

In der Stichprobe schizophrener Patienten zeigten die Subskalen der modifizierten MLDL interne Konsistenzen zwischen 0,66 und 0,83 (Tabelle 1), ebenso ausreichende Trennschärfen der Einzelitems (kleinster Wert: 0,53; bei der Skala Sozialleben: 0,38). Die Skalenwerte waren bei den Schizophrenen normalverteilt (Shapiro Wilk's W-Test).

Die Anwendung der MLDL-Modifikation an gesunden Probanden erbrachte ebenfalls hinreichende interne Konsistenzen (0,64 bis 0,81) und Trennschärfen. Die Verteilungen wichen allerdings signifikant von einer Normalverteilung ab, da sie nach rechts verschoben und auch zu steil waren (Tabelle 1). Dies entspricht tendenziell den Ergebnissen von Heinisch et al., 1991). Die Abweichungen bleiben allerdings in einem Rahmen, der einen begrenzten Einsatz in parametrischen statistischen Vergleichen erlaubt (Havlicek und Peterson, 1974). In beiden Stichproben zeigten die Subskalen der modifzierten MLDL ähnlich wie die Original-Skala (Heinisch et al., 1991) starke Interkorrelationen (r = 0,4 bis 0,8). Bei der Unterskala Sozialleben betrug die Quote nicht vollständig beantworteter Interviews 10%. Dies ist vor allem eine Folge fehlender Antworten auf die Frage nach der Zufriedenheit mit dem Sexualleben. Augenscheinliche „Muster" in den Antworten traten nicht mehr auf.

Tabelle 1. Kennwerte der MLDL-Skalen

	MLDL Unterskalen	N	Schiefe	Exzeß	Interne Konsistenz[a]
S	Skala Physis	61	−0,11	−0,88	0,83
	Skala Psyche	61	−0,20	−0,67	0,79
	Skala Sozialleben	56	0,01	−0,06	0,66
	Skala Alltagsleben	60	−0,06	−0,25	0,71
	MLDL Gesamtsumme	56	−0,07	−0,35	0,91
K	Skala Physis	69	−1,27	2,00	0,76
	Skala Psyche	106	−0,64	0,10	0,77
	Skala Sozialleben	99	−1,30	1,94	0,81
	Skala Alltagsleben	105	−1,30	3,31	0,64
	MLDL Gesamtsumme	79	−1,52	3,32	0,88

S Schizophrene Patienten, K gesunde Kontrollprobanden
[a] Cronbach's Alpha

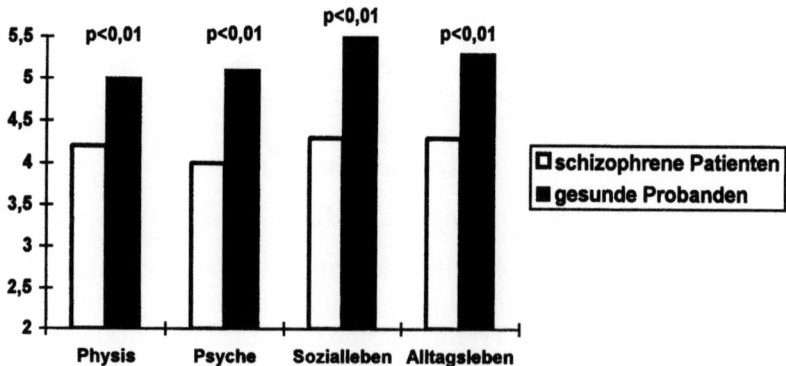

Abb. 2. Lebensqualität bei schizophrenen Patienten und gesunden Probanden

Aspekte der Validität

Die Höhe der Lebensqualität war bei den schizophrenen Patienten signifikant geringer als bei den gesunden Probanden. Dies gilt sowohl für alle Unterskalen der MLDL als auch für die Gesamtsumme (Abb. 2).

Es zeigte sich kein genereller Zusammenhang von Lebensqualität und Psychopathologie auf der Ebene der Positiv- und Negativskalen der PANSS. Auf Itemebene wird jedoch deutlich, daß Depressivität mit geringer Lebensqualität im allgemeinen (Gesamtscore) und speziell mit negativer Lebensqualität im Bereich Psyche korreliert. Ein weiterer Zusammenhang besteht zwischen dem PANSS-Item „Sorge umd die körperliche Integrität" und der MLDL-Subskala Sozialleben (Tabelle 2).

Bei 63% der Patienten gab es keine erkennbaren Nebenwirkungen der Neuroleptikatherapie, bei 22% fanden sich extrapyramidalmotorische Störungen (Parkinsonoid, Akathisie, Dyskinesie), bei 15% wurden weitere Beschwerden festgestellt (Müdigkeit und anticholinerge Nebenwirkungen). Die Gruppe mit Nebenwirkungen lag im Bereich Physis um knapp einen Skalenpunkt signifikant unter Patienten ohne Nebenwirkungen ($p < 0,04$). Wenn nur die Patienten mit extrapyramidalen Nebenwirkungen in die Analyse einbezogen wurden, zeigten sich noch deutlichere Unterschiede bei den Skalen Physis ($p < 0,04$) und Psyche ($p < 0,05$).

Weiterhin zeigten sich deutliche Zusammenhänge zwischen Lebensqualität und der Art der Medikation: Die Gruppe der mit konventionellen Neuroleptika behandelten Patienten (56%) hatte eine niedrigere Lebensqualität in bezug auf Physis und Psyche als diejenigen, die mit Atypika behandelt wurden (Clozapin 14%, Zotepin 16%, Risperidon 14%) (Abb. 3).

Diskussion

Die hohe drop-out Rate bei der ursprünglichen Form der MLDL konnte durch die Modifikation von 30% auf 10% gesenkt werden. Das standardisierte Vorlesen der Items, die optische Vorgabe der Skala mit semantischer Anke-

Tabelle 2. Lebensqualität und Psychopathologie

MLDL-Unterskala	Allgemeine Psychopathologie Skala	PANSS-Einzelitems	
		Sorge um die körperliche Integrität	Depressivität
Physis	−0,28*	−0,17	−0,27+
Psyche	−0,12	−0,19	−0,37**
Sozialleben	−0,25+	−0,29*	−0,18
Alltagsleben	−0,26+	−0,20	−0,23
MLDL-Gesamtsumme	−0,24+	−0,28*	−0,36**

Spearman Rangkorrelationen; + $p < 0,1$; * $p < 0,05$; ** $p < 0,01$**

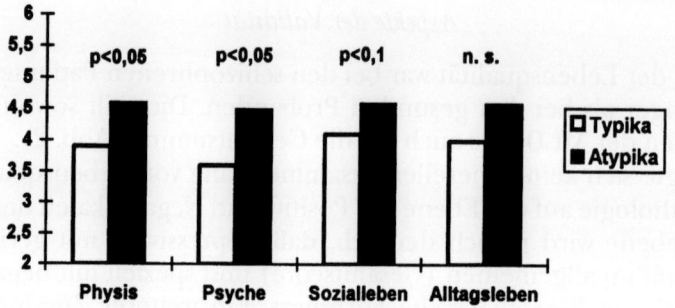

Abb. 3. Lebensqualität bei typischen (n = 31) und atypische (n = 25) Neuroleptika

rung aller sieben Skalenstufen, sowie unspezifische, nicht auf den Inhalt der Items bezogene Hilfen bei der Aufmerksamkeits-Fokussierung kann offenbar Selektionseffekte bezüglich schwer gestörter Patienten vermeiden. Die Gefahr artifiziell erhöhter Zufriedenheitsratings kann hierdurch allerdings erhöht werden (LeVois et al., 1981). Der Effekt sozialer Erwünschtheit sollte daher in zukünftigen Studien besser kontrolliert werden.

Reliabilität

In der erwähnten Studie von Heinisch et al. (1991) zeigten die untersuchten Skalen eine befriedigende Reliabilität, wobei sich bei gesunden Probanden im Bereich Alltagsleben eine Einschränkung durch ein Cronbach's Alpha unter 0,7 ergab. Dieser Befund wurde von uns für beide untersuchten Gruppen repliziert. Die gefundene interne Konsistenz von 0,64 wird mit Heinisch et al. (1991) aber als ausreichend erachtet, da ein gewisser Facettenreichtum der Items die Breite des Konstruktes widerspiegelt und eher wünschenswert ist als eine sehr hohe interne Konsistenz (Heinisch et al., 1991).

Aspekte der Validität

Die signifikanten Gruppenunterschiede zwischen Normalprobanden und Schizophrenen bezüglich der Lebensqualität (Abb. 2) sind ein Hinweis auf die diskriminante Validität der Skalen. Sie replizieren ein über verschiedene Erhebungsmethoden und unterschiedliche Stichproben hinweg konsistentes Ergebnis internationaler Studien, die die Lebensqualität der Normalbevölkerung mit psychisch Kranken vergleichen (Lauer, 1993). Auffällig ist allerdings, daß die durchschnittlichen Zufriedenheitswerte auch bei der schizophrenen Gruppe leicht über dem theoretischen Skalenmittel von 4 liegen. Weiterhin fällt auf, daß sowohl in der ursprünglichen als auch in der modifizierten Fassung alle drop-outs die Frage nach der Zufriedenheit mit der Sexualität nicht beantwortet hatten.

Die Items der ursprünglichen MLDL wurden aufgrund einer offenen Befragung von gesunden Probanden entwickelt. Zwar fanden sich vergleichbare Selbsteinstufungen bei verschiedenen Gruppen somatisch Erkrankter als Hinweis darauf, daß Lebensqualität im somatischen Bereich krankheitsübergreifend konzeptualisierbar ist (Heinisch et al., 1991). Es bleibt jedoch unklar, ob dies auch auf schizophrene Patienten zu übertragen ist. Bei letzteren besteht noch keine Übereinstimmung, welches Modell bezüglich des Konstruktes Lebensqualität bei psychisch Kranken angemessen ist (Priebe et al., 1995).

Bei schizophrenen Patienten erscheinen die subjektiven Bewertungen von Wahrnehmungen besonders relevant, da ihre selbst wahrgenommene Lebensqualität häufig von dem abweicht, was aufgrund sozialer Normen zu erwarten wäre (Lehman et al., 1993). Was dem Beobachter pathologisch erscheint, empfindet der Schizophrene unter Umständen als Erleichterung (Simhandl et al., 1984). Deshalb besteht hier die Gefahr, Bereiche und Inhalte zu präjudizieren. Für eine konvergente Validierung von Inventaren sollten daher möglichst Meßinstrumente mitgeführt werden, die explizit an schizophrenen Probanden entwickelt wurden.

Die gefundenen Zusammenhänge von Lebensqualität und Psychopathologie sind bezüglich der Literatur schwer einzuordnen. Insgesamt sind die Berichte über den Zusammenhang von Krankheitssymptomen und Lebensqualität chronisch psychisch Kranker sehr uneinheitlich (Lauer und Stegmüller-Koenemund, 1994). Eine Ausnahme stellen die negativen Korrelationen der Lebensqualität mit depressiven Symptomen dar. Letzteres wurde sowohl bei psychisch Kranken (Lehman et al., 1993; Naber et al., 1992; Sullivan et al., 1992) als auch bei gesunden Probanden bereits in der Literatur berichtet (Heinisch et al., 1991). Dieser Befund kann als Hinweis auf die Validität der MLDL gewertet werden, insbesondere da die genannte Korrelation einen Zusammenhang zwischen Selbst- und Fremdeinschätzungen darstellt und somit nicht durch gemeinsame Methodenvarianz künstlich erhöht ist. Da Depressivität jedoch nur 14% der Varianz der psychischen Lebensqualität zu erklären vermag, umfaßt die Lebensqualität der Patienten offensichtlich weitere entscheidende Aspekte.

Der Vergleich konventioneller mit atypischen Neuroleptika zeigte eine deutlich höhere Lebensqualität im psychischen und körperlichen Bereich bei atypischen Neuroleptika. Dies kann als Validitätsaspekt gewertet werden und bestätigt Ergebnisse von anderen Studien zur Lebensqualität unter Neuroleptika. Letztere zeigen sowohl eine signifikant positivere subjektive Befindlichkeit (Gebhardt, 1972; Naber et al., 1992) als auch Lebensqualität (Meltzer, 1992) unter dem atypischen Neuroleptikum Clozapin. Auch Patienten, die unter Medikamentennebenwirkungen litten, wiesen speziell in bezug auf ihr körperliches Befinden eine geringere Lebensqualität auf. Dies bestätigt Befunde aus Studien mit anderen Lebensqualitätsinventaren (Lauer und Stegmüller-Koenemund, 1994; Sullivan et al., 1992). Das subjektive Erleben und die Lebensqualität unter Neuroleptika sind bisher kaum systematisch untersucht (Naber et al., 1992) und könnten von spezieller Relevanz für die Anwendung von Neuroleptika in der Langzeittherapie werden.

Zusammenfassend erscheint die modifizierte MLDL aufgrund ihrer Reliabilität und Praktikabilität als brauchbares Meßinstrument für die

Erfassung der Lebensqualität bei schizophrenen Patienten. Durch die zeitliche Ökonomie beim Einsatz der Skala fügt sie sich gut in größere „Batterien" von Instrumenten ein. Die Abbildung unterschiedlicher Neuroleptikabehandlungen und Nebenwirkungen sowie der Unterschied zwischen gesunden Probanden und schizophrenen Patienten sind Hinweise auf die diskriminante Validität der Skala. Trotz starker Interkorrelationen der Subskalen weisen die differenzierten Beziehungen zu anderen Variablen auf spezifische Eigenschaften der Subskalen hin. Hinsichtlich der spezifischen Lebensqualität schizophrener Patienten bleiben allerdings Validitätsfragen offen, zu denen möglicherweise qualitative Forschungsansätze wichtige Beiträge liefern können. Eine valide Erfassung der subjektiven Lebensqualität ist aber in der Evaluation psychiatrischer Versorgung notwendig, um den Betroffenen eine verbesserte therapeutische Versorgung unter ihren spezifischen Lebensqualitätsaspekten zu ermöglichen.

Literatur

Américan Psychiatric Association (1987) Diagnostic and statistical manual of mental disorders, 3rd ed, revised. American Psychiatric Association, Washington

Bullinger M, Pöppel E (1988) Lebensqualität in der Medizin: Schlagwort oder Forschungsansatz? Dtsch Ärzteblatt 85: 679–680

Gebhardt R (1972) Veränderungen der subjektiven Befindlichkeit psychotischer Patienten unter neuroleptischer Therapie. Pharmakopsychiatry 5: 295–300

Havlicek LL, Peterson JNL (1974) Robustness of the t-Test: a guide for researchers on effect of violations of assumptions. Psychol Rep 34: 1095–1114

Heinisch M, Ludwig M, Bullinger M (1991) Psychometrische Testung der „Münchner Lebensqualitäts Dimensionen Liste (MLDL)". In: Bullinger M, Ludwig M, v Steinbüchel N (Hrsg) Lebensqualität bei kardiovaskulären Erkrankungen. Hogrefe, Göttingen Toronto Zürich, S 73–90

Kay SR, Fiszbein A, Opler LA (1987) The positive and negative syndrome scale (PANSS) for schizophrenia. Schiz Bull 13: 261–275

Lauer G (1993) Ergebnisse der Lebensqualitätsforschung bei chronisch Kranken. Psychiatr Praxis 20: 88–90

Lauer G, Stegmüller-Koenemund U (1994) Bereichsspezifische subjektive Lebensqualität und krankheitsbedingte Einschränkungen chronisch schizophrener Patienten. Psychiatr Praxis 21: 70–73

Lehman AF (1983) The well-being of chronic mental patients: assessing their quality of life. Arch Gen Psychiatry 40: 369–373

Lehman AF, Postrado LT, Rachuba LT(1993) Convergent validation of quality of life assessments for persons with severe mental illnesses. Qual Life Res 2: 327–333

LeVois M, Nguyen TD, Attkisson CC (1981) Artifact in client satisfaction assessment. Eval Program Plann 4: 139–150

Ludwig M (1991) Lebensqualität auf der Basis subjektiver Theoriebildung. In: Bullinger M, Ludwig M, v Steinbüchel N (Hrsg) Lebensqualität bei kardiovaskulären Erkrankungen. Hogrefe, Göttingen Toronto Zürich, S 24–34

Meltzer HY (1992) Dimensions of outcome with clozapine. Br J Psychiatry 160: 46–53

Naber D, Hackl C, Marzelli B, Modell S, Boerner R, Koch HJ (1992) Zur subjektiven Wirkung von Clozapin im Vergleich zu typischen Neuroleptika. In: Naber D, Müller-Spahn F (Hrsg) Clozapin. Pharmakologie und Klinik eines atypischen Neuroleptikums. Schattauer, Stuttgart, S 171–177

Priebe S, Gruyters T, Heinze M, Hoffmann C, Jäckel A (1995) Subjektive Evaluationskriterien in der psychiatrischen Versorgung – Erhebungsmethoden für Forschung und Praxis. Psychiatr Praxis 22: 140–144

Simhandl C, Rogan M, Lesch OM, Musalek M, Strobl R (1984) Wertigkeit von Selbstbeurteilungsskalen bei chronisch Schizophrenen. Nervenarzt 55: 371–377

Sullivan G, Wells KB, Leake B (1992) Clinical factors associated with better quality of life in a seriously mentally ill population. Hosp Commun Psychiatry 43: 794–798

Korrespondenz: Dr. M. Franz, Zentrum für Psychiatrie, Justus Liebig Universität Gießen, Am Steg 22–30, D-35392 Gießen, Bundesrepublik Deutschland.

Kompetenzbeurteilung und Kompetenzmessung bei Dementen – ein Vergleich zwischen Verfahren zur Quantifizierung demenzbedingter Beeinträchtigungen des Alltagsverhaltens

A. Hochrein[1], **L. Jonitz**[1], **E. Plaum**[2] und **R. R. Engel**[1]

[1] Psychiatrische Klinik, Ludwig-Maximilians-Universität München,
[2] Katholische Universität, Eichstätt, Bundesrepublik Deutschland

Zusammenfassung

Als Ergänzung zur Fremdbeurteilung des Alltagsverhaltens dementer Patienten mit üblichen ADL- oder IADL-Skalen entwickelten Loewenstein und Mitarbeiter 1989 mit dem DAFS (Direct Assessment of Functional Status) ein neues Verfahren zur direkten Messung alltagsrelevanter Fähigkeiten in standardisierten Aufgabensituationen. Ziel der Studie war es, verschiedene Arten von Kompetenzbestimmungen, nämlich Kompetenzmessung, Kompetenzbeurteilung mittels Selbst- und Fremdrating und psychometrische Tests miteinander zu vergleichen. Es wurden 16 Personen mit der DSM III-R-Diagnose einer Demenz vom Alzheimer Typ, davon acht mit einer leichten (MMS 18–25) und acht mit einer mittelschweren Demenz (MMS 12–17) sowie eine Kontrollgruppe von acht Probanden ohne Hinweise auf dementielle Erkrankungen (MMS 26–30) untersucht. Die drei Gruppen waren hinsichtlich Alter und Geschlecht vergleichbar. Der DAFS diente als Verfahren zur Kompetenzmessung, der NOSGER als Fremdbeurteilungsskala. Zur Quantifizierung der Gedächtnisleistung wurde eine Wortliste (WL) und der Gedächtnisteil aus dem KTSA vorgegeben. Einbußen im Bereich des Gedächtnisses lassen sich mittels Selbstbeurteilung (KTSA) und Kompetenzmessung (DAFS, WL) bereits dann feststellen, wenn diese im Alltag von Angehörigen noch nicht bemerkt werden (NOSGER). Andererseits stellen Angehörige eine eingeschränkte selbständige Körperpflege bereits dann fest (NOSGER), wenn die einzelnen Handlungskomponenten von den Patienten noch problemlos ausgeführt werden können (DAFS). Offensichtlich erfassen die jeweiligen Meßebenen auch bei gleicher Bereichsbenennung unterschiedliche Aspekte des Alltagsverhaltens.

Einleitung

Im Verlauf dementieller Erkrankungen treten kognitive Einbußen auf, die die Fähigkeit zur Aufrechterhaltung von Alltagsaktivitäten und somit die selbständige Lebensführung in zunehmendem Maße beeinträchtigen. Nach dem DSM III-R (Wittchen et al., 1989) stellt das Ausmaß der Beeinträchtigung der selbständigen Lebensführung ein Kriterium für den Schweregrad der Erkrankung dar. Auch nach den Empfehlungen einer Kommission des National Institute of Neurological and Communicative Disorders and Stroke und der Alzheimer's Disorders Association (Mc-Khann et al., 1984) ist das Nachlassen täglicher Aktivitäten ein zentrales Diagnosekriterium. Nach dem ICD-10 (1987) müssen Gedächtnisstörungen und Einbußen an intellektuellen Fähigkeiten in solchem Ausmaß nachweisbar sein, daß sie die Bewältigung von Alltagsproblemen in Mitleidenschaft ziehen. Der Beurteilung der Alltagstauglichkeit kommt somit in der Demenzdiagnostik eine große Bedeutung zu.

Grundsätzlich sind bei den dazu eingesetzten standardisierten Erhebungsinstrumenten zwei verschiedene Typen zu unterscheiden: „Activities of daily living" (ADL)- und „instrumental activities of daily living" (IADL)- Skalen. ADL-Verfahren beziehen sich auf basale Aufgaben des täglichen Lebens wie Körperpflege, Anziehen, Nahrungsaufnahme, Toilettenbenutzung und Mobilität. IADL-Skalen setzen sich aus komplexeren alltäglichen Handlungen wie Einkaufen, Kochen, Haushaltsarbeiten, Benutzung öffentlicher Verkehrsmittel, Regelung finanzieller Angelegenheiten, Umgang mit Medikamenten sowie Telefonieren zusammen. Eine der ersten ADL-Skalen stammt von Katz et al. (1963). Sie erfaßt das Ausmaß an benötigter Unterstützung anhand einer *dreistufigen* Rating-Skala (führt Handlung ohne Unterstützung aus, führt Handlung zum Teil mit Unterstützung aus, benötigt vollständige Hilfestellung). Lawton und Brody (1969) verwendeten *fünfstufige* Ratings zur Beschreibung des Grades an Abhängigkeit von fremder Hilfe bei der Ausführung basaler alltäglicher Funktionen. Gemeinsam ist beiden Skalen die Art der Erfassung („independence versus dependence"), die Art der untersuchten Funktionsbereiche (basale Handlungen, „physical activities of daily living") sowie die zugrundeliegenden konzeptionellen Überlegungen (Annahme einer Komplexitätshierarchie).

Die erste IADL-Skala wurde ebenfalls von Lawton und Brody (1969) entwickelt. Damals wie heute kommt der Beurteilung der Alltagskompetenz mittels Rating eine große Bedeutung zu. Dies mag insbesondere daran liegen, daß es sich beim Rating um ein sehr einfaches und rationales Vorgehen handelt. Andererseits sind Ratings häufig wenig reliabel und valide (Law und Lette, 1989). Ratings unterliegen leicht einer Verzerrung durch den Beobachter. Ungeschulte Wahrnehmung, Erwartungshaltungen, soziale Erwünschtheit und Abwehrmechanismen können einer objektiven Schilderung im Wege stehen. So hat die Anzahl der mit dem Patienten verbrachten Stunden wie auch das verwandtschaftliche Verhältnis zwischen Betreuer und Patient einen maßgeblichen Einfluß auf die wahrgenommene Depressivität des zu pflegenden, dementen Angehörigen (Moye et al., 1993). Beim Patienten wahrgenommene Depressivität wiederum steht in einem engen Zusammenhang mit dem Ausmaß an wahrgenommenen Beeinträchtigungen in der Alltagskompetenz (Barberger-Gateau et al., 1992; Fuhrer et al., 1992). Beobachtet werden kann außerdem nur, was der Patient tut oder eben nicht tut, nicht aber, ob er prinzipiell im Stande ist, ein Verhalten zu äußern. Gerade vor dem Hintergrund des Kompetenzbegriffes genügt es aber nicht, nur zu beurteilen, was Menschen tun, es muß auch erfaßt werden, was sie tun können. Verhaltensäußerungen sind abhängig vom materiellen und sozialen Kontext, vom emotionalen und motivationalen Status, von Vorlieben, Rollendefinitionen und Einstellungen sowie von der subjektiv wahrgenommenen bzw. antizipierten Kompetenz.

Ein erster Versuch, die Kompetenz direkt zu messen, stammt von Kuriansky. 1976 entwickelte er den „Performance Test of Activities of Daily Living" (PADL). Der PADL überprüft 16 *basale* Fertigkeiten wie Essen, Haarekämmen und Anziehen, nicht untersucht werden hingegen komplexere Fertigkeiten. Eine Weiterentwicklung auf dem Gebiet der ADL-Skalen stellt das „Direct Assessment of Functional Status" (DAFS, Loewenstein et al., 1989) dar. In diesem Test werden die Fähigkeiten in sieben Funktionsbereichen (zeitliche Orientierung, Kommunikation, Verkehr, Regelung finanzieller Angelegenheiten, Einkaufen, Körperpflege und Essen) erfaßt. Die einzelnen Bereiche beinhalten Fertigkeiten unterschiedlicher Komplexität. So werden bei den Subtests *Körperpflege* und *Essen* basale, stark überlernte Handlungskomponenten wie Benutzung von Messer und Gabel, Anziehen eines Mantels, Zubinden eines Schuhes, Handhabung von Zahn- und Haarbürste geprüft, in den Subtests *Regelungen finanzieller Angelegenheiten* und *Einkaufen* hingegen werden zusammengesetzte Handlungen, welche erhöhte kognitive Anforderungen erfordern wie Erlernen einer Einkaufsliste, Durchführung von Rechenaufgaben, getestet. Innerhalb der Subtests werden einzelne Fertigkeiten, beispielsweise die Durchführung der zum Telefonieren notwendigen Einzelschritte (Abheben des Hörers, Wählen, Auflegen des Hörers, Wählen einer Nummer von einer Vorlage oder aus dem Gedächtnis) geprüft. Der DAFS testet also mit Hilfe von möglichst alltagsnahem Material provozierte Verhaltensäußerungen im Bereich von *ADL-* wie auch *IADL*-Funktionen. Die Durchführung dauert je nach Schweregrad der kognitiven Beeinträchtigung zwischen 20 und 40 Minuten. Insgesamt sind 90 Punkte zu erreichen. Beim DAFS handelt es sich um ein Verfahren, das bislang nur in einer englischsprachigen Version vorlag. In unserer Studie wurde eine für den deutschsprachigen Raum *adaptierte* Version verwendet. Im folgenden werden die einzelnen Subtests der adaptierten Version kurz dargestellt:

(1) Im Subtest *zeitliche Orientierung* wird die Fähigkeit geprüft, Uhrzeiten abzulesen sowie Datum, Wochentag, Monat und Jahr richtig zu benennen (max. 16 Punkte).
(2) Im Subtest *Kommunikation* wird getestet, ob der Proband ein Telefon korrekt benutzen und einen Brief vollständig fertigstellen kann (max. 14 Punkte).
(3) Im Subtest *Verkehr* soll der Proband das Verhalten bei einer Reihe von Verkehrszeichen beschreiben (max. 13 Punkte). Dieser Untertest wird nur bei Patienten durchgeführt, die einen Führerschein erworben haben und in den vergangenen Jahren auch selbst Auto gefahren sind. Das Ergebnis dieses Subtests geht nicht in den Gesamtscore ein!

(4) Die Aufgaben des Subtests *Finanzielle Angelegenheiten* beinhalten den Umgang mit Geld, das Lösen von Rechenaufgaben und das Ausfüllen eines Überweisungsformulars (max. 21 Punkte).
(5) Im Subtest *Einkaufen* wird die Reproduktions- und Wiedererkennensleistung einer 10 Minuten zuvor memorierten Liste mit sechs Einkaufsgegenständen überprüft. Weiterhin wird untersucht, ob der Proband nach einer Liste vier Gegenstände aus 25 heraussuchen kann (max. 16 Punkte).
(6 Im Subtest *Kleidung und Körperpflege* geht es um die Ausführung von Handlungen, welche im Rahmen von Körperpflege und Bekleiden erforderlich sind (max. 13 Punkte).
(7) Der Subtest *Essen* untersucht die Handhabung von Eßbesteck (max. 10 Punkte).

Erste Ergebnisse zur Testleiterübereinstimmung, Retestreliabilität und Validität belegen die Güte des Instrumentes (Hochrein et al., im Druck). Ziel der vorliegenden Studie war es, verschiedene Arten von Kompetenzbestimmungen, nämlich Kompetenzmessung über den DAFS, Kompetenzbeurteilung mittels Selbst- und Fremdratings und psychometrische Tests miteinander zu vergleichen.

Methode

Meßinstrumente

Der oben beschriebene DAFS wurde als Verfahren zur Kompetenzmessung verwendet. Die Nurses' Observation Scale for Geriatric Patients (NOSGER, Spiegel, 1989) diente als Fremdbeurteilungsskala zur Erfassung der Auftretenswahrscheinlichkeit von Handlungen, welche den Dimensionen *Gedächtnis, instrumental activities of daily living, Körperpflege, Stimmung, Sozialverhalten* und *Verwirrtheit* zuzuordnen sind. Zur Quantifizierung der Gedächtnisleistung wurden zehn Wörter (WL) vorgegeben, die nach einmaliger Vorgabe unmittelbar wiedergegeben werden sollten. Weiterhin wurde der Gedächtnisteil aus dem Kahntest of Symbol Arrangement (KTSA, Plaum, 1984) durchgeführt, bei dem die Anordnung von 16 Symbolfiguren aus dem Gedächtnis nachgelegt werden soll. Außerdem wurde eine Leistungseinschätzung durch den untersuchten Patienten vor der Durchführung der KTSA-Gedächtnisaufgabe erhoben.

Stichprobe

Untersucht wurden drei Gruppen mit insgesamt 24 Frauen und Männern im Alter zwischen 54 und 84 Jahren. Die Gruppe der Patienten umfaßte 16 Personen mit einer primär degenerativen Demenz vom Alzheimer Typ (präseniler und seniler Beginn, 290.00 und 290.10) entsprechend den Kriterien des Diagnostischen und Statistischen Manuals Psychischer Störungen (DSM III-R, Wittchen et al., 1989). Die Patienten zeigten eine progressive und eindeutige Verschlechterung des Gedächtnisses und der kognitiven Leistungsfähigkeit. Ausschlußkriterien waren das Vorliegen anderer neurologischer und psychiatrischer Erkrankungen. Die Bestimmung des Demenzschweregrades erfolgte über das globale Ausmaß an kognitiver Beeinträchtigung, beurteilt über den Summenscore des Mini-Mental-State (MMS, Folstein et al., 1975 – in deutscher Übersetzung). Die Gruppe der leicht dementen Patienten hatten MMS-Werte von durchschnittlich 23 Punkten (25–18; SD = 2,3). Es wurden zwei Männer und sechs Frauen mit einem mittleren Alter von 74 Jahren (SD = 10,5) eingeschlossen. Die mittelschwer Dementen zeigten eine Beeinträchtigung kognitiver Funktionen von durchschnittlich 15 Punkten im MMS (12–17; SD = 1,5). In dieser Gruppe wurden drei Männer und fünf Frauen untersucht. Das Altersmittel lag bei 75 Jahren (SD = 7,4). Als Kontrollgruppe dienten acht kognitiv nicht beeinträchtigte Probanden (MMS 30–26; X = 28; SD = 1,7) mit einem durchschnittlichen Alter von 72 Jahren (SD = 6,7). In dieser Gruppe befanden sich zwei Männer und sechs Frauen. Die drei Gruppen waren hinsichtlich Alter und Geschlechterverteilung vergleichbar.

Ergebnisse

Die gesunden Kontrollpersonen erzielten im DAFS durchschnittlich 84 (SD = 3,8) von insgesamt 90 möglichen Punkten. Von den leicht Dementen wurden im Mittel 70 Punkte (SD = 5,6) und von den mittelschwer Dementen 46 Punkte (SD = 6,8) erzielt. Im NOSGER erreichten die Gesunden 40 Punkte (SD = 8,2), wobei 30 Punkte den niedrigsten Wert darstellen. Bei den leicht Dementen war die mittlere Punktzahl 50 (SD = 9,4), bei den mittelschwer Dementen 87 (SD = 13,7). Alle Gruppendifferenzierungen sind statistisch hochsignifikant (alle $p < 0,001$; ANOVA).

Hohe Korrelationen zwischen den DAFS-Gesamttestwerten und den einzelnen NOSGER-Dimensionen ergaben sich für die Subskala *IADL* ($r = 0,91$), gefolgt von der Subskala *Gedächtnis* ($r = 0,77$) und der Dimension *Sozialverhalten* ($r = 0,73$). Geringere Korrelationen zeigten sich im Bereich der *Körperpflege* ($r = 0,66$) und in der Dimension *Verwirrtheit* ($r = 0,62$). Weiterhin gab es eine geringe Übereinstimmung zwischen DAFS-Gesamttestwert und der NOSGER-Subskala *Stimmung* ($r = 0,52$).

In der Abb. 1 werden Fremdbeurteilung, Kompetenzmessung und Test im Bereich mnestischer Funktionen miteinander verglichen. Als Boxplots dargestellt sind die Werte in der NOSGER-Subskala *Gedächtnis* (oben), im DAFS-Subtest *Einkauf* (Mitte) und in der Wortliste (unten). Die Gesunden erzielten in der NOSGER-Dimension *Gedächtnis* einen Median von 7 Werten, bei den leicht Dementen lag der Median bei 10,5 Punkten und für die mittelschwer Dementen fand sich ein Median von 18 Punkten. Dabei war der Unterschied zwischen Gesunden und leicht Dementen nicht signifikant, wohingegen sich leicht und mittelschwer Demente überzufällig voneinander unterschieden ($t = -4,83$; $df = 14$; $p < 0,001$). Im DAFS-Subtest *Einkauf* erreichten die Gesunden einen Median von 12,5, die leicht Dementen einen Median von 4,5 und die mittelschwer Dementen einen Median von 3 Punkten. Es handelt sich bei diesem Subtest um eine Aufgabe, welche freie Wiedergabe und Wiedererkennen von neu erlerntem, alltagsnahem Material prüft. Ein hochsignifikanter Unterschied fand sich zwischen Gesunden und leicht Dementen ($t = 6,79$; $df = 14$; $p < 0,001$). In der Wortliste lag der Median bei den gesunden Kontrollpersonen bei 6 von insgesamt 10 Wörtern, bei den leicht Dementen bei 3 richtig wiedergegebenen Wörtern und bei den mittelschwer Dementen bei 2,5 Wörtern. Bei der Wortliste unterschieden sich gesunde Probanden und leicht Demente ($t = 3,99$; $df = 14$; $p = 0,001$), nicht jedoch leicht und mittelschwer Demente voneinander.

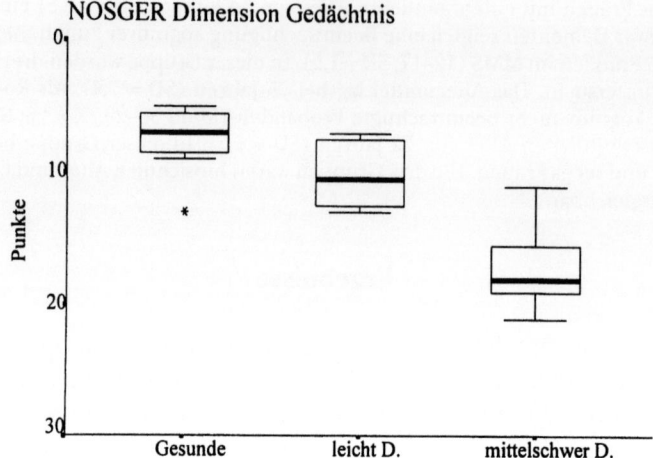

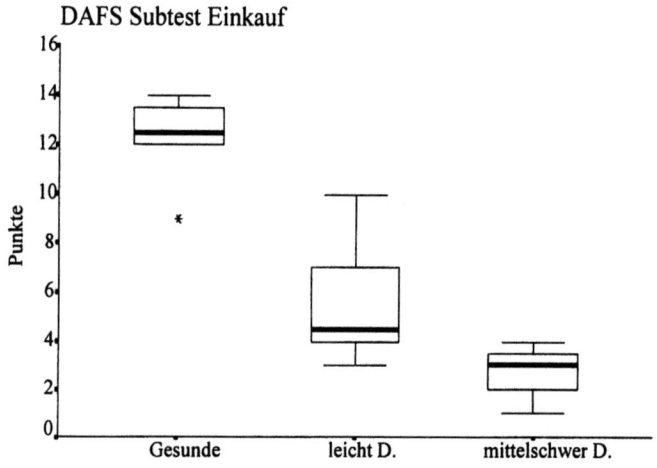

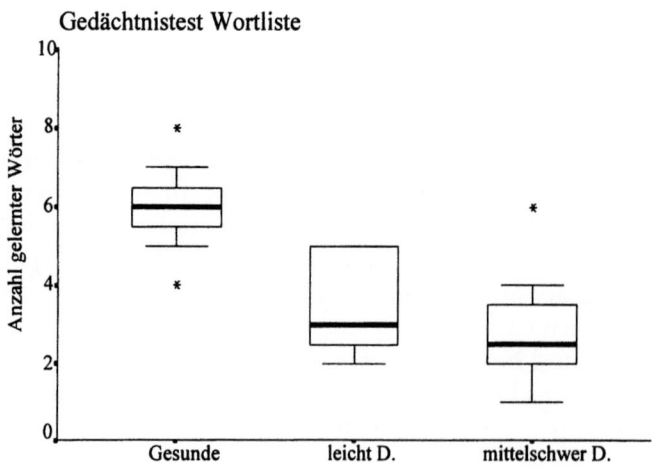

Gedächtnisstörungen fallen den Angehörigen von dementen Patienten also erst im späteren Verlauf der Erkrankung auf, wohingegen sich gesunde Probanden und leichtgradig Demente hinsichtlich ihrer im Alltag beobachtbaren mnestischen Defizite nicht unterscheiden. Demgegenüber zeigen sich im DAFS-Subtest *Einkauf* Einbußen im Bereich des Gedächtnisses besonders deutlich bei einem Vergleich zwischen gesunden Kontrollpersonen und leicht Dementen. Ähnliche Ergebnisse finden sich bei einem Gedächtnistest (Liste mit zehn Wörtern); auch hierbei unterscheiden sich zwar Gesunde und leicht Demente signifikant voneinander, nicht jedoch leicht und mittelschwer Demente.

In der Abb. 2 sind die Werte im KTSA-Gedächtnisteil dargestellt. Gesunde gaben an, sich wahrscheinlich an 10 Positionen erinnern zu können. Tatsächlich waren es jedoch 13,25 Objekte, welche sie richtig legen konnten. Bei den leicht Dementen war das Verhältnis von subjektiv geschätzter und objektivierbarer Gedächtnisleistung 5 zu 7,75 Objekte und bei den mittelschwer Dementen 7,5 zu 4 Gegenstände. Es zeigte sich, daß gesunde Kontrollpersonen ihre Leistungsfähigkeit im Bereich mnestischer Funktionen signifikant unterschätzten (t = 2,61; df = 7; p = 0,04) und leicht Demente ihre Leistungen realistisch einschätzten (t = 1,56; df = 7; p = 0,16). Mittelschwer Demente überschätzten ihre Leistungsfähigkeit tendenziell (t = −2,46; df = 4; p = 0,07).

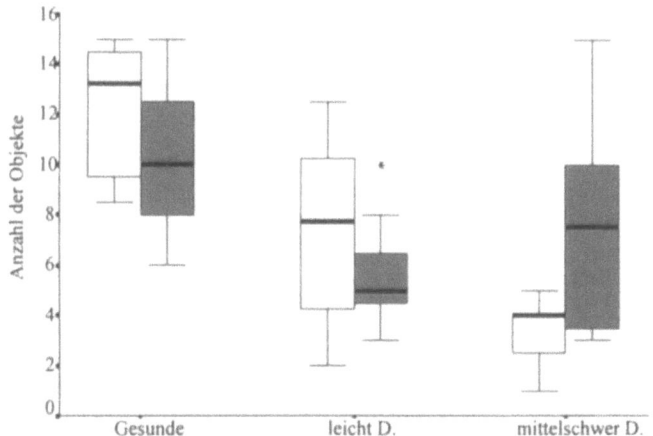

Abb. 2. Tatsächliche (weiß) und subjektiv geschätzte (grau) Leistungen im KTSA-Gedächtnisteil für die drei Gruppen gesunde Kontrollpersonen, leicht Demente und mittelschwer Demente. Dargestellt sind jeweils die zwischen dem 25. und 75. Perzentil liegenden Werte (Kästchen) mit Medianen (dicke Striche), Extremwerten (Balken) und Ausreißern (Sternen)

←

Abb. 1. Werte in der NOSGER-Dimension Gedächtnis (oben), im DAFS-Subtest Einkauf (Mitte) und im Gedächtnistest Wortliste (unten) für die drei Gruppen gesunde Kontrollpersonen, leicht Demente und mittelschwer Demente. Dargestellt sind jeweils die zwischen dem 25. und 75. Perzentil liegenden Werte (Kästchen) mit Medianen (dicke Striche), Extremwerten (Balken) und Ausreißern (Sternen)

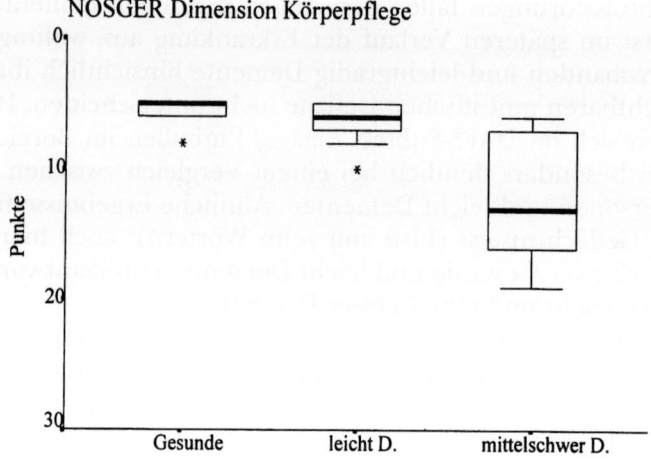

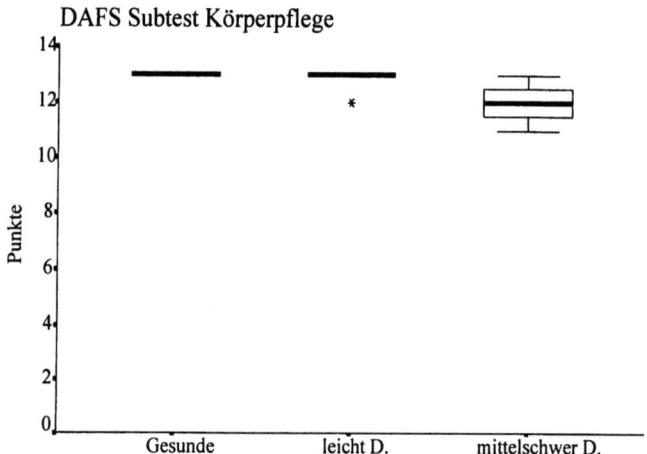

Abb. 3. Werte in der NOSGER-Dimension Körperpflege (oben) und im DAFS-Subtest Körperpflege (unten) für die drei Gruppen gesunde Kontrollpersonen, leicht Demente und mittelschwer Demente. Dargestellt sind jeweils die zwischen dem 25. und 75. Perzentil liegenden Werte (Kästchen) mit Medianen (dicke Striche), Extremwerten (Balken) und Ausreißern (Sterne)

Die Ergebnisse sprechen dafür, daß nach eigener Einschätzung sowie anhand einer Kompetenzmessung Einbußen im Bereich des Gedächtnisses bereits dann festzustellen sind, wenn diese im Alltag von Angehörigen noch nicht bemerkt werden.

Das Verhältnis von Kompetenzmessung und Kompetenzbeurteilung für den Bereich der Körperpflege ist in Abb. 3 dargestellt. Abgetragen sind die Werte in der NOSGER-Dimension *Körperpflege* (Gesunde: 5 Punkte; leicht Demente: 6 Punkte; mittelschwer Demente: 13 Punkte) und die Werte im DAFS-Subtest *Körperpflege* (Gesunde: 13 von 13 möglichen Punkten;

leicht Demente: 13 Punkte; mittelschwer Demente: 12 Punkte). Während im DAFS-Subtest *Körperpflege* auch die mittelschwer Dementen noch keine nennenswerten Defizite aufweisen, stellen Angehörige bei leicht Dementen geringgradige und bei mittelschwer Dementen zum Teil erhebliche Probleme bei der Ausführung körperpflegerischer Tätigkeiten fest.

Diskussion

Der DAFS zeigt eine hohe Übereinstimmung mit der NOSGER-Dimension, welche „instrumental activities of daily living" erfaßt, ist also ein Verfahren, dessen Aufgaben durch ein hohes Maß an Alltagsrelevanz und ökologischer Validität gekennzeichnet sind. Es konnte weiterhin gezeigt werden, daß verschiedene Arten der Erfassung (Selbst-, Fremdbeurteilung, Messung) inhaltsäquivalenter Bereiche (Gedächtnis bzw. Körperpflege) zu unterschiedlichen Ergebnissen führen. Zweierlei Punkte sind dabei zu erwähnen:

a) Die verschiedenen Datenquellen erfassen unterschiedliche Aspekte und weisen unterschiedliche Fehlermöglichkeiten auf. Selbstratings liefern Angaben über diskrete, intraindividuelle Veränderungen, welche einer Beobachtung nicht unmittelbar zugänglich sind. Selbsteinschätzungen können jedoch mit emotionalen Faktoren konfundiert sein. Dies wird durch die hohe Korrelation zwischen selbsteingeschätzen Gedächtnisproblemen und Depressivität belegt (Gilewski et al., 1986). Fremdratings erlauben die Beobachtung von Verhalten in seinem natürlichen Umfeld. Dabei steht weniger die Erfassung von Handlungskompetenz im Zentrum des Interesses als vielmehr die Frage, ob ein Verhalten auch tatsächlich im Alltag gezeigt wird. „This distinction is important as it is the person's actual behaviour rather than their maximum capability that determines their independence and ability to remain safely at home" (McLean, 1987). In unserer Untersuchung beobachteten Angehörige bei den leicht Dementen bereits geringfügige und bei den mittelschwer Dementen zum Teil erhebliche Einbußen bei der Ausführung körperpflegerischer Tätigkeiten. Diese Angaben decken sich mit den bei Kurz et al. referierten Befunden (1991), wonach Schwierigkeiten beim Ankleiden und bei der Handhabung von Gebrauchsgegenständen bereits bei 35% der leichtgradig und bei 95% der mittelschwer Dementen von Angehörigen beobachtet werden. Anderseits konnten wir zeigen, daß Angehörige eine eingeschränkte selbständige Körperpflege bereits dann feststellen, wenn die einzelnen Handlungskomponenten von den Patienten noch problemlos ausgeführt werden können. Ähnliche Ergebnisse berichten Mangone et al. (1993). Sie fanden, daß bei Alzheimer-Patienten die mit dem DAFS gemessenen Leistungen im Bereich der Körperpflege besser waren als die, die von den Angehörigen berichtet wurden. Es scheint sich hierbei um Aufgaben zu handeln, in denen die tatsächliche Kompetenz der Dementen von ihren Angehörigen eher unterschätzt wird. Weiterhin fanden die Autoren eine signifikante Übereinstimmung zwischen der empfundenen Belastung durch die Pflege der dementen Patienten und den fremdbeurteilten ADL-Funktionen und schlossen daraus: „Thus, burden may foster a growing intolerance of the caregiver, inducing an underestimation of the patient's actual functional competence." Weiterhin ist aber auch denkbar, daß die Gründe, warum ein Verhalten nicht gezeigt wird, obwohl die Kompetenz vorhanden ist, in der untersuchten Person selbst liegen. So finden sich Zusammenhänge zwischen der selbstbeurteilten Kompetenz und der erfolgreichen Ausübung alltäglicher Verrichtungen (Fleischmann, 1981). ADL- und IADL-Messungen, wie sie mit Hilfe des DAFS erfolgen, setzen an der Kompetenz im engeren Sinne an. Ihre Ziel ist eine Bestandsaufnahme von noch vorhandenen Funktionen unabhängig von der Frage der tatsächlichen Ausübung im Alltag.

b) Die verschiedenen Datenquellen sind für verschiedene Demenzstadien unterschiedlich gut geeignet. Selbstratings haben sich in unserer Untersuchung als relativ sensitiv für diskrete Leistungsveränderungen bei Gedächtnisaufgaben, wie sie bei *beginnenden* dementiellen Prozessen zu beobachten sind, erwiesen. Demgegenüber scheinen mittelschwer Demente ihre Merkfähigkeit eher zu überschätzen. Reisberg et al. (1986) fanden das höchste Ausmaß an beklagten Gedächtnisstörungen ebenfalls bei Patienten mit beginnenden bis leichten Demenzen, wohingegen subjektiv wahrgenommene Defizite ab dem Stadium der mittelschweren Demenz wieder deutlich abfielen. Möglicherweise führt die Scham, welche im Rahmen eines zunehmenden Leistungsabbaues empfunden wird, dazu, daß eigene Einbußen eher geleugnet werden. Bei schwerer Dementen kommt noch dazu, daß ihnen die kognitiven Fähigkeiten fehlen, die zu einer Selbstbeurteilung nötig sind. In fortgeschrittenen Stadien der Demenz sind Selbstratings zur Beurteilung der Funktionsfähigkeit des Gedächtnisses also wenig valide, die Zugrundelegung objektiverer Maße scheint angezeigt. Für das Stadium der mittelschweren Demenz fanden Reisberg und Mitarbeiter weiterhin eine erhebliche Diskrepanz zwischen selbst- und fremdbeurteilten Gedächtnisstörungen, wobei Fremdratings die tatsächliche Leistungsfähigkeit adäquater zu erfassen scheinen. Anhand unserer Daten konnte gezeigt werden, daß mittels einer Kompetenzmessung Einbußen im Bereich des Gedächtnisses bereits dann festzustellen sind, wenn diese im Alltag von Angehörigen noch nicht bemerkt werden.

Verschiedene Datenquellen liefern unterschiedliche Zugänge zur Beurteilung der Funktionsfähigkeit im Alltag. Für Downing et al. (1980) kommt man dem „wahren" Bild durch Kumulation der Daten aus verschiedenen Quellen am nächsten. So kann ein Vergleich zwischen selbst eingeschätzten und objektivierbaren Gedächtnisleistungen für die Unterscheidung von Demenz und Depression im Alter hilfreich sein (Gilewski et al., 1986). Depressive neigen nämlich dazu, Gedächtniseinbußen zu beklagen, welche testpsychologisch nicht objektivierbar sind. Dagegen überschätzen Demente ihre Leistungsfähigkeit. Ein Vergleich zwischen Fremdbeurteilung und Messung kann darüber Aufschluß geben, ob Patienten nicht über die nötigen Kompetenzen verfügen oder, ob die nötigen Kompetenzen zwar vorhanden sind, jedoch nicht selbständig umgesetzt werden. Damit ist eine genauere Bestimmung der Ursachen für Funktionsstörungen im Alltag möglich. Die Ergebnisse unterstreichen die Notwendigkeit, bei der Beurteilung demenzbedingter Beeinträchtigungen des Alltagsverhaltens auf mehrere Meßebenen zurückzugreifen.

Literatur

Barberger-Gateu P, Chaslerie A, Dartigues JF, Commenges D, Gagnon M, Salamon R (1992) Health measures correlates in a French elderly community population: the PAQUID study. J Gerontol Soc Sci 47: 88–95

Dowing AR, Francis AF, Brockington IF (1980) A comparison of information sources in the study of psychotic illness. Br J Psychiatry 137: 38–44

Fleischmann UM (1981) Subjektives Alterserleben und Zusammenhänge mit Alltagsaktivitäten im Heimbereich. In: Oswald WD, Fleischmann UM (Hrsg) Experimentelle Gerontopsychologie. Beltz, Weinheim Basel, S 105–115

Folstein MF, Folstein SE, McHugh PR (1975) Mini-mental state. A practical method for grading the cognitive state of patients for the clinician. J Psychiatric Res 12: 189–198

Fuhrer R, Antonucci TC, Gagnon M, Barberger-Gateu P (1992) Depressive symptomatology and cognitive functioning: an epidemiological survey in an elderly community sample in France. Psychol Med 22: 159–172

Gilewski MJ, Zelinski EM (1986) Questionnaire assessment of memory complaints. In: Poon LW (ed) Handbook for clinical memory assessment of older adults. American Psychological Association, Washington, pp 93–107

Hochrein A, Jonitz J, Hock C, Bell V, Plaum E, Engel RR (1996) Quantifizierung demenzbedingter Beeinträchtigungen des Alltagsverhaltens mit dem DAFS (Direct Assessment of Functional Status): Reliabilität und Validität einer deutschen Testversion. Z Gerontol Geriatrie (im Druck)

Katz S, Ford AB, Moskowitz RW, Jackson B, Jaffe M (1963) Studies of illness in the aged: the index of ADL. J Am Med Assoc 185: 94–99

Kuriansky JB, Gurland BJ, Fleiss JL (1976) The assessment of self-care capacity in geriatric psychiatric patients by objective and subjective methods. J Clin Psychol 32: 95–102

Kurz A, Haupt M, Hofmeister EM, Pollmann S, Romero B, Ulm K, Zimmer R (1991) Das Erscheinungsbild der Alzheimer-Krankheit im täglichen Leben. Nervenarzt 62: 227–282

Law M, Letts L (1989) A critical review of scales of activities of daily living. Am J Occup Ther 43: 522–528

Lawton MP, Brody EM (1969) Assessment of older people: self-maintaining and instrumental activities of daily living. Psychopharmacol Bull 9: 179–186

Loewenstein AD, Amigo E, Duara R, Guterman A, Hurwitz D, Berkowitz N, Wilkie F, Weinberg G, Black B, Gittelman B, Eisdorfer C (1989) A new scale for the assessment of functional status in Alzheimer's disease and related disorders. J Geront Psychol Sci 44: 114–121

Mangone CA, Sanguinetti RM, Baumann PD, Gonzalez RC, Pereyra S, Bozzola FG, Gorelick PB, Sica REP (1993) Influence of feeling of burden on the caregiver's perception of the patient's functional status. Dementia 4: 287–293

McKhann G, Drachmann D, Folstein M, Katzmann R, Price D, Stadlan EM (1984) Clinical diagnosis of Alzheimer's disease: report of the NINCDS-ADRDA Work Group under the auspices of Department of Health and Human Services Task Force on Alzheimer's disease. Neurology 34: 939–944

McLean S (1987) Assessing dementia. Part II: clinical, functional, neuropsychological and social issues. Austr NZ J Psychiatry 21: 284–304

Moye J, Robiner W, Mackenzie TB (1993) Depression in Alzheimer patients: discrepancies between patient and caregiver reports. Alzheimer Dis Assoc Disorders 7: 187–201

Plaum E (1984) Kahn Test of Symbol Arrangement. Manual Deutsche Ausgabe. Beltz, Weinheim

Reisberg B, Ferris HF, Borenstein J, Sinaiko E, de Leon MJ, Buttinger C (1986) Assessment of presenting symptoms. In: Poon LW (ed) Handbook for clinical memory assessment of older adults. American Psychological Association, Washington, pp 108–127

Spiegel R (1989) The NOSGER (Nurses' Observation Scale for Geriatric Patients): a brief description of its purpose, content and application. Clinical Research (Sandoz A.G.)

Wittchen HU, Saß H, Zaudig M, Koehler K (1989) Diagnostisches und statistisches Manual psychischer Störungen: DSM III-R. Beltz, Weinheim

World Health Organization (1987) ICD–10

Korrespondenz: Prof. Dr. Rolf R. Engel, Psychiatrische Klinik der Ludwig-Maximilans-Universität, Abteilung für Klinische Psychologie und Psychophysiologie, Nußbaumstraße 7, D-80336 München, Bundesrepublik Deutschland.

Stationäre Behandlungszeiten und psychosoziale Belastungsfaktoren bei depressiven Patienten

R. T. Schaub, S. Barnow und M. Linden

Psychiatrische Klinik und Poliklinik der Freien Universität Berlin,
Bundesrepublik Deutschland

Einleitung

Psychische Störungen führen zu erheblichen ökonomischen und gesellschaftlichen Kosten, sowohl im ambulanten wie auch im stationären Bereich (Eisenberg, 1992). So werden in den USA die direkten ökonomischen Belastungen durch z.B. Depressionen mit ca. $ 12,4 Milliarden p.a. beziffert (Greenberg et al., 1993), hiervon bilden die stationären Behandlungszeiten (Length Of Stay, LOS) einen der wesentlichsten Kostenfaktoren (ca. 68%). Erstaunlicherweise ist bisher aber weitgehend unklar, welche Faktoren die Dauer des stationären Aufenthaltes bestimmen. Es ist anzunehmen, daß nicht nur Art und Schwere der Erkrankung oder Komorbidität, sondern ebenso „Konsumenten-seitige" Variablen wie „sozialer Status" oder die aktuelle Lebenssituation einen bedeutsamen Einfluß auf die Liegedauer ausüben. Andererseits dürften auch „Anbieter-seitige" Variablen, z.B. verfügbare Behandlungskapazitäten, Fach-Kompetenz (Lyons et al., 1991) oder auch Abrechnungsmodalitäten mit der Liegedauer assoziiert sein. Bekannt sind (marginale) Einflüsse auf die Liegedauer durch z.B. die Diagnose (Kovess und Soyris, 1994), wenngleich McCrone und Phelan 1994 zu einem negativen Ergebnis kommen, psychiatrische Komorbidität (Du Fort et al., 1993; Saravay et al., 1991) oder die Schwere der Depression (Levenson et al., 1992). Umstritten ist bisher, ob sich auch die Art der Behandlung auf die Liegedauer auswirkt (Markowitz et al., 1987; Wilson et al., 1991).

Für die uns interessierenden psychosozialen und klinischen Faktoren (Bildungsniveau, Familienstand, Alter, Geschlecht, Vereinsamung, Ausmaß des depressiven Syndroms und Diagnose) ist bisher nicht hinreichend bekannt, welchen Einfluß sie auf eine komplexe Zielgröße wie die Liegedauer haben. Wir untersuchten daher den Zusammenhang dieser Variablen mit der Liegedauer bei stationär behandelten Patienten. Für die

Untersuchung wählten wir depressive Patienten aus den wichtigsten Diagnosegruppen, um hinsichtlich klinisch-psychopathologischer Dimensionen annähernd homogene Stichproben zu erhalten.

Methoden

1. Stichprobenbeschreibung

Die untersuchte Stichprobe bestand aus 820 depressiven Patienten (N = 426 Frauen; N = 394 Männer) im Alter von 18 bis 65 Jahren (Altersdurchschnitt: 42,5 Jahre), die an der Psychiatrischen Klinik der FU Berlin von 1983 bis 1991 mit dem AMDP-System erfaßt wurden. Die Gruppen wurden nach Alter und Bildungsstatus parallelisiert. Die folgenden Diagnosen (ICD9, WHO 1977) waren in der Stichprobe enthalten:

- 296.1 und 298.0 monopolare Depression: N = 354
- 296.3 bis 296.6 bipolare Erkrankung, depressiv: N = 84
- 300.4, 309.0, 309.1, 301.1 neurotische und reaktive Depression: N = 382

2. Untersuchte Variablen

Alle Variablen wurden dem AMDP-System entnommen. Als *abhängige* Kriteriumsvariable wurde die *Liegedauer* verwendet, sowohl in „Tagen" wie auch als Quartile.

Die Ausprägung der depressiven Aufnahme- und Entlassungssymptomatik (*Depressives Syndrom*, Gebhard et al., 1983) wurde in Form von T-transformierten Werten verwendet. Aus beiden Untersuchungen wurden die Differenzen der T-Werte berechnet. Diese Variable ging als *Symptomverbesserung* während der Behandlung in die Untersuchung ein. Für die statistische Analyse wurde sie in eine fünfschichtige Variable transformiert (–1 = verschlechtert, 0 = gleichbleibend bzw. nicht mehr als 20% Besserung, 1 = mehr als 20% verbessert, 2 = mehr als 50% Besserung, 3 = mehr als 75% verbessert). Die Art der Erkrankung ging als *Diagnosegruppe* in die Untersuchung ein (1 = unipolar, 2 = bipolar-depressiv, 3 = neurotisch/reaktiv-depressiv).

Anamnestische Daten wurden in folgenden Variablen kodiert: *Familienstand* (ledig, verheiratet, getrennt/geschieden, verwitwet); *Bildung* (Sonderschule, Hauptschule, Realschule oder Gymnasium, unabhängig, ob ein Abschluß erfolgte); *keine Tätigkeit außerhalb des Hauses*

Tabelle 1. Ergebnisse der multiplen Regressionsanalyse

Prädiktoren	β	SE (β)	p	
Alter	0,16	0,13	0,0000[a]	
Schwere des depressiven Syndroms	0,006	0,28	0,8741	
Diagnosegruppe	0,08	1,66	0,0069[a]	
Symptombesserung	0,11	1,73	0,0123[a]	
Bildung	0,009	1,81	0,7977	
Familienstand	0,03	1,56	0,3663	
Geschlecht	0,45	3,57	0,2572	
Vereinsamung	0,06	3,19	0,0963	
Arbeitslosigkeit	0,04	3,69	0,2077	R^2 gesamt = 0,063

Dargestellt sind β-Koeffizienten und Standardfehler der Koeffizienten sowie die entsprechenden p-Werte der Prädiktoren. Abhängige Variable war die Liegedauer (Tage)
[a] Signifikante Prädiktoren, p_{gesamt} = 0,0000

(keine Arbeit, als arbeitslos gemeldet oder Hausfrau); *Vereinsamung* (vom Arzt oder Patient als krankheitsfördernde Ursache eingeschätzt); *Alter* (in Jahren, sowie als fünfschichtige Variable, s. Abb. 1) und *Geschlecht*.

3. Statistische Methoden

Es wurden multiple lineare Regressionsanalysen bezüglich der abhängigen Variable „Liegedauer" gerechnet. In die Regressionsanalysen gingen folgende Prädiktoren ein: Alter, Schwere des depressiven Syndroms (T-Werte), Diagnosegruppe, Symptombesserung während der Behandlung, als kategoriale Variablen zusätzlich: Bildung, Familienstand, Arbeitslosigkeit, Vereinsamung und Geschlecht. Als abhängige Variable wurde die stationäre Liegedauer in Tagen verwendet.

Um die zu erwartenden Geschlechterunterschiede berücksichtigen zu können, wurden in einem zweiten Analyseschritt, für Männer und Frauen getrennt, erneut multiple lineare Regressionsanalysen für die abhängige Variable „Liegedauer" gerechnet. Etwaige Interaktionen innerhalb der übrigen Prädiktoren wurden nicht berücksichtigt, um die Modelle übersichtlich zu halten.

Ergebnisse

Symptombesserung während der Behandlung, das Alter und die jeweilige Diagnosegruppe zeigen einen signifikanten Zusammenhang mit der Liegedauer. Hingegen scheinen Bildung, Familienstand, Geschlecht oder aktuelle Arbeitslosigkeit keinen nennenswerten Einfluß auf die Länge des stationären Aufenthaltes auszuüben. Der multiple Korrelationskoeffizient

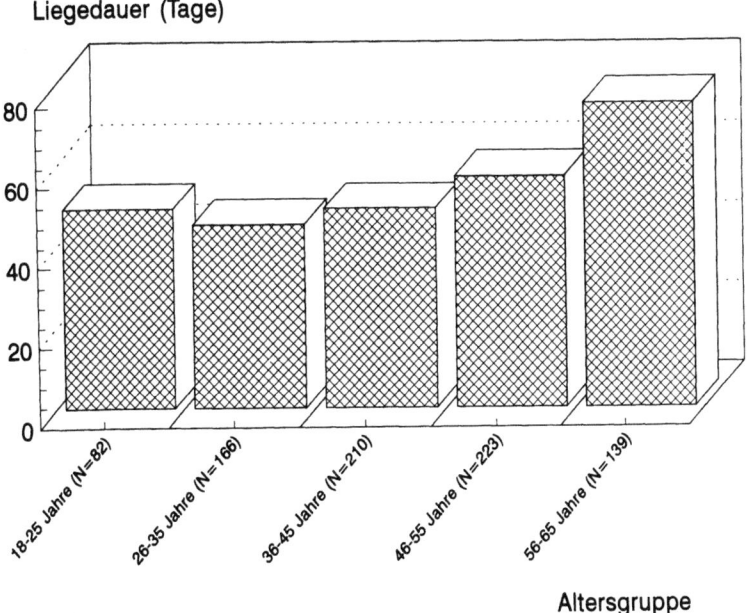

N=820, p=0.001

Abb. 1. Liegedauer und Alter der Patienten

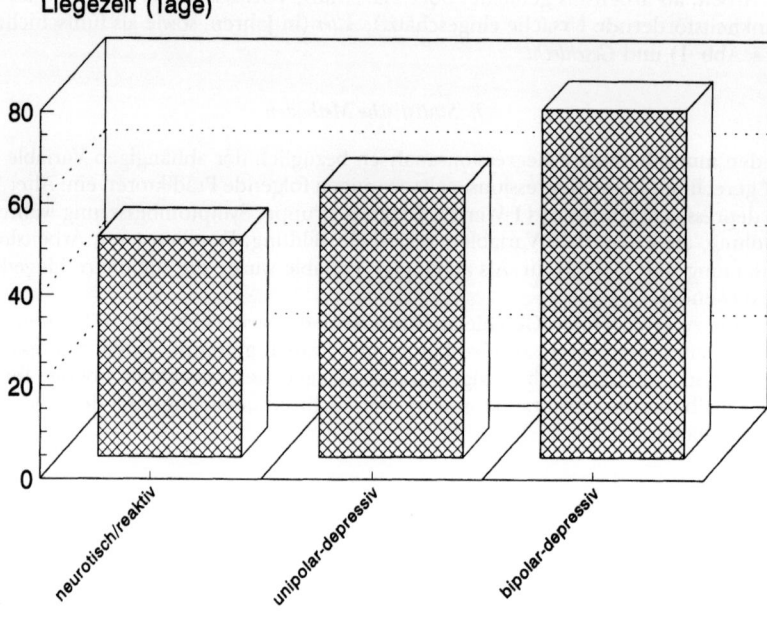

N=820, p=0.01

Abb. 2. Liegedauer und Diagnose der Depression

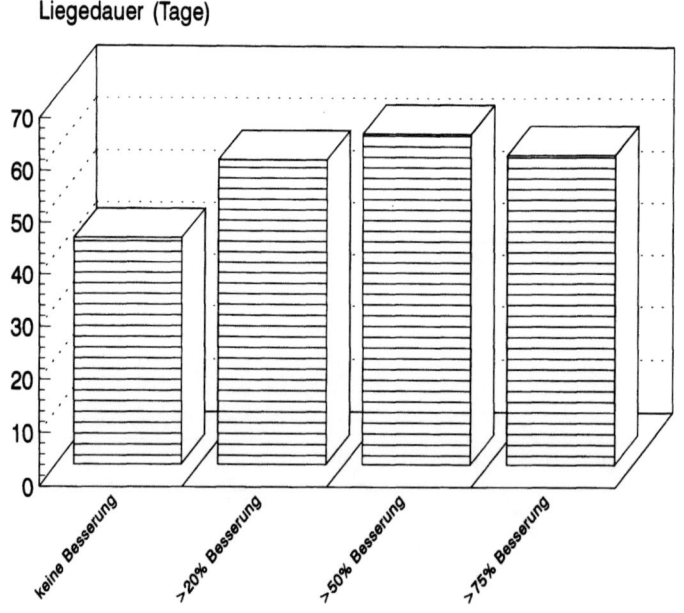

N=820, p=0.01

Abb. 3. Liegedauer und Behandlungserfolg (AMDP: depressives Syndrom)

betrug R = 0,25. Damit können nur etwa 6% der Varianz der Liegedauer durch die genannten Prädiktoren vorhergesagt werden (s. Tabelle 1).

Abbildung 1 zeigt den Einfuß des Alters der Patienten (p = 0,001). Jüngere depressive Patienten hatten tendenziell kürzere Liegedauern als ältere Patienten. Abbildung 2 spiegelt den Einfluß der Diagnosegruppe auf die Liegedauer wider. Bipolar-depressive Patienten hatten mit 76 Tagen die längste Liegedauer, während neurotisch/reaktiv-depressive Patienten im Durchschnitt nur 48 Tage stationär behandelt wurden (p = 0,001). Neurotisch und reaktiv depressive Patienten unterschieden sich hinsichtlich ihrer Liegedauer nur unwesentlich, so daß die Zusammenfassung beider Gruppen als gerechtfertigt angesehen werden konnte.

Eine stärkere Symptombesserung während der Behandlung war ebenfalls mit längeren stationären Liegedauern assoziiert (p = 0,001). Patienten bei denen sich die Symptomatik verschlechterte bzw. keine Veränderungen eintraten waren durchschnittlich 44 Tage in der Klinik, während Patienten mit Besserung der Symptomatik durchschnittlich 61 Tage stationär behandelt wurden (Abb. 3).

Die vom Arzt oder vom Patienten selbst als für die Erkrankung als bedeutend eingeschätzte Vereinsamung verfehlte hingegen nur knapp das Signifikanzniveau von $\alpha = 0,05$ (p = 0,096). Die Regressionsanalysen, die für beide Geschlechter getrennt durchgeführt wurden, ergaben ein im wesentlichen unverändertes Bild, lediglich die Variable „Vereinsamung" erwies sich bei den Männern als signifikant mit der Liegedauer assoziiert, nicht jedoch in der weiblichen Patientenstichprobe. Der durch die Regressionsmodelle aufgeklärte Varianzanteil lag bei 3% vs 18%, diese Differenz geht auf die unterschiedliche Bedeutung der Variable Symptomverbesserung in den Modellen und den zusätzlichen Prädiktor in der männlichen Stichprobe zurück (s. Tabelle 2).

Tabelle 2. Ergebnisse der multiplen Regressionsanalyse, geschlechtergetrennt

Prädiktoren	Männer		Frauen	
	β	p	β	p
Alter	0,15[a]	0,002	0,15[a]	0,001
Symptombesserung	0,34[a]	0,000	0,14[a]	0,038
Diagnosegruppe	–0,09[a]	0,052	–0,15[a]	0,002
Vereinsamung	0,12[a]	0,007	0,01	0,803
Familienstand	0,05	0,258	0,02	0,734
Bildung	0,02	0,565	0,01	0,866
R^2	0,42		0,18	

Dargestellt sind β-Koeffizienten sowie die entsprechenden p-Werte der Prädiktoren. Abhängige Variable war die Liegedauer (Tage)
[a] Signifikante Prädiktoren

Demzufolge wirkt sich Vereinsamung nur bei den Männern im Sinne einer längeren Liegedauer aus, bei den als vereinsamt eingeschätzten Frauen war die Liegedauer sogar geringfügig kürzer, als bei den nicht vereinsamten (s. Tabelle 3, Abb. 4).

Weitere Interaktionseffekte sind zu erwarten, die multiple lineare Regressionsanalyse stellt für dieses Problem jedoch nicht den geeigneten statistischen Ansatz dar, da sie Wechselwirkungen zwischen Prädiktorvariablen nur im „Trial-and-Error"-Verfahren zu berücksichtigen erlaubt. Die insgesamt eher mäßige Anpassungsgüte des Modells läßt den Schluß zu, daß darüberhinaus weitere Varianzquellen zur Erklärung der Liegedauer herangezogen werden müssen.

Tabelle 3. Liegedauer, Geschlecht und Vereinsamung

	Männlich	Weiblich
Durchschnittliche Liegedauer (Tage)	51,8[a]	58,9[a]
% Vereinsamung	42,1[a]	34,3[a]
Durchschnittliche Liegedauer bei Vereinsamung (Tage)	57,2	58,0

Dargestellt ist die Variable Liegedauer in Abhängigkeit von Geschlecht und Vereinsamung
[a] $p < 0,05$

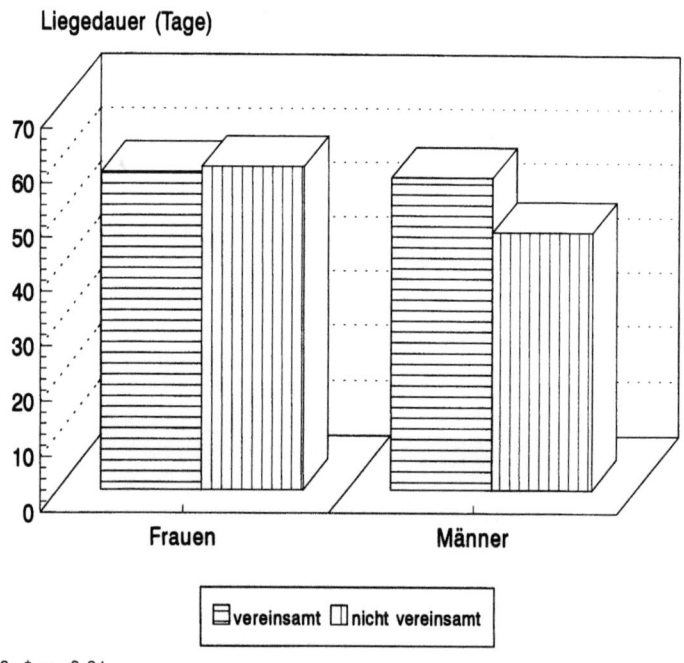

N=820, * p=0.01

Abb. 4. Wechselwirkung von Liegedauer, Vereinsamung und Geschlecht

Diskussion

Die Ergebnisse zeigen, daß die Liegedauer Resultante verschiedener Faktoren ist, wobei ein Einfluß sowohl klinischer als auch soziodemographischer und psychosozialer Variablen gezeigt werden konnte. Das Ausmaß der erklärten Varianz der stationären Liegedauer ist allerdings insgesamt gering. Klinische Prädiktoren wie die Symptombesserung während der Behandlung und die Diagnosegruppe waren für Männer und Frauen relevante Einflußgrößen. Bipolar-depressive Patienten hatten die längste Aufenthaltsdauer, möglicherweise weil diese Patienten in der Regel einen günstigeren Verlauf zeigen und bis zur Vollremission behandelt werden.

Interessant ist, daß ein längerer stationärer Aufenthalt mit ausgeprägterer Symptomverbesserung einherging. Die Schwere des depressiven Syndroms bei Aufnahme hatte dagegen keinen Einfluß auf die stationäre Liegedauer. Dieses erstaunliche Ergebnis läßt die Vermutung zu, daß diese Variable für den weiteren Verlauf der stationären Behandlung von geringerer Bedeutung ist, als bisher angenommen.

Aufgrund der Ergebnisse ist zu vermuten, daß auch psychosoziale Einflußgrößen die Liegedauer mitbestimmen. Die Resultate der geschlechtergetrennten Analyse ergaben hierfür ein differenzierteres Bild. Vereinsamung und Geschlecht wirkten interaktiv auf die Liegedauer. Es scheint daher sinnvoll, Männer und Frauen getrennt zu betrachten, ein Vorgehen, das auch wegen der deutlich besseren Modellanpassung bei der männlichen Stichprobe naheliegt. Vereinsamung hatte in der weiblichen Gesamtstichprobe keinen Einfluß auf die stationäre Liegedauer, während sie bei den Männern mit einer längeren Aufenthaltszeit assoziiert war. Erstaunlich war, daß der Familienstand per se ohne Einfluß auf die Liegedauer blieb, möglicherweise ist hier nicht die objektive Lebenssituation entscheidend, sondern die subjektiv wahrgenommene Zufriedenheit mit der Lebenssituation, die sich im AMDP nicht direkt erfassen läßt.

Eine insgesamt ähnlich geringe Varianzaufklärung hinsichtlich der Liegedauer findet sich auch in anderen Studien zu dieser Variable (z.B. McCrone und Phelan, 1994), vermutlich sind hier nicht berücksichtigte Varianzquellen, wie etwa psychiatrische und somatische Komorbidität, soziale Netzwerke, Coping-Faktoren, aber auch Faktoren, die die Qualität der Behandlung mitbestimmen, von Bedeutung.

Insbesondere bei der Planung und Durchführung psychiatrischer Therapie könnten künftig derartige Faktoren einen nicht unerheblichen Einfluß bei dem Versuch haben, stationäre Behandlungszeiten zu reduzieren.

Literatur

AMDP (1981) Manual zur Dokumentation psychiatrischer Befunde. Springer, Berlin Heidelberg New York

Bunzel B, Wollenek G (1994) Heart transplantation: are there psychosocial predictors for clinical success of surgery? Thorac Cardiovasc Surg 42: 103–107

Du Fort GG, Newman CS, Bland RC (1993) Psychiatric comorbidity and treatment seeking. J Nerv Ment Dis 181: 467–474

Eisenberg L (1992) Treating depression and anxiety in primary care. N Engl J Med 326: 1080–1084

Fähndrich E (1984) Prädiktion erfolgreicher antidepressiver medikamentöser Behandlung. Habilitationsschrift, Freie Universität Berlin

Gebhardt R, Klimitz H (1983) Zur Validierung der AMDP-Syndromskalen. Arch Psychiatr Nervenkr 233: 509–523

Greenberg PE, Stiglin LE, Finkelstein SN, Berndt ER (1993) The economic burden of depression in 1990. Clin Psychiatry 54: 405–418

Kovess V, Soyris D (1994) Medical information departments and medical program of information system in psychiatry. Feasibility and consequences. Encephale 20: 27–45

Levenson JL, Hamer RM, Rossiter LF (1992) Psychopathology and pain in medical inpatients predict resource use during hospitalisation but not rehospitalisation. J Psychosom Res 36: 585–592

Lyons JS, O'Mahoney MO, Larson DB (1991) The attending psychiatrist as a predictor of length of stay. Hosp Comm Psychiatry 42: 1064–1066

Markowitz J, Brown R, Sweeney J, Mann JJ (1987) Reduced length and cost of hospital stay for major depression in patients treated with ECT. Am J Psychiatry 144: 1025–1029

McCrone P, Phelan M (1994) Diagnosis and length of psychiatric inpatient stay. Psychol Med 24: 1025–1030

Saravay SM, Steinberg MD, Weinschel B, Pollack S, Alovis N (1991) Psychological comorbidity and length of stay in the general hospital. Am J Psychiatry 148: 324–329

Wilson KG, Kraitberg NJ, Brown JH, Bergman JN (1991) Electroconvulsive therapy in the treatment of depression: the impact length of stay. Compr Psychiatry 32: 345–354

Woggon B (1983) Zur Voraussagbarkeit des Therapieerfolges bei der Behandlung mit Neuroleptika und Antidepressiva. In: Huber G (Hrsg) Das ärztliche Gespräch 36: 147–159. Symposion der Troponwerke am 11. Dezember 1981 in Köln

Korrespondenz: Dr. R. T. Schaub, Psychiatrische Klinik und Poliklinik der Freien Universität Berlin, Eschenallee 3, D-14050 Berlin, Bundesrepublik Deutschland.

Farbskalen zur Messung von Befindlichkeit und Lebensqualität[*]

D. Welzel[1], R. Kohnen[2], H.-P. Krüger[3], M. Vollrath[3] und S. Drechsler[1]

[1] Sandoz AG, Nürnberg, [2] IMEREM GmbH, Nürnberg,
[3] Psychologisches Institut der Universität Würzburg,
Bundesrepublik Deutschland

Zusammenfassung

Um die subjektive Wirkung einer Maßnahme zu beurteilen (besonders im Bereich klinischer Fragestellungen), ist der Fragebogen nach wie vor die wichtigste Methode. Wie weit die Einführung von Farben bzw. Farbkräftigkeitsabstufungen zur Messung von Befindlichkeit und Lebensqualität möglich ist und welche Auswirkungen sich im Hinblick auf psychometrische Gütekriterien und die Akzeptanz bei den Urteilern daraus ergeben, wird in dieser Arbeit berichtet. In einer ersten Untersuchung mit studentischen Probanden (Pbn) wurde die Passung von verschiedenen Farben und Befindlichkeiten untersucht. Es zeigte sich, daß die Pbn Befindensmerkmale nicht nach Farbtönen, sondern nach Farbqualitäten vornahmen. Aufgrund dieser Untersuchung wurden passende Farben ausgewählt, um die Befindlichkeit auf 6 Dimensionen (Schmerz, Schlafqualität, Müdigkeit, Nervosität/Spannung, Stimmung, Globalbefindlichkeit) sowie die Lebensqualität „alles in allem" beurteilen zu lassen. Um pragmatische Aspekte der Beurteilung zu erfassen, wurde gefragt, wie gut die Fragebogenversion gefallen habe („Gefallen"), wie schnell die richtige Antwort gefunden wurde („Schnelligkeit") und wie gut der Fragebogen geeignet sei auszudrücken, was die Urteiler empfinden („Güte").

Zum Zweck der psychometrischen Prüfung wurden vier Versionen eines Fragebogens verglichen:

1) eine „Farbquadratanordnung" in einer 3 × 3 – Matrix, die aus 9 unterschiedlich gesättigten und zufällig angeordneten Stufen einer Farbe besteht;
2) eine „kurze Farbversion", bei der diese 9 Farbstufen entlang einer Gerade angeordnet sind;
3) eine „lange Farbversion" mit 19 Sättigungsstufen entlang einer Geraden sowie
4) eine neunstufige Numeralskala („Zahlenversion").

Zwei Gruppen von Pbn (insgesamt N = 366, im Mittel 44 Jahre alt, Männer und Frauen, verschiedene Berufsgruppen, mit und ohne aktuelle ärztliche Behandlung) füllten diese Skalen

---

[*] Vor der endgültigen Drucklegung der Farbskalen in einem Testverlag (geplant für 1996) können die hier abgebildeten und andere Vorlagen von interessierten Anwendern bei den Autoren (RK) kurzfristig bezogen werden.

an 4 aufeinander folgenden Tagen aus, wobei ein Teil der Probanden (55%) pro Tag jeweils die gleiche Version erhielt („homogene Gruppe"), der andere Teil („heterogene Guppe") jede der vier Versionen.

Bei der Akzeptanz ist das Ergebnis eindeutig: auf der kurzen und langen Farbversion kann man schneller und besser urteilen, und sie gefallen den Pbn besser. Am schlechtesten schneidet die Zahlenversion ab. Im Hinblick auf die Spezifität wurde untersucht, inwieweit die Fragebogenversionen geeignet sind, verschiedene Probandengruppen zu unterscheiden. Die kurze und lange Farbversion konnten am deutlichsten zwischen jungen und alten Pbn bzw. zwischen Pbn in ärztlicher Behandlung versus ohne ärztliche Behandlung trennen.

Diese Untersuchung zeigt, daß Farbskalen eine wesentliche Bereicherung des Methodeninventars sind: sie werden von seiten der Urteiler dankbar aufgenommen und können Probandengruppen in relevanten Dimensionen zumindest gleich gut differenzieren wie (herkömmliche) Zahlenversionen.

1. Einleitung

Einen zentralen Platz in nahezu jeder Evaluationsforschung nimmt die Beurteilung von Wirkung, Nebenwirkung oder Erfolg einer Maßnahme durch den Betroffenen ein. Dies gilt in besonderem Maße für die klinische Prüfung von Medikamenten. Die via regia zum subjektiven Urteil ist der Fragebogen, bei dem wesentliche Zielkriterien abgefragt werden. Zur Aufnahme der Patientenantwort hat sich eine Reihe von Möglichkeiten entwickelt, die von einem schlichten „ja – nein" über verbale (etwa „sehr gut – gut – mittel – schlecht – sehr schlecht") oder numerische Skalen (1 entsprechend „sehr gut" bis 5 = „sehr schlecht") bis hin zu den augenscheinlich präzisesten Analogskalen reichen (Heidenreich, 1987). Gemeinsam ist allen diesen Skalen die Standard-Gestaltung im wenig ansprechenden Schwarz-(Grau-)-Weiß. In dieser Arbeit wird der Vorschlag gemacht, zur Kennzeichnung von Skalierungsstufen oder Kategorien weder numerische noch verbale Etiketten zu verwenden, sondern Farben unterschiedlicher Sättigung oder Kräftigkeit. Die empirisch gestützte Entwicklung dieser sog. Farbskalen, die als „Welzel-Kohnen-Farbskalen" (WKFS) in einer Reihe von klinischen Medikamentprüfungen zur Messung von Befindlichkeit und Lebensqualität verwendet werden, soll in der vorliegenden Arbeit in ihren wesentlichen methodischen Schritten nachvollzogen und anhand erster psychometrischer Ergebnisse belegt werden.

2. Auswahl von Befindlichkeitsdimensionen und Farben

2.1 Zur Selektion der subjektiven Urteilsdimensionen

Die grundsätzliche Intention der WKFS ist es, ein Instrument zur Untersuchung des Status und der Veränderung der Befindlichkeit und globaler Aspekte der Lebensqualität im klinischen Milieu anzubieten. Aus dieser Zielsetzung ergaben sich die gewählten Befindlichkeitsdimensionen (vgl. Tabelle 1). Bereits vorhandene Instrumente (etwa die KUSTA von Binz und Wendt [1986] oder die Eigenschaftswörterliste von Janke und Debus [1978]) haben sehr ähnliche Dimensionalitäten. Außerdem wird die aktu-

Tabelle 1. Dimensionen der Welzel-Kohnen-Farbskalen

Dimension	Frage	Positiver Pol	Mitte	Negativer Pol	Typ
Befindlichkeit global	Wie geht es Ihnen heute?	sehr gut	weder/noch	sehr schlecht	BI
Schlafqualität	Wie haben Sie letzte Nacht geschlafen?	sehr gut	mittel	sehr schlecht	UNI
Nervosität/ Spannung	Sind Sie heute nervös oder angespannt'?	überhaupt nicht	mittel	sehr nervös	UNI
Stimmung	Wie ist heute Ihre Stimmung?	sehr gut gelaunt	weder/noch	sehr schlecht gelaunt	BI
Schmerzen	Haben Sie heute Schmerzen?	keine Schmerzen	mittel	sehr starke Schmerzen	UNI
Müdigkeit	Wie müde sind Sie heute?	sehr frisch	weder/noch	sehr müde	BI
Zufriedenheit	Sind Sie mit dem heutigen Tag zufrieden?	sehr zufrieden	weder/noch	sehr unzufrieden	BI

Typ Typus der Skala: *BI* bipolar, *UNI* unipolar

elle Diskussion um das Konzept der Lebensqualität aufgegriffen und der evaluative Aspekt der Zufriedenheit mit eingebracht. Im Unterschied zu anderen Globalurteilen der Lebensqualität, die sich auf einen zumindest mittelfristigen Zeitraum erstrecken (Wochen, Monate), wird im Farbskalen-Konzept über die tägliche Beurteilung der „Zufriedenheit mit einem Tag alles in allem" eine verlaufsbezogene Erhebung vorgenommen. Das Gesamt der Skalen erfaßt damit die zentralen Dimensionen des alltäglichen Erlebens und seiner Störungen.

Interkorrelationsanalysen einschließlich konfirmatorischer Faktorenanalysen, über die hier nicht berichtet wird (vgl. von Eye, Kohnen, Welzel, in Vorbereitung), ergaben, daß alle Beurteilungsdimensionen (wobei das Merkmal Lebensqualität nicht einbezogen werden sollte) auf einer gemeinsamen Dimension abzubilden sind, mithin ein Summenscore eine vertretbare Approximation des Fragebogenergebnisses darstellt. Diese Summe ist mit „allgemeiner Befindlichkeit" zu beschreiben.

2.2 Zur Selektion der Farben

Direkte Einflüsse von Farben auf das Vegetativum werden zwar in der Alltagspsychologie (insbesondere in der Architektur) immer wieder behauptet (vgl. z.B. auch Eysenck, 1941), finden aber in der wissenschaftlichen Literatur zumindest in dieser Allgemeinheit keine Bestätigung (Halder-Sinn, 1982; Houben, 1971). Unbestritten ist, daß Farben ein affektives Potential in sich tragen, mithin eine erlebte Nähe zu Stimmung und Befindlichkeit haben. Dabei zeigen sich einige nur allgemeinpsychologisch (oder biologisch und dann transkulturell nachweisbar) zu verstehende Gesetzmäßigkeiten der gefühlsmäßigen Nähe einiger Farben zu bestimmten Emotionen; darauf baut die farbpsychologisch ausgerichtete Diagnostik auf (z.B. der Farbpyramiden-Test nach Pfister [vgl. Heiss und Hiltmann, 1951]). Allerdings sind diese Regelhaftigkeiten von einer Vielzahl von kulturellen Einflüssen überlagert. So haben Farben in unterschiedlichen Kulturen ganz unterschiedliche stereotype Bedeutungen (etwa Weiß als Zeichen der Trauer in China). Selbst innerhalb einer Kultur bestehen Differenzen: so wird zu Grün sowohl „Gift" wie „gesund" assoziiert. Von daher ist eine Zuordnung von Emotionen und Befindlichkeiten zu Farbtönen mit Sicherheit nicht generell möglich.

Anders steht es mit den nicht am Farbton hängenden Qualitäten der Farbe, die insbesondere die Helligkeit, die Sättigung und die Farbreinheit betreffen. Für das konnotative System der Sprache konnten die Dimensionen der Potenz (Dominanz, Stärke), der Valenz (positive vs. negative Bewertung) und der Erregung (Aktivität vs. Ruhe) nachgewiesen werden (zum Überblick, vgl. Hofstätter, 1973). Überträgt man dieses System auf die Farbe (Höger, 1968, 1970, zitiert in Halder-Sinn, 1982) – was bei der Farbbeurteilung geschieht –, zeigen sich reproduzierbare Zusammenhänge (Whitfield und Wiltshire, 1990):

– hellere Farben werden als weniger potent eingeschätzt als dunkle;
– die Valenz nimmt mit der Farbsättigung regelhaft zu;
– die Erregungskomponente ist bei den meisten Farben an den jeweiligen Enden der Sättigung höher als in deren Mitte.

In den von uns durchgeführten Untersuchungen der Passung zwischen Farben und Befindlichkeitsdimensionen ergaben sich sehr vergleichbare Ergebnisse.

In Versuch 1 wurden als Farbmaterial alle 84 reinen Farben ohne Schwarzanteil des HKSR-Rasterfächers der Edition 1988 der Firma K+E Druckfarben verwendet. Die Sättigungsabstufung einer Farbe ist in diesem Fächer in 10%-Schritten von 0%-Sättigung (weiß) bis zu 100% Sättigung realisiert. 25 Versuchspersonen (16 Frauen und 9 Männer im Alter zwischen 19 und 52 Jahren) erhielten sämtliche Farben auf Originalkärtchen auf einem Tableau, ihre Aufgabe war, die zu einem Befindensmerkmal am besten passende Farbe, danach die zweitbeste herauszufinden. Die oben genannten Befindlichkeits-Dimensionen wurden zur Beurteilung vorgegeben, wobei die bipolaren Skalen (vgl. Tabelle 1) jeweils getrennt nach beiden Valenzen (positiv, negativ) dargeboten wurden („müde – frisch" wurde in die beiden Merkmale „Müdigkeit" und „Frische" gespalten, insgesamt waren 12 Merkmale zu beurteilen). Die Urteilsverteilung ergab, daß einzelne Farben verschiedenen Dimensionen zugeordnet wurden (z.B. „pink" den Merkmalen Schmerz und Spannung). Zum Entscheid über die Farbe, die für die Skalenentwicklung weiter verwendet werden sollte, diente in diesen Fällen die Häufigkeit, mit der eine Farbe an 1. Stelle lag, im Zweifelsfalle wurde auf den 2. Rangplatz zurückgegriffen. Die Ergebnisse dieser Untersuchung zeigt die Tabelle 2, die daraus entwickelten Farbskalen enthält der Anhang in seinen Teilen I, II und III.

In Versuch 2 wurde an 36 Versuchspersonen im Alter von 16 bis 83 Jahren (22 Frauen, 14 Männer) die in Versuch 1 ermittelten „am besten passenden" Farben vorgegeben, zusätzlich

Tabelle 2. Zuordnung von Farbe und psychischer Befindens-Qualität

Dimension	Farbe
Schmerz	lila
Nervosität/Spannung[a]	giftgrün
Globalbefindlichkeit positiv[a]	hellrot
Globalbefindlichkeit negativ[a]	dunkelbraun
Stimmung positiv[a]	hellblau
Stimmung negativ[a]	oliv
Schlafqualität positiv[a]	gelb
Schlafqualität negativ[a]	olivbraun
Frische[a]	hellgrün
Müdigkeit[a]	hellbraun
Lebenszufriedenheit positiv[a]	orange
Lebenszufriedenheit negativ[a]	grauoliv (oliv/50% schwarz)

[a]Bipolare Saklen wurden in zwei Items mit den jeweiligen Polen aufgespalten.

13 Farben, die pro Dimension am häufigsten in Versuch 1 genannt worden waren. Anhand eines 4stufigen Urteils sollte die Passung jeder Farbe zu den vorgegebenen Dimensionen beurteilt werden (paßt sehr gut – paßt gut – paßt gerade noch – paßt garnicht). Um die Passung der Farben zu den Dimensionen zu prüfen, wurde einmal untersucht, (a) welche Befindlichkeiten in ähnlicher Weise den Farben zugeordnet werden, zum anderen, (b) welche Farben im Hinblick auf ihre Passung zu den Befindlichkeiten sortiert werden. Zu diesem Zweck wurde eine Clusteranalyse (euklidisches Abstandsmaß, Minimum-Methode) (a) über die Befindlichkeiten mit den Mittelwerten der Passungsurteile über alle Farben pro Person gerechnet und eine zweite (b) über die Farben mit den Mittelwerten der Passungsurteile über alle Befindlichkeiten pro Person.

Die Ergebnisse der Clusteranalyse für die Befindensmerkmale und die Farben zeigt die Abb. 1 (a und b).

Die Ergebnisse beider Versuche zeigen eine Unterteilung der gesamten Farbpalette (vgl. Versuch 1, vgl. Abb. 2) in

- helle versus dunkle Farben;
- rein bunte versus gemischte, gedämpfte, gedeckte Farben;
- grelle Farben als Sonderkategorie („moderne" Farben, die nicht in den klassischen Untersuchungen aufzufinden sind, wie etwa Pink, grelle Grüns usw.).

Entscheidend war, daß viele Farbtöne (etwa Rots, Grüns, Blaus) in allen diesen Strata vorkamen (vgl. Tabelle 2 und Abb. 1b). Die Versuchspersonen nahmen also regelhaft keine Einstufung nach Farbtönen vor (bestimmte Farben zu bestimmten Befindlichkeiten), sondern nach *Farbqualitäten*. Damit ist für die Skalierung von Befindlichkeitsdimensionen eine beachtliche Freiheit geschaffen, die es erlaubt, unterschiedliche Farben für gleiche Dimensionen einzusetzen (etwa bei Paralleltest-Fragestellungen).

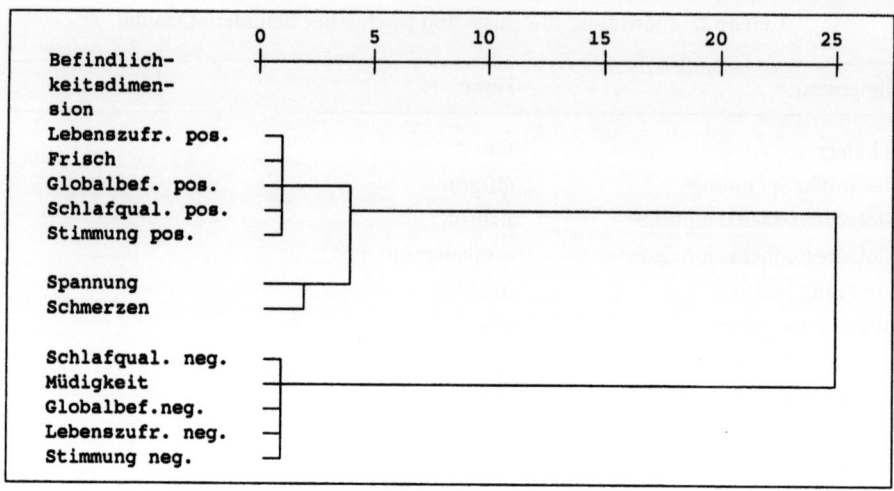

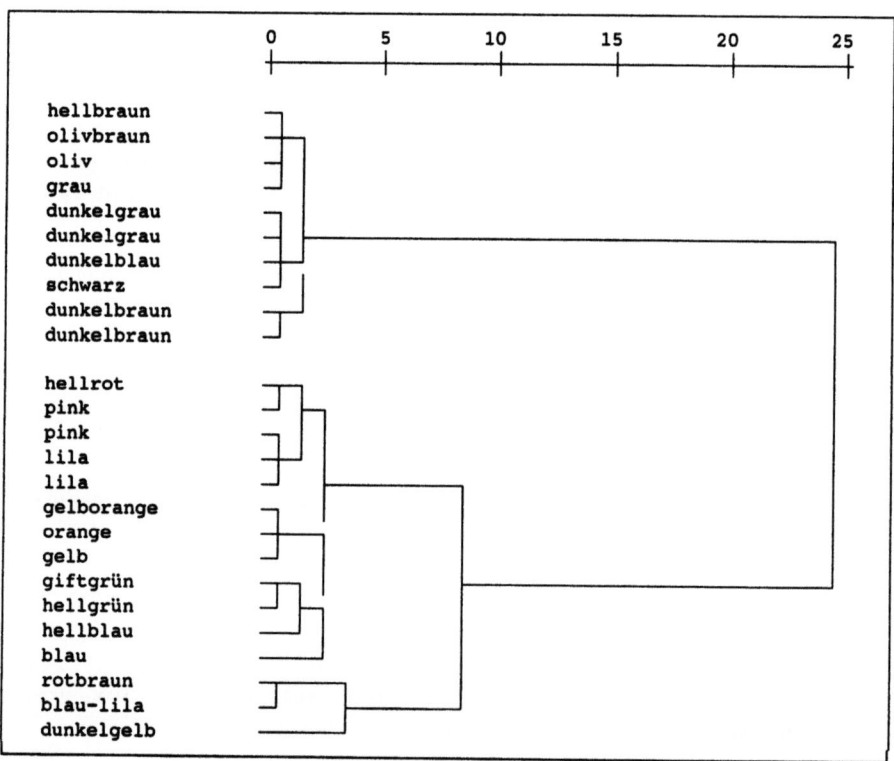

Abb. 1. Dendogramme der Clusteranalysen für die Befindlichkeitsdimensionen und die Farben

Farbskalen zur Messung von Befindlichkeit und Lebensqualität

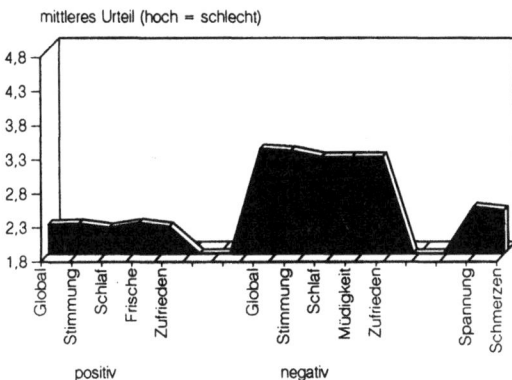

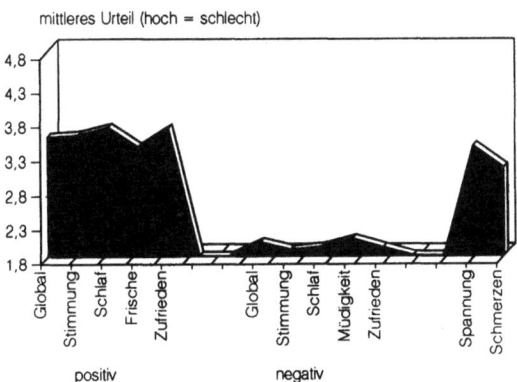

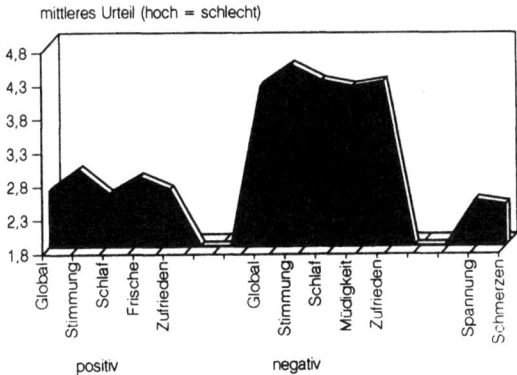

Abb. 2. Mittlere Urteile für die Befindlichkeitsdimensionen bei hellen und dunklen einschließlich heller greller Farben. Positiv: Positiver Pol, Negativ: Negativer Pol (vgl. Tabelle 1 und 2). Schmerz und Spannung/Nervosität sind als unipolare Skalen getrennt ausgewiesen

Der Befindlichkeitsfragebogen (vgl. Abb. 1a) gliedert sich in der Skalierung der Farbpassung (Versuch 2) in zwei große Cluster der „hohen" und der „niedrigen" Aktivität und Erregung. Zur „hohen" Gruppe gehören positive Stimmung, Frische, Zufriedenheit, zur „niedrigen" Gruppe schlechte Stimmung, Müdigkeit, Unzufriedenheit. Diese Gliederung nach *Aktivität und Erregung* wird durch eine zweite nach der *Valenz* überlagert, wobei generell gilt, daß hohe Aktivität gekoppelt ist mit positiver Valenz, niedrige Aktivität mit negativer. Eine Besonderheit stellen die Skalen Spannung und Schmerz dar, die zur hohen Erregung gehören, dabei aber negativ bewertet werden.

Aus der Passungs-Skalierung, deren Einzeldaten auf dem hier verfügbaren Platz wegen der Notwendigkeit der Farbdarstellungen nicht berichtet werden können (verfügbar bei RK), ergab sich, daß

- positiv-erregte Befindlichkeit mit reinen, eher hellen Farben zusammenstimmt,
- negativ-gedämpfte Befindlichkeit sich am besten auf dunklen, gedeckten, gemischten Farben darstellen läßt,
- die aktiviert-negative Dimension von Spannung/Schmerz die größte Nähe zu den grellen, hellen Farben zeigt.

Daraus resultiert, daß bei bipolaren Skalen (etwa frisch – müde) mit zwei Farbqualitäten gearbeitet werden muß. Die empirisch ermittelten Farbstrukturen und die Struktur der Befindlichkeiten (wie sie bei den Beurteilungen der Farb-Befindlichkeits-Passung gefunden wurden, nicht bei der aktuellen Beurteilung der eigenen Befindlichkeit!) geht aus der Abb. 3 hervor, in der die einzelnen Farbgruppen zusammengestellt sind. Dabei lassen sich die beiden Strukturen als zwei überlagerungsfähige zweidimensionale Strukturen beschreiben. Die Farbdimensionen sind „hell – dunkel" und „rein – gedeckt", die Befindlichkeitsdimensionen „positiv – negativ" und „erregt – gedämpft".

Die psychischen Dimensionen der Befindlichkeit erwiesen sich in den Untersuchungen als nur in geringem Maße abhängig von der Farbqualität der Sättigung oder Kräftigkeit. Vielmehr wird Sättigung verwendet im Sinne eines „mehr – weniger"; sie charakterisiert damit lediglich die Ausprägung, ohne daß durch die Variation der Sättigung sich die Zuordnung einer Farbe zu einer Befindlichkeitsdimension ändern würde. Damit würde die Sättigung in der Abb. 3 eine dritte Dimension darstellen.

Es fällt auf, daß in dem linken oberen Quadranten zwar Farben, aber keine Befindlichkeitsdimensionen vorhanden sind. Dieser Quadrant entspricht der Kombination „Befinden positiv – Farbe gedämpft". Er hat als Gegenpol rechts unten „Spannung/Nervosität" und „Schmerz". In einer überarbeiteten Version der Farbskalen soll versucht werden, den linken oberen Quadranten auszufüllen mit einer Befindlichkeitsdimension, die als angenehm empfundene Entspannung zu verstehen wäre, wie sie etwa in der Frage zum Ausdruck kommt: „Gelang es Ihnen heute, auch einmal innerlich ruhig und entspannt zu sein?" mit den Beurteilungsankern „sehr gut – überhaupt nicht". Dabei bezieht diese Frageformulierung ein, daß eine solche Lage nicht über den ganzen Tag hinweg aufrechtzuerhalten ist, sondern nur in ausgezeichneten Situationen zutrifft, und daß Entspannung hier nicht die Abwesenheit von Span-

Farbskalen zur Messung von Befindlichkeit und Lebensqualität

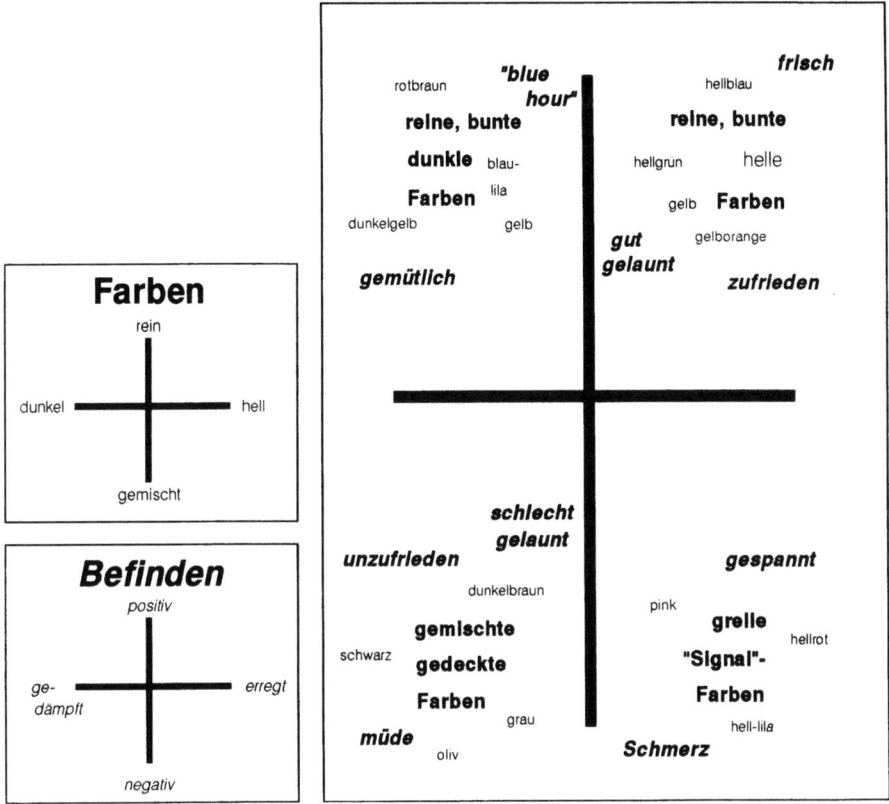

Abb. 3. Zusammenhang zwischen Befinden und Farbe. Erläuterung siehe Text

nung betrifft, sondern einen aktiven Prozeß darstellt. Für diese Dimension der „aktiven Entspannung" bieten sich die drei Farbgruppen an, die in Abbildung 1b ganz unten stehen: rotbraun, blau-lila und dunkelgelb. Es sind dies bunte, aber gedämpfte Farbtöne.

Zusammenfassend: Der Farbton ist für den Farbeindruck weit weniger wichtig als die Farbqualitäten des Hell-Dunkel, des Rein-Gedeckt und des Grellen. Bleibt man innerhalb einer Qualitätsdimension, können durchaus unterschiedliche Farbtöne zur Skalierung der gleichen Befindlichkeitsdimension herangezogen werden. Die Farbqualität der Sättigung wird regelhaft quantitativ zur Abstufung eines Merkmals benutzt und hat selbst nur wenig qualitative Eigenschaften. Die Farbsättigung eignet sich daher in idealer Weise zur Visualisierung eines Kontinuums.

3. Methodische Untersuchungen zu den Farbskalen

Die Überprüfung der metrischen und psychometrischen Eigenschaften dieser „Farb-Kräftigkeits-Skalen" erstreckte sich auf mehrere Fragenkomplexe, die in psychophysikalischen und psychometrischen Untersuchungen bearbeitet wurden. Über die Ergebnisse dieser aufwendigen und umfangreichen Erhebungen kann an dieser Stelle aus Platzgründen nur summarisch berichtet werden, ohne allerdings auf den wesentlichen Ertrag für die Beurteilung der Skalen verzichten zu müssen.

3.1 Psychophysikalische Untersuchungen

In insgesamt 6 psychophysikalischen Untersuchungen an 219 Probanden wurden Fragen zur Wahrnehmung von Farben und Farbkräftigkeiten sowie zu Farbpräferenzen empirisch überprüft (Boretzki und Heller, 1992; Boretzki, 1995). Die Ergebnisse der Studien zeigen, daß in der Wahrnehmung zwischen unterschiedlichen Kräftigkeitsstufen extrem fein differenziert werden kann. Zudem zeigt sich, daß die physikalisch-drucktechnischen Vorlagen von Farbkräftigkeiten in gewissen Grenzen variieren können, ohne daß dadurch die metrischen Abbildungseigenschaften der Farbkräftigkeit gestört werden. Gegenüber verbal oder numeral etikettierten Skalen haben Farbkräftigkeiten den Vorteil, daß eine einzelne Abstufung keine eigene Bedeutung hat (etwa: „mir ist heute so rot"), in dem Sinne, daß sie bereits durch das Alltagsverständnis vorbelegt wäre (z.B. durch Kategorienbezeichnungen wie „mittel stark"). Damit erhalten Farbkräftigkeitsabstufungen eine hohe Flexibilität in der Anpassung an den Urteilsgegenstand. Kontrastiert man Farbkräftigkeitsskalen mit geprüften Skalierungsmethoden im psychophysikalischen Experiment, zeigen sich die Farbskalen in vergleichbarer Weise geeignet, Unterschiede zwischen den Reizen abzubilden. Allerdings erhöht sich bei ihnen die intra- wie die interindividuelle Varianz. Inwieweit dies auf kurzfristige Adaptationen der Farbskalen an die Reizserie oder aber auf reine Fehlervarianz zurückzuführen ist, bleibt dahingestellt. Für ersteres spricht, daß Farbskalen sensitiver für Änderungen der Reizstruktur sind als verbal/ numeral etikettierte Skalen. Sie bieten sich daher für die Skalierung wechselnder Zustände an.

3.2 Psychometrische Untersuchungen

In Abschnitt 2 ist klargestellt, welche Farbqualitäten welchen Befindlichkeitsdimensionen zuzuordnen sind. Auf der Basis dieser Erkenntnisse wurden 7 Farbskalen zu den oben beschriebenen Befindlichkeitsdimensionen entwickelt und im Präzisionsverfahren gedruckt; in die Farbgestaltung der Druckvorlagen gingen die Ergebnisse der psychophysikalischen Untersuchungen (z.B. zur physikalischen vs. psychischen Gleichabständigkeit von Sättigungsstufen) ganz wesentlich mit ein (vgl. Anhang Farben I, II und III).

Die Ergebnisse psychometrischer Auswertungen beruhen auf der Untersuchung von insgesamt drei Antwortversionen der verschiedenen Farben und unterschiedlichen Farbkräftigkeiten:

- „kurze Farbversion": neun linear angeordnete Farben und Farbkräftigkeiten (s. Anhang);
- „lange Farbversion": 19 linear angeordnete Farben und Farbkräftigkeiten;
- „Farbquadrat": neun, in 3 × 3-Form angeordnete, unterschiedliche Farben und Farbkräftigkeiten.

Als Kontrollbedingung für die unten beschriebenen empirischen Erhebungen wurde zusätzlich eine

- „Zahlenversion" entwickelt mit neun als 4-0-4 (bipolarer Fall) oder 0–8 angeordneten Zahlen.

Für die empirische Untersuchung der Skalen wurden Daten bei insgesamt 366 Probanden erhoben, die die Farbskalen über insgesamt vier „normale" Wochentage ausfüllten. 42% der Probanden befanden sich zum Zeitpunkt der Untersuchung in ärztlicher Behandlung. Dabei wurden zwei Untersuchungsbedingungen unterschieden:

- Eine sog. „homogene" Gruppe (203 Probanden, im Mittel 44 Jahre alt, 60% Frauen) füllte eine der vier Versionen über vier Tage aus;
- Eine sog. „heterogene" Gruppe (163 Probanden, im Mittel 45 Jahre alt, 50% Frauen) bearbeitete an jedem der vier Erhebungstage eine andere Version, insgesamt also alle vier Versionen. Die Reihenfolge der Versionen war im lateinischen Quadrat variiert.

Untersucht wurden Sensitivität (Meßgenauigkeit und Reliabilität), Stabilität (Robustheit gegen Urteilsfehler), Spezifität (Trennung valider Gruppen wie jung vs. alt, gesund vs. krank) und pragmatische Eigenschaften der Akzeptanz einer Skalierungsform (wie gut gefallen, wie gut geeignet, wie schnell auszufüllen?).
Im Hinblick auf die Äquivalenz von Farbkräftigkeitsskalen zu anderen Skalierungsformen in psychometrischen Untersuchungen gilt zusammenfassend, daß sich im allgemeinen keine Effekte zeigten, die von der Skalenmetrik und der Skalenverwendung her Bedenken gegen die Farbskalierung stützen könnten (vgl. dazu Krüger und Kohnen, 1992).
Pars pro toto wird aus dem umfangreichen Datenmaterial eine Analyse berichtet, in der geprüft wurde, ob verschiedene Gruppen von Probanden sich in den Skalenwerten unterscheiden; dazu wurde in einer MANOVA der Einfluß der Faktoren Geschlecht (männlich vs. weiblich), Alter (bis 45 Jahre vs. über 45 Jahre) und Behandlung (in ärztlicher Behandlung vs. ohne ärztliche Behandlung) für die vier Versionen (heterogene Gruppe) und gleichzeitig für alle Befindlichkeitsdimensionen geprüft. Tabelle 3 berichtet die Ergebnisse der multivariaten Testung.
Bei allen Farbskalen zeigte sich eine deutliche Hauptwirkung des Alters, bei der Zahlenversion hingegen nicht. In keiner der Versionen unterscheiden sich die Urteile der Männer von denen der Frauen. Bezüglich des

Tabelle 3. F-Werte (geschätzt aus Hotelling) und p-Werte der multivarianten Testung

Version/Faktor		F	p
Farbquadrat:	A. Alter	2.73	0.010
	B. Geschlecht	1.78	0.093
	C. Behandlung	2.98	0.006
Kurze Farben:	A. Alter	3.65	0.001
	B. Geschlecht	1.20	0.308
	C. Behandlung	3.66	0.001
Lange Farben:	A. Alter	2.62	0.014
	B. Geschlecht	0.77	0.615
	C. Behandlung	3.40	0.001
Zahlen:	A. Alter	2.02	0.055
	B. Geschlecht	1.73	0.104
	C. Behandlung	2.69	0.011

Faktors Behandlung gibt es in allen Versionen deutliche Unterschiede. Die Effekte sind folgendermaßen zu interpretieren:

– Wenn signifikante Unterschiede vorliegen, dann schätzen jüngere Probanden ihre Befindlichkeit schlechter ein;
– Die Probanden, die sich in ärztlicher Behandlung befinden, beurteilen ihre Befindlichkeit schlechter.

Insgesamt sind damit vor allem die Farbversionen gut geeignet, Unterschiede zwischen Probandengruppen abzubilden.

Weitere Erhebungen galten der Akzeptanz der Skalen beim Beurteiler. Die Teilnehmer an den psychometrischen Untersuchungen wurden nach der täglichen Befindlichkeitsbeschreibung gefragt,

– wie gut die jeweilige Version gefallen hat,
– wie schnell die richtige Antwort gefunden werden konnte
– und wie gut die Version geeignet ist, auszudrücken, was man empfindet.

Die homogene Gruppe konnte jeweils nur eine der Versionen beurteilen (Akzeptanz), die heterogene Gruppe die vier Versionen vergleichen (Präferenz). Abbildung 4 zeigt die mittleren Urteile für die einzelnen Versionen auf diesen Dimensionen. Bei der homogenen Gruppe wurden hierzu die Urteile des ersten Tages gewählt (die der anderen Tage sind von der Struktur her vergleichbar). Die Unterschiede zwischen den Versionen wurden bei der homogenen Gruppe über den Kruskal-Wallis-H-Test geprüft, bei der heterogenen Gruppe über den Friedman-Test.

Das Ergebnis ist eindeutig: Haben die Urteiler den Vergleich zwischen den verschiedenen Skalenversionen (rechts in der Abb. 4), so werden die

Farbskalen zur Messung von Befindlichkeit und Lebensqualität 145

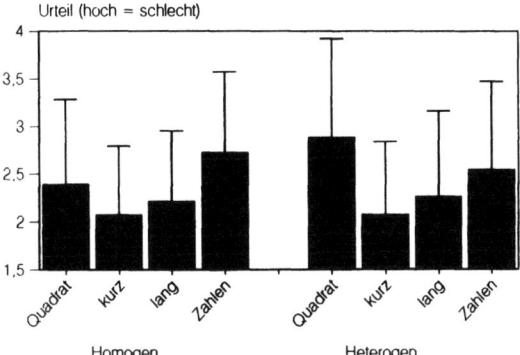

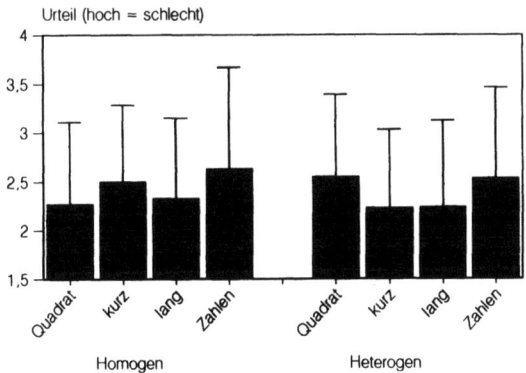

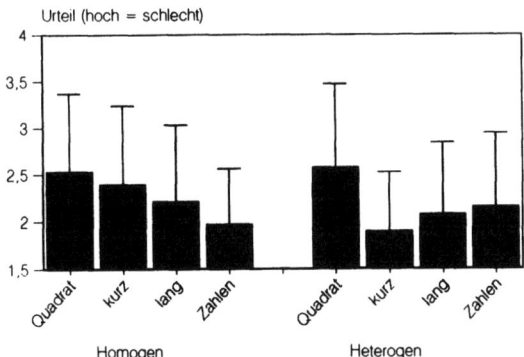

Abb. 4. Akzeptanz der vier Antwortversionen bei „homogenen" (eine Version) und „heterogenen" (alle vier Versionen) Gruppen: Gefallen, Güte und Schnelligkeit der Antwort. p-Werte: homogen: Kruskal-Wallis-Test über Antworten am 1. Tag; heterogen: Friedman-Test über alle vier Versionen

linearen Farbversionen gegenüber der Farbquadrat- und der Zahlenversion vorgezogen: Man kann besser und schneller urteilen, und sie gefällt auch besser. Dieses Ergebnis wird teilweise durch die Urteiler gestützt, die nur eine Version vor Augen hatten. Am schlechtesten schneidet die Zahlenversion ab: Man kann zwar schnell auf ihr urteilen, sie gefällt aber nicht und ist nicht gut geeignet, das auszudrücken, was man empfindet. Die Farbquadratversion gefällt zwar ebensowenig wie die Zahlenversion, ist aber gut geeignet, abzubilden, was man empfindet. Folgt man der Argumentation, daß die Präferenzurteile zwischen den Versionen wichtiger sind als die Urteile über nur eine Version, ergibt sich eine eindeutige Bevorzugung der linearen Farbskalen gegenüber der Farbquadrat- und der Zahlenversion. Zwischen der langen Linear-Version der Farbskalen (19 Skalenstufen) und der kurzen Version (9 Skalenpunkte) bestehen die Unterschiede darin, daß die kurze Farbversion etwas besser gefällt als die lange, auch können die Personen schneller auf der kurzen Skala antworten.

Aus dem Gesamt der Ergebnisse ergibt sich eine deutliche Präferenz für die linearen Farbversionen. Sie stellen einen von den Urteilen erwünschten Fortschritt gegenüber Standardverfahren wie den Numeral- oder Kategorienverfahren dar. An diesem Vorteil nimmt die Farbquadratversion nur dann teil, wenn der Urteiler keine anderen Farbversionen vor Augen hat. Sieht er lineare Farbanordnungen, wird die größere anschauliche Unordentlichkeit des Farbquadrats negativ bewertet.

4. Schlußbemerkungen

Die Untersuchungen zeigen, daß ein farblich ansprechender Fragebogen den Probanden besser gefällt als die übliche Schwarz-Weiß-Standardoptik, die allenfalls durch Graustufen aufgelockert wird. Die wohlwollende Beurteilung des Erscheinungsbildes eines psychodiagnostischen Instruments läßt eine größere Bereitschaft zur Mitarbeit der Probanden sowohl aufgrund einer positiveren Einstellung zur Befragungssituation als auch im Sinne eines Hawthorne-Effekts vermuten. Des weiteren könnten geeignet ausgewählte Farben dazu dienen, die Bearbeitung des Fragebogens zu erleichtern und die Beurteilung somit zu beschleunigen.

Farbabstufungen haben im Gegensatz zu verbalen oder numerischen Etikettierungen selbst keine eigene Bedeutung in dem Sinne, daß sie durch das Alltagsverständnis vorbelegt wären. Damit erhalten Farbskalen eine hohe Flexibilität in der Anpassung an den Untersuchungsgegenstand, Störeinflüsse auf die Urteile, die mit verbalen oder numerischen Ankern verbunden sind, können minimiert werden.

Da andererseits in der Umgangssprache Gefühlslagen häufig mit Farbbezeichnungen in Verbindung gebracht werden (z.B. „grelle Schmerzen"), steht zu erwarten, daß es den Benutzern mit den Farbskalen leichter fällt als mit anonymen Zahlenskalen, ihre Empfindungen auszudrücken.

Ein entscheidender Vorteil von Farbskalen besteht darin, daß mit Farben zunehmender Sättigung relativ einfach äquidistante Kategorien vorgegeben werden können, was mit verbalen Ankern kaum möglich ist. Mit psychophysikalischen Methoden lassen sich also Farbskalen entwickeln, die eine Datenerhebung zumindest auf Intervallniveau gestatten.

Insgesamt ergibt sich:

- Farbskalen stellen eine wesentliche Bereicherung des Methodeninventars dar, die von seiten der Urteiler dankbar aufgenommen wird und von dem Gesichtspunkt der Motivierung der Urteiler her sehr zu empfehlen ist;
- Die größere Akzeptanz ist zumindest nicht mit einem Verlust an Information verbunden;
- Sie können relativ ökonomisch erstellt werden;
- Die kurze Farbversion mit 9 Stufen stellt das Optimum der geprüften Skalenversionen dar.

Mittlerweile liegt eine Reihe von Weiterentwicklungen vor; diese beziehen sich

- auf die *Erweiterung der Zahl der Items,* wobei bislang einerseits im psychischen Bereich (Antrieb, Leistungsfähigkeit, sorgenvolle Gedanken, Angst) gearbeitet wurde, andererseits im somatischen (Übelkeit, Juckreiz);
- auf die *Weiterentwicklung einzelner Skalen zur Verlaufsmessung,* dabei ist der ebenfalls keineswegs als traditionell für die Testpsychologie zu bezeichnende Gedanke maßgebend, daß die urteilenden Personen mit fortlaufenden Urteilen im Beobachtungsintervall den Verlauf eines Merkmals über die Zeit abbilden. Ein Beispiel zeigt Farbskala IV im Anhang.

Anhang

Anhang I. Beurteilung der Lebenszufriedenheit

**Wenn Sie den heutigen Tag insgesamt betrachten:
Sind Sie mit dem heutigen Tag zufrieden?**
Denken Sie bei Ihrer Antwort daran:
* wie es Ihnen körperlich und seelisch ging
* wie es im Alltag und Beruf klappte
* wie Sie mit anderen Menschen zurecht gekommen sind.

sehr zufrieden   weder/noch   sehr unzufrieden

Sind Sie mit dem heutigen Tag zufrieden?

bitte eine der neun Farben in der Reihe unten ankreuzen

Farbskalen zur Messung von Befindlichkeit und Lebensqualität 149

Anhang II. Befindlichkeitsskalen Teil I

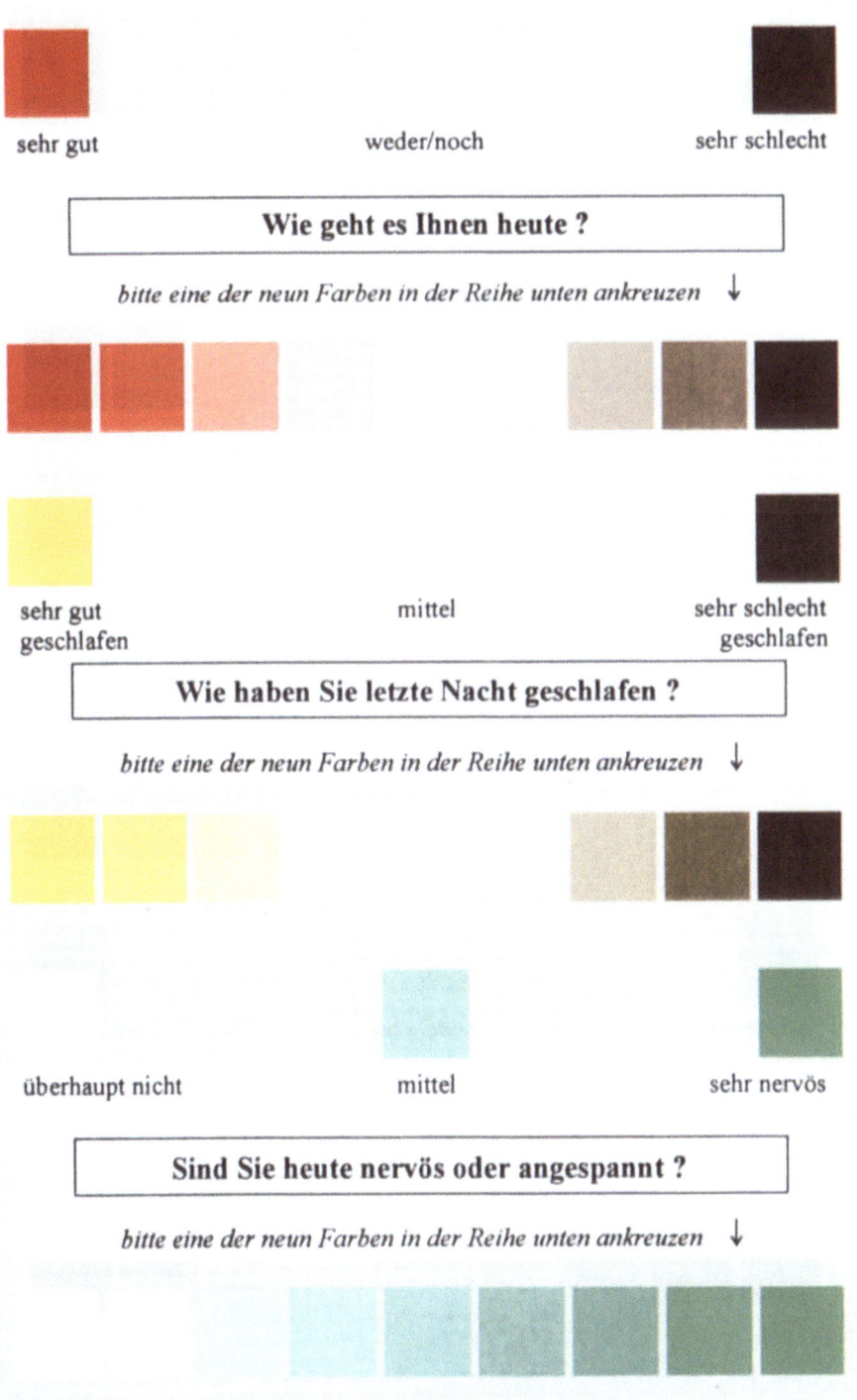

Anhang III. Befindlichkeitsskalen Teil II

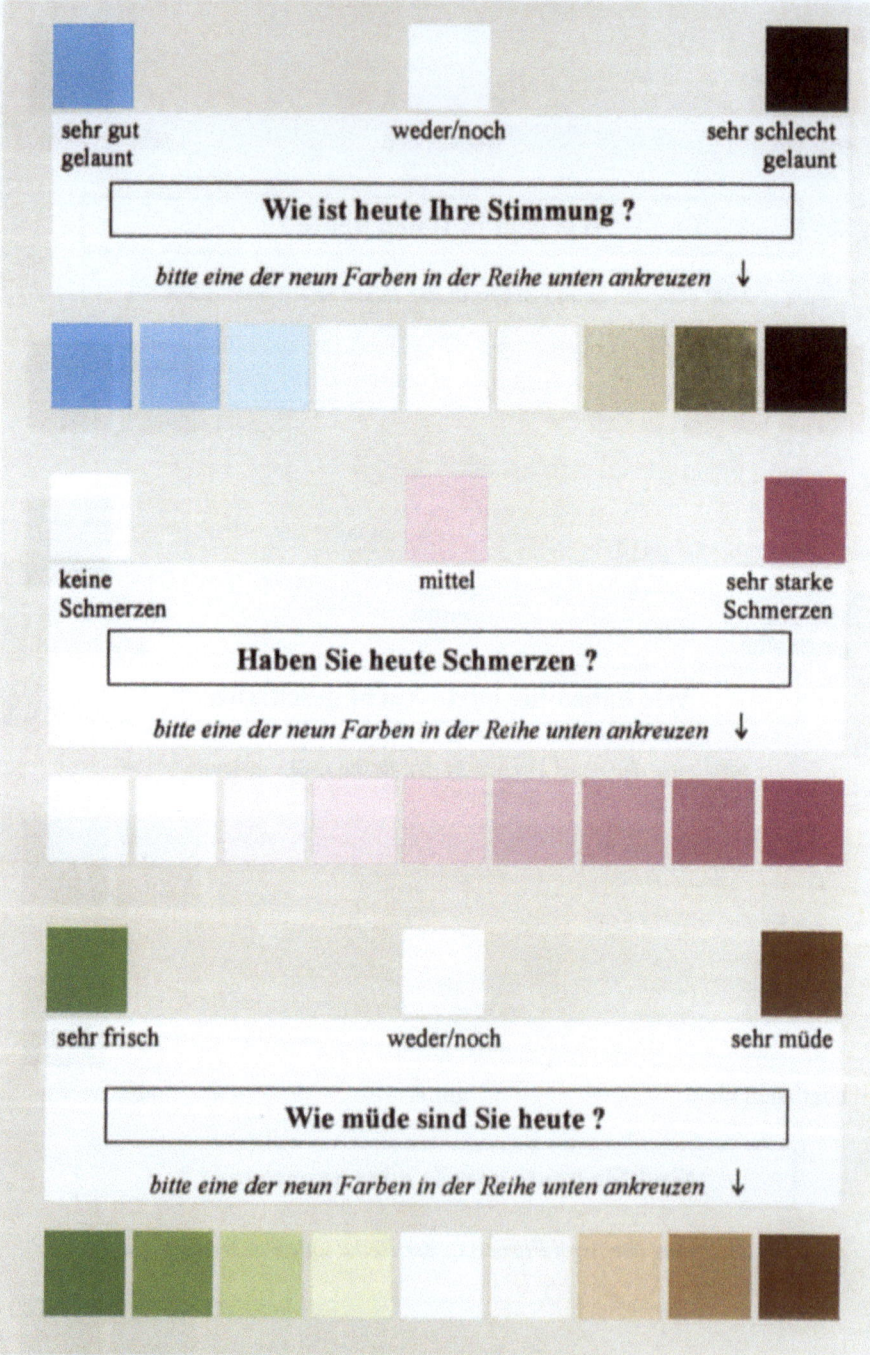

Farbskalen zur Messung von Befindlichkeit und Lebensqualität 151

Anhang IV. WKFS Verlaufsskalen für globale Befindlichkeit

Wie geht es Ihnen heute?

Wochentag:	MO	DI	MI	DO	FR	SA	SO
Uhrzeit:	810	730	820	745	745	910	920

sehr gut — X (SA), X (SO), X (FR)

weder/noch — X (MI)

sehr schlecht — X (MO), X (DI), X (MI)

Literatur

Binz U, Wendt G (1986) KUSTA, Kurz-Skala Stimmung/Aktivierung. In: CIPS (Hrsg) Internationale Skalen für Psychiatrie. Weinheim, Beltz
Boretzki M (1995) Die Farbkräftigkeitsskala als phänometrisches Instrument. Inauguraldissertation, Universität Würzburg
Boretzki M, Heller O (1992) Zur Psychophysik der Farbkräftigkeitsskalierung. In: Krüger HP, Kohnen R (Hrsg) Die Farbskalen nach Welzel. Studie zur Skalierung von Befindlichkeiten via Skalen unterschiedlicher Farbkräftigkeiten. Unveröffentlichter Forschungsbericht. Imerem GmbH, Nürnberg, S 70–152
v Eye A, Kolmen R, Welzel D (1996) Zur Dimensionalität der Welzel-Kohnen-Farbskalen. Eingereicht bei Diagnostica
Eysenck HJ (1941) A critical and experimental study of color preference. Am J Psychology 54: 385–394
Halder-Sinn O (1982) Psychodiagnostische Wahlverfahren. In: Graumann C-F et al (Hrsg) Enzyklopädie der Psychologie, Serie II, Bd 3. Hogrefe, Göttingen, S 529–548
Heidenreich K (1987) Entwicklung von Skalen. In: Roth E (Hrsg) Sozialwissenschaftliche Methoden. Oldenbourg, München, S 417–449
Heiss R, Hiltmann H (1951) Der Farbpyramidentest nach Max Pfister. Huber, Bern
Hofstätter PR (1973) Sozialpsychologie. 5. Aufl. De Gruyter, Berlin
Houben AMJ (1971) Farbwahl- und Farbgestaltungsverfahren In: Gottschaldt K et al (Hrsg) Handbuch der Psychologie, Bd 6. 3. Aufl. Hogrefe, Göttingen
Krüger HP, Kohnen R (1992) Die Farbskalen nach Welzel. Studie zur Skalierung von Befindlichkeiten via Skalen unterschiedlicher Farbkräftigkeiten. Unveröffentlichter Forschungsbericht. Imerem GmbH, Nürnberg
Janke W, Debus G (1978) Die Eigenschafswörterliste (EWL) Hogrefe, Göttingen
Whitfield TWA, Whiltshire TJ (1990) Color psychology: A critical review. Genetic, Social, and General Psychology Monographs 116: 385–411

Korrespondenz: Prof. Dr. R. Kohnen, Glockenhofstraße 47, D-90478 Nürnberg, BRD.

Negativsymptomatik

Reliabilität und Validität der gebräuchlichen Skalen zur Erfassung von Negativ-Symptomatik

A. Deister

Psychiatrische Universitätsklinik Bonn, Bundesrepublik Deutschland

Einleitung

Das Konzept der Negativ-Symptomatik und die Bemühungen zu ihrer Erfassung haben insbesondere der Schizophrenie-Forschung in den letzten zwei Jahrzehnten einen bedeutenden Auftrieb gegeben. Eine einheitliche Definition und Abgrenzung negativer Symptome existert aber bis heute nicht, so daß es oft sehr schwer fällt, verschiedene Studien und Untersuchungsansätze miteinander zu vergleichen.

Gerade im Bereich der Negativ-Symptomatik waren definitorische Ansätze häufig mit der Entwicklung einer neuen Skala zur Erfassung verbunden. Somit spiegelt sich die konzeptionelle Heterogenität wider in den zur Verfügung stehenden Rating-Skalen. Es kann auch nicht überraschen, daß der Vergleich von verschiedenen Skalen zur Erfassung von Negativ-Symptomatik im Rahmen eines multimethodalen Ansatzes hat zeigen können, daß relevante methodische und konzeptuelle Unterschiede der einzelnen Skalen auch sehr unterschiedliche Ergebnisse erzielen lassen (Zinner et al., 1990).

Sowohl aufgrund der historischen Entwicklung als auch der zugrundeliegenden Skalenkonstruktion sind verschiedene Arten von Rating-Skalen zur Erfassung von Negativ-Symptomatik zu unterscheiden (Tabelle 1).

In den letzten Jahren wurde zunehmend häufiger versucht, Skalen zu entwickeln, die *speziell für die Erfassung von Negativ-Symptomatik* gedacht sind. Dabei muß wiederum zwischen Skalen unterschieden werden, die nur Negativ-Symptomatik messen (z.B. die Scale for the Assessment of Negative Symptoms; SANS) und Skalen, bei denen die Negativ-Symptomatik eine (oder mehrere) spezielle Subskala umfaßt, die darüber hinaus aber auch andere psychotische Symptome erfassen (z.B. die Positive and Negative Syndrome Scale for Schizophrenia; PANSS) (Tabelle 2). Ein zweiter Typ von Skalen umfaßt psychometrische Instrumente, die zwar nicht speziell für die Erfassung von Negativ-Symptomatik konstruiert wurden, die aber

Tabelle 1. Verschiedene Arten von Skalen zur Erfassung von Negativ-Symptomatik

- *Speziell für die Erfassung von Negativ-Symptomen entwickelte Rating-Skalen:*
  - Skalen, die nur Negativ-Symptomatik messen (z.B. SANS)
  - Skalen, die neben der Minussymptomatik auch andere Symptome erfassen (z.B. PANSS)

- *Allgemeine Rating-Skalen, mit denen auch Negativ-Symptome erfaßt werden können:*
  - Spezielle Subskalen (z.B. AMDP-System)
  - Erfassung einzelner Symptome

- *Rating-Skalen, mit denen indirekt Negativ-Symptome erfaßt werden können:*
  - Depressions-Skalen (z.B. HAMD)
  - Skalen zur Erfassung von extrapyramidalen Störungen
  - Skalen zur Beurteilung der sozialen Anpassung (z.B. DAS)

Tabelle 2. Spezielle Skalen für die Erfassung von Negativ-Symptomatik im Überblick (in chronologischer Reihenfolge, modifiziert nach Stieglitz, 1991)

Abkürzung	Name	Autor(en)	Jahr
AWS	Activity Withdrawal Scale	Venables	1957
RSCS	Rating Scale for Chronic Schizophrenics	Wing	1961
MRS	Manchester Rating Scale	Krawiecka et al.	1977
EBS	Rating Scale for Emotional Blunting	Abrams und Taylor	1978
SANS	Scale for the Assessment of Negative Symptoms	Andreasen	1982
NSRS	Negative Symptom Rating Scale	Iager et al.	1985
NSBRS	Negative Symptom Behavior Rating Scale	Pogue-Geile und Harrow	1985
InSka	Intentionalitäts-Skala	Mundt et al.	1985
PANSS	Positive and Negative Syndrome Scale for Schizophrenia	Kay et al.	1987
SEDS	Subjective Experiences of Deficits in Schizophrenia	Liddle und Barnes	1988
SDS	Schedule for the Deficit Syndrome	Kirkpatrick et al.	1988
BOS	Behavioral Observation Schedule	Atakan und Cooper	1989
HEN	High Royds Evaluation of Negativity Scale	Mortimer et al.	1989
WHO/PIRS	WHO Psychological Impairments Rating Schedule	Biehl et al.	1989

trotzdem einzelne Symptome oder gar Subskalen umfassen, die mit Negativ-Symptomen weitgehend deckungsgleich sind bzw. denen das gleiche psychopathologische Konzept zugrundeliegt (z.B. Faktor „Apathie" des AMDP-Systems).

Bei der Betrachtung von Skalen zur Erfassung von Negativ-Symptomatik bleiben oft diejenigen Skalen unberücksichtigt, die zwar in einem ganz anderen Kontext entwickelt wurden, mit denen aber – meist indirekt – ebenfalls Negativ-Symptome erfaßt werden können (z.B. Skalen zur Erfassung von Depression, extrapyramidal-motorischen Nebenwirkungen oder sozialer Anpassung).

Allgemeine methodische Aspekte

Eine Vielzahl von methodischen Problemen belastet und beeinflußt sowohl die Konstruktion als auch die Anwendung von Rating-Skalen zur Erfassung von Negativ-Symptomatik (Marneros und Andreasen 1992). Im vorliegenden Band werden die psychopathologischen Probleme der Definition, Abgrenzung und Differenzierung detailliert dargestellt. In diesem Beitrag soll deshalb nur kurz auf die psychopathometrisch besonders relevanten methodischen Aspekte eingegangen werden. Die wesentlichen dieser Aspekte sind:

- *Schwierigkeit der Differenzierung zwischen „primären" und „sekundären" Negativ-Symptomen:* Als von besonderer Bedeutung hat sich auch in methodischer Hinsicht die Unterscheidung zwischen primären und sekundären negativen Symptomen herausgestellt. Als primär werden diejenigen negativen Symptome angesehen, die eine direkte Folge der Erkrankung darstellen (insbesondere Affekt- und Sprachverarmung), während die sekundären Negativ-Symptome als Folge von zusätzlichen Faktoren verstanden werden können (z.B. Akinese als Folge von Neuroleptika-Behandlung oder sozialer Rückzug als Folge der depressiven Verstimmung; Carpenter et al., 1988). Im Einzelfall ist diese Unterscheidung auf rein psychopathologischer Grundlage oft kaum zu treffen.
- *Konzeptuelle Abgrenzung zu anderen Symptomkomplexen:* Eng mit der Unterscheidung zwischen primären und sekundären Negativ-Symptomen verknüpft ist die Frage der Abgrenzung von negativer Symptomatik zu anderen Symptomkomplexen. Besondere Schwierigkeiten bereiten dabei die depressive Symptomatik und die extrapyramidal-motorischen Symptome.
- *Überschneidung zwischen positiven und negativen Symptomen:* Positive und negative schizophrene Symptome stellen keine voneinander unabhängigen Konstrukte dar, sondern sind bei den meisten Patienten gleichzeitig – wenn auch meist in unterschiedlicher Intensität – anzutreffen. Zwischen beiden Symptomgruppen findet eine Interaktion statt. Das

Verhältnis von positiver zu negativer Symptomatik ist über längere Verläufe hinweg bei einem Patienten in der Regel nicht stabil (Guelfi et al., 1989; Deister et al., 1991).
- *Problem der Zuordnung verschiedener formaler Denkstörungen:* Für einige häufige schizophrene Symptome ist eine zuverlässige Zuordnung zu der einen oder anderen Symptomgruppe bis jetzt nicht zufriedenstellend gelöst. Dies trifft insbesondere für die vielfältigen formalen Denkstörungen zu.
- *Selbst- versus Fremdbeurteilungsskalen:* Die meisten heute verwendeten Skalen zur Erfassung negativer Symptomatik basieren vorwiegend auf der Fremdbeobachtung. Auch wenn in einigen Skalen versucht wird, Selbstbeurteilungsitems zu integrieren (z.B. in der SANS), ist die Frage einer reliablen Erfassung des subjektiven Erlebens noch nicht zufriedenstellend gelöst.
- *Nosologische Unspezifität von Negativ-Symptomatik:* Negative Symptomatik läßt sich nicht nur bei schizophrenen Psychosen finden, sondern sie ist ihrer Natur nach unspezifisch. Klinisch bedeutsame Negativ-Symptomatik wurde auch bei vielen anderen psychiatrischen Störungen gefunden (Mundt et al., 1989).

Die hier dargestellten methodischen Probleme und Einschränkungen wirken sich direkt auf die Beurteilung der Reliabilität und Validität der einzelnen Skalen aus. Es erscheint kaum möglich, einen einheitlichen Maßstab für die Beurteilung dieser beiden testtheoretischen Kenngrößen anzulegen. So wird in der Regel von jedem Autor ein anderes Verfahren zur Bestimmung von Reliabilität und Validität vorgelegt. Bei kaum einer der heute verwendeten Rating-Skalen lassen sich alle Aspekte der Validität und Reliabilität ausreichend einschätzen (Stieglitz, 1991).

Allgemein läßt sich *Reliabilität* definieren als ein Maß für die Reproduzierbarkeit von Ergebnissen unter den gleichen intersubjektiven Bedingungen (Kriz und Lisch, 1988). Die wesentlichsten Kriterien für die Beurteilung der Reliabilität sind

- Test-Retest-Reliabilität,
- interne Konsistenz,
- Inter-Rater-Reliabilität.

Unter *Validität* wird die Übereinstimmung von Ergebnissen mit dem vorgegebenen theoretisch-begrifflich zu erfassenden Sachverhalt verstanden. Die wesentlichen Formen der Validität sind die folgenden:

- inhaltliche Validität (content validity),
- Parallelen-Validität (concurrent validity),
- faktorielle Validität (factorial validity),
- Vergleich zwischen Gruppen,
- prädiktive Validität (predictive validity),
- Zeitstabilität (time invariance),
- Kriteriums-Validität.

Die wichtigsten Skalen zur Erfassung der Negativ-Symptomatik

Im folgenden sollen die gebräuchlichsten Skalen zur Erfassung der Negativ-Symptomatik kurz dargestellt werden. Aufgrund der o.g. methodischen Probleme wird auf detaillierte Angaben zu den einzelnen testtheoretischen Kennwerten verzichtet. Es wird statt dessen eine globale Einschätzung der Skalen versucht (vgl. Tabelle 3).

Die „Scale for the Assessment of Negative Symptoms" (SANS)

Die von Andreasen (1982) vorgestellte Skala wurde speziell zur Erfassung negativer Symptome konstruiert und ist mit ihren Symptomdefinitionen und ihrer Subskalenbildung prägend für die weitere Entwicklung des Negativ-Konzeptes geworden. Die Skala umfaßt insgesamt 19 Items, die zu 5 Subskalen zusammengefaßt sind:

– Affektverflachung,
– Alogie (Sprachverarmung),
– Abulie-Apathie,
– Anhedonie,
– sozialer Rückzug,
– Aufmerksamkeit.

Zusätzlich zu diesen Items – die vorwiegend auf der Verhaltensbeobachtung basieren – umfaßt jede Subskala noch jeweils ein Items zur Erfassung der subjektiven Einschätzung durch den Patienten sowie ein Item zur globalen Beurteilung. Jedes Item ist sechsfach gestuft, detaillierte Kriterien für die einzelnen Stufen werden nicht vorgegeben. Korrespondierend zu dieser Skala kann auch eine Skala zur Erfassung positiver schizophrener Symptome (SAPS; Andreasen, 1984) eingesetzt werden.

Die SANS wurde intensiv testtheoretisch untersucht. Bezüglich der Dokumentation von Reliabilität und Validität nimmt sie unter den hier vorgestellten Rating-Skalen eine besondere Stellung ein. Dazu hat auch der international umfangreiche Einsatz beigetragen. Es liegt auch eine deutsche Version vor (Dieterle et al., 1986).

Die „Positive and Negative Syndrome Scale" (PANSS)

Die „Positive and Negative Syndrome Scale" (PANSS) ist ein Instrument, mit dem sowohl negative als auch positive und „allgemeine" psychotische Symptomatik erfaßt werden können. Die Skala wurde von der Arbeitsgruppe um Kay entwickelt (Kay et al., 1987) und wird heute international sehr häufig eingesetzt, insbesondere auch in klinisch-pharmakologischen Studien. Sie umfaßt insgesamt 30 Items, die jeweils siebenfach abgestuft sind (zwischen „nicht vorhanden" und „extrem"). Für jede Abstufung werden ausformulierte Kriterien angegeben. Die Negativ-Subskala der PANSS umfaßt 7 Items, die die wesentlichen Dimensionen negativer Symptomatik abbilden (vgl. Tabelle 3).

Tabelle 3. Wesentliche Kennwerte ausgewählter Rating-Skalen (Erläuterungen siehe Text)

Name	Items gesamt	Itemzahl und -art			Art der erfaßten Negativ-Symptomatik					Reliabilität[a]	Validität[a]
		negativ	positiv	sonstige	Affekt	Sprache	Kognition	Antrieb	Soziale Anpassung		
SANS	19	19	–	–	*	*	*	*	*	++	++
PANSS	30	7	7	16	*	*	*	*	*	++	++
AMDP	100	8	24	68	*	(*)	*	*	*	++	++
NSRS	10	10	–	–	*	*	*	*	–	+	+
HEN	18	18	–	–	*	*	*	*	*	+	+
BPRS	18	5	8	5	*	–	–	*	–	–	–

[a] Globale Beurteilung, bezogen auf die Erfassung von Negativ-Symptomatik

Die Vorteile der PANSS liegen in der Möglichkeit der gleichzeitigen Evaluation positiver und anderer psychotischer Symptome, so daß mit dieser Skala psychopathologisch weitgehend homogene Gruppen definiert werden können. Außerdem ist die Skala kompatibel zur Brief Psychiatric Rating Scale (BPRS), d.h. alle Items der BPRS sind auch in der PANSS enthalten.

Problempunkte der PANSS liegen sicherlich darin, daß die Skala praktisch nur für schizophrene Patienten geeignet ist sowie in der Unspezifität der dritten Subskala („General Psychopathology Scale"), die Items enthält, die auch als negative Symptome bezeichnet werden könnten (z.B. „Aufmerksamkeitsschwäche" oder „sozialer Rückzug"). Die testtheoretische Absicherung der Skala ist umfangreich und sehr gut dokumentiert (u.a. Kay et al., 1989).

Die Apathie-Skala des AMDP-Systems

Im Unterschied zu den bisher genannten Skalen versteht sich das System der Arbeitsgemeinschaft für Methodik und Dokumentation in der Psychiatrie (AMDP, 1995) nicht als Rating-Skala im engeren Sinne, sondern als umfassendes Dokumentationssystem für den psychopathologischen Befund. Mit Hilfe faktorenanalytischer Verfahren konnten die insgesamt 100 psychopathologischen Items verschiedenen Faktoren zugeordnet werden, die jeweils ein klinisches Syndrom beschreiben (z.B. paranoid-halluzinatorisches Syndrom, depressives Syndrom etc.; Gebhardt et al., 1983). Dabei hat sich gezeigt, daß das sog. „apathische Syndrom" weitgehend vollständig negative Symptomatik erfaßt. Im apathischen Syndrom werden folgende Items zusammengefaßt:

- gehemmtes Denken (Item 15),
- verlangsamtes Denken (Item 16),
- umständliches Denken (Item 17),
- eingeengtes Denken (Item 18),
- affektarm (Item 61),
- affektstarr (Item 79),
- antriebsarm (Item 80),
- sozialer Rückzug (Item 92).

Jedes der genannten Items wird auf einer vierstufigen Skala zwischen „nicht vorhanden" und „schwer ausgeprägt" eingeschätzt.

Die Vorteile der Skala liegen in der diagnosen-unabhängigen Symptom-Erfassung, der gleichzeitigen Erfassung anderer Syndrome und dem sehr ausführlichen Manual.

Die Reliabilität und die Validität dieser Subskalen sind gut untersucht und dokumentiert. Die Skala kann sowohl für psychiatrische Patienten insgesamt als auch für schizophrene Patienten als ausreichend valide angesehen werden (Stieglitz, 1991).

Die „Negative Symptom Rating Scale" (NSRS)

Die „Negative Symptom Rating Scale" (NSRS) ist eine Skala, die speziell für die Erfassung negativer Symptomatik entwickelt wurde (Iager et al., 1985). Sie umfaßt insgesamt 10 Items mit jeweils siebenfacher Abstufung (0–6; Kriterien für die Stufen 0, 1–2, 3–4 und 5–6). Vier Subskalen („thought processes", „cognition", „volition/motivation" und „affect/relatedness") beschreiben die wesentlichen Dimensionen negativer Symptomatik mit Ausnahme des sozialen Rückzugs.

Ein Vorteil besteht evtl. in der Kürze (und damit der Praktikabilität) der Skala sowie in der Möglichkeit, sie weitgehend unabhängig von der Diagnose einzusetzen.

Die statistische Absicherung der einzelnen Aspekte von Reliabilität und Validität erscheint zwar ausreichend, bleibt aber deutlich hinter dem Maßstab, der von anderen Negativ-Skalen gesetzt wurde, zurück.

Die „High Royds Evaluation of Negativity Scale" (HEN)

Die „High Royds Evaluation of Negativity Scale" (HEN) ist ebenfalls ein psychometrisches Instrument, mit dem nur als negativ eingeschätzte Symptome erfaßt werden. Sie wurde von der Arbeitsgruppe um Mortimer entwickelt (Mortimer et al., 1989), bisher aber international nur selten eingesetzt. Sie umfaßt 18 unterschiedliche Items, die auf sechs Subskalen aufgeteilt sind. Mit diesen Subskalen („appearence", „behaviour", „speech", „thought", „affect" und „functioning") werden alle Aspekte negativer Symptomatik abgedeckt. Außerdem enthält jede der Subskalen ein zusätzliches Item zur globalen Beurteilung. Die Abstufung ist fünffach (von „absent" bis „severe"), für die einzelnen Stufen werden (außer den jeweiligen Bezeichnungen) keine speziellen Kriterien genannt.

Ähnlich wie bei der NSRS erfüllt die testtheoretische Absicherung zwar die Mindestanforderungen, es liegen aber nur wenige Daten zum Vergleich mit anderen Erfassungs-Instrumenten vor.

Die „Brief Psychiatric Rating Scale" (BPRS)

Die „Brief Psychiatric Rating Scale" (BPRS) ist eine Skala, die üblicherweise nicht gezielt zur Erfassung negativer Symptome eingesetzt wird. Die international sehr weite Verbreitung der Skala bringt es aber mit sich, daß sie dennoch häufiger im Zusammenhang mit der Erfassung negativer Symptome verwendet wird. Hierbei ist insbesondere die sog. „Anergie-Skala" von besonderem Interesse. Diese Subskala umfaßt folgende Items:

- emotionale Zurückgezogenheit (Item 3),
- motorische Verlangsamung (Item 13),
- affektive Abstumpfung (Item 16) und
- Orientierungsstörung (Item 18).

Evtl. kann auch das Item „unkooperatives Verhalten" (Item 14) noch in diesem Zusammenhang mit berücksichtigt werden.

Die Aufzählung dieser Symptome zeigt aber, daß mit dieser BPRS-Subskala einerseits nur ein geringer Teil der Dimensionen negativer Symptomatik abgedeckt wird (nämlich Affektivität und Antrieb), während andererseits Orientierungsstörungen üblicherweise nicht der negativen Symptomatik zugerechnet werden. Darüber hinaus umfaßt die BPRS noch weitere 13 Items, von denen acht als positive Symptome und fünf als sonstige Symptome bezeichnet werden können.

Jedes der Items ist siebenfach abgestuft, Kriterien für die einzelnen Stufen werden nicht aufgeführt.

Die Dokumentation der Reliabilität und Validität bzgl. negativer Symptome genügt bei dieser Skala sicherlich nicht den Mindestanforderungen. In denjenigen Fällen, in denen sowohl die Informationen der BPRS als auch eine reliable Erfassung von Negativ-Symptomen erforderlich ist, empfiehlt sich der Einsatz der PANSS (s.o.).

Schlußfolgerungen

Die Erfassung und Evaluation negativer schizophrener Symptomatik durch Rating-Skalen läßt sich nicht trennen von den grundsätzlichen konzeptuellen Problemen dieser Symptomgruppe. Solange eine einheitliche Definition negativer Symptomatik und ihre Abgrenzung zu verwandten psychopathologischen Konzepten noch nicht zufriedenstellend gefunden ist, wird auch die psychometrische Evaluation größere methodische Probleme aufwerfen.

In die oft unüberschaubare Vielfalt der heute verfügbaren Rating-Skalen zur Erfassung negativer Symptome läßt sich jedoch unter dem Blickwinkel methodischer Überlegungen und testtheoretischer Kennwerte durchaus eine Differenzierung bringen. Den in diesem Beitrag dargestellten methodischen Ansprüchen werden am ehesten die „Scale for Assessment of Negative Symptoms" (SANS), die „Positive and Negative Syndrome Scale" (PANSS) sowie die Apathie-Subskala des AMDP-Systems gerecht.

Literatur

Abrams R, Taylor MA (1978) A rating scale for emotional blunting. Am J Psychiatry 135: 226–229

Andreasen NC (1982) Negative symptoms in schizophrenia. Definition and reliability. Arch Gen Psychiatry 39: 784–788

Andreasen NC (1984) The scale for the assessment of positive symptoms. University of Iowa, Iowa City

Arbeitsgemeinschaft für Methodik und Dokumentation in der Psychiatrie (AMDP) (1995) Das AMDP-System. Hogrefe, Göttingen

Atakan Z, Cooper JE (1989) Behavioural Observation Schedule (BOS), PIRS 2nd edition: a revised edition of the PIRS (WHO, Geneva, March 1978). Br J Psychiatry 155 [Suppl 7]: 78–80

Biehl H, Maurer K, Jablensky A, Cooper JE, Tomov T (1989) The WHO Psychological Impairments Rating Schedule (WHO/PIRS). 1. Introducing a new instrument for rating observed behaviour and the rationale of the psychological impairment concept. Br J Psychiatry 155 [Suppl 7]: 68–70

Carpenter WT, Heinrichs DW, Wagman AMI (1988) Deficit and nondeficit forms of schizophrenia: the concept. Am J Psychiatry 145: 578–583

Deister A, Marneros A, Rohde A (1991) Long-term outcome of patients with a positive initial episode versus patients with a negative initial episode. In: Marneros A, Andreasen NC, Tsuang MT (Hrsg) Negative versus positive schizophrenia. Springer, Berlin Heidelberg New York, pp 208–218

Dieterle DM, Albus MI, Eben E, Ackenheil M, Rockstroh W (1986) Preliminary experiences and results with the Munich version of the Andreasen scale for the assessment of negative symptoms. Pharmacopsychiatry 19: 96–100

Gebhardt R, Pietzcker A, Strauss A, Stoeckel M, Langer C, Freudenthal K (1983) Skalenbildung im AMDP-System. Arch Psychiatr Nervenkr 233: 223–245

Guelfi GP, Faustman WO, Csernansky JG (1989) Independence of positive and negative symptoms in a population of schizophrenic patients. J Nerv Ment Dis 177: 285–290

Iager AC, Kirch DG, Wyatt RJ (1985) A negative symptom rating scale. Psychiatry Res 16: 27–36

Kay SR, Fiszbein A, Opler LA (1987) The Positive and Negative Syndrome Scale (PANSS) for schizophrenia. Schizophr Bull 13: 261–276

Kay SR, Opler LA, Lindenmayer JP (1989) The Positive and Negative Syndrome Scale (PANSS): rationale and standardisation. Br J Psychiatry 155 [Suppl 7]: 59–65

Kirkpatrick B, Buchanan RW, McKenney PD, Alphs LD, Carpenter WT (1988) A standardized psychiatric assessment scale for rating chronic psychotic patients. Acta Psychiatr Scand 55: 299–308

Krawiecka M, Goldberg D, Vaughn M (1977) A standardized psychiatric assessment scale for rating chronic psychotic patients. Acta Psychiatr Scand 55: 299–308

Kriz J, Lisch R (1988) Methoden-Lexikon. Psychologie Verlags Union, Weinheim München

Liddle PF, Barnes RE (1988) The subjective experience of deficits in schizophrenia. Compr Psychiatry 29: 157–164

Marneros A, Andreasen NC (1992) Positive und negative Symptomatik der Schizophrenie. Nervenarzt 63: 262–270

Mortimer AM, McKenna PJ, Lund CE, Mannuzza S (1989) Rating of negative symptoms using the High Royds Evaluation of Negativity (HEN) scale. Br J Psychiatry 155 [Suppl 7]: 89–91

Mundt C, Fiedler P, Pracht B, Rettig R (1985) InSka (Intentionalitäts-Skala) – ein neues psychopathometrisches Instrument zur quantitativen Erfassung der schizophrenen Residualsymptomatik. Nervenarzt 56: 146–149

Mundt C, Kasper S, Huerkamp M (1989) The diagnostic specifity of negative symptoms and their psychopathological context. Br J Psychiatry 155 [Suppl 7]: 32–36

Pogue-Geile MF, Harrow M (1984) Negative and positive symptoms in schizophrenia and depression: a follow-up. Schizophr Bull 10: 371–387

Stieglitz RD (1991) Assessment of negative symptoms: instruments and evaluation criteria. In: Marneros A, Andreasen NC, Tsuang MT (Hrsg) Negative vs positive schizophrenia. Springer, Berlin Heidelberg New York, pp 52–70

Venables PH (1957) A short scale for rating „activity-withdrawal" in schizophrenics. J Ment Sci 103: 197–199

Wing JK (1961) A simple and reliable subclassification of chronic schizophrenic. J Ment Sci 197: 862–875

Zinner HJ, Kraemer S, Möller HJ (1990) Empirische Untersuchungen zur Konkordanz verschiedener Minussymptomatik-Skalen sowie zur Korrelation mit testpsychologischen Befunden. In: Möller HJ, Pelzer E (Hrsg) Neuere Ansätze zur Diagnostik und Therapie schizophrener Minussymptomatik. Springer, Berlin Heidelberg New York, pp 59–68

Korrespondenz: Priv.-Doz. Dr. Arno Deister, Psychiatrische Universitätsklinik Bonn, Sigmund-Freud-Straße 25, D-53105 Bonn, Bundesrepublik Deutschland.

Assoziation oder Dissoziation von Negativ- und Positivsymptomatik bei Risikopersonen für Schizophrenie

M. Gänsicke, J. Minges, P. Franke und W. Maier

Psychiatrische Klinik und Poliklinik der Universität Mainz, Bundesrepublik Deutschland

Einleitung

In allen Vorschlägen für eine kriterienorientierte diagnostische Definition der Schizophrenie dominiert regelmäßig die Positivsymptomatik. Die verfügbaren empirischen Befunde stützen diese Priorität der Positivsymptomatik vor der Negativsymptomatik nicht bzw. nicht in jeder Hinsicht. So tritt die Negativsymptomatik der Schizophrenie im Mittel im Krankheitsverlauf zwei bis vier Jahre früher auf als die Positivsymptomatik; die Negativsymptomatik zeigt auch eine im Vergleich zur Positivsymptomatik höhere zeitliche Persistenz (Knight et al., 1979; Marneros et al., 1989). Beide Beobachtungen legen die Hypothese nahe, daß die Negativsymptomatik, die unmittelbare Folge des Krankheitsprozesses darstellt, während die Positivsymptomatik eher eine mittelbare bzw. fakultative Folge der Negativsymptomatik, insbesondere der ausgeprägten Negativsymptomatik, darstellt. Eine Konsequenz dieser Hypothese wäre, daß Ursachen- und Bedingungsfaktoren der Schizophrenie auch Negativsymptome induzieren können, die nicht mit einer gegenwärtigen oder früheren Positivsymptomatik assoziiert sind. Die Prüfung dieser Hypothese ist vor allem durch zwei Schwierigkeiten erschwert: erstens durch die unzureichende Kenntnis der Ursachenfaktoren der Schizophrenie, zweitens durch unzureichende diagnostische Möglichkeiten zur Identifikation von Fällen mit Negativsymptomatik, aber ohne Positivsymptomatik. So gibt es beispielsweise keine diagnostische Einheit, die ausschließlich durch Negativsymptome definiert ist.

Eine mögliche Strategie zur Prüfung der oben genannten Hypothese sind Familienuntersuchungen mit gebräuchlichen Skalen zur Quantifizierung der Negativsymptomatik. So kann untersucht werden, ob Familienangehörige ersten Grades von Schizophrenen Negativsymptome häufiger und in ausgeprägterer Form aufweisen als Angehörige von Personen, die nicht an einer Psychose leiden. Die oben beschriebene Hypothese kann insbesondere dann als gestützt angesehen werden, wenn gesunde Angehörige Schizophrener (d.h. solche ohne eine Lebenszeitdiagnose einer psychischen Störung) im Vergleich zu gesunden Angehörigen von Personen ohne Schizophrenie erhöhte Ausprägungen in den Skalen zur Quantifizierung der Negativsymptomatik aufweisen. Unter dieser Bedingung kann nämlich ausgeschlossen werden, daß eine höhere Ausprägung der Negativsymptomatik in der Untersuchungsgruppe lediglich auf eine höhere Morbidität für psychische Störungen in dieser Gruppe zurückzuführen ist.

Die Validität dieses Vorgehens hängt von der Annahme ab, daß ein wesentlicher Anteil von Familienangehörigen Schizophrener, die selbst nicht an einer Schizophrenie erkrankt sind, mit dem schizophrenen Indexfall Ursachen für die Schizophrenie teilen. Die familiäre Häufung der Schizophrenie und die aus Zwillingsstudien bekannte Penetranz des hypothetischen Genotyps der Schizophrenie stützen diese Annahme. Für die multifaktorielle Genese der Schizophrenie sind viele plausible Argumente diskutiert worden. Dabei kommt genetischen Faktoren meistens die Hauptrolle zu. Neben mehreren begünstigenden Genen wirken auch Umgebungsfaktoren risikosteigernd. Dieses Modell wurde insbesondere durch die biometrische Reanalyse von Daten zur familiären Häufung der Schizophrenie bestätigt (McGue und Gottesman, 1991). Dieses Übertragungsmodell sagt für eine große Anzahl von Angehörigen Schizophrener das Vorliegen begünstigender Ursachenfaktoren der Erkrankung voraus, die aber entweder nach Anzahl oder nach Ausprägung jeweils nicht oder noch nicht hinreichen, um das Vollbild der Störung zu induzieren, gleichwohl aber als Ausdruck einer erhöhten Vulnerabilität für Schizophrenie verstanden werden können. Bei diesen Risikopersonen, die bisher keine psychische Störung entwickelt haben, sind daher unter der Annahme einer multifaktoriellen (einschließlich genetischen) Bedingtheit der Schizophrenie subklinische Ausprägungen der schizophrenen Symptomatik zu erwarten. Dies gilt vor allem für jene Symptome, die für Anfangsstadien oder das Vorfeld des Vollbildes der Schizophrenie charakteristisch sind – vor allem also die Negativsymptomatik (Tsuang et al., 1991; Tsuang, 1993).

Zur Prüfung dieser Hypothese wurde die im folgenden beschriebene Untersuchung an Angehörigen Schizophrener durchgeführt.

Methode

Gegenwärtig wird an der Psychiatrischen Klinik der Universität Mainz eine umfassende Familienstudie bei Angehörigen ersten bis dritten Grades von stationären Patienten mit der Diagnose einer Schizophrenie, schizoaffektiven Störung oder bipolar affektiven Störung durchgeführt.

Konsekutiv rekrutierte stationäre Patienten mit wenigstens einem interviewfähigen Angehörigen werden in die Studie eingeschlossen. Alle Probanden werden mit einem strukturierten, standardisierten Interview (deutsche Übersetzung des DIGS; Nurnberger et al., 1994) zur Diagnose einer Achse-I-Störung im Sinne von DSM-III-R sowie einer schizotypen Persönlichkeitsstörung untersucht. Im Rahmen des Interviews wird außerdem ein Rating von schizophrener Negativsymptomatik mit Hilfe der SANS (Andreasen, 1989) durchgeführt.

Die Ergebnisse von Angehörigen ersten Grades (Geschwister) der Schizophrenen werden verglichen mit analogen Untersuchungen an Geschwistern von Probanden ohne psychische Störung (Kontrollfamilien). Die Indexprobanden dieser Familien wurden bezüglich soziodemographischer Daten zu den Indexpatienten parallelisiert. Die Rekrutierung erfolgte durch ein Marktforschungsunternehmen. Das Alter der interviewten Geschwister von Patienten und Kontrollpersonen lag zwischen 20 und 40 Jahren. Die Befragung aller Probanden erfolgte blind im Hinblick auf die Diagnose der Indexperson.

Lebenszeitdiagnosen wurden nach der von Leckman et al. (1982) vorgeschlagenen *Best Estimate Procedure* von zwei unabhängigen Psychiatern erstellt. Hierfür wurden neben der Diagnose aus dem Interview fremdanamnestische Daten von Familienangehörigen sowie Krankenakteninformationen berücksichtigt.

Um die eingangs formulierten Fragestellungen zum Stellenwert der Negativsymptomatik unabhängig von der erhöhten Morbidität für psychische Störungen beurteilen zu können, wurde die Angehörigenstichprobe bezüglich ihres Risikostatus geschichtet. In der Gesamtgruppe von 192 Geschwistern befanden sich 26 Personen, die bereits selbst die diagnostischen Kriterien für eine Erkrankung aus dem schizophrenen Formenkreis erfüllten. Eine weitere Teilgruppe von 37 Personen erfüllte die Kriterien für eine affektive Störung (MDE). Die restlichen 129 Geschwister waren ohne eine der beiden vorgenannten Diagnosen.

Auswertung

Die Auswertung der Negativsymptomatik erfolgte getrennt nach den fünf Symptombereichen *Affektverflachung, Alogie, Abulie, Anhedonie* und *Aufmerksamkeitsstörungen*. Innerhalb dieser Skalen wurden die Symptomratings zu einem Summenscore aufaddiert, dessen Variationsbereich in Abhängigkeit von der Zahl der berücksichtigten Symptome von 0 bis 20 (*Affektverflachung, Anhedonie*) bzw. 0 bis 10 (übrige Skalen) reichte. Es wurde eine Dreiteilung dieser Summenscores in die drei Ausprägungsstufen „nicht vorhanden" (0–1), „leicht" (2–3) sowie „schwer" (> 3) vorgenommen und die Anzahl entsprechender Fälle ausgezählt. Diese Einteilung erklärt sich mit der Schiefe der kumulativen Verteilungen (siehe Abbildungen). Für die Auswertung erfolgten inferenzstatistische Vergleiche mit Hilfe von Chi^2-Tests zwischen den Mitgliedern der Kontrollfamilien einerseits sowie den Mitgliedern der drei beschriebenen Teilstichproben von Geschwistern schizophrener Patienten andererseits.

Ergebnisse

Die Abb. 1–5 zeigen die kumulativen Häufigkeitsverteilungen der SANS-Summenscores in den vier untersuchten Stichproben.

Vergleich zwischen Kontrollen und Geschwistern mit einer Schizophrenie

In allen fünf Symptombereichen zeigten Geschwister mit einer eigenen Lebenszeitdiagnose Schizophrenie hochsignifikant höhere Ausprägungen von Negativsymptomatik als die Mitglieder der Kontrollfamilien (Abb. 1–5; alle Chi^2-Werte: $p < 0{,}001$).

Vergleich zwischen Kontrollen und Geschwistern mit einer affektiven Störung

Geschwister mit einer eigenen Lebenszeitdiagnose einer affektiven Störung zeigten in den Symptombereichen *Abulie* und *Anhedonie* eine signifikant höhere Ausprägung als die Mitglieder von Kontrollfamilien (Abb. 3

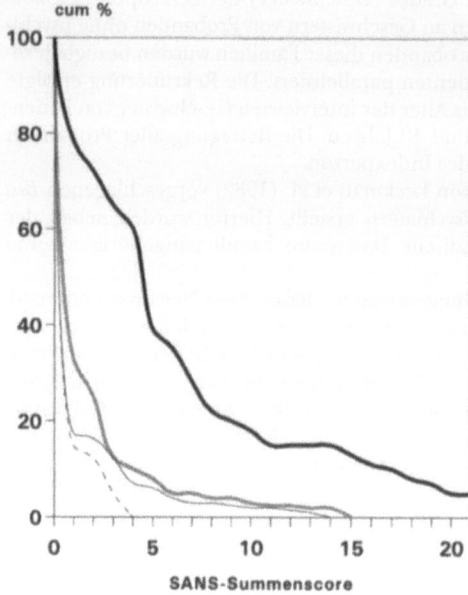

Abb. 1. Summenscore SANS-Affektverflachung bei Geschwistern von Schizophrenen mit unterschiedlichem Risikostatus. ___ ohneDiagnose; ▬ mit einer Schizophrenie; ▬ mit einer affektiven Störung; .... Geschwister von Kontrollen

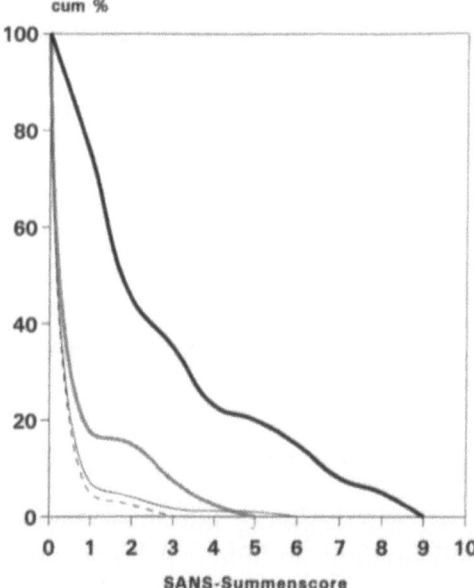

Abb. 2. Summenscore SANS-Alogie bei Geschwistern von Schizophrenen mit unterschiedlichem Risikostatus. ___ ohne Diagnose; ▬ mit einer Schizophrenie; ▬ mit einer affektiven Störung; .... Geschwister von Kontrollen

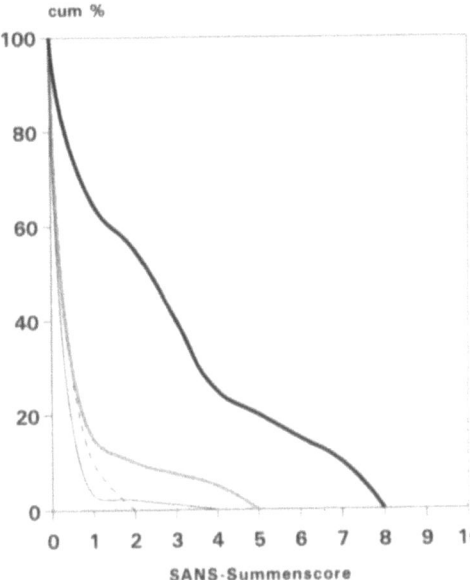

Abb. 3. Summenscore SANS-Alogie bei Geschwistern von Schizophrenen mit unterschiedlichem Risikostatus. ___ ohne Diagnose; ___ mit einer Schizophrenie; ___ mit einer affektiven Störung; .... Geschwister von Kontrollen

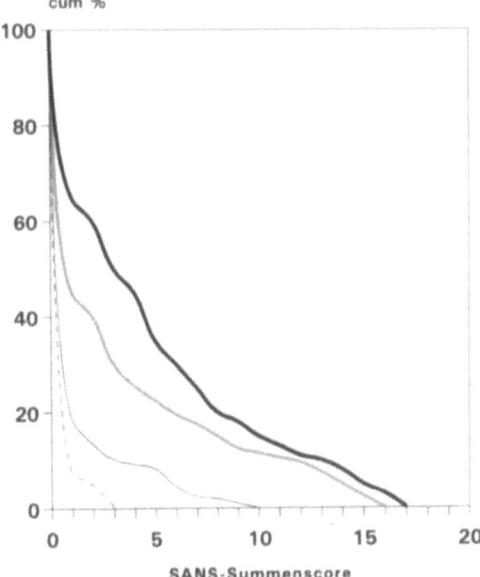

Abb. 4. Summenscore SANS-Alogie bei Geschwistern von Schizophrenen mit unterschiedlichem Risikostatus. ___ ohne Diagnose; ___ mit einer Schizophrenie; ___ mit einer affektiven Störung; .... Geschwister von Kontrollen

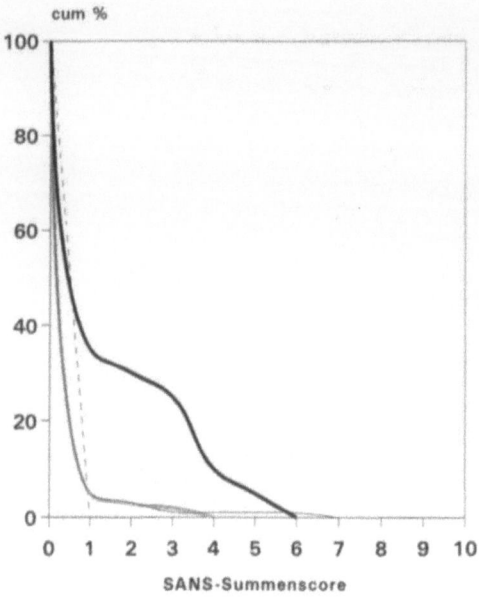

Abb. 5. Summenscore SANS-Alogie bei Geschwistern von Schizophrenen mit unterschiedlichem Risikostatus. —— ohne Diagnose; —— mit einer Schizophrenie; ▬▬ mit einer affektiven Störung; .... Geschwister von Kontrollen

und 4; Chi²-Werte: $p < 0{,}01$). Bei *Aufmerksamkeitsstörungen* wurde eine leichte Erhöhung in der Gruppe erkrankter Geschwister festgestellt (Abb. 5; Chi²-Wert: $p < 0{,}05$). In den Symptombereichen *Affektverflachung* und *Alogie* konnte für die Geschwister mit einer affektiven Störung keine statistisch abgesicherte Erhöhung der Symptomausprägung festgestellt werden (Abbildung 1 und 2).

Vergleich zwischen Kontrollen und nicht-erkrankten Geschwistern

Obwohl sich für die Symptombereiche *Affektverflachung* (Abb. 1) und *Anhedonie* (Abb. 4) eine Tendenz zu erhöhter Ausprägung bei den nicht-erkrankten Geschwistern abzeichnet, konnte kein signifikanter Unterschied in der Symptomverteilung zwischen den beiden Gruppen festgestellt werden (Chi²-Werte: $p > 0{,}10$ für alle Symptombereiche).

Diskussion

In unserer Untersuchung wurde nur bei schizophrenen Geschwistern eine deutlich erhöhte Ausprägung der Negativsymptomatik gefunden. Bei Geschwistern mit einer affektiven Störung fand sich eine leichte Erhöhung, vor allem in den Symptombereichen *Abulie, Anhedonie* und *Aufmerksamkeitsstörungen*.

Für die unterschiedlichen Symptomverteilungen in den drei Teilstichproben von Geschwistern gibt es verschiedene Erklärungen:

Geschwister mit der Diagnose einer Schizophrenie

Die Personen dieser Gruppe erfüllten zu irgendeinem Zeitpunkt ihres Lebens die diagnostischen Kriterien einer Schizophrenie. Es ist daher nicht verwunderlich, daß bei ihnen eine deutlich erhöhte Ausprägung in allen Symptombereichen vorliegt. Diese Symptome sind entweder Bestandteil eines akuten Krankheitsbildes oder eines andauernden Residualzustands.

Geschwister mit der Diagnose einer affektiven Störung

Affektive Störungen bei Geschwistern Schizophrener gehen mit einer leicht ausgeprägten Negativsymptomatik einher. Diese ist insgesamt weniger stark ausgeprägt als bei schizophrenen Geschwistern, eindeutige Erhöhungen finden sich außerdem nur in den Symptombereichen *Abulie* und *Anhedonie* sowie – schwächer ausgeprägt – bei den *Aufmerksamkeitsstörungen*. Für dieses Ergebnis sind prinzipiell mehrere Erklärungen möglich:

1. Es kann eine partielle Überlappung von Symptomen affektiver Erkrankungen und bestimmten Negativsymptomen der Schizophrenie unterstellt werden, die keine eigenständigen, diagnosespezifischen Entitäten darstellen. Anders ausgedrückt: Die beobachtete Erhöhung der Symptomausprägung ist auf gemeinsame Symptome von Schizophrenien und affektiven Erkrankungen zurückzuführen. Bestimmte Kriterien einer affektiven Störung werden somit auch von einem Instrument zur Skalierung schizophrener Negativsymptomatik erfaßt. Diese Interpretation erfährt eine gewisse Unterstützung durch die Beobachtung spezifisch erhöhter Symptomausprägungen in den Bereichen *Abulie* und *Anhedonie,* denen eine gewisse Verwandtschaft zu den depressiven Symptomen *Antriebsverminderung, Freudlosigkeit* und *Interessenverlust* unterstellt werden kann. Aufmerksamkeitsstörungen werden ebenfalls bei affektiven Störungen beobachtet.

2. Ausgeprägte Negativsymptome im Sinne des Ausdrucks einer erhöhten Vulnerabilität treten nur bei Geschwistern von Schizophrenen auf, die eine affektive Störung aufweisen, nicht jedoch bei gesunden Geschwistern. Demnach läge hier eine distinkte Gruppe vor, für die sich die Annahme gehäufter Vorpostensymptome bei Geschwistern Schizophrener aufrechterhalten läßt. Die gleichen Überlegungen gelten übrigens auch für jene Geschwister, die selbst unter einer Schizophrenie leiden.

Geschwister ohne Diagnose einer psychischen Erkrankung

Die eingangs formulierte Hypothese einer subklinischen Ausprägung schizophrener Negativsymptomatik bei den gesunden Geschwistern konnte nicht bestätigt werden. Ungeachtet der methodischen Schwierigkeit, die sich aus den unterschiedlichen Umfängen der Teilstichproben ergibt (40 Kontrollen versus 129 Angehörige), dürfte außerhalb einer akut bestehenden oder zurückliegenden Episode einer psychischen Erkrankung keine deutlich feststellbare Ausprägung von Negativsymptomen vorliegen.

Zusammenfassende Diskussion

Die angenommene nicht-erkrankte Population mit subklinisch erhöhten Ausprägungen schizophrener Negativsymptomatik konnte in der untersuchten Risikogruppe nicht identifiziert werden. Das Vorliegen von Negativsymptomatik scheint bei Geschwistern schizophrener Patienten mit einer Lebenszeitdiagnose für Schizophrenie oder für eine affektive Störung assoziiert zu sein. Die Hypothese subklinischer Ausprägungen von schizophrener Negativsymptomatik in einer Population mit erhöhtem Erkrankungsrisiko ließ sich also in ihrer allgemeinen Form nicht bestätigen.

Eine Falsifikation dieser Hypothese erscheint jedoch vorschnell. Zumindest bei erkrankten Geschwistern wurde ja eine eindeutige Symptomatik beobachtet. Das verwendete Design einer Querschnittuntersuchung erlaubt jedoch keine Entscheidung über den zeitlichen Zusammenhang zwischen dem Aufkommen der Negativsymptomatik und dem Verlauf der Krankheitsepisode. Die bei den erkrankten Geschwistern beobachtete Negativsymptomatik ist möglicherweise: (1) Bestandteil einer akut bestehenden Krankheitsepisode oder (2) Bestandteil eines persistierenden Residualzustands oder aber (3) Ausdruck einer erhöhten Vulnerabilität, die bereits prämorbid bestanden hat, jedoch nahezu ausschließlich bei jenen Geschwistern auftritt, bei denen sich tatsächlich das Vollbild einer psychischen Erkrankung manifestiert. Dabei scheint die Art der psychischen Erkrankung keine wesentliche Rolle zu spielen. Bei Geschwistern Schizophrener liegt ein erhöhtes Erkrankungsrisiko auch für affektive Störungen vor (Maier et al., 1993). Nur die Geschwister, bei denen eine psychische Erkrankung bereits aufgetreten ist oder noch auftreten wird, wären demnach durch eine prämorbid vorhandene Negativsymptomatik gekennzeichnet, welche durch den Krankheitsprozeß weiter akzentuiert wird.

Diese Überlegungen stützen sich auf die Annahme, daß bei den erkrankten Geschwistern zusätzliche begünstigende Ursachenfaktoren vorliegen, die nicht von allen Geschwistern in gleichem Maße geteilt werden. Demnach ließen sich die Geschwister nach dem Vorliegen dieser zusätzlichen Ursachenfaktoren in Gruppen mit abgestuftem Erkrankungsrisiko unterteilen. Die Gruppen mit erhöhtem Erkrankungsrisiko sind durch das Vorliegen einer Schizophrenie oder einer affektiven Störung bereits identifiziert. Wenn das Vorliegen von Negativsymptomatik mit diesem zusätzlich erhöhten Erkrankungsrisiko assoziiert ist, ließe sich damit das Fehlen der erwarteten subklinischen Symptomausprägungen bei den nicht erkrankten Geschwistern erklären. Die dennoch vorhandene leicht erhöhte (wenn auch nicht signifikante) Symptomausprägung in dieser Gruppe könnte auf eine kleine Minderheit zurückgehen, welche diese zusätzliche Erhöhung des Erkrankungsrisikos aufweist und im weiteren Verlauf an einer Schizophrenie oder einer affektiven Störung erkranken wird. Wenn man ihre relative Größe nach Prävalenzdaten zur Schizophrenie in der Allgemeinbevölkerung (Häfner, 1990) oder bei Angehörigen Schizophrener (Maier et al., 1993) abschätzt, dürfte ihr Anteil deutlich unter 10% liegen. Befunde zum Vorliegen von Negativsymptomatik bei gesunden Angehörigen Schizophrener (Tsuang et al., 1991) könnten demnach von einem unterschiedlichen Anteil jener Personen mit zusätzlich erhöhtem Erkrankungsrisiko bedingt sein.

Die eindeutige Aufklärung des zeitlichen Zusammenhangs zwischen Negativsymptomatik und Manifestation einer psychischen Erkrankung erfordert deshalb Verlaufsuntersuchungen an nicht erkrankten Mitgliedern von Risikogruppen. Die zu untersuchenden Probanden sollten dazu in geeigneter Weise nach ihrem abgestuften Erkrankungsrisiko geschichtet werden.

Literatur

Andreasen NC (1989) The scale for the assessment of negative symptoms (SANS): conceptual and theoretical foundations. Br J Psychiatry 155 [Suppl 7]: 49–58

Häfner H (1990) New perspectives in the epidemiology of schizophrenia. In: Häfner H, Gattaz WF (eds) Search for the causes of schizophrenia. Vol II. Springer, Berlin Heidelberg New York Tokyo, pp 408–431

Knight RA, Roff JD, Barnett J (1979) Concurrent and predictive validity of thought disorder and affectivity. A 22-year follow-up of acute schizophrenics. J Abnorm Psychol 88: 1–12

Leckman JF, Sholomskas D, Thompson WD, Belanger A, Weissman MM (1982) Best estimate of lifetime psychiatric diagnosis. A methodological study. Arch Gen Psychiatry 39: 879–883

Maier W, Lichtermann D, Minges J, Hallmayer J, Heun R, Benkert O, Levinson DF (1993) Continuity and discontinuity of affective disorders and schizophrenia. Arch Gen Psychiatry 50: 871–883

Marneros A, Deister A, Rohde A, Steinmeyer EM, Jünnemann H (1989) Long-term outcome of schizoaffective and schizophrenic disorders: A comparative study. Part I: Definitions, methods, psychopathological and social outcome. Eur Arch Psychiatry Neurol Sci 238: 118–125

McGue M, Gottesman II (1991) The genetic epidemiology of schizophrenia and the design of linkage studies. Eur Arch Psychiatry Clin Neurosci 240: 174–181

Nurnberger JI, Blehar MC, Kaufman CA, York-Cooler C, Simpson SG, Harkavy-Friedman J, Severe JB, Malaspina D, Reich T (1994) Diagnostic interview for genetic studies. Rationale, unique features, and training. Arch Gen Psychiatry 51: 849–859

Tsuang MT, Gilbertson MW, Faraone SV (1991) Genetic transmission of negative and positive symptoms in biological relatives of schizophrenia. In: Marneros A, Tsuang MT, Andreasen NC (eds) Positive versus negative schizophrenia. Springer, Berlin Heidelberg New York Tokyo, pp 265–291

Tsuang MT (1993) Genotypes, phenotypes, and the brain. A search for connections in schizophrenia. Br J Psychiatry 163: 299–307

Korrespondenz: Prof. Dr. W. Maier, Psychiatrische Klinik und Poliklinik der Universität Bonn, Sigmund-Freud-Straße 25, D-53105 Bonn, Bundesrepublik Deutschland.

Negativsymptomatik, depressive Symptomatik und Akinese

Abgrenzungsmöglichkeiten mit standardisierten Untersuchungsverfahren

W. Wölwer und W. Gaebel

Psychiatrische Klinik der Heinrich-Heine-Universität, Rheinische Landes- und Hochschulklinik, Düsseldorf, Bundesrepublik Deutschland

Einleitung

Die sogenannte Negativsymptomatik stellt ein mit einer schlechten Verlaufsprognose einhergehendes und zur Zeit noch schwer behandelbares Krankheitsmerkmal Schizophrener dar. Obgleich nicht immer einheitlich definiert, werden darunter in der Regel – z.B. von Andreasen (1982) – Störungen in affektiven, kognitiv-attentionalen und sozialintegrativen Teildimensionen zusammengefaßt. Vor allem im den affektiven Bereich repräsentierenden Ausdrucksverhalten bestehen klinisch Überschneidungen zu einer Reihe phänomenologisch ähnlicher neuropsychiatrischer Syndrome mit veränderter Psychomotorik wie Depressivität, Parkinsonoid und Akinese. Ob und inwieweit sich über eine differenzierte Analyse von Ausdrucksmustern oder mittels über das Ausdrucksverhalten hinausgehenden Merkmalen eine Differenzierung zwischen diesen Syndromen erreichen läßt, ist noch weitgehend unklar. Aus den phänomenologischen Überschneidungen erwachsen andererseits therapeutisch relevante differentialdiagnostische Probleme, die dringend einer Lösung bedürfen. Allerdings ist erst nach Ausschluß meßmethodischer Ursachen für diese psychopathologischen Abgrenzungsschwierigkeiten die Frage gemeinsamer pathogenetischer Mechanismen in Betracht zu ziehen (Gaebel und Wölwer, 1994). Gewisse Hinweise auf derartige Gemeinsamkeiten und damit Belege für die intra- und inter-nosologische Unspezifität der Negativsymptomatik – d.h. Abgrenzungsprobleme sowohl innerhalb als auch zwischen nosologischen Gruppen – ergeben sich u.a. aus entsprechenden neurobiologischen Konzepten und Befunden (Gaebel, 1993).

Der vorliegende Beitrag soll allgemeine Möglichkeiten der Erfassung und Differenzierung der genannten psychopathologischen Phänomene aufzeigen, ohne daß auf einzelne Verfahren näher eingegangen werden kann (vgl. dazu Übersichtsartikel in Stieglitz und Baumann,1994).

Klinische Syndromcharakteristika

Obwohl bezüglich der sogenannten *Negativ- oder Minussymptomatik* Fragen wie die nach exakter Definition, nosologischer Spezifität, Zeitstabilität, Verlaufsstadienspezifität, klinischen Korrelaten, Behandlungsansprechen, prognostischer Wertigkeit und Ätiopathogenese nach wie vor nicht befriedigend beantwortet sind (Gaebel, 1989, 1990a), wird hinsichtlich der Definition in den meisten Konzeptionen ein Störungsmuster aus Affektverflachung, Inaktivität, Interessen- und Initiativeverlust sowie sozialem Rückzug als Negativsymptomatik bezeichnet (Klosterkötter, 1990). Besondere Relevanz kommt für das vorliegende Problem dabei der Affektverflachung zu, die sich – entsprechend der Affektdefinition im Glossar des DSM-III-R (APA, 1987) – phänomenologisch im wesentlichen in einem reduzierten Ausdrucksverhalten darstellt (s.u.).

Von der vielschichtigen Symptomatik eines *depressiven Syndroms* erscheinen im vorliegenden Zusammenhang insbesondere die üblicherweise mit der subjektiv erlebten depressiven Stimmung einhergehende psychomotorische Verlangsamung und das reduzierte affektive Ausdrucksverhalten relevant. Eine depressive Symptomatik wird auch im Rahmen schizophrener Psychosen unabhängig vom Verlaufsabschnitt häufig beobachtet, wobei – möglicherweise als Ausdruck von Differenzierungsschwierigkeiten – katatone häufiger als schizoaffektive Psychosen als depressiv eingeschätzt (vgl. Gaebel, 1993). Von den verschiedenen zur Depressionsentstehung bei Schizophrenen aufgestellten Hypothesen, die sich im wesentlichen auf das unterschiedlich akzentuierte Zusammenspiel morbogener, pharmakogener und psychoreaktiver Faktoren beziehen (Heinrich, 1967; Helmchen und Hippius, 1967; Bandelow et al., 1990), erscheinen im vorliegenden Kontext zwei Varianten von besonderer Bedeutung: die Vortäuschung einer Depression durch eine (pharmakogene) Akinese („akinetic depression") oder durch eine (morbogene) Negativsymptomatik.

Akinese, auch als „motorische Sperrung" bezeichnet, wird zu den katatonen Störungen gerechnet, die als unwillkürliche motorische Erscheinungen in ausgeprägter Form bis zum (katatonen) Stupor mit Bewegungslosigkeit und Mutismus führen können (Taylor, 1990). Daneben bildet Akinese zusammen mit Rigor und Tremor auch die motorische Trias des neuroleptisch induzierten Parkinsonoids. Akinese, Hypokinese oder Bradykinese – auch zusammenfassend als Akinese bezeichnet (Marsden, 1989) – kennzeichnen dabei ein hinsichtlich Initiative, Ausmaß und Geschwindigkeit reduziertes Bewegungsverhalten, das bereits wenige Tage nach Beginn einer Neuroleptikamedikation auftreten kann. Das klinische Bild ist dabei charakterisiert durch ein ausdrucksloses Gesicht, fehlende Mitbewegungen, monotone Sprache, Handschriftverkleinerung und allgemein reduzierte Bewegungsabläufe.

Methodische Zugangswege

Wie sich in der klinischen Charakterisierung der Syndrome bereits andeutet, manifestieren sich diese psychopathologischen Phänomene in verschiedenen psychologischen Teilbereichen. Es zeigen sich in der Regel

- emotionale bzw. affektive (s.u.),
- motivationale,
- kognitive und
- soziale

Veränderungen. Klassischerweise werden solche psychopathologischen Veränderungen aus beobachtbaren Merkmalen des Verhaltens (engl. signs) und vom Patienten berichteten Merkmalen des Erlebens (engl. symptoms) erschlossen. Allgemein betrachtet, äußern sich psychopathologische Veränderungen außer auf dieser psychischen Ebene auch auf der biologischen Ebene, z.B. in biochemischen und neurophysiologischen Abweichungen sowie – nach Baumann und Stieglitz (1994) – darüber hinaus auch auf der (von der psychischen Ebene im engeren Sinn abgegrenzten) sozialen und der ökologischen Ebene.

Auf den verschiedenen Datenebenen stehen jeweils unterschiedliche meßmethodische Zugangswege bzw. Untersuchungsverfahren zur Verfügung. Aus Platzgründen kann an dieser Stelle nur auf Verfahren zur psychischen Ebene (im weiteren Sinn) eingegangen werden. Hier ist zu unterscheiden zwischen

- Selbstbeurteilungsverfahren,
- Fremdbeurteilungsverfahren,
- Verhaltensbeobachtung und
- direkter Reaktionsmessung.

Von Seidenstücker und Baumann (1978) werden in einer allgemeinen Einteilung von Untersuchungsverfahren darüber hinaus noch objektive Daten und Ereignisse, objektive (apparative) und projektive Tests sowie inhaltsanalytische Verfahren, von Baumann und Stieglitz (1994) auch standardisierte Interviewverfahren genannt.

Die Übergänge zwischen den verschiedenen Verfahrensgruppen sind selbstverständlich fließend. So ist eine strikte Trennung von Selbst- und Fremdbeurteilungsverfahren nicht immer möglich (Fähndrich und Stieglitz, 1989), wenn auch bestimmte psychopathologische Merkmale eher oder nur der Selbstbeurteilung (z.B. Halluzinationen) bzw. eher oder nur der Fremdbeurteilung (z.B. Wahn) zugänglich sind (Stieglitz, 1992). Benutzt man beide Verfahrensgruppen an gemeinsam zugänglichen Merkmalen, findet sich üblicherweise eine Korrelation zwischen $r = 0{,}4$ bis $r = 0{,}6$ (Paykel und Norton, 1986), was neben Meßungenauigkeiten auch eine konzeptuelle Unterschiedlichkeit der Zugangswege widerspiegelt. Auch zwischen Fremdbeurteilung und Verhaltensbeobachtung – die, wenn auch meist in weniger standardisiertem Maße, auch einer Fremdbeurteilung zugrundeliegt – bestehen vielfältige Überlappungen. Üblicherweise wird zwischen ihnen aufgrund der jeweils primär benutzten Datenerhebungstechnik unterschieden. So werden zur Fremdbeurteilung in der Regel Ratings verwendet, während bei der Verhaltensbeobachtung standardierte Beobachtungsverfahren zum Einsatz kommen. Die letztgenannten Verfahren weisen damit in der Regel einen höheren Grad an Standardisierung und Objektivität (bezüglich Durchführung, Auswertung und Interpretation) sowie Reliabilität auf als Fremdratings. Dies wird lediglich noch übertroffen durch eine direkte Messung von Reaktionen im Sinne von funktionsspezifischen Belastungstests, die Hinzuziehung objektiver Ereignisse bzw. durch die Verwendung apparativer Tests – jeweils bislang nur selten verwendete und z.T. auch nur bedingt verfügbare Untersuchungsverfahren – denen allerdings auch nur ausgewählte Symptombereiche offenstehen.

Je nach konzeptueller Basis erhalten die verschiedenen Datenebenen und methodischen Zugangswege unterschiedliche Bedeutung. Dies sei am Beispiel der im unmittelbaren Überschneidungsbereich der drei Syndrome liegenden affektiven Veränderungen erläutert. Sofern der Terminus „Affekt" – einer häufig üblichen Praxis folgend – dabei synonym zu „Emotion" verwendet wird (Ewert, 1983), stehen im Sinne der psychophysiologischen Affekttriade prinzipiell die drei o.g. Beschreibungsebenen verbal-subjektiver, physiologischer und motorisch-verhaltensmäßiger Reaktionen zur Verfügung (z.B. Lang, 1971; Lolas, 1988). Differenziertere Betrachtungen emotionaler Prozesse unterscheiden auf der subjektiven Ebene nochmals zwischen einer Erlebens- und einer kognitiven Komponente (z.B. Kleinginna und Kleinginna, 1981) sowie auf der motorisch-verhaltensmäßigen Ebene zwischen Ausdruck (Mimik, Gestik, Stimmfrequenz etc.) und Verhalten im Sinne von Handlungen (z.B. Debus, 1977). Dabei besteht überwiegend Einigkeit, daß Emotionen als psychisch-somatische Prozesse hinreichend nur über eine gemeinsame Beschreibung aller auf den verschiedenen Ebenen auftretenden Reaktionen zu kennzeichnen sind. Daraus ergibt sich die Notwendigkeit, in die Untersuchung emotionaler Phänomene alle genannten Ebenen mit einzubeziehen.

Die Notwendigkeit einer solchen Mehrebenenbeschreibung emotionaler Phänomene ergibt sich nicht nur aus theoretischen, sondern auch aus praktischen Gründen (Wölwer, 1992):

1) Die auf jeder Ebene erhobenen Informationen sind jeweils mit spezifischen Fehlerarten verbunden, so daß Indikatoren nur einer Ebene das betreffende Phänomen nicht angemessen beschreiben können.

2) Möglicherweise mitbedingt durch diese Fehlerhaftigkeit sowie aufgrund zumindest teilweise entkoppelter Reaktionssysteme (Lang, 1971) besteht nur eine unvollständige Reaktionskonkordanz zwischen verschiedenen Ebenen, so daß Veränderungen nicht notwendigerweise gemeinsam, in gleichem Maße oder zu gleicher Zeit auftreten.

3) Nur die Gesamtkonfiguration aller Veränderungen auf den verschiedenen Ebenen erlaubt eine Differenzierung verschiedener Emotionen, während für isoliert betrachtete Reaktionskomponenten eine Emotionsspezifität dagegen – mit Ausnahme des subjektiven Erlebens, evtl. auch mimischer Veränderungen – bezweifelt oder gar bestritten werden muß (zu den Problemen multimodaler Erfassung vgl. z.B. Baumann und Stieglitz, 1994).

Folgt man der im psychiatrischen Bereich gebräuchlichen Definition von „Affekt" und „Emotion" gemäß DSM-III-R (APA, 1987), in dessen Glossar Affekt als ein „Muster beobachtbaren Verhaltens, das Ausdruck eines subjektiv erlebten Gefühlszustandes (Emotion) ist" und sich in „Änderungen des Gesichtsausdrucks, der Stimmfrequenz und der Hand- und Körperbewegungen" manifestiert, so beschreibt „Emotion" lediglich den subjektiven, „Affekt" dagegen den verhaltens- bzw. ausdrucksmäßigen Anteil dessen, was üblicherweise zusammenfassend als Emotion bezeichnet wird. Entsprechend dieser Definition stehen für „Emotion" und „Affekt" jeweils nur eine der genannten Datenebenen zur Verfügung, mit der

Implikation, daß z.B. „Emotionen" nicht mehr über Verhaltensbeobachtung zugänglich sind, da subjektives Erleben einem solchen Zugangsweg generell verschlossen bleibt.

Methodische Abgrenzungsprobleme

Die Unsicherheit hinsichtlich der Abgrenzbarkeit bzw. der nosologischen Unspezifität von Negativsymptomatik, depressiver Symptomatik und Akinese basiert nicht zuletzt auf der Unterschiedlichkeit der jeweiligen Konzeptualisierung und der benutzten meßmethodischen Zugänge (Walker und Lewine, 1988). In der Regel beziehen sich die vorhandenen Befunde nur auf affektive Veränderungen und damit nur auf einen Teilbereich der potentiell nutzbaren psychopathologischen Dimensionen; kognitive, intentionale und soziale Veränderungen bleiben bei Abgrenzungsversuchen üblicherweise unbeachtet. Ebenso wird häufig nur ein Teil der potentiell nutzbaren Informationsquellen verwendet: so finden beispielsweise physiologische Veränderungen im Vergleich zu subjektiv-verbalen oder motorischen Veränderungen kaum Berücksichtigung (Wölwer, 1992). Hinsichtlich der Untersuchungsverfahren kommen für eine Beschreibung der verschiedenen Syndrome am häufigsten Daten aus Fremd- und Selbstbeurteilungen zur Anwendung, während Daten aus kontrollierten Erhebungen mit objektivierter Verhaltensbeobachtung oder direkter Reaktionsmessung bislang kaum verfügbar sind. Gerade von Daten, die über die letztgenannten meßmethodischen Zugänge gewonnen werden, wäre allerdings allein aufgrund deren höherer Meßqualität (Objektivität, Reliabilität, Differenzierungsgrad) ein genauerer Aufschluß über Abgrenzungsmöglichkeiten und nosologiespezifische Häufigkeitsverteilungen zu erwarten.

Schwierigkeiten der gegenseitigen Abgrenzung werden in der Literatur vielfach diskutiert. Verschiedene Arbeiten befassen sich speziell mit Fragen der Abgrenzung von depressiver Symptomatik und Parkinsonoid (Van Putten und May, 1978; Hogarty und Munetz, 1984; Siris, 1987), von negativer Symptomatik und Parkinsonoid (Van Putten et al., 1990), von depressiver und negativer Symptomatik (Siris et al.,1988; Kulhara et al., 1989), sowie von allen drei Syndromen (Rifkin et al., 1975; Craig et al., 1985; Lindenmayer und Kay, 1987; Prosser et al., 1987; Van Putten und Marder, 1987; Barnes et al., 1989; De Leon et al., 1989; Lewine, 1990). Katatone Akinese spielt hingegen vor allem eine Rolle bei der Abgrenzung zum malignen neuroleptischen Syndrom (Caroff et al., 1991).

Korrelativ findet sich zwischen den verschiedenen Syndromen ein beträchtlicher Zusammenhang (vgl. Gaebel, 1990a), den Kulhara et al., (1989) auf syndrom-unspezifische Merkmale wie motorische Verlangsamung zurückführen. Auch Benson (1990) sieht in einer psychomotorischen Retardierung das unspezifische Achsensyndrom der hier betrachteten Symptombilder. Tatsächlich gehen phänomenologisch alle Syndrome mit einer reduzierten Motorik, insbesondere im Ausdrucksverhalten einher. Unklar bleibt jedoch, inwieweit dieses gemeinsame Bindeglied im overten Verhalten auf eine gemeinsame oder auf eine jeweils unterschiedliche neurobiologische Grundlage zurückzuführen ist. Denkbar erscheint, daß es sich bei der Akinese – zumindest bei der neuroleptisch induzierten – primär um eine Störung des motorischen Outputs, bei der Negativsymptomatik und insbesondere der Depressivität dagegen primär um eine Störung der Emotionalität im weiteren Sinne handelt, die sich zwar unter anderem in veränderter Ausdrucksmotorik niederschlägt, darüber hinaus jedoch auch mit subjektiv-verbalen und physiologischen Veränderungen einhergeht. Untersuchungen, die einer daraus für akinetische Syndrome ableitbaren Reaktionsdissoziation zwischen subjektiv-verbalen und physiologischen Veränderungen auf der einen Seite und motorisch-verhaltensmäßigen Reaktionen auf der anderen Seite nachgegangen wären, fehlen jedoch bislang ebenso wie der Nachweis von entsprechend für depressive und negative Syndrome zu erwartenden kongruenten Mehrebenenveränderungen.

Zu einer über die Abgrenzung von der Akinese hinausgehenden Differenzierung zwischen Depressivität und Affektverflachung im Rahmen von Negativsymptomatik könnte wiederum ein Vergleich des „Reaktions- bzw. Symptommusters" und des Zusammenhangs zwischen verschiedenen Komponenten der Syndrome bei den jeweiligen „Kriteriumsgruppen", d.h. bei Depressiven (Depressivität) und Schizophrenen (Minussymptomatik), beitragen.

Eigene empirische Befunde

Im Rahmen einer Untersuchung zur objektivierenden Verhaltensanalyse schizophrener Residualsyndrome (Gaebel und Renfordt, 1988; Gaebel, 1990b) wurden an jeweils akut erkrankten RDC-diagnostizierten schizophrenen (n = 34) und depressiven Patienten (Major Depression, n = 23) sowie an psychiatrisch unauffälligen, altersparallelisierten Kontrollpersonen (n = 22) verschiedene Ausdrucksmerkmale (Mimik, Gestik, Stimmfrequenz, Sprechaktivität) je zweimal im Abstand von vier Wochen (T0, T1) erfaßt. Grundlage war jeweils ein halbstandardisiertes, emotionsinduzierendes Interview sowie verschiedene Standardreizsituationen, die im Rahmen einer experimentellen Untersuchung videographiert, off-line mittels objektiver Methoden ausgewertet und anschließend quantitativ analysiert wurden. Bei den Patienten wurden zusätzlich in klinischen Interviews bei Klinikaufnahme (T0) und nach vierwöchiger medikamentöser Behandlung (T1) mittels Fremdbeurteilungsskalen u.a. Positiv- und Negativsymptomatik (BPRS, SANS), Depressivität (HAMD) und Akinese (EPS, AMDP) erfaßt.

Auf *Skalenebene* zeigte sich hinsichtlich der mittels der HAMD erfaßten Depressivität, daß die insbesondere zu T0 im Vergleich zu Depressiven insgesamt deutlich geringeren HAMD-Summenwerte von Schizophrenen (t = –3,57, p = 0,0001) insbesondere auf depressions-unspezifischen Symptomen basierten, wie z.B. Beeinträchtigung der Arbeit (Motivationsverlust), paranoide Symptome, Depersonalisation und mangelnde Krankheitseinsicht sowie – in geringerem Maße – Angst und Erregung. Für diese unspezifischen Symptome fanden sich bei Schizophrenen zum Teil sogar signifikant höhere Ausprägungen als bei Depressiven (z.B. paranoide Symptome und Depersonalisation: $t = 7{,}75$, $p < 0{,}0001$ und $t = 4{,}2$, $p = 0{,}0001$). Depressionsspezifische Merkmale im engeren Sinn wie depressive Stimmung und depressive Hemmung waren bei Schizophrenen nur sehr gering und im Vergleich zu Depressiven signifikant niedriger ausgeprägt ($t = -9{,}69$, $p < 0{,}0001$ und $t = -3{,}45$, $p = 0{,}0011$). D.h. der „depressiven" Symptomatik scheinen beim Schizophrenen wesentliche Bestimmungsstücke von Depressivität im engeren Sinn zu fehlen. Die Befunde verdeutlichen den diagnoseabhängig unterschiedlichen Stellenwert von „Depressivität" für das Vorliegen eines über Fremdbeurteilungsskalen erfaßten „depressiven" Syndroms.

Bezüglich der verschiedenen Symptome aus der SANS-Subskala „Affektverflachung" war im akuten Querschnitt (T0) – abgesehen von deutlich häufigeren parathymen Reaktionen bei Schizophrenen, die jedoch für Affektverflachung als eher untypisch anzusehen sind – kein bedeutsamer Unterschied zwischen Schizophrenen und Depressiven feststellbar (Subskalensumme ohne Parathymie, subjektive und globale Einschätzung: $t = -0{,}62$, $p = 0{,}54$). Lediglich im Zeitverlauf T0–T1 sowie in der Übereinstimmung von fremd- und selbstbeurteilter Affektverflachung zeigten sich Unterschiede zwischen Schizophrenen und Depressiven: letztere wiesen bei gleichem Ausgangsniveau eine ausgeprägtere Besserung ihrer fremdbeurteilten Affektverflachung auf (Interaktion Gruppe × Zeit für o.g. Subskalensumme: $F = 6{,}67$, $p = 0{,}013$) und schätzten deren Niveau und Verlauf selbst kongruenter ein, während die Schizophrenen sich meßzeitunabhängig im Vergleich zu den Depressiven als subjektiv weniger affektverflacht beurteilten ($F = 7{,}3$, $p = 0{,}009$).

Auch anhand *objektiver Ausdrucksmerkmale* waren Depressive und Schizophrene im akuten Querschnitt zunächst nicht zu differenzieren ($t < |1|$ für alle wesentlichen Variablen der Mimik, Gestik, Stimmfrequenz und Sprechaktivität). Beide Patientengruppen zeigten gegenüber gesunden Kontrollen in allen untersuchten Bereichen ein deutliches und überwiegend zeitstabiles Ausdrucksdefizit. Lediglich die Depressiven zeigten im Verlauf T0–T1 eine Zunahme gestischer Aktivität, insbesondere bzgl. körperfokussierter Gestik (Interaktion Gruppe × Zeit: $F = 7{,}23$, $p = 0{,}001$). Entsprechend trugen in einer Diskriminanzanalyse zu T1 Merkmale der Gestik von allen objektiven Ausdrucksmerkmalen am meisten zu einer signifikanten Trennung zwischen Schizophrenen und Depressiven bei (insgesamt $Chi^2 = 24{,}7$, $p < 0{,}001$, 80,6% korrekt klassifizierte Patienten).

Regressionsanalytische *Zusammenhangsanalysen* zwischen objektiven und subjektiven Merkmalen der Affektverflachung einerseits und den verschiedenen mittels Fremdbeurteilungsskalen erfaßten Syndromen andererseits zeigten, daß objektive Ausdrucksmerkmale wie Sprechaktivität, Mimik und Stimmfrequenz bei Schizophrenen ausschließlich mit dem Symptombereich „Affektverflachung" der SANS, nicht jedoch mit der anhand der HAMD beurteilten depressiven Stimmung oder depressiven Hemmung zusammenhingen. Umgekehrt fand sich bei depressiven Patienten kein Zusammenhang zwischen Ausdrucksverhalten und fremdbeurteilter Affektverflachung, wohl aber zwischen Ausdrucksmerkmalen – insbesondere Sprechaktivität – und Depressivität. Die subjektive Einschätzung veränderten Affektverhaltens wies dagegen in beiden Patientengruppen jeweils Beziehungen zu beiden Syndromen auf, trennte also nicht zwischen Negativsymptomatik und Depressivität. Interessanterweise ließ sich bei Schizophrenen kein Zusammenhang dieses subjektiven Urteils zu Merkmalen der Akinese nachweisen. Für dieses Syndrom ergab sich lediglich eine – allerdings schwache – Beziehung zu reduziertem mimischen Verhalten (vgl. Gaebel und Wölwer, 1994).

Das in den Referenzgruppen der Schizophrenen und Depressiven zunächst phänomenologisch vergleichbar anmutende und damit mehrdeutige sowie – zumindest im akuten Querschnitt – nicht differenzierende Ausdrucksdefizit könnte demnach in den beiden Gruppen unterschiedliche psychopathologische Konstellationen widerspiegeln: bei (endogen) Depressiven dürfte es Ausdruck von Depressivität im engeren Sinne von depressiver Stimmung und/oder Hemmung, bei Schizophrenen Ausdruck von Affektverflachung im Rahmen von Negativsymptomatik sein. „Depressivität" bei Schizophrenen scheint dagegen lediglich die „Klage" eines subjektiven Gefühls von Affektverflachung, ohne damit kovariierende Ausdrucksveränderungen zu sein – ähnlich wie es sich häufig bei „neurotischer Depression" findet –, kombiniert mit „depressions"-unspezifischen Symptomen wie paranoide Symptome und Depersonalisation (s.o.). In diesem Zusammenhang könnte der bereits oben genannte Befund einer – gemessen an der Fremdbeurteilung sowie an objektiven Kriterien – inadäquaten Selbstbeurteilung von Affektverflachung bei Schizophrenen neue Relevanz im Sinne einer subjektiven Differenzierungsschwierigkeit zwischen den beiden Syndromen gewinnen. Dies mag auch die Basis eines signifikanten Zusammenhang zwischen subjektiver Affektverflachung und einer Selbstbeurteilung von Depressivität (PDS) bei Schizophrenen (r = 0,46) sein; ein entsprechender intraindividueller Zusammenhang war bei Depressiven – möglicherweise aufgrund deren besserer Differenzierungsfähigkeit – nicht zu finden (r = 0,22).

Geht „Depressivität" bei Schizophrenen demnach offensichtlich v.a. auf die subjektive Einschätzung veränderter Affektivität zurück, scheint das (neuroleptisch induzierte) akinetische Syndrom demgegenüber lediglich ein reduziertes Ausdrucksverhalten, insbesondere in den feinmotorischen Bewegungen mimischer Muskulatur, widerzuspiegeln, ohne damit einhergehende subjektiv-gefühlsmäßige Veränderungen. Dies scheint mit extrapyramidal-motorischen Neuroleptikawirkungen im Sinne der oben genannten Hypothese einer Störung des motorischen Outputs gut vereinbar. Abbildung 1 gibt diese hypothetischen Zusammenhänge schematisch wieder.

Obgleich anhand der bislang lediglich in quantitativer Hinsicht betrachteten objektiven Ausdrucksmerkmale eine Trennung der beiden Gruppen zumindest im Verlauf möglich war (s.o.), die bei zusätzlicher Berücksichtigung qualitativer Aspekte (z.B. gruppenspezifische mimische

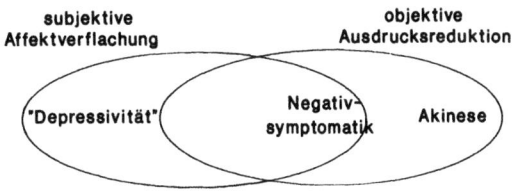

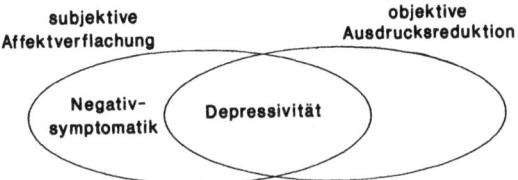

Abb. 1. Hypothetische Zusammenhänge zwischen subjektiver und objektiver Komponente der Affektverflachung und Negativsymptomatik, Depressivität sowie Akinese bei Schizophrenen und Depressiven

Ausdrucksmuster) noch verbessert werden dürfte, ist die eigentliche Bedeutung von Ausdrucksveränderungen offensichtlich nur durch Berücksichtigung weiterer Beobachtungsebenen, wie z.B. subjektiv-verbaler Beurteilungen, adäquat erschließbar.

Schlußfolgerungen und Ausblick

Insgesamt zeigt sich, daß die im Ausdrucksverhalten phänomenologisch ähnlichen Syndrome der Negativsymptomatik, depressiven Symptomatik und der Akinese neben einer begrifflichen und konzeptuellen Präzisierung (Alpert et al., 1989) insbesondere einen differenzierteren methodischen Zugang erfordern als bislang üblich. Eine solche Differenzierung sollte auf der affektiv-motorischen Dimension über die Betrachtung von Ausdrucksveränderungen hinaus auch die weiteren Reaktionsebenen emotionaler Prozesse (subjektives Erleben, biologische Veränderungen) einbeziehen sowie auch die den Syndromen immanenten intentionalen, kognitiven und sozial-kommunikativen Dimensionen berücksichtigen, d.h. sie sollte einem multimodalen Ansatz folgen. Zur Klärung der Frage, inwiefern die beschriebene Syndromüberlappung lediglich ein meßmethodisches „Artefakt" aufgrund zu undifferenzierter Erfassung darstellt sowie zur Entscheidung über weiterführende neurobiologische Differenzierungsversuche müssen künftig neben psychiatrischen Fremd- und Selbstbeurteilungsskalen insbesondere vermehrt objektive Methoden der Verhaltensbeobachtung und der Psychophysiologie zum Einsatz kommen (vgl. auch Holzman, 1988). Dies ist als entscheidende Voraussetzung für die Anwendbarkeit neurobiologischer Theorienbildung anzusehen (Gaebel, 1990b).

Auch wenn die Analogie in ausdrucksmäßigen Komponenten der verschiedenen Syndrome eine ihnen gemeinsame Pathologie zugrunde liegender neuronaler Systeme nahelegt (Gaebel, 1993), sollten aus dieser Ähnlichkeit auf einer Betrachtungsebene nicht vorschnell Rückschlüsse auf eine pathogenetische Identität gezogen werden, solange andere Betrachtungsebenen nicht systematisch in die Syndromdifferenzierung einbezogen wurden. Erst durch eine solche methodische Erweiterung dürfte es möglich sein, bestimmte Störungsmuster sicher voneinander abzugrenzen und hinsichtlich ihrer nosologischen Spezifität und Zeitstabilität, ihrer pathogenetischen Determinanten sowie ihres Therapieansprechens genauer zu charakterisieren.

Literatur

Alpert M, Rosen A, Welkowitz J, Sobin C, Borod JC (1989) Vocal acoustic correlates of flat affect in schizophrenia. Br J Psychiatry 154: 51–56

Andreasen NC (1982) Negative symptoms in schizophrenia. Definition and reliability. Arch Gen Psychiatry 39: 784–788

APA (1987) American Psychiatric Association: diagnostic and statistical manual of mental disorders (DSM-III-R). APA, Washington DC

Bandelow B, Müller P, Gaebel W, Köpcke W, Linden M, Müller-Spahn F, Pietzcker A, Reischies FM, Tegeler J (1990) Depressive syndromes in schizophrenic patients after discharge from hospital. Eur Arch Psychiatry Clin Neurosci 240: 113–120

Barnes TRE, Liddle PF, Curson DA, Patel M (1989) Negative symptoms, tardive dyskinesia and depression in chronic schizophrenia. Br J Psychiatry 155: 99–103

Baumann U, Stieglitz RD (1994) Psychodiagnostik psychischer Störungen: Allgemeine Grundlagen. In: Stieglitz RD, Baumann U (Hrsg) Psychodiagnostik psychischer Störungen. Enke, Stuttgart, S 3–20

Benson DF (1990) Behavioral aspects of movement disorders. Neuropsychiat Neuropsychol Beh Neurology 3: 1–2

Caroff SN, Mann SC, Lazarus A, Sullivan K, MacFadden W (1991) Neuroleptic malignant syndrome: diagnostic issues. Psychiatric Ann 21: 130–147

Craig TJ, Richardson MA, Pass R, Bregman Z (1985) Measurement of mood and affect in schizophrenic inpatients. Am J Psychiatry 142: 1272–1277

Debus G (1977) Gefühle. In: Hermann T, Hofstädter PR, Huber HP, Weinert FE (Hrsg) Handbuch psychologischer Grundbegriffe. Kösel, München, S 156–168

De Leon J, Wilson WH, Simpson GM (1989) Measurement of negative symptoms in schizophrenia. Psychiatr Dev 3: 211–234

Ewert O (1983) Ergebnisse und Probleme der Emotionsforschung. In: Thomae H (Hrsg) Motivation and Emotion. 1. Bd: Theorien und Formen der Motivation. Hogrefe, Göttingen, S 398–452

Fähndrich E, Stieglitz RD (1989) Leitfaden zur Erfassung des psychopathologischen Befundes. Springer, Berlin Heidelberg New York Tokyo

Gaebel W (1989) Treatment course, clinical and neurobiological correlates of negative symptoms – towards an integrative model of schizophrenia. Schiz Res 2: 62

Gaebel W (1990a) Erfassung und Differenzierung schizophrener Minussymptomatik mit objektiven verhaltensanalytischen Methoden. In: Möller HJ, Pelzer E (Hrsg) Neuere Ansätze zur Diagnostik und Therapie schizophrener Minussymptomatik. Springer, Berlin Heidelberg New York Tokyo, S 79–90

Gaebel W (1990b) Verhaltensanalytische Forschungsansätze in der Psychiatrie. Nervenarzt 61: 527–535

Gaebel W (1993) Parkinsonoid, Akinese, negative und depressive Symptomatik bei schizophrenen Erkrankungen. In: Möller HJ, Przuntek H (Hrsg) Therapie im Grenzgebiet von Psychiatrie und Neurologie. Springer, Berlin Heidelberg New York Tokyo, S 54–74

Gaebel W, Renfordt E (1988) Objektivierende Verhaltensanalyse schizophrener Residualsyndrome im Verlauf verschiedener therapeutischer Interventionen. Bewilligtes Forschungsvorhaben im Förderschwerpunkt „Therapie und Rückfallprophylaxe psychischer Erkrankungen im Erwachsenenalter" des BMFT

Gaebel W, Wölwer W (1994) Probleme der Abgrenzung von Depression, Akinese und Minussymptomatik mittels Beurteilungsskalen und Verhaltensbeobachtung: meßmethodisches Artefakt oder Ausdruck pathogenetischer Identität? In: Möller HJ, Laux G (Hrsg) Fortschritte in der Diagnostik und Therapie schizophrener Minussymptomatik. Springer, Wien New York, S 27–38

Heinrich K (1967) Zur Bedeutung des postremissiven Erschöpfungs-Syndroms für die Rehabilitation Schizophrener. Nervenarzt 38: 487–491

Helmchen H, Hippius H (1967) Depressive Syndrome im Verlauf neuroleptischer Therapie. Nervenarzt 38: 455–458

Hogarty GE, Munetz MR (1984) Pharmacogenetic depression among outpatient-schizophrenic patients: a failure to substantiate. J Clin Psychopharm 4: 17–24

Holzman PS (1988) Basic behavioral sciences panel. In: National Institute of Mental Health (ed) A national plan for schizophrenia research. Report of the National Advisory Mental Health Council, Maryland, pp 28–33

Kleinginna PR Jr, Kleinginna AM (1981) A categorized list of emotion definitions, with suggestions for a consensual definition. Motivation & Emotion 5: 345–355

Klosterkötter J (1990) Minussymptomatik und kognitive Basissymptome. In: Möller HJ, Pelzer E (Hrsg) Neuere Ansätze zur Diagnostik und Therapie schizophrener Minussymptomatik. Springer, Berlin Heidelberg New York Tokyo, S 15–24

Kulhara P, Avasthi A, Chadda R, Chandiramani K, Mattoo SK, Kota SK, Joseph S (1989) Negative and depressive symptoms in schizophrenia. Br J Psychiatry 154: 207–211

Lang PJ (1971) The application of psychophysiological methods to the study of psychotherapy and behavior modification. In: Bergin AE, Garfield SL (eds) Handbook of psychotherapy and behavior change. Wiley, New York, pp 75–125

Lewine RRJ (1990) A discriminant validity study of negative symptoms with a special focus on depression and antipsychotic medication. Am J Psychiatry 147: 1463–1466

Lindenmayer JP, Kay SR (1987) Affective impairment in young acute schizophrenics: its structure, course and prognostic significance. Acta Psychiat Scand 75: 287–296

Lolas F (1988) Psychophysiological triad and verbal system in the study of affect and emotion. Psychopathology 21: 76–82

Marsden CD (1989) Slowness of movement in Parkinson's disease. Mov Disord 4: 26–37

Paykel EE, Norton KRW (1986) Self-report and clinical interview in the assessment of depression. In: Sartorius N, Ban TA (eds) The assessment of depression. Springer, Berlin Heidelberg New York Tokyo, S 356–366

Prosser ES, Csernansky JG, Kaplan J, Thiemann S, Becker TJ, Hollister LE (1987) Depression, Parkinsonian symptoms, and negative symptoms in schizophrenics treated with neuroleptics. J Nerv Ment Dis 175: 100–105

Rifkin A, Quitkin F, Klein DF (1975) Akinesia. A poorly recognized drug-induced extrapyramidal behavioral disorder. Arch Gen Psychiatry 32: 672–674

Seidenstücker G, Baumann U (1978) Multimethodale Diagnostik. In: Baumann U, Berbalk H, Seidenstücker G (Hrsg) Klinische Psychologie – Trends in Forschung und Praxis, Bd 1. Huber, Bern, S 134–182

Siris SG (1987) Akinesia and postpsychotic depression: a difficult differential diagnosis. J Clin Psychiatry 48: 240–243

Siris SG, Adan F, Cohen M, Mandeli J, Aronson A, Casey E (1988) Postpsychotic depression and negative symptoms: an investigation of syndromal overlap. Am J Psychiatry 145: 1532–1537

Stieglitz RD (1992) Die Bedeutung von Verhaltensmerkmalen in der psychiatrischen Diagnostik endogener Psychosen. In: Gaebel W, Laux G (Hrsg) Biologische Psychiatrie – Synopsis 1990/1991. Springer, Berlin Heidelberg New York Tokyo, S 140–142

Stieglitz RD, Baumann U (Hrsg) (1994) Psychodiagnostik psychischer Störungen. Enke, Stuttgart

Taylor MA (1990) Catatonia. Neuropsychiat Neuropsychol Beh Neurology 3: 48–72

Van Putten T, May PRA (1978) Akinetic depression in schizophrenia. Arch Gen Psychiatry 35: 1101–1107

Van Putten T, Marder SR (1987) Behavioral toxicity of antipsychotic drugs. J Clin Psychiatry 48: 13–19

Van Putten T, Marder SR, Mintz J (1990) A controlled dose comparison of haloperidol in newly admitted schizophrenic patients. Arch Gen Psychiatry 47: 754–758

Walker E, Lewine RJ (1988) The positive/negative symptom distinction in schizophrenia. Schizophr Res 1: 315–328

Wölwer W (1992) Die Bedeutung verschiedener methodischer Ansätze zur Erfassung und Differenzierung emotionaler Prozesse bei psychiatrischen Patienten. In: Gaebel W, Laux G (Hrsg) Biologische Psychiatrie – Synopsis 1990/1991. Springer, Berlin Heidelberg New York Tokyo, S 143–146

Korrespondenz: Dipl.-Psych. Dr. phil. Wolfgang Wölwer, Psychiatrische Klinik der Heinrich-Heine-Universität, Rheinische Landes- und Hochschulklinik, Postfach 120510, D-40605 Düsseldorf, Bundesrepublik Deutschland.

Aktueller Stand der Entwicklung zweier neuer AMDP-Syndrome zur Erfassung der Symptomatik chronischer Schizophrenien

M. Albers[1], B. Woggon[2], Y. Attinger[2], G. Mekler[2], G. B. Schmid[2], H. H. Stassen[2] und M. Tewesmeier[2]

[1] Psychiatrische Klinik der Medizinischen Einrichtungen der Rheinisch-Westfälischen Technischen Hochschule Aachen, Bundesrepublik Deutschland,
[2] Psychiatrische Universitätsklinik Zürich, Schweiz

Einführung

Für Behandlung und Rehabilitation schizophrener Patienten kann das Vorliegen von Apathie und das Fehlen sozialer Kompetenzen größere Probleme aufwerfen als das Bestehen von mit den zur Verfügung stehenden Behandlungsmethoden relativ gut und schnell beeinflußbaren produktiven psychotischen Symptomen. In den letzten Jahren hat sich daher auf die sogenannte Negativ- oder Minussymptomatik ein intensives Forschungsinteresse gerichtet.

Die dichotome Begrifflichkeit von Positiv- und Negativsymptomatik als zwei sich gegenüberstehenden Syndromen wurde in der Gegenwart zuerst von Wing (1970, 1989) verwendet. Er ging davon aus, daß derselbe Patient in einer überstimulierenden Umgebung akut Positivsymptome entwickelt, in einer chronisch unterstimulierenden hingegen Negativsymptome. Beide Syndrome wechseln sich nach dieser Theorie den Umgebungseinflüssen folgend ab.

Crow (1980) betonte demgegenüber die Bedeutung hirnstruktureller Veränderungen: Temporale Schädigungen prädisponieren zum Auftreten von Positivsymptomen, die wieder remittieren können, frontale Schädigungen bedingen Negativsymptome, die chronisch persistieren. Nach dieser Hypothese handelt es sich um zwei unterschiedliche Störungen, die nicht ineinander übergehen.

Beide Auffassungen stimmen darin überein, daß bei akuten Erkrankungen nur Positivsymptome vorliegen, bei chronischen nur Negativsymptome. Das Problem chronischer Wahnerkrankungen wird nicht berücksichtigt, ebensowenig wie die Beobachtung, daß Positiv- und Negativsymptome gleichzeitig vorliegen können. Dies zeigten jedoch die Befunde der Arbeitsgruppen von Kay (1991) und Andreasen (Arndt et al., 1991), die ursprünglich von der Crow'schen Hypothese ausgegangen waren. Kay fand darüber hinaus, daß insbesondere früh, parallel zu Positivsymptomen, auftretende Negativsymptome mit diesen wieder abklingen (1991). Carpenter und Heinrichs (1988) versuchten, dieses Problem durch die Unterscheidung von sekundären, reversiblen Negativsymptomen, die Folge von Positivsymptomen, Depression, sozialer Unterstimulation oder Medikation seien, von primären, irreversiblen, auf strukturellen Hirnabnormitäten beruhenden Defizitsymptomen, zu lösen.

Demnach wären bei Patienten mit chronischen Krankheitsverläufen vorwiegend Negativsymptome zu erwarten, weiterhin müßte die Symptomatik chronischer Patienten relativ einförmig sein und sich durch eine geringere Variabilität deutlich von der bei akuten Erkrankungsformen unterscheiden.

Die gängigen Instrumente zur Erfassung von Negativsymptomatik wie die Scale for the Assessment of Negative Symptoms SANS (Andreasen, 1982a, b) und Positive and Negative Syndrome Scale PANSS (Kay et al., 1987) beschränken sich nicht auf den Bereich psychopathologischer Symptomatik im eigentlichen Sinne (z.B. Gedankenarmut, Verlangsamung, affektive Verarmung, Apathie, Anhedonie), sondern beurteilen auch Verhaltensbereiche, die sich bei der Rehabilitation schizophrener Patienten oft als problematisch erweisen, wie z.B. Selbstversorgung, Körperpflegeverhalten, Pünktlichkeit, Ausdauer, Freizeitgestaltung und soziales Netzwerk. Inwieweit derartige Störungen hochkomplexen Verhaltens als unmittelbare Krankheitssymptome zu betrachten sind, bedarf sicherlich der Überprüfung. Weiterhin besteht zwischen verschiedenen Negativsymptomatikkonzepten nur für zwei Items Übereinstimmung: Affektverflachung und Sprachverarmung (Fenton und McGlashan, 1992). Ob dies als ausreichend betrachtet werden kann, um ein Syndrom zu konstituieren, muß bezweifelt werden.

Stichprobe

Es wurden 199 Patienten aus 4 psychiatrischen Institutionen des Kantons Zürich untersucht. Davon waren 125 zum Untersuchungszeitpunkt in stationärer Behandlung, 74 wurden ambulant behandelt. 144 (72%) waren Männer, 55 (28%) waren Frauen. Alle erfüllten die ICD 10 Kriterien für Schizophrenie (Dilling et al., 1991), es bestand seit mindestens 2 Jahren durchgehend eine Symptomatik. Das Ersterkrankungsalter betrug im Mittel 25 Jahre (SD 8 Jahre, Spannbreite 13–56 Jahre), die Dauer von der Ersterkrankung bis zum Beginn der jetzigen Behandlungsperiode im Mittel 12 Jahre (SD 9 Jahre, Maximum 41 Jahre). Die Behandlungsdauer in der jeweiligen Einrichtung bis zur Studie betrug im Mittel 5 Jahre (SD 9 Jahre, Maximum 44 Jahre).

Ergebnisse

Über unser bisheriges Vorgehen bei der Entwicklung zweier neuer AMDP-Syndrome zur Erfassung der chronisch schizophrenen Symptomatik haben wir bereits berichtet (Woggon et al., 1994). Hier sollen diese Entwicklungsschritte kurz zusammengefaßt werden, um dann die neuen Ergebnisse darzustellen.

Nachdem an einer ersten Teilstichprobe von 38 Patienten die verwendeten Instrumente (PANSS: Kay et al., 1987; SANS: Andreasen, 1982; Intentionalitätsskala: Mundt et al., 1985; Hamilton Depressions Skala: Hamilton, 1960; AMDP, 1981) hinsichtlich ihrer Retest-Reliabilität überprüft worden waren (Tewesmeier, 1992), wurden die weiteren Patienten einmalig exploriert.

Darüber hinaus wurden Einstellung zu Krankheit, Behandlung und Beschwerden, soziale und psychiatrische Anamnese und Verlaufsdaten erhoben sowie der Behandlungsstatus dokumentiert. Das Ausmaß der sozialen Behinderungen von langzeithospitalisierten Patienten wurde mit dem Berner Behinderungserhebungsbogen (Hodel et al., 1990) erfaßt.

Das AMDP-System (Arbeitsgemeinschaft für Methodik und Dokumentation in der Psychiatrie, 1981) umfaßt 140 Symptome, davon 100 psychische und 40 somatische. Die Zürcher Version enthält zusätzlich 8 psychische und 21 somatische Reserve-Items. Für diese Studie wurden außerdem 2 Zusatzitems zur Erfassung formaler Denkstörungen mitgeführt.

Aufgrund a-priori festgelegter inhaltlicher Kriterien und der tatsächlichen Häufigkeit wurden 109 Items in die Faktorenanalyse einbezogen. Es ergab sich eine 2-Faktorenlösung. Der erste Faktor umfaßt 18 Items, erklärt 12,5% der Varianz und enthält formale Denkstörungen, Wahnsymptome und maniforme Symptome. Der zweite Faktor hat 7 Items, erklärt 7,5% der Varianz und enthält Minussymptome wie sozialen Rückzug und Autismus (s. Tabelle 1). Zusammen werden ca. 20% der Varianz erklärt.

Faktor 1 korreliert sehr hoch (Spearman Rang Korrelationen 0,70–0,86) mit den produktive Symptomatik erfassenden Syndromen der anderen Ratingskalen. Faktor 2 korreliert mit Syndromen, die negative und depressive Symptomatik beschreiben (Spearman Rang Korrelationen 0,33–0,78), wobei die Korrelationen mit den Depressionsskalen höher sind als mit den Negativsymptomatikskalen.

Faktor 2 korreliert mit 0,78 mit dem übergeordneten manisch-depressiven AMDP-Syndrom, Faktor 1 mit 0,72 mit dem übergeordneten schizophrenen AMDP-Syndrom. Dies ist ein bedeutsamer Befund. Die beiden übergeordneten Syndrome (Woggon und Dittrich, 1979) wurden aus einer großen Stichprobe von Psychopharmakastudienpatienten (vorwiegend schizophrene und affektive Psychosen) der Psychiatrischen Universitätsklinik Zürich errechnet. Sie erklären eine Gesamtvarianz von 22,3%.

Tabelle 1. Faktorenanalyse über 109 AMDP-Items

Faktor 1 Itemnummer		Faktor 2 Itemnummer	
19	perseverierend	59	ratlos
22	ideenflüchtig	92	sozialer Rückzug
23	Vorbeireden	95	Suizidalität
36	Wahngedanken	97	Mangel an Krankheitsgefühl
37	systemat. Wahn		(mit negativer Ladung)
38	Wahndynamik	105	Müdigkeit
39	Beziehungswahn	R 02	Autismus
40	Beeinträchtigungs- und Verfolgungswahn	R 07	Krankheitsgefühl
66	euphorisch		
72	gesteigertes Selbstwertgefühl		
85	maniriert/bizarr		
88	logorrhoisch		
98	Mangel an Krankheitseinsicht		
99	Ablehnung der Behandlung		
118	Schwindel		
R 08	Beschäftigung erschwert		
Z 1	verschwommenes Denken		
Z 2	sprunghaftes Denken		

Faktor 2 unserer Faktorenlösung ist recht kurz ausgefallen. Wir entschlossen uns deshalb, zur Skalenbildung die Faktoren anzureichern. Dazu wählten wir solche Items aus, die in der vorläufigen, noch nicht von niedrig mit den anderen Items korrelierenden Items bereinigten, Lösung enthalten waren, in einem früheren AMDP-Vorschlag zur Erfassung von Minussymptomen (Angst et al., 1989; Good, 1989; Straumann, 1989; Apathisches Syndrom nach Pietzcker, 1983) vorkamen oder von Fenton und McGlashan (1992) als reproduzierbare Negativsymptome angesehen wurden. Um in den Skalenvorschlag aufgenommen zu werden, mußte ein Item, das nicht in der endgültigen Faktorenlösung auftrat, in mindestens zwei der anderen Vorschläge vorkommen. Die somatischen Symptome „Schwindel" und „Müdigkeit" wurden ausgeschlossen. Auch das mit negativer Ladung eingegangene Item „Mangel an Krankheitsgefühl" wurde nicht aufgenommen, da das Item „Krankheitsgefühl" bereits vorkam.

Auf diese Weise stellten wir die in Tabelle 2 dargestellten zwei neuen AMDP-Skalen zur Erfassung der Symptomatik chronischer Schizophrenien zusammen. Das auf Faktor 1 beruhende desorganisiert-paranoide Syndrom DPS umfaßt 22 Items, das apathisch-autistische Syndrom AAS 12 Items. AAS enthält einige typisch depressive Syndrome wie „Gefühl der Gefühllosigkeit" und „Suizidalität". Es zeigt sich, daß bei Beschränkung auf psychopathologische Symptome, ohne Berücksichtigung von Bereichen wie Körperpflegeverhalten, Freundeskreis und Hobbys sich kein eigentliches Negativsyndrom beschreiben läßt.

Als nächsten Schritt überprüften wir die Validität der Syndrome AAS und DPS. AAS korreliert mit 0,77 mit der SANS und mit 0,76 mit der PANSS Negative Scale, DPS mit 0,74 mit der PANSS Positive Scale und mit 0,50 mit der PANSS General Psychopathology Scale. Diese Koeffizienten sind hoch genug, um eine relevante Übereinstimmung bezüglich des Ge-

Tabelle 2. Neue AMDP-Syndrome zur Erfassung chronisch schizophrener Symptomatik

Desorganisiert-paranoides Syndrom (DPS) Itemnummer		Apathisch-autistisches Syndrom (AAS) Itemnummer	
10	Konzentrationsstörungen	15	gehemmtes Denken
17	umständliches Denken	16	verlangsamtes Denken
18	eingeengt	59	ratlos
19	perseverierend	60	Gefühl der Gefühllosigkeit
22	ideenflüchtig	61	affektarm
23	Vorbeireden	79	affektstarr
25	inkohärentes Denken	80	antriebsarm
36	Wahngedanken	87	mutistisch
37	systemat. Wahn	92	sozialer Rückzug
38	Wahndynamik	95	Suizidalität
39	Beziehungswahn	R 02	Autismus
40	Beeinträchtigungs- und Verfolgungswahn	R 07	Krankheitsgefühl
66	euphorisch		
72	gesteigertes Selbstwertgefühl		
76	Parathymie		
85	maniriert/bizarr		
88	logorrhoisch		
98	Mangel an Krankheitseinsicht		
99	Ablehnung der Behandlung		
R 08	Beschäftigung erschwert		
Z 1	verschwommenes Denken		
Z 2	sprunghaftes Denken		

messenen anzunehmen, andererseits sind die Koeffizienten soweit von 1,0 verschieden, daß eine gewisse Divergenz zu den bereits vorliegenden Instrumenten zu vermuten ist, wodurch der Vorschlag einer Neueinführung berechtigt erscheint.

Das Konzept des Negativsyndroms weist, wie schon erwähnt, eine erhebliche inhaltliche Überschneidung mit dem der sozialen Behinderungen auf. Für eine Teilstichprobe von 87 Patienten (75% Männer, 25% Frauen, mittleres Ersterkrankungsalter 24 Jahre, mittlere Krankheitsdauer 19,5 Jahre, mittlere Dauer der aktuellen Hospitalisation 6,25 Jahre) wurden soziale Behinderungen mit dem Berner Behinderungserhebungsbogen erfaßt. Die Beurteilung erfolgt durch die mit dem jeweiligen Patienten am besten vertraute Pflegeperson. Es liegt somit eine von den durch einen ärztlichen Untersucher erhobenen Psychopathologiedaten unabhängige Datenbasis vor.

Für die Daten des Berner Behinderungserhebungsbogens fanden wir eine 3-Faktorenstruktur. Die erklärte Gesamtvarianz beträgt ca. 35%. Faktor Bern 1 wurde interpretiert als Überwachungsbedürftigkeit wegen Aggressivität und Weglauftendenzen, Faktor Bern 2 als Apathie/Rückzugsverhalten, Faktor Bern 3 als soziale Isolation (s. Tabelle 3). Faktor Bern 2 korreliert mit Negativsymptomatikmaßen und AAS, Bern 3 mit Positivsymptomatikmaßen, DPS und Bern 1, Bern 1 mit Bern 3 und Negativsymptomatikmaßen, negativ mit Depressionsmaßen und Dauer der aktuellen Behandlungsepisode. Die Faktoren Bern 1 und 3 haben keine signifikanten Korrelationen mit Bern 2.

Kirkpatrick et al. (1992) geben ein Näherungsmaß (Proxy for the Deficit Syndrome PDS) für das Defizitsyndrom nach Carpenter und Heinrichs (1988) an, d.h. für primäre, nicht durch andere Faktoren zu erklärende, persistierende Negativsymptome. Diese sollen vor allem im späteren Krankheitsverlauf vorherrschen, d.h. es sollte eine positive Korrelation mit der Krankheitsdauer und dem Lebensalter zu finden sein. An einer Unterstichprobe von 87 langzeithospitalisierten Patienten (s.o.) überprüften wir dieses Maß. Neben einigen banalen negativen Korrelationen mit Ausschlußkriterien des Defizitsyndroms (Depression, gesteigerte Aktivität, produktive Symptomatik) findet sich nur eine signifikante negative Korrelation von 0,26 für weibliches Geschlecht mit dem PDS. Zusammenhänge mit Verlaufs- und Chronizitätsmaßen bestehen nicht.

Weiterhin verglichen wir die vollstationär behandelten Patienten mit den ambulant betreuten. Es fanden sich signifikante Unterschiede (Wilcoxon Rank Sum Test, p = 0,05) für AMDP Apathisches Syndrom, Halluzinatorisch-desintegratives Syndrom, Paranoides Syndrom, Gehemmt-depressives Syndrom, AAS, DPS, PANSS Positive, Negative und General Psychopathology Scale sowie SANS Composite Score, d.h. alle relevanten psychopathologischen Bereiche. Ein ähnliches Resultat ergab der Vergleich nach Dauer der aktuellen Behandlungsepisode über oder unter 12 Monate. Auch hier fanden sich gleichsinnige signifikante Unterschiede für positive, negative und depressive Symptomatik. Auch der Vergleich der über bzw. unter dem Median des SANS Composite Scores liegenden Patienten erbrachte ein analoges Er-

Tabelle 3. Faktorenanalyse Berner Behinderungserhebungsbogen

Faktor 1: Überwachungsbedürftigkeit

Item 8   Bedrohliches oder gewalttätiges Verhalten
Item 27 Beschränkte Ausgangsregelung in letzten 3 Monaten
Item 28 Spezielle Überwachung erforderlich

(die folgenden 3 Items in verneinter Form gingen mit negativen Ladungen in die Faktorenlösung ein)

Gründe für spezielle Überwachung in den letzten 3 Monaten:

Item 29   wäre möglicherweise davongelaufen
Item 31   wäre möglicherweise aggressiv oder bedrohlich gewesen
Item 32   hätte möglicherweise sich selbst gefährdet
Item 56[a] Vertrauensbeziehung fehlt

Faktor 2: Apathie/Rückzugsverhalten

Item 1   Bewegungsverlangsamung
Item 2   Aktivitätsminderung
Item 5   Rückzugsverhalten, Einzelgängertum
Item 6   Neigung, im Bett zu bleiben
Item 7   mangelnde Freizeitinteressen
Item 9   beeinträchtigte Unterhaltung
Item 11 ungepflegtes äußeres Erscheinungsbild

(das folgende Item in verneinter Form ging mit negativer Ladung in die Faktorenlösung ein)

Item 15 Teilnahme an BT auf Station

Faktor 3: Soziale Isolation

Item 5[a] Rückzugsverhalten/Einzelgängertum
Item 19   keine Arbeit außerhalb der Klinik
Item 21   keine Besuche von Angehörigen
Item 22   keine Besuche von Freunden
Item 24   keine Besuche zu Hause
Item 25   keine Besuche bei Freunden
Item 26   keine Besuche bei Außenstehenden (z.B. Laienhelfern)

[a] Items waren nicht zuverlässsig reproduzierbar

gebnis. Es fanden sich jeweils auch signifikante Unterschiede für Krankheitsdauer und Gesamthospitalisationsdauer. Differentielle Zusammenhänge in bezug auf Positiv- oder Negativsymptome ergaben sich nicht.

Diskussion

Aufgrund unserer an einer Stichprobe von 199 Patienten mit außerordentlich schwer und chronisch verlaufenden Schizophrenien erhobenen Daten entwickelten wir zwei Skalen zur Erfassung der psychopathologischen Symptomatik chronischer Schizophrenien. Eine als Negativsymptomatik im Sinne von Crow anzusprechende Dimension ergab sich nicht, vielmehr fand sich neben einem desorganisiert-paranoiden Faktor mit maniformer

Tönung ein apathisch-autistischer Faktor mit depressivem Einschlag. Dieser zweite Faktor stimmt inhaltlich gut mit den Ergebnissen von Maier et al. (1990) überein, die mit konfirmatorischen statistischen Methoden Depression und Negativsymptomatik bei schizophrenen Patienten nicht klar differenzieren konnten.

Eine Analyse der Zusammenhänge der verschiedenen psychopathologischen Dimensionen untereinander und mit Chronizitäts- und Verlaufsmaßen ergab keine differentiellen Ergebnisse für Positiv- oder Negativsymptomatik. Die Annahme, daß der psychopathologische Befund chronisch schizophrener Patienten durch das ausschließliche oder überwiegende Vorliegen von Negativsymptomatik gekennzeichnet sei, fand keine Bestätigung. Dies gilt insbesondere im Hinblick auf das durch „primäre" Negativsyndrome gekennzeichnete Defizitsyndrom Carpenters. Hier liegt eine gewisse Übereinstimmung mit den Befunden von Harris et al. (1991) vor, die zwischen älteren Patienten mit und ohne Defizitsyndromkriterien außer einem höheren SANS-Gesamtscore bei Defizitpatienten keine Unterschiede fanden.

Im Vergleich zur Symptomatik von Akutpatienten ergaben sich keine wesentlichen Unterschiede im Hinblick auf Syndromstruktur und Ausmaß der erklärten Varianz. Bei einer durch eine Entwicklung zu monomorphen, defizitären Zuständen gekennzeichneten Krankheit wäre ein wesentliche größerer Anteil erklärter Varianz in späten gegenüber frühen Stadien zu erwarten.

Die Ergebnisse einer Untersuchung der Struktur sozialer Behinderungen und deren Zusammenhang mit der psychopathologischen Symptomatik bestätigen unsere Vermutung, daß der als Negativsymptomatik bezeichnete Störungsbereich besser als soziale Behinderungen aufzufassen ist, da der Zusammenhang mit psychopathologischen Phänomenen eher locker ist.

Zusammenfassend ist festzuhalten, daß der Versuch, eine Negativsymptomatikskala zum AMDP-System zu konstruieren, nicht gelang. Dies führen wir vor allem auf die dem Konstrukt „Negativsymptomatik" inhärenten Probleme zurück (Sommers, 1985). Hingegen konnten wir zwei Skalen zur Erfassung der Symptomatik chronisch schizophrener Patienten entwickeln. Erste, allerdings an der Normierungsstichprobe durchgeführte Überprüfungen sprechen für die Konstruktvalidität dieser Skalen.

Für Untersuchungen, bei denen der Schwerpunkt des Interesses weniger auf der psychopathologischen Symptomatik als auf der Selbstversorgungsfähigkeit und sozialen Kompetenz der Patienten liegt, empfehlen wir die Verwendung von Instrumenten zur Erfassung sozialer Behinderungen.

Wir regen an, die Angemessenheit des Konstruktes „Negativsymptomatik" weiterhin kritisch zu überprüfen.

Literatur

Andreasen NC (1982) Negative symptoms in schizophrenia: definition and reliability. Arch Gen Psychiatry 39: 784–788

Andreasen NC, Olsen S (1982) Negative vs positive schizophrenia: definition and validation. Arch Gen Psychiatry 39: 789–794

Angst J, Stassen HH, Woggon B (1989) Effect of neuroleptics on positive and negative symptoms and the deficit state. Psychopharmacology 99: 41–46

Arbeitsgemeinschaft für Methodik und Dokumentation in der Psychiatrie (AMDP) (1981) Das AMDP System: Manual zur Dokumentation psychiatrischer Befunde, 4., korrigierte Aufl. Springer, Berlin Heidelberg New York

Arndt S, Alliger R J, Andreasen NC (1991) The distinction of positive and negative symptoms: the failure of a two-dimensional model. Br J Psychiatry 158: 317–322

Carpenter W T, Heinrichs DW, Wagman AMI (1988) Deficit and non-deficit forms of schizophrenia: the concept. Am J Psychiatry 145: 578–583

Crow TJ (1989) Molecular pathology of schizophrenia: more than one disease process? Br Med J 280: 66–68

Dilling H, Mombour W, Schmidt MH (1991) Internationale Klassifikation psychischer Störungen. ICD-10 Kapitel V (F). Klinisch-diagnostische Leitlinien. Huber, Bern Göttingen Toronto

Good I (1989) Sogenannte Minussymptome bei chronischer Schizophrenie. Interrater-Reliabilitäts-Untersuchung an zwei Negativsymptom-Skalen (SANS, NSRS). Medizinische Dissertation, Zürich

Hamilton M (1960) A rating scale for depression. J Neurol Neurosurg Psychiatry 23: 56–62

Harris MJ, Jeste DV, Krull A, Montague J, Heaton RK (1991) Deficit syndrome in older schizophrenic patients. Psychiatry Res 39: 285–292

Hodel B, Regli D, Brenner HD, Pauchard JP (1990) Eine Untersuchung zur sozialen Behinderung bei psychiatrischen Langzeitpatienten. Swissmed 12: 35–40

Kay SR (1991) Positive and negative syndromes in schizophrenia: assessment and research. Brunner/Mazel, New York

Kay SR, Fiszbein A, Opler LA (1987) The Positive and Negative Syndrome Scale (PANSS) for schizophrenia. Schiz Bull 13: 261–276

Kirkpatrick B, Buchanan RW, Breier A, Carpenter WT (1992) Case identification and stability of the deficit syndrome of schizophrenia. Psychiatry Res 47: 47–56

Maier W, Schlegel S, Klingler T, Hillert A, Wetzel H (1990) Die Negativsymptomatik im Verhältnis zur Positivsymptomatik und zur depressiven Symptomatik der Schizophrenie. In: Möller HJ, Pelzer E (Hrsg) Neuere Ansätze zu Diagnostik und Therapie schizophrener Minussymptomatik. Springer, Berlin Heidelberg New York, S 69–78

Mundt C, Fiedler P, Pracht B, Rettig R (1985) INSKA (Intentionalitätsskala) – ein neues psychopathometrisches Instrument zur quantitativen Erfassung der schizophrenen Residualsymptomatik. Nervenarzt 56: 146–149

Pietzcker A, Gebhardt R, Strauss A, Stöckel M, Langer C, Freudenthal K (1983) The syndrome scales in the AMDP-system. Mod Probl Pharmacopsychiatry 20: 88–99

Sommers AA (1985) „Negative symptoms": conceptual and methodological problems. Schiz Bull 11: 364–379

Straumann D (1989) Sogenannte Minussymptome bei chronischer Schizophrenie: eine psychopathologische Untersuchung an 50 stationären Patienten. Medizinische Dissertation, Zürich

Tewesmeier M (1992) Retest-Reliabilität verschiedener Ratingskalen zur Messung der Negativsymptomatik bei schizophrenen Patienten. Medizinische Dissertation, Zürich

Wing JK (1989) The concept of negative symptoms. Br J Psychiatry 155 [Suppl 7]: 10–14

Wing JK, Brown GW (1970) Institutionalism and schizophrenia. Cambridge University Press, Cambridge

Woggon B, Albers M, Stassen HH, Schmid GB, Mann M, Tewesmeier M, Gladen M, Sander G, Mekler G, Attinger Y, Good J (1994) Entwicklung von zwei neuen AMDP-Syndromen zur Erfassung der chronisch schizophrenen Syrnptomatik. In: Möller HJ, Laux G (Hrsg) Fortschritte in der Diagnostik und Therapie schizophrener Minussymptomatik. Springer, Wien New York, S 51–62

Woggon B, Dittrich A (1979) Konstruktion übergeordneter AMP-Skalen: „manisch-depressives" und „schizophrenes Syndrom". Int Pharmacopsychiatry 14: 325–337

Korrespondenz: Dr. med. M. Albers, Psychiatrische Klinik der ME der RWTH Aachen, Pauwelsstraße 30, D-52057 Aachen, Bundesrepublik Deutschland.

Facettentheoretische Validitätsuntersuchung der SANS

W. Trabert[1], M. Rösler[2], D. Pülschen[1] und H.-M. Lamberty[1]

[1] Universitäts-Nervenklinik – Psychiatrie und Psychotherapie, Homburg/Saar,
[2] Psychiatrische Klinik der Universität Würzburg, Bundesrepublik Deutschland

Einleitung

Innerhalb der Schizophrenieforschung hat sich in den letzten Jahren eine bemerkenswerte Wandlung vollzogen. Nachdem man sich früher schwerpunktmäßig mit Symptomen beschäftigt hat, die eindrucksvoll und relativ spezifisch aus dem klinischen Gesamtbild hervorragen wie Halluzinationen, Ich-Störungen und bestimmte Wahnphänome (Erstrangsymptome i.S. Kurt Schneiders), so wandte man sich nun wieder im Sinne eines Neo-Kraepelinianismus bzw. Neo-Bleulerianismus den „Grundstörungen" im Bereich des Affektes, des Antriebes und der kognitiven Funktionen zu (Andreasen, 1982).

In diesem Zusammenhang wurde auch das auf J. H. Jackson zurückgehende dichotome Konzept der „Positivsymptome" bzw. „Negativsymptome" in die psychiatrische Terminologie eingeführt, das – je nach Autor – zwei unterschiedliche Aspekte ein und desselben Krankheitsprozesses widerspiegelt oder aber Ausdruck zweier nicht unbedingt miteinander verbundener Störungen ist (Liddle et al., 1994).

Insbesondere die sogenannte Negativsymptomatik ist zum zentralen Objekt in der psychiatrischen Forschung geworden, weil sie für den langfristigen Verlauf als wesentlich bedeutsamer angesehen wird und dem „eigentlichen" Krankheitsprozeß „näher" sein soll als die genannten „Positiv-Phänomene" (Sinnestäuschungen, Ich-Störungen, bestimmte Wahnsymptome), die darüber hinaus auch deutliche transkulturelle Unterschiede aufweisen (Pfeiffer, 1994).

Entsprechend diesen Entwicklungen haben die „Negativ-Symptome" Eingang in moderne psychiatrische Klassifikationsverfahren wie ICD-10 bzw. DSM-IV gefunden (APA, 1994), und es sind eine Reihe von Instrumenten zur Erfassung dieser Negativsymptomatik entwickelt worden (Stieglitz, 1991).

In den USA hat Andreasen 1982 mit der SANS ein inzwischen weltweit viel verwendetes Instrument zur Erfassung dieser Negativ-Symptome vorgelegt (Andreasen, 1982), das recht gut hinsichtlich seiner Validität und Reliabilität untersucht ist (Mueser et al., 1994), und das im folgenden hinsichtlich seiner Konstruktvalidität bezogen auf DSM-IV mittels eines facettentheoretischen Ansatzes analysiert werden soll.

Patienten und Methodik

In die Untersuchung eingeschlossen wurden 50 Patienten mit einer Schizophrenie nach DSM-III-R. 34 Patienten waren Männer, 16 Frauen. Das mittlere Alter betrug 34,5 Jahre, die mittlere Krankheitsdauer 8,2 Jahre. 30 dieser Patienten wurden aus dem stationären bzw. halbstationären Bereich rekrutiert, 20 weitere Patienten befanden sich in ambulanter Behandlung.

Die psychopathologische Symptomatik wurde mit folgenden Instrumenten erfaßt: AMDP psychischer und somatischer Befund, SANS, SAPS, NSRS, NOSIE, Krawiecka-Skala. Die Interviews wurden von zwei geschulten Untersuchern durchgeführt, deren Interrater-Reliabilität sich als gut erwies.

Allgemeines zur Facettentheorie

Die Facettentheorie bietet die Möglichkeit, bestimmte Hypothesen über den Aufbau und inneren Zusammenhang von Symptomen zu untersuchen. Im Gegensatz zu herkömmlichen statistischen Verfahren wie Itemanalysen, klassischen Faktorenanalysen bzw. Clusteranalysen, die bestimmte statistische Verteilungsgrößen voraussetzen, basiert sie auf nichtmetrischen multidimensionalen Skalierungsmodellen (Borg, 1992).

Anders als die genannten statistischen Verfahren verfolgt sie auch nicht primär einen hypothesengenerierenden Ansatz, sondern ist eher konfirmatorisch bzw. falsifikatorisch angelegt.

Voraussetzung für die Anwendung einer facettentheoretischen Analyse ist ein bestimmtes Modell über die Zusammengehörigkeitsstruktur von Merkmalen. Merkmale müssen also unter bestimmten inhaltlichen Gesichtspunkten – Facetten genannt – geordnet werden; Facetten werden dabei definiert als

„– formal betrachtet – Mengen, die dazu dienen, in einem Gegenstand von Interesse Unterscheidungen vorzunehmen. So unterscheidet etwa die Facette ‚Geschlecht‘ die Menschen in die Kategorien ‚männlich‘ und ‚weiblich‘, während die Facette ‚Intelligenz‘ Personen in eine ganze Reihe geordneter Klassen von ‚sehr intelligent‘ bis ‚sehr dumm‘ gruppiert." (Borg, 1992)

Für die Wahl geeigneter Facetten gibt es jedoch keine festen Regeln, sondern sie hängen von der Kreativität und der Sachkenntnis des Untersuchers ab (Wiggins, 1980). Ob sie auf Dauer Bestand haben, hängt dann davon ab, ob sie in unterschiedlichen Stichproben repliziert werden können und ob es vielleicht bessere bzw. klarere Alternativfacetten gibt oder solche, die zu weniger Ausnahmen führen.

Scale for the Assessment of Negative Symptoms (SANS)

Bezogen auf den hier interessierenden Gegenstandsbereich ist also zunächst zu prüfen, welche Merkmale aus dem Itembestand der SANS verwendet werden sollen und wie diese sich nach unterschiedlichen Gesichtspunkten gruppieren lassen.

Von Andreasen wurde die SANS primär in 5 unterschiedliche Bereiche aufgeteilt (Andreasen, 1982):

1. Affective Flattening or Blunting (7 Items),
2. Alogia (4 Items),
3. Avolition – Apathy (3 Items),
4. Attentional impairment (2 Items),
5. Anhedonia – Asociality (4 Items).

Zu jedem dieser Bereiche existiert darüber hinaus eine Globalbeurteilung, die jedoch wegen ihres Verstärkungs-Charakters nicht in die Analyse mit aufgenommen werden sollte.

DSM-IV impliziert ein „Modell" der Negativsymptomatik, das zunächst von drei unterscheidbaren Bereichen ausgeht (APA, 1994):

1. Affective flattening,
2. Alogia,
3. Avolition.

Dadurch könnte eine erste klinisch plausible Facette definiert werden, die die Gesamtheit aller SANS-Items sinnvoll strukturieren kann. Alle Items des Bereichs „Attentional Impairment" werden in einem solchen Modell mit denen des Bereichs „Alogia" zusammengefaßt, alle Items des Bereichs „Anhedonia – Asociality" mit denen des Bereichs „Avolition".

Eine zweite Ordnungsfacette ist möglich unter dem Blickwinkel, ob die einzelnen SANS-Merkmale als zentrale, mittlere bzw. periphere Phänomene innerhalb des negativen Gesamtspektrums angesehen werden. Zum Beispiel erscheint das Merkmal „affective nonresponsivitiy" als sehr zentrales Merkmal einer schizophrenen Negativsymptomatik, während das Merkmal „inappropriate affect" als eher peripheres Negativsymptom zu gelten hat (die Frage, ob Parathymie überhaupt als Negativsymptom zu betrachten ist, soll an dieser Stelle zunächst nicht aufgegriffen werden).

Eine dritte Ordnungsfacette ergäbe sich, wenn man alle SANS-Items dahingehend unterscheidet, ob sie unmittelbar und direkt in der Exploration erfahren werden oder ob sie mehr aus den Angaben des Patienten indirekt abgeleitet werden. So ist unmittelbar einsichtig, daß ein Merkmal wie „unchanging facial expression" oder „poor eye contact" unmittelbar im Interview erfaßt wird, während dagegen Merkmale wie „sexual interests and activities" bzw. „relationships with friends and peers" nur indirekt aus Angaben des Patienten erschlossen werden.

Die beschriebenen Facetten bieten die Möglichkeit, jedes einzelnen Item der SANS in bezug auf diese drei Ordnungsprinzipien zu strukturieren, also sogenannte „Struktupel" zu bilden (vgl. Tabelle 1).

Tabelle 1. Struktupelzuordnung der einzelnen SANS-Items

1.	Unchanging facial expression	a1b1c1
2.	Decreased spontaneous movements	a1b1c1
3.	Paucity of expressive gestures	a1b1c1
4.	Poor eye contact	a1b1c1
5.	Affective nonresponsivity	a1b1c1
6.	Inappropriate affect	a1b3c1
7.	Lack of vocal inflections	a1b1c1
8.	Poverty of speech	a2b1c1
9.	Poverty of content of speech	a2b1c1
10.	Blocking	a2b2c1
11.	Increased latency of response	a2b1c1
12.	Grooming and hygiene	a3b3c2
13.	Impersistence at school and work	a3b1c2
14.	Physical anergia	a3b2c2
15.	Recreational interests and activities	a3b2c2
16.	Sexual interests and activities	a3b2c2
17.	Ability to feel intimacy and closeness	a3b2c2
18.	Relationships with friends and peers	a3b2c2
19.	Work inattentiveness	a2b1c1
20.	Inattentiveness during mental status testing	a2b3c1

a Facette A (*1* affective flattening, *2* alogia, *3* avolition-apathy), *b* Facette B (*1* zentral, *2* mittel, *3* peripher), *c* Facette C (*1* direkt beobachtet, *2* indirekt erschlossen)

Geometrische Repräsentation der Einzelitems

In der anschließenden eigentlichen facettentheoretischen Analyse wird untersucht, ob diese a priori-Ordnungsstruktur mit der empirisch gefundenen übereinstimmt.

Mit Hilfe einer „monotonen Distanzanalyse" werden zunächst die ordinalen Ähnlichkeitskoeffizienten (Monotoniekoeffizienten) in einem geometrischen Raum mit möglichst niedrigen Dimensionen abgebildet (Shye, 1991) (Abb. 1).

Mit dem sogenannten Alienationskoeffizienten K wird dabei das Maß der Abbildungsgenauigkeit zwischen der geometrischen Konfiguration einerseits und der Korrelationsmatrix der monotonen Distanzanalyse (Monotoniekoeffizienten) andererseits beschrieben. In der Regel gelten Alienationskoeffizienten von K = 0,15 und kleiner als akzeptabel (Guttman, 1968; Steinmeyer, 1993).

Der Alienationskoeffizient lag bei unserem untersuchten Kollektiv für die zweidimensionale Lösung bei 0,22, für die dreidimensionale Lösung sogar bei 0,15, so daß aus formalen Gesichtspunkten die weitere Analyse sinnvoll und erlaubt erscheint.

Partitionierung des geometrischen Raumes

Ob eine gewählte Struktupel-Zuweisung sich als „richtig" erwiesen hat, ist daraus noch nicht zu ersehen, sondern hierfür muß der Raum in verschiedene Regionen „partitioniert" werden.

Diese Partitionierung sollte natürlich nicht nur „nach Belieben" und Modellkonformität erfolgen, sondern nach objektiven Kriterien. Shye hat dazu ein Verfahren entwickelt (Shye, 1991), das ein SSA (= smallest space analysis)-Struktdiagramm bestmöglich in axiale, angular-polare oder radiale Regionen partitioniert und entsprechende Separationsindizes angibt, die eine Aussage darüber machen, wie hoch das Maß der Übereinstimmung zwischen vorhergesagter und empirischer Zuordnung innerhalb der einzelnen Facetten ist. Im allgemeinen gelten Separationsindizes von größer 0,9 als recht gut.

Die Partitionierung der (ungeordneten) *Facette A* gelingt ausgesprochen gut mit einem Separationsindex von 0,99 in der axialen Partitionierung (Abb. 2).

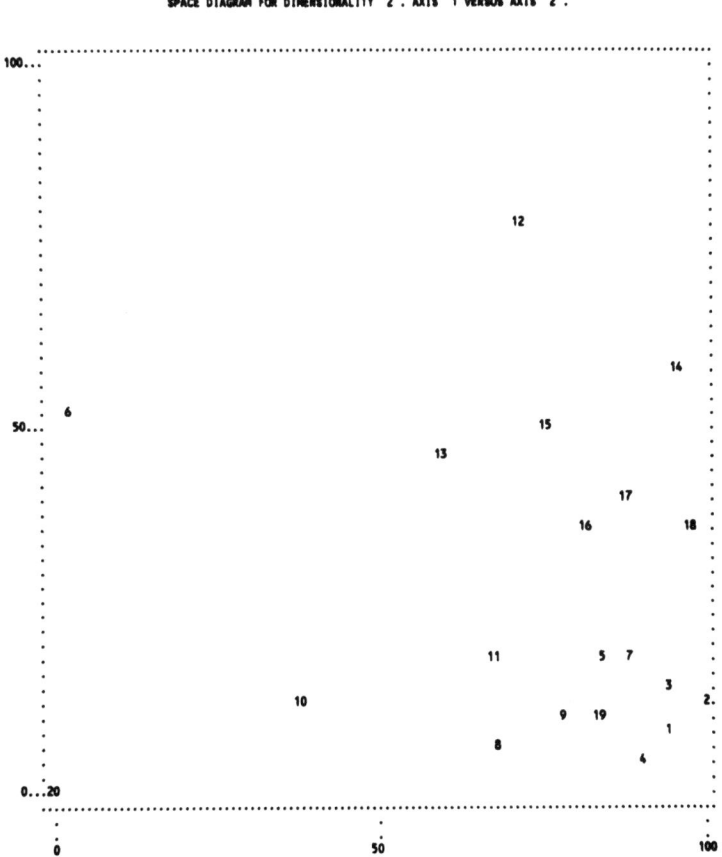

Abb. 1. Geometrische Repräsentation der 20 SANS-Items in einem zweidimensionalen Raum (die Zahlen entsprechen den SANS-Items; vgl. hierzu auch Tabelle 1)

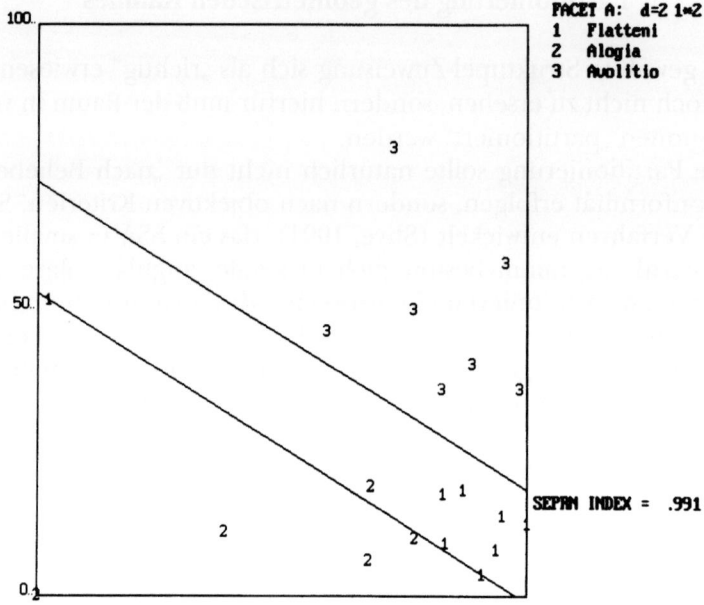

Abb. 2. Axiale Partitionierung der geometrischen Raumrepräsentation durch die Facette A

Besonders gut läßt sich der Bereich „avolition" abtrennen, während es zwischen „affective flattening" und „alogia" zu geringfügigen Überschneidungen kommt: So wurde das Item 11 (increased latency of response) fälschlich dem Bereich des „affective flattening" zugeordnet, während dagegen das Item 4 (poor eye contact) fälschlich dem Bereich „alogia" zugerechnet wurde.

Besonders bemerkenswert ist auch, daß das Merkmal „inappropriate affect", also die „Parathymie", zwar richtig den Affektstörungen zugeordnet wurde, aber einen großen „räumlichen Abstand" zu den anderen Affektitems zeigt. Dies läßt die Vermutung aufkommen, ob das Merkmal Parathymie wirklich als ein negatives Phänomen anzusehen ist – eine Frage, die schon von Andreasen und auch anderen Autoren aufgeworfen wurde (Andreasen, 1982; Miller et al., 1993; Mueser et al., 1994). Überraschend war auch – trotz korrekter Zuordnung – die „weite Entfernung" des Merkmals 20 (inattentiveness during mental status testing) von den übrigen „alogie"-Items, was als ein Hinweis dafür betrachtet werden kann, daß die Definition bzw. Operationalisierung dieser spezifischen Störung in der SANS möglicherweise eine zu hohe Schwelle aufweist. Beide Items (6 und 20) sind im übrigen auch diejenigen, die – betrachtet man sich die Beziehungen zwischen Einzelitems und Summenscore in verschiedenen Arbeiten (Andreasen, 1982; Mueser et al., 1994) – recht niedrige Korrelationskoeffizienten zum Summenscore aufweisen.

Die Partitionierung der geordneten *Facette B* wäre am besten als radiäre Struktur (zentral–mittel–peripher) zu erwarten, und tatsächlich gelingt diese Partitionierung mit einem Separationsindex von 0,94 (Abb. 3).

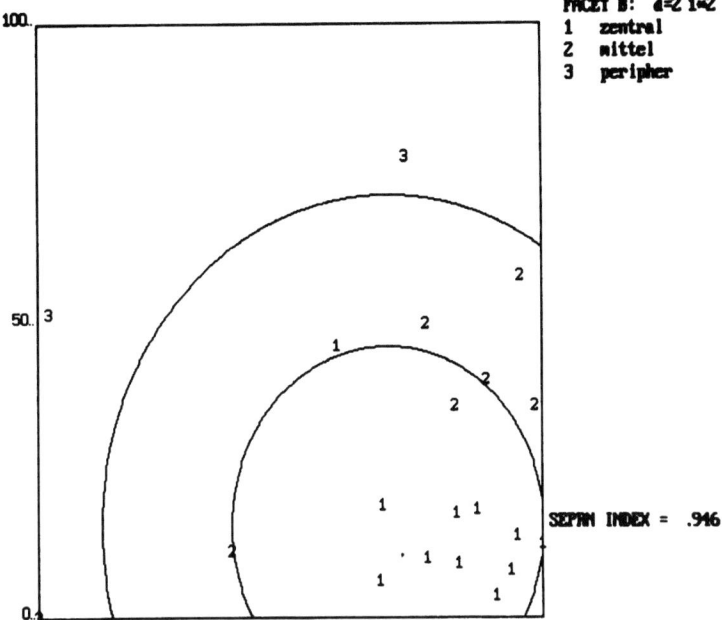

Abb. 3. Radiäre Partitionierung der geometrischen Raumrepräsentation durch die Facette B

Fehlklassifikationen fanden hier bei dem Item 13 (impersistence at school and work) statt, das nicht als zentral zur Negativsymptomatik gehörig gewertet wurde, sondern nur als Phänomen mittlerer Bedeutung. Dagegen wurde das Item 2 (decreased spontaneous movements) entgegen der Vorhersage einer mittleren Positionierung in den Zentralbereich der Negativsymptomatik eingruppiert.

Die hypostasierte *Facette C*, die einen dreidimensionalen Raum aufspannt, führt zu einer perfekten Partitionierung von 1, d.h. sie trennt alle Items modellkonform in solche, die direkt und unmittelbar in der Begegnung erfaßt werden, von solchen, die mehr aus Angaben des Patienten erschlossen werden (Abb. 4).

Diskussion der Ergebnisse

Mit dem facettentheoretischen Ansatz ist es nach den vorgelegten Ergebnissen weitgehend gelungen, das Konzept schizophrener Negativsymptomatik, wie es in DSM-IV enthalten ist, unter Zugrundelegung der SANS-Skala zu bestätigen, bzw. – was wissenschaftstheoretisch ausgedrückt korrekter wäre – ist es nicht gelungen, dieses Konzept zu falsifizieren.

Schizophrene Negativsymptomatik läßt sich demnach klinisch sinnvoll in verschiedene psychopathologische Störungsbereiche (affective flattening, alogia, avolition-anhedonia) differenzieren. Zum zweiten lassen sich die einzelnen Merkmale aber auch unter dem Gesichtspunkt gruppieren, inwieweit sie als zentrale oder aber mehr als periphere Phänomene betrachtet werden müssen.

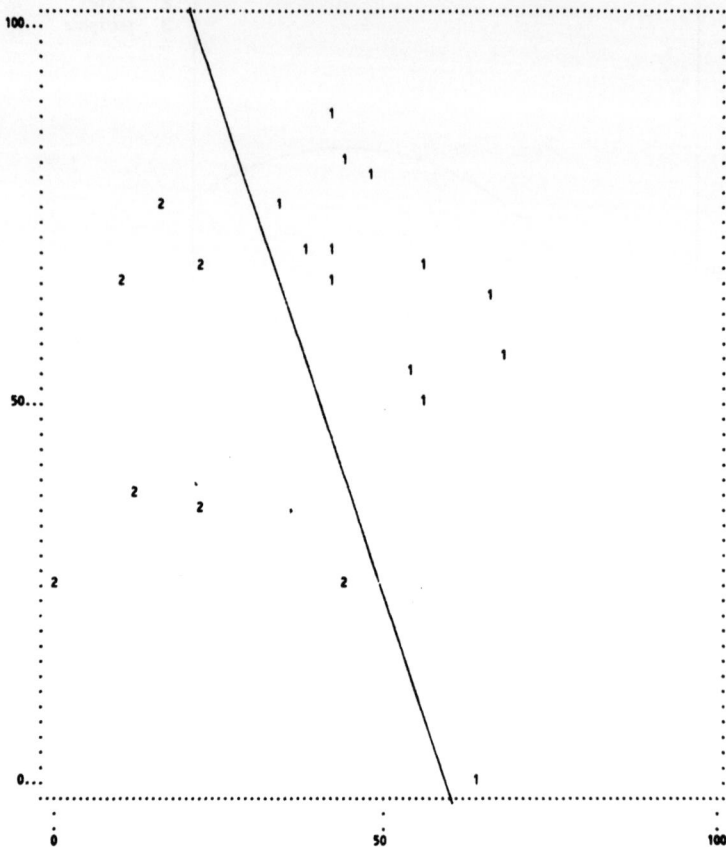

Abb. 4. Axiale Partitionierung der geometrischen Raumrepräsentation durch die Facette C (durch die dritte Facette C wird ein dreidimensionaler Raum aufgespannt; hier sind die Achsen 2 und 3 dargestellt)

Ein weiteres und bislang noch nicht ausreichend untersuchtes Ordnungsprinzip besteht in der Aufteilung in unmittelbar beobachtete und mehr indirekt erschlossene Phänomene, die mit bemerkenswerter Sicherheit gelang. Offenbar läßt sich also auch mittels moderner statistischer Methoden ein Phänomen erfassen, das sich vorwiegend im interaktionellen-zwischenmenschlichen Bereich abspielt und das möglicherweise dem entsprechen kann, was Rümke mit dem Begriff des „Praecox-Gefühls" umschrieben hat.

Eine Kritik an der Facettentheorie besteht häufig in dem Vorwurf, daß sie sich keiner statistischen Signifikanztests bediene. Obwohl auch im Rahmen einer facettentheoretischen Datenanalyse die Anwendung von Signifikanztests möglich ist (Borg, 1992), so verfolgt die Facettentheorie doch

> „eher eine Strategie der sukzessiven Approximation, die von Replikation zu Replikation fortschreitet und dabei Definitionssysteme/Modelle entwickelt, die die Daten immer genauer beschreiben" (Borg, 1992).

Die Validität des Modells schizophrener Negativsymptomatik, wie es hier zugrundegelegt worden ist, wird also nicht so sehr von einem Signifikanzwert abhängig gemacht, sondern von nicht-falsifizierenden Replikationsstudien. Insofern besteht zwischen Hypothesenbildung und empirischer Datenanalyse ein ständiger „Ping-Pong-Prozeß", in dem ein Modell solange Gültigkeit hat, wie es die Wirklichkeit möglichst widerspruchsfrei und mit möglichst wenigen Ausnahmeregeln zu beschreiben vermag.

Danksagung

Unser besonderer Dank gilt Herrn Prof. E. M. Steinmeyer, Aachen, der uns in die Facettentheorie eingeführt und die entsprechenden Analyseprogramme zur Verfügung gestellt hat.

Literatur

American Psychiatric Association (1994) Diagnostic and statistical manual of mental disorders. 4th ed (DSM-IV). APA, Washington
Andreasen NC (1982) Negative symptoms in schizophrenia: definition and reliability. Arch Gen Psychiatry 39: 784–788
Borg I (1992) Grundlagen und Ergebnisse der Facettentheorie. Huber, Bern Göttingen Toronto Seattle
Guttman L (1968) A general nonmetric technique for finding the smallest coordinate space for a configuration of points. Psychometrika 33: 469–506
Liddle P, Carpenter WT, Crow T (1994) Syndromes of schizophrenia. Classic literature. Br J Psychiatry 165: 721–727
Miller DD, Arndt S, Andreasen NC (1993) Alogia, attentional impaiment, and inappropriate affect: their status in the dimensions of schizophrenia. Compr Psychiatry 23: 221–226
Mueser KT, Sayers SL, Schooler NR, Mance RM, Haas GL (1994) A multisite investigation of the reliability of the scale for the assessment of negative symptoms. Am J Psychiatry 151: 1453–1462
Pfeiffer WM (1994) Transkulturelle Psychiatrie. Thieme, Stuttgart New York
Shye S (1991) The integration of research contents and topological space: confirmatory SSA and LSA (new programs for the PC). 3rd International Facet Theory Conference, Jerusalem
Steinmeyer EM (1993) Zur klinischen Validität des Beck-Depressionsinventars. Eine facettentheoretische Reanalyse multizentrischer klinischer Beobachtungsdaten. Nervenarzt 64: 717–726
Stieglitz R (1991) Assessment of negative symptoms: instruments and evaluation criteria. In: Marneros A, Andreasen NC, Tsuang MT (eds) Negative versus positive schizophrenia. Springer, Berlin Heidelberg New York Tokyo, pp 127–146
Wiggins JS (1980) Personality and prediction: principles of personality assessment. Addison-Wesley, Reading

Korrespondenz: Priv.-Doz. Dr. Wolfgang Trabert, Universitäts-Nervenklinik – Psychiatrie und Psychotherapie, D-66421 Homburg/Saar, Bundesrepublik Deutschland.

Facettentheoretische Analyse negativer und depressiver Symptomatik (AMDP) bei chronischer Residualschizophrenie

M. Rösler[1], W. Trabert[2] und E. M. Steinmeyer[3]

[1] Psychiatrische Klinik der Julius Maximilans Universität, Würzburg,
[2] Universitäts-Nervenklinik – Psychiatrie, Homburg/Saar,
[3] Psychiatrische Klinik der RWTH Aachen, Bundesrepublik Deutschland

1. Einleitung

Die seit dem 19. Jahrhundert in der Nervenheilkunde geläufige Unterscheidung positiver und negativer Symptome wurde in jüngerer Zeit für die Gruppe der Schizophrenien erneut intensiv diskutiert und zum Gegenstand zahlreicher empirischer Studien gemacht. Negativsymptome wurden unter nosologischen, psychopathologischen, neurophysiologischen, neurochemischen, hirnmorphologischen oder psychopharmakologischen Aspekten untersucht. Sichtbarer Ertrag dieser Bemühungen ist eine Aufwertung der Negativsymptomatik im Rahmen der Diagnostikforschung (z.B. DSM-IV, APA, 1994).

Trotz der aufwendigen Anstrengungen ist es noch nicht gelungen, eine allgemein anerkannte Konzeption der Negativsymptomatik im Rahmen schizophrener Erkrankungen zu formulieren (Fenton und McGlashan, 1992).

Umfang und Gliederung des Symptomspektrums werden unterschiedlich beurteilt. Die Zahl der Erfassungsinstrumente ist beachtlich gewachsen, ihre Konstruktionsmerkmale variieren erheblich (Stieglitz, 1991).

Probleme bestehen bei der Abgrenzung primärer prozeßbezogener und sekundärer Negativsysmptome, die auf anderen Störungen oder Anpassungsvorgängen beruhen (Mundt und Kasper, 1990).

Eine gewisse Unsicherheitszone ist bei der Differenzierung der Negativsymptomatik von manchen Neuroleptikawirkungen zu erblicken (Sommers, 1985; Prosser et al., 1987).

Bei Untersuchungen zur Frage des Auftretens negativer Symptome bei anderen als schizophrenen Störungen ergab sich, daß auch organische Psychosyndrome, Persönlichkeitsstörungen und affektive Erkrankungen etc. mit beachtlicher Negativsymptomatik vergesellschaftet sein können (Mundt et al., 1919; Klosterkötter et al., 1994).

Ein Problem von erheblicher Relevanz, z.B. für die Therapie, ist die Differenzierbarkeit depressiver und negativer Phänomene. Aus den Ergebnissen mehrerer Studien ist bekannt, daß zwischen Skalen zur Erfassung von Depressivität und Negativsymptomatik messenden Instrumenten signifikante Korrelationen angetroffen werden können (Stieglitz, 1991). Bei der Analyse der Beziehungen zwischen depressiven und negativen Symptomverbänden fanden Kulhara et al. (1989), daß die häufig zu beobachtende motorische Verlangsamung bei Schizophrenen nicht auf einer depressiven Stimmungslage oder anderen Kernsymptomen des depressiven Syndroms beruht, sondern mit der Negativsymptomatik in Verbindung steht.

Maier et al. (1990) überprüften verschiedene Modelle bezüglich des Verhältnisses negativer und depressiver Symptomverbände und fanden bei Patienten mit Schizophrenie oder schizophreniformer Störung (DSM-III) eine Woche nach der Klinikaufnahme eine partielle Überlappung beider Syndrome vorwiegend im Phänomenbereich „psychomotorische Retardierung".

Zu einer ähnlichen Einschätzung kamen Barnes und Liddle (1992), die bei chronisch Schizophrenen grundsätzlich eine Differenzierbarkeit der negativen und depressiven Symptomatik anerkennen, aber eine Überlappungszone im Bereich Anhedonie und Sprachverarmung annehmen wollen.

Negativsymptomatik und Depressivität wurden auch von Goldman et al. (1992) als relativ unabhängige Symptomverbände angesehen. Die Autoren konnten aus der Hamilton Skala einen Faktor mit motorischer Verlangsamung, Interessenverlust und Verlust der Krankheitseinsicht gewinnen, der mit der Negativsymptomatik korreliert und von depressiven Phänomenen weitgehend unabhängig war.

Gaebel und Wölwer (1994) stießen mit objektiven Verhaltensbeobachtungen bei depressiven und schizophrenen Patienten auf ein zunächst weitgehend identisch erscheinendes Ausdrucksdefizit, das bei Depressiven mit deren Stimmung und Hemmung in Zusammenhang stand, bei Schizophrenen indessen auf die Affektverflachung zu beziehen war.

Bei Analysen des Verlaufs schizophrener Erkrankungen wurden bei einem Teil der Patienten im Vorfeld der Krankheitsentstehung depressive Zustände festgestellt, bei denen sich in regelhafter zeitlicher Abfolge zunächst depressive, später negative und schließlich positive Syndrome entwickelten. Daraus wurde die Hypothese entwickelt, wonach eine depressive Symptomatik bei einem Teil der schizophrenen Patienten Bestandteil der Negativsymptome sein könnte (an der Heiden et al., 1994).

Andererseits fanden Brekke et al. (1994) keine Beziehungen zwischen depressiver und negativer Symptomatik. Eine ähnliche Position ergibt sich aus den faktorenanalytischen Studien von Lindenmeyer et al. (1995), in denen Negativsymptome und depressive Phänomene jeweils unabhängigen Symptomverbänden zugeordnet werden konnten.

Auch wenn die hier angesprochenen, neueren Untersuchungen nicht ohne weiteres miteinander verglichen werden können, weil die Auswahl der Patienten und Untersuchungsinstrumente nach heterogenen Kriterien erfolgte, zeichnet sich ein grober Orientierungsrahmen ab, der es erlaubt, gezielt Hypothesen über die Beziehungen negativer und depressiver Symptome zu formulieren. In der vorliegenden Studie sollten aus der Perspektive des psychopathologischen Querschnitts bei Patienten mit chronischer Residualschizophrenie Symptommuster depressiver und negativer Prägung als eigenständige Phänomenbereiche definiert und ein zwischen beiden Syndromen angesiedelter Übergangsbereich untersucht werden.

2. Patientenstichprobe und Untersuchungsaufbau

Untersucht wurden 105 Patienten mit der Diagnose chronische Residualschizophrenie (DSM-III-R: 295.62). Es handelte sich um 59 Männer und 46 Frauen, deren Durchschnittsalter bei 35 Jahren lag und die im Mittel 13 Jahre erkrankt waren.

Die Patienten wurden mit dem AMDP-System beurteilt, wobei 100 psychische und 40 somatische Merkmale zu bearbeiten waren. Aus dem Merkmalsbestand wurden insgesamt 21 Symptome entnommen, die verschiedenen Kriterien genügen mußten. Zunächst sollten sie als typische Merkmale depressiver und negativer Symptomatik anerkannt sein. Als Maßstab dienten frühere Untersuchungen mit dem AMDP-System zur Frage der Negativsymptomatik (Angst et al., 1989; Rösler und Hengesch, 1990) und das depressive Syndrom aus der „klassischen" Syndromlösung des AMDP-Systems (Gebhardt et al., 1983). Im weiteren sollten die in Rede stehenden Merkmale als repräsentative Symptome einer chronischen Residualschizophrenie gelten können.

Es handelt sich um die in Tabelle 1 dargestellten Merkmale. Jedes Merkmal wurde nach 2 Ordnungsgesichtspunkten (nachfolgend Facette A und Facette B genannt) charakterisiert. Unter der Facette A wurden die Wertigkeit des jeweiligen Merkmals zur Symptomatik der chronischen Residualschizophrenie beurteilt und Kernsymptome (A1) von peripheren Merkmalen (A2) unterschieden.

Bei der Definition der Facette B wurden negative Symptome im engeren Sinne (B1) von depressiven Merkmalen (B3) abgegrenzt und ein Überlappungsfeld mit Symptomen angenommen (B2), die im Untersuchungsquerschnitt keine eindeutige Positionierung zur negativen oder depressiven Symptomatik gestatten. Auf diese Weise entstand ein Definitionssystem (Struktupeldefinitionen), das in der Tabelle 1 aufgelistet ist. Ziel der weiteren Untersuchungen war die Prüfung der Frage, ob die nach den bisherigen Forschungsergebnissen und klinischen Erfahrungen erwartete Merkmalszuordnung durch die empirische Struktur der Daten bestätigt wer-

Tabelle 1. Zusammenstellung der 21 AMDP-Merkmale und ihre Zuordnung zur Facette A (1 = Zentralsymptom, 2 = peripheres Symptom) und Facette B (1 = Negativsymptomatik, 2 = Zwischenbereich, 3 = depressives Syndrom)

1. Konzentrationsstörung	A1B2		11. Deprimiert	A2B3
2. Denken gehemmt	A2B2		12. Hoffnungslos	A2B3
3. Denken verlangsamt	A1B1		13. Insuffizienzgefährdet	A2B3
4. Denken umständlich	A2B1		14. Schuldgefühle	A2B3
5. Denken eingeengt	A2B2		15. Parathymie	A2B1
6. Denken gesperrt	A2B1		16. Affektstarr	A2B1
7. Denken zerfahren	A2B1		17. Antriebsarm	A1B1
8. Gefühl Gefühllosigkeit	A1B3		18. Antriebsgehemmt	A2B2
9. Affektarm	A1B1		19. Mutistisch	A1B1
10. Störung der Vitalgefühle	A2B2		20. Sozialer Rückzug	A1B2
			21. Sexualität vermindert	A2B2

den kann oder falsifiziert wird. Die gewünschte Prüfung wurde mit einer multidimensionalen Skalierung im Gesamtrahmen einer facettentheoretischen Analyse durchgeführt (Borg, 1992; Steinmeyer, 1993). Zunächst wurde eine Matrix von ordinalen Monotoniekoeffizienten erzeugt und mit dem Programm FSSA (Faceted Smallest Space Analysis) eine räumliche Repräsentanz der Merkmale nach ihrer Ähnlichkeit bzw. Unähnlichkeit bestimmt. Dabei ergab sich folgende zweidimensionale Repräsentation der Merkmale (Abb. 1).

Das Ausmaß, mit dem die hier gezeigte räumliche Anordnung Informationen der Ähnlichkeitsmatrix abbildet, kann mit dem Alienationskoeffizienten K angegeben werden. Der festgestellte Wert von 0,30 deutet an, daß eine mehr als zweidimensionale räumliche Struktur dem Datenmaterial möglicherweise besser entsprochen hätte. Für die Auswahl der geometrischen Konfigurationen ist indessen der K-Koeffizient als alleiniges Kriterium weniger geeignet (Steinmeyer, 1993), deswegen haben wir aus Gründen der Anschaulichkeit des Materials die zweidimensionale Lösung beibehalten.

Bezüglich der Facette A, die auf eine Differenzierung zentraler Merkmale von nachgeordneten, peripheren Symptomen des Syndroms der chronischen Residualschizophrenie zielt, ergab sich folgende räumliche Struktur (Abb. 2).

Der angegebene Separationsindex (0,903) ist ein Maß für die Fähigkeit des Definitionssystems das Datenmaterial räumlich zu differenzieren. Werte ab 0,90 gelten als interpretierbar. Bei der vorgestellten Lösung kam es zu 2 Fehlklassifikationen. Das Merkmal „Gefühl der Gefühllosigkeit" wurde a priori als ein Zentralsymptom betrachtet, nach der empirischen Struktur gehört es mehr zu den Peripheriesymptomen. Umgekehrt wurde das Merkmal „affektstarr" primär als periphere Ausformung der Symptomatik angesehen, nach dem empirischen Material kommt ihm indessen ein zentraler Stellenwert zu.

Die Charakterisierungen der Facette B bestehen aus 3 Zuordnungen. Die räumliche Zuordnung zum a priori Definitionssystem ist in Abb. 3 dargestellt.

Der Separationsindex von 0,96 zeigt an, daß eine interpretationsfähige Lösung dokumentiert werden konnte. Allerdings waren zwei Fehlklassifikationen zu beobachten. Das Merkmal „Denken umständlich" wurde empirisch dem Zwischenbereich zugeordnet, während es a priori als Vertreter der Negativsymptomatik angesehen wurde. „Sozialer Rückzug" wurde hingegen primär dem Zwischenbereich zugewiesen, nach den empirischen Daten sollte das Merkmal als Bestandteil des engeren Bereiches der Negativsymptome aufgefaßt werden.

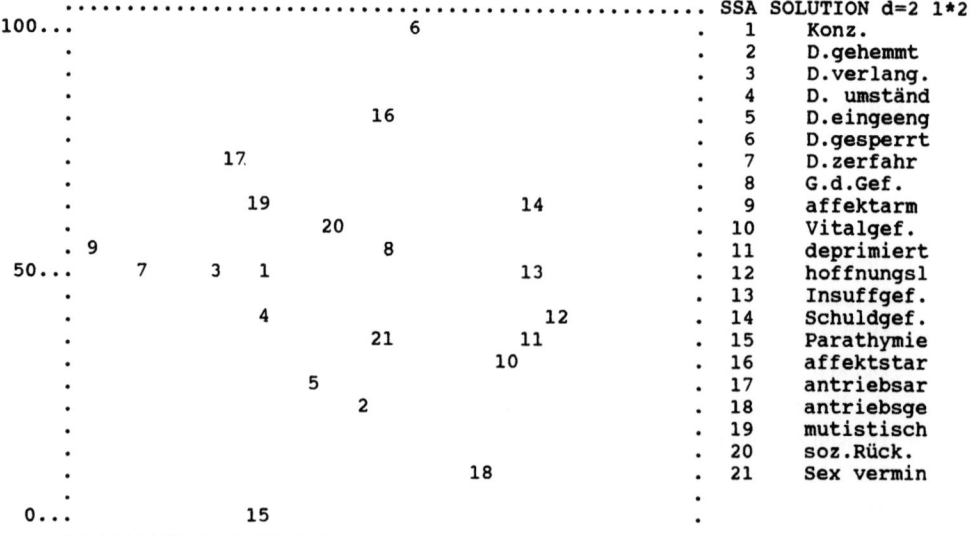

Abb. 1. Räumliche Anordnung der 21 AMDP-Merkmale nach zweidimensionaler FSSA

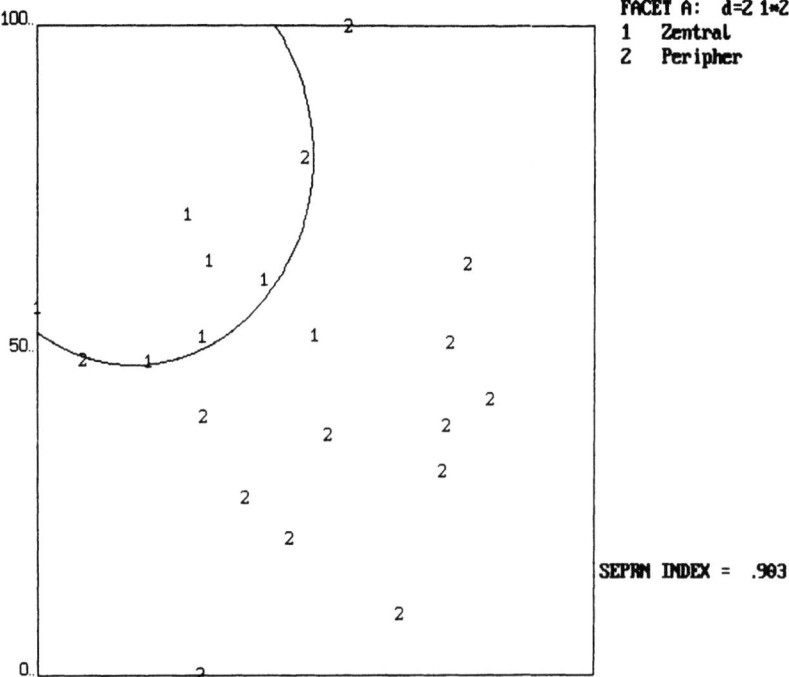

Abb. 2. Empirische Struktur der 21 AMDP-Merkmale in Relation zu den a priori Definitionen der Facette A (zentrale und periphere Merkmale der chronischen Residualschizophrenie)

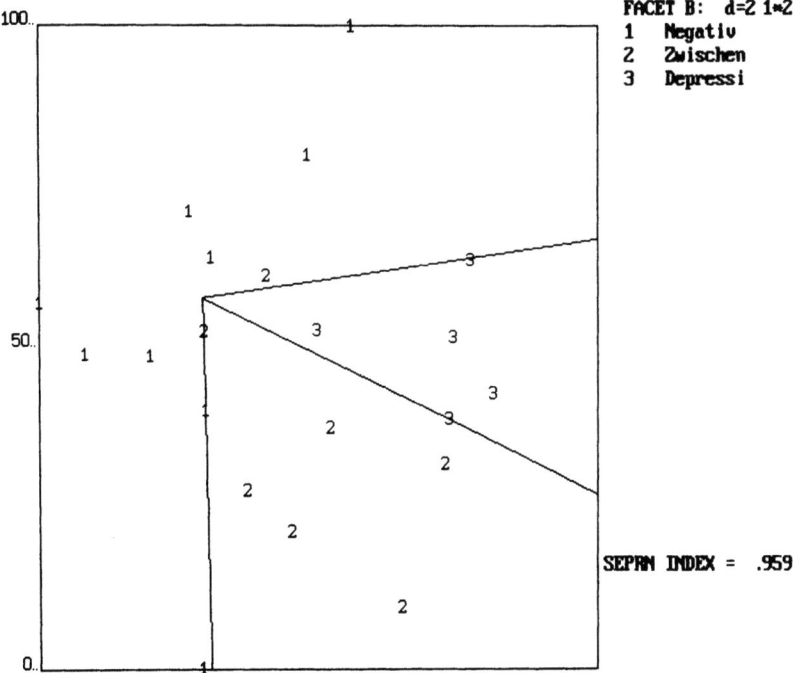

Abb. 3. Räumliche Konfiguration der 21 AMDP-Merkmale in bezug auf die a priori Zuordnung der Symptome zum depressiven und negativen Syndrom oder zum Zwischenbereich

3. Diskussion

Es empfiehlt sich, die vorliegende Untersuchung unter zwei Aspekten zu erörtern. Der erste Gesichtspunkt ist methodischer Art und bezieht sich auf die Wahl eines facettentheoretischen Ansatzes bei der Überprüfung unserer Hypothesen zur Frage der psychopathometrischen Differenzierung negativer und depressiver Symptome. Es ist üblich, bei Fragestellungen, wie sie hier vorliegen, metrische Faktorenanalysen als Hilfsmittel bei der Analyse des empirischen Materials einzusetzen (z.B. für das AMDP-System; Baumann und Stieglitz, 1983, 1989). In neuerer Zeit findet man neben den explorativen zunehmend konfirmatorische Faktorenanalysen, um durch hypothesengeleitete Ansätze eine zielgerichtete Validierung zu erleichtern. Dieses Vorgehen ist nicht unumstritten, weil für die Anwendung faktorenanalytischer Methoden ausgesprochen strenge Voraussetzungen erfüllt sein müssen, die bei Untersuchungen im Bereich der Psychiatrie nur selten vorliegen. Eine Zusammenfassung der verschiedenen Kritikpunkte findet man bei Steinmeyer (1993). Als Alternative werden nichtmetrische multidimensionale Skalierungsmodelle empfohlen, am besten eingebettet in einen facettentheoretischen Untersuchungsplan (Borg, 1992). Davon wurde in der vorliegenden Studie Gebrauch gemacht. Ausgehend von neueren Forschungsergebnissen über das Verhältnis negativer und depressiver Symptomatik bei chronischer Residualschizophrenie wurden Hypothesen zur Struktur der psychopathologischen Merkmale formuliert, das empirische Material aus den psychopathologischen Ratings mit einem nichtmetrischen Verfahren multidimensional skaliert, so daß eine Konfiguration entstand, die die Ähnlichkeitsbeziehungen zwischen den verschiedenen Symptomen geometrisch sichtbar macht. Auf der Basis der a-priori definierten Facetten wurde geprüft, ob diese in der Lage sind, den Raum in verschiedene einfache geometrische Muster zu partitionieren, die den Erwartungen über die Struktur der Merkmale entsprechen. Wie an den Separationsindices ablesbar ist, konnten unsere Hypothesen durch das empirische Muster des Materials bestätigt werden. Unabhängig von der Frage, ob die hier gefundene Lösung zur Differenzierung negativer und depressiver Symptomatik in anderen Untersuchungen bestätigt werden kann, hat sich aus unserer Perspektive das facettentheoretische Verfahren, das in der psychopathologischen Forschung erst in jüngster Zeit bekannt geworden ist (Steinmeyer und Möller, 1992), als eine geeignete Methode erwiesen, verschiedene theoretische Erwartungen und empirisches psychopathologisches Material aus Ratingskalen in ein Modell einzubinden, das die Falsifikation oder Bestätigung erfahrungsgesteuerter Hypothesen erlaubt. Als ein nicht zu unterschätzender Vorteil erweist sich dabei die Möglichkeit, die psychopathologischen Merkmale in mehrfacher Hinsicht konzeptgeleitet zu untersuchen.

Von letztgenannter Möglichkeit haben wir beim 2. Aspekt unserer Studie Gebrauch gemacht, indem wir versuchten, das Verhältnis depressiver und negativer Phänomenologie bei chronischer Residualschizophrenie näher zu bestimmen. Um dieses Ziel zu erreichen, wurde zunächst versucht, einen Bereich mit zentralen Merkmalen der chronischen Residualschizophrenie aus dem Gesamtbestand der verwendeten negativen und depressiven Symptome zu definieren. Dies ist unter Beachtung der erforderlichen Gütekriterien – Separationsindex mindestens 0,90, möglichst einfache geometrische Konfiguration, die inhaltlich aus der Facette hergeleitet werden kann – gelungen. Bei der Klassifikation von 21 Merkmalen kam es zu 2 divergierenden Zuordnungen beim Vergleich der empirischen Struktur mit der a-priori Klassifikation. In der vorliegenden Konfiguration handelt es sich um eine radiäre Struktur mit den Zentralsymptomen im Kern und mehr oder weniger entfernt angelagerten peripheren Merkmalen. Die in Tabelle 2 aufgelisteten Merkmale wurden als Zentralsymptome der Residualschizophrenie identifiziert.

Diese Lösung ist inhaltlich plausibel, wie ein Vergleich mit den diagnostischen Gehalten der ICD-10 für das schizophrene Residuum (F20.5) zeigt. Unter Beachtung der Itemdefinitionen des AMDP-Systems (1981) stößt man auf eine fast vollständige inhaltliche Übereinstimmung mit den ICD-10 Leitlinien (Dilling et al., 1991, S. 102/103, Absatz 1). Nur das Merkmal „Konzentration gestört" wird in der ICD nicht ausdrücklich aufgelistet. Unter dem hier besonders interessierenden Gesichtspunkt des Verhältnisses depressiver und negativer Phänomene erscheint besonders erwähnenswert, daß keines der hier angegebenen Zentralsymptome zum depressiven Syndrom des AMDP-Systems gehört. Daraus kann die Schlußfolgerung gezogen werden, daß psychopathologische Aspekte von Depressivität im Rahmen der Diagnose einer chronischen Residualschizophrenie den Charakter einer Begleitsymptomatik besitzen.

Der Stellenwert der depressiven Symptome wird bei Betrachtung der Facette B (2. Arbeitshypothese) noch besser verdeutlicht. Unter Berücksichtigung der oben genannten Gütekriterien erscheinen die durch die a priori Definitionen (B1–B3) partitionierten geometrischen Räume als Kreisausschnitte, die in ihrem Ausgangspunkt auf die radiäre Struktur der Zentralsymptome bezogen bleiben. Die beiden kleineren Kreisausschnitte werden durch ein depressives Syndrom und durch einen Zwischenbereich gebildet, der größte Teil der Konfiguration gehört der Negativsymptomatik im engeren Sinne an. Diese besteht aus 9 Merkmalen (Tabelle 3).

Nimmt man den Aufbau der SANS (Andreasen, 1982), die als Erhebungsinstrument für die Negativsymptomatik hohe Zustimmung gefunden hat, als Maßstab für die Interpretation, gelingt es mit den 9 Merkmalen die Bereiche Affektverflachung und Alogie ausreichend zu charakterisieren.

Tabelle 2. Zentralsymptome der chronischen Residualschizophrenie

1. Konzentration gestört
1. Denken verlangsamt
3. Affektarm
4. Affektstarr
5. Antriebsarm
6. Mutistisch
7. Sozialer Rückzug

Tabelle 3. Negativsymptome im engeren Sinne. In Klammer ist eine Zuordnung zum Aufbau der SANS (Andreasen, 1982) angegeben

1. Denken verlangsamt	(Alogie)	6. Affektstarr	(Affekt)
2. Denken gesperrt	(Alogie)	7. Antriebsarm	(APA/Anhedonie)
3. Denken zerfahren	(Alogie)	8. Mutistisch	(Alogie)
4. Affektarm	(Affekt)	9. Sozialer Rückzug	(Anhedonie)
5. Parathymie	(Affekt)		

Tabelle 4. Depressives Syndrom bei chronischer Residualschizophrenie

1. Gefühl der Gefühllosigkeit	4. Insuffizienzgefühle
2. Deprimiert	5. Schuldgefühle
3. Hoffnungslos	

Apathie und Anhedonie können teilweise bestimmt werden. Das Feld der Aufmerksamkeitsstörungen darf nach der Struktur unseres Materials nicht der Negativsymptomatik im engeren Sinne zugeordnet werden. 6 der 9 Negativmerkmale gehören zu den Zentralsymptomen der chronischen Residualschizophrenie (Tabelle 2), lediglich die Merkmale „Denken gesperrt", „Denken zerfahren" und „Parathymie" sind nicht dem Zentralbereich zuzuordnen.

Der depressive Merkmalsverband besteht aus 5 Symptomen (Tabelle 4). Bei dieser von den beiden anderen Merkmalsbereichen gut abgrenzbaren Symptomatik handelt es sich um ein reines Affektsyndrom, alle Einzelbestandteile bestimmen ein jeweils eigenständiges Thema des Fühlens. In den meisten depressiven Syndromen (z.B. DEPRES, des AMDP-Systems) finden sich zusätzlich psychomotorische, kognitive, vegetativ-somatische oder Verhaltensmerkmale. Diese Bereiche sind nach unseren Ergebnissen nicht zum depressiven Syndrom im engeren Sinne zu zählen, sondern müssen einem unspezifischen Zwischenbereich zugeordnet werden, in dem sich Aspekte der Negativsymptomatik und Depressivität überlappen. Es handelt sich um 7 Symptome (Tabelle 5).

Zwei Merkmale, „Störung der Vitalgefühle" und „antriebsgehemmt", sind Bestandteile des depressiven Syndroms (DEPRES) aus dem AMDP-System, die verbleibenden 5 Symptome finden sich in den beiden Negativskalen des AMDP-Systems (NAMDP; Angst et al., 1989; Rösler und Hengesch, 1990). Sie repräsentieren in der hier als Referenzinstrument dienenden SANS den Bereich Aufmerksamkeit und lassen teilweise auch Bezüge zu den Sektionen Alogie und Anhedonie erkennen.

Aus der Perspektive dieser Befunde könnte man die Konzepte der Affektverflachung und Avolition/Apathie bei chronischer Residualschizophrenie als vergleichsweise robust gegen Überlappungen aus anderen psychopathologischen Syndromen bezeichnen.

Tabelle 5. Negativ-depressiver Zwischenbereich

1. Konzentrationsstörungen	5. Störung der Vitalgefühle
2. Denken gehemmt	6. Antriebsgehemmt
3. Denken umständlich	7. Sexualität vermindert
4. Denken eingeengt	

Zusammenfassend kann festgestellt werden, daß bei chronischer Residualschizophrenie mit einem facettentheoretischen Ansatz ein zentraler Merkmalsbereich definiert und von peripheren Symptomen abgegrenzt werden kann. Die Zentralsymptomatik besteht ganz überwiegend aus negativen Symptomen, während depressive Phänomene, die einen reinen Stimmungsaspekt zum Ausdruck bringen, nur als Begleitsymptomatik bezeichnet werden können.

Die nach Durchsicht der Literatur formulierten Erwartungen über die Bestände reiner negativer und depressiver Symptomatik und eines zwischen beiden Syndromen gelagerten Überlappungsbereiches konnten bestätigt werden.

Die wegen ihrer therapeutischen und prognostischen Implikationen so bedeutsame Abgrenzung der beiden Symptomverbände im psychopathologischen Querschnitt, die dem Erfahrenen unter klinischen Bedingungen meist gelingt, scheint auch mit psychopathometrischen Methoden möglich zu sein. Als unumgänglich erweist sich dabei ein differenzierter psychopathologischer Befund, der eine Einschätzung der Wertigkeit und Bedeutung verschiedener Einzelmerkmale vor dem Hintergrund der klassischen psychopathologischen Syndrome erlaubt. Diese Voraussetzungen erfüllt das AMDP-System. Als Alternative könnte auch an den Einsatz verschiedener Einzelskalen zur Erfassung von Depressivität und Negativstörungen gedacht werden.

Ein wesentliches Element des facettentheoretischen Ansatzes bei der Verallgemeinerung der Untersuchungsergebnisse ist die Notwendigkeit, die theoretisch formulierten und empirisch bestätigten Lösungen in anderen Stichproben zu replizieren. Dieses Gütekriterium entspricht in seinem Stellenwert den Signifikanztestungen der „klassischen" statistischen Verfahren. Unter Berücksichtigung dieser Gegebenheiten ist die hier vorgeschlagene Differenzierung negativer und depressiver Psychopathologie bei chronischer Residualschizophrenie ein Modell, das die ersten Schritte der Validierung erreicht hat, aber weiterer Bestätigung bedarf.

Literatur

American Psychiatric Association (1987) Diagnostic and statistical manual of mental disorders, 3rd ed, revised. APA, Washington

American Psychiatric Association (1994) Diagnostic and statistical manual of mental disorders, 4th ed. APA, Washington

An der Heiden W, Häfner W, Maurer K, Bustamante S (1994) Vorauslaufende Negativsymptomatik bei Krankheitsbeginn schizophrener Psychosen. In: Möller HJ, Laux G (Hrsg) Fortschritte in der Diagnostik und Therapie schizophrener Minussymptomatik. Springer, Wien New York, S 113–124

Andreasen NC (1982) Negative symptoms in schizophrenia: definition and reliability. Arch Gen Psychiatry 39: 784–788

Angst J, Stassen HH, Woggon B (1989) Effect of neuroleptics on positive and negative symptoms and the deficit state. Psychopharmacology 99: 41–46

Arbeitsgemeinschaft für Methodik und Dokumentation in der Psychiatrie (1981) Das AMDP-System, 4. Aufl. Springer, Berlin Heidelberg New York

Barnes T, Liddle P (1992) Evidence for the validity of negative symptoms. In: Andreasen NC (Hrsg) Schizophrenia: positive and negative symptoms and syndromes. Karger, Basel, S 43–72

Baumann U, Stieglitz RD (1983) Testmanual zum AMDP-System. Springer, Berlin Heidelberg New York

Baumann U, Stieglitz RD (1989) Evaluation des AMDP-Systems anhand der neueren Literatur (1983–1987) – Überblicksarbeit. Fortschr Neurol Psychiatry 57: 357–373

Borg I (1992) Grundlagen und Ergebnisse der Facettentheorie. Huber, Bern

Brekke JS, De Bonis JA, Graham JW (1994) A latent structure analysis of the positive and negative symptoms in schizophrenia. Compr Psychiatry 35: 252–259

Dilling H, Mombour W, Schmidt MH (Hrsg) (1991) Internationale Klassifikation psychischer Störungen. Huber, Bern

Fenton WS, McGlashan TH (1992) Testing systems for assessment of negative symptoms in schizophrenia. Arch Gen Psychiatry 49: 179–184

Gaebel W, Wölwer W (1994) Probleme der Abgrenzung von Depression, Akinese und Minussymptomatik mittels Beurteilungsskalen und Verhaltensbeobachtung: Meßmethodisches Artefakt oder Ausdruck pathogenetischer Identität? In: Möller HJ, Laux G (Hrsg) Fortschritte in der Diagnostik und Therapie schizophrener Minussymptomatik. Springer, Wien New York, S 27–38

Gebhardt R, Pietzcker A, Strauss A, Stoeckel A, Langer C, Freudenthal K (1983) Skalenbildung im AMDP-System. Arch Psychiatr Nervenkr 233: 223–245

Goldman RS, Tandon R, Liberzon I, Greden JF (1992) Measurement of depression and negative symptoms in schizophrenia. Psychopathology 25: 49–56

Klosterkötter J, Albers M, Steinmeyer EM, Hensen A, Saß H (1994) Positive oder negative Symptome. Nervenarzt 65: 444–453

Kulhara P, Avasthi A, Chadda R, Chandiramani K, Mattoo SK, Kota SK, Joseph S (1989) Negative and depressive symptoms in schizophrenia. Br J Psychiatry 154: 207–211

Lindenmayer JP, Bernstein-Hyman R, Grochowski S, Bark N (1995) Psychopathology of schizophrenia: initial validation of a 5-factor model. Psychopathology 28: 22–31

Maier W, Schlegel S, Klingler T, Hillert A, Wetzel H (1990) Die Negativsymptomatik im Verhältnis zur Positivsymptomatik und zur depressiven Symptomatik der Schizophrenie: eine psychometrische Untersuchung. In: Möller HJ, Pelzer E (Hrsg) Neuere Ansätze zur Diagnostik und Therapie schizophrener Minussymptomatik. Springer, Berlin Heidelberg New York Tokyo, S 69–78

Mundt C, Kasper S (1990) Skalen zur Erfassung schizophrener Minussymptomatik im Vergleich. Lassen sich primäre und sekundäre Minussymptome differenzieren? In: Möller HJ, Pelzer E (Hrsg) Neuere Ansätze zur Diagnostik und Therapie schizophrener Minus-Symptomatik. Springer, Berlin Heidelberg New York, Tokyo, S 47–57

Mundt C, Kasper S, Huerkamp M (1989) The diagnostic specifity of negative symptoms and their psychopathological context. Br J Psychiatry 55 [Suppl 7]: 32–36

Prosser ES, Csernansky JG, Kaplan J, Thiemann S, Becker TJ, Hollister LE (1987) Depression, Parkinsonian symptoms, and negative symptoms in schizophrenics treated with neuroleptics. J Nerv Ment Dis 175: 100–105

Rösler M, Hengesch G (1990) „Negative" Symptome im AMDP-System. In: Baumann U, Fähndrich E, Stieglitz RD, Woggon B (Hrsg) Veränderungsmessung in Psychiatrie und Klinischer Psychologie. Profil, München, S 329–339

Rösler M, Trabert W, Steinmeyer EM (1994) Facettentheoretische Analyse schizophrener Negativsymptomatik. Poster, 110. Wanderversammlung Südwestdeutscher Neurologen und Psychiater, Baden-Baden

Sommers A (1985) „Negative symptoms": conceptual and methodological problems. Schizophr Bull 11: 461–470

Steinmeyer EM (1993) Zur klinischen Validität des Beck-Depressionsinventars. Eine facettentheoretische Reanalyse multizentrischer klinischer Beobachtungsdaten. Nervenarzt 64: 717–726

Steinmeyer EM, Möller HJ (1992) Facet theoretic analysis of the Hamilton-D-scale. J Affect Disord 25: 53–62

Stieglitz RD (1991) Assessment of negative symptoms: instruments and evaluation criteria. In: Marneros A, Andreasen NC, Tsuang MT (eds) Negative versus positive schizophrenia. Springer, Berlin Heidelberg New York Tokyo, pp 52–70

Korrespondenz: Prof. Dr. M. Rösler, Psychiatrische Klinik der Julius Maximilians Universität, Füchsleinstraße 15, D-97080 Würzburg, Bundesrepublik Deutschland.

Möglichkeiten der statistischen Differenzierung von direkten und indirekten Neuroleptikaeffekten auf schizophrene Negativsymptomatik

H.-J. Möller[1] und H. Müller[2]

[1] Psychiatrische Klinik und Poliklinik, Klinikum Innenstadt,
Ludwig-Maximilians-Universität München,
[2] Psychiatrische Klinik und Poliklinik der Universität Bonn, Bundesrepublik Deutschland

1. Einleitung

Carpenter et al. (1985) führten die wichtige Unterscheidung zwischen primären und sekundären negativen Symptomen ein. Sekundäre Negativsymptomatik wird im Gegensatz zu primärer Negativsymptomatik verursacht durch Positivsymptomatik, Neuroleptikanebenwirkungen (besonders extrapyramidale Symptome), Depression oder soziale Unterstimulation. Es ist nach wie vor offen, inwiefern verschiedene Neuroleptika primäre und/oder sekundäre Negativsymptomatik reduzieren, was zum Teil auf methodische Probleme zurückzuführen ist (Möller, 1993). Möller et al. (1995) legten ein pfadanalytisches Modell zur Schätzung direkter und indirekter (sekundärer) Behandlungseffekte auf negative Symptome der Schizophrenie vor (vgl. auch Müller und Möller, 1994). Bei einer partiellen Reanalyse der nordamerikanischen Risperidon-Studie (vgl. Marder und Meibach, 1994) kamen Möller et al. (1995) zu dem Schluß, daß die signifikante Überlegenheit von Risperidon 6 mg gegenüber Haloperidol 20 mg bei der Reduktion negativer Symptome gemessen mit der „Positive and Negative Syndrom Scale" (PANSS, Kay et al., 1987) nicht allein durch günstigere Effekte auf positive oder extrapyramidale Symptome – also sekundär – erklärt werden kann. Abbildung 1 zeigt das entsprechende Pfadmodell mit den geschätzten Koeffizienten, die alle mit $p < 0{,}05$ signifikant waren.

Positive Symptome in Abb. 1 wurden ebenfalls mit der PANSS erfaßt, extrapyramidale Symptome mit der „Extrapyramidal Symptom Rating Scale" (ESRS, Chouinard et al., 1980). Depressive Symptome waren in den Analysen von Möller et al. (1995) kaum mit negativen Symptomen korreliert, so daß sie in dem vorgeschlagenen Pfadmodell ausgeklammert blieben. Hospitalisierungseffekte mußten unberücksichtigt bleiben, da ent-

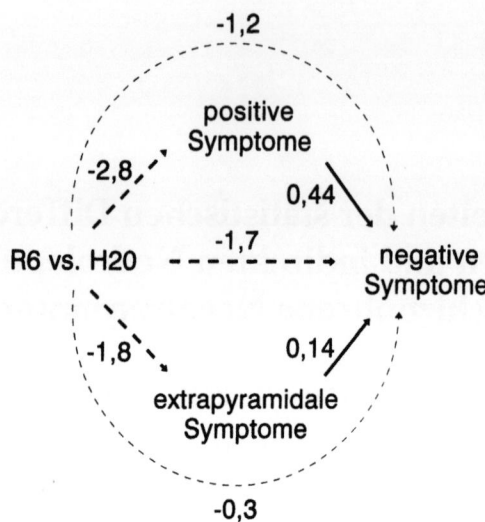

Abb. 1. Schätzungen eines Pfadmodells mit direkten und indirekten Wirkungen der Behandlung mit Risperidon 6 mg versus Haloperidol 20 mg auf negative Symptome der Schizophrenie (nach Müller und Möller, 1994, S 72)

sprechende Daten nicht vorlagen. Im vorliegenden Artikel soll das vorgeschlagene Pfadmodell unter methodischen Gesichtspunkten näher erläutert und evaluiert werden, um die Reichweite dieses Ansatzes für die Problematik sekundärer negativer Symptome besser beurteilen zu können.

2. Theoretische Voraussetzungen und empirische Aussagen des Pfadmodells

Für das Verständnis der Ergebnisse von Möller et al. (1995) ist es wichtig zu unterscheiden, welche theoretischen Vorannahmen in das Modell eingehen und was im Gegensatz dazu empirische Ergebnisse der Datenanalyse sind. Abbildung 2 zeigt die Vorannahmen von Möller et al. (1995) in anschaulicher Form als Pfadmodell.

Das vielleicht wichtigste, was zu Abb. 2 gesagt werden kann, ist, daß es sich um die Darstellung theoretischer Vorüberlegungen handelt. Die dargestellten kausalen Zusammenhänge zwischen den Variablen werden also nicht aus den empirischen Daten geschlossen, sondern postuliert. Dabei handelt es sich allerdings nicht um eine neue oder sonderlich gewagte Spekulation zum Zusammenhang der dargestellten Variablen, sondern vielmehr um eine Veranschaulichung dessen, was zur Problematik primärer und sekundärer Negativsymptomatik konsensfähig sein dürfte (vgl. Carpenter et al., 1985): zumindest ein Teil beobachtbarer Negativsymptomatik kann als Reaktion auf produktive Symptomatik verstanden werden, sowie ein anderer Teil tatsächlich eine Auswirkung extrapyramidaler Sym-

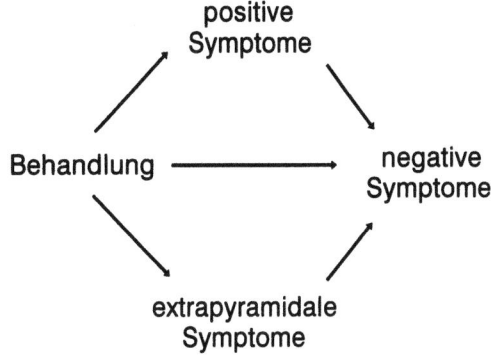

Abb. 2. Ein Pfadmodell mit direkten und indirekten Wirkungen der Behandlung mit Risperidon 6 mg versus Haloperidol 20 mg auf negative Symptome der Schizophrenie (nach Müller und Möller, 1994, S 70)

ptome ist. Die wesentliche Botschaft dieses Artikels und des Ansatzes von Möller et al. (1995) lautet, daß es möglich ist, direkte und indirekte Effekte einer Behandlung unter Annahme der in Abb. 2 dargestellten kausalen Zusammenhänge statistisch zu schätzen. Mit anderen Worten: wenn wir eine kausale Struktur wie in Abb. 2 dargestellt annehmen (theoretische Vorannahme), dann können wir das Ausmaß der postulierten Zusammenhänge statistisch schätzen (empirisches Ergebnis). Insbesondere kann also empirisch beurteilt werden ob ein direkter Effekt einer Behandlung auf die Negativsymptomatik vorhanden ist, wenn angenommen wird, daß sich Behandlungseffekte auf positive und extrapyramidale Symptome indirekt ebenfalls auf Negativsymptomatik auswirken. Abbildung 2 enthält „nur" Pfade über produktive und extrapyramidale Symptomatik, da sich Risperidon 6 mg gegenüber Haloperidol 20 mg nach vorliegenden Ergebnissen gerade durch seine günstigere Wirkung auf produktive und extrapyramidale Symptomatik auszeichnet (Marder und Meibach, 1994).

Ein weiterer Grund, depressive Symptome nicht in die Analyse einzubeziehen, bestand darin, daß Voranalysen von Möller et al. (1995) keinen statistisch signifikanten Zusammenhang zwischen Besserung der depressiven und Besserung der negativen Symptomatik gezeigt hatten. Von den von Carpenter et al. (1985) genannten Ursachen sekundärer negativer Symptome fehlen daneben in Abb. 2 nur noch Hospitalisierungseffekte, die mit dem vorliegenden Datenmaterial nicht prüfbar waren.

3. Die statistische Schätzung

Die statistische Schätzung der in Abb. 2 postulierten Effekte erfordert weitere Annahmen. Zunächst wurde angenommen, daß es sich bei den Zusammenhängen zwischen Negativsymptomatik und positiver bzw. extrapyramidaler Symptomatik um lineare Zusammenhänge handelt. Diese Annahme erfolgte aus pragmatischen Gründen und wird von uns als Approximation mangels einer besseren Alternativhypothese verstanden. Interaktionseffekte werden in Abb. 2 ebenfalls nicht angenommen und daher auch statistisch nicht geschätzt. Da in erster Linie durch die Behandlung verursachte Änderungen interessieren wurden als abhängige Variablen jeweils die Differenzen zwischen Baseline und letzter Beobachtung analysiert. Zudem wurde die Abhängigkeit dieser Differenzen von den Ausgangswerten in Rechnung gestellt. Diese Annahmen lassen sich in folgende drei Regressionsgleichungen übersetzen:

1. Pos (e–b) = $k_1 + a_1 *$ Pos (b) $+ d_1 *$ T;
2. ESRS (e–b) = $k_2 + a_2 *$ ESRS (b) $+ d_2 *$ T;
3. Neg (e–b) = $k_3 + a_3 *$ Neg (b) $+ b_3 *$ Pos (e–b) $+ c_3 *$ ESRS (e–b) $+ d_3 *$ T.

Pos (e–b) ist die Differenz der Positiv-Scores zwischen letzter Beobachtung (Endpunkt) und Baseline; Pos (b) ist der Baseline-Score der Positiv-Skala der PANSS; ESRS bezeichnet den ESRS Gesamt-Score (Ärztliches Rating von Parkinsonismus, Dystonie und Dyskinesie insgesamt) und Neg den Score der Negativ-Skala der PANSS; T bezeichnet eine Dummy-Variable, die in der Haloperidol-Gruppe den Wert Null und in der Risperidon-Gruppe den Wert Eins hat; die indizierten Parameter k_1 bis d_3 sind empirisch zu schätzen.

Abbildung 3 zeigt das zu schätzende Pfadmodell komplett mit allen Parametern.

Dieses Modell könnte mit einem Programm zur Pfadanalyse wie LISREL (Jöreskog und Sörbom, 1988) geschätzt werden. Da in unserem Modell jedoch Zusammenhänge zwischen Observablen (direkt beobachtbaren Varia-

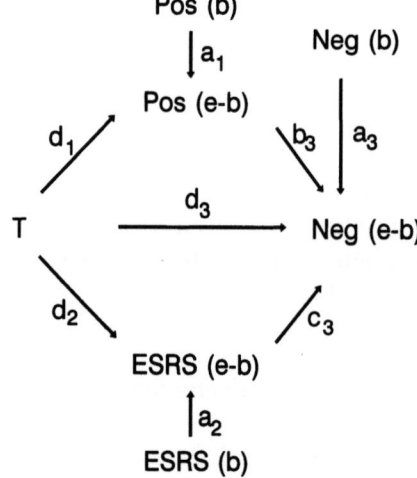

Abb. 3. Das vollständige geschätzte Pfadmodell mit allen zu schätzenden Parametern (vgl. Gleichungen 1–3)

blen) postuliert werden, können die drei genannten Gleichungen auch durch drei separate Regressionsanalysen, die genau den Gleichungen 1–3 entsprechen, geschätzt werden. Eine Pfadanalyse mit LISREL würde nur dann zu anderen Ergebnissen führen, wenn das Modell latente Variablen enthalten würde, die erst aus mehreren Observablen geschätzt werden. Tabellen 1 bis 3 zeigen die Ergebnisse der drei Regressionsanalysen, die den Gleichungen 1 bis 3 entsprechen.

Das Pfadmodell aus Abb. 1 stellt die wichtigsten Ergebnisse der Tabellen 1 bis 3 dar.

Tabelle 1. Ergebnisse der Regressionsanalyse für Gleichung 1:
$$\text{Pos (e–b)} = k_1 + a_1 * \text{Pos (b)} + d_1 * T$$

Parameter	Schätzung	t für Parameter = 0	p
k_1	2,2	1,30	0,196
a_1	–0,32	–5,02	< 0,001
d_1	–2,8	–2,70	0,007

$R^2 = 0{,}22$, $p < 0{,}001$

Tabelle 2. Ergebnisse der Regressionsanalyse für Gleichung 2:
$$\text{ESRS (e–b)} = k_2 + a_2 * \text{ESRS (b)} + d_2 * T$$

Parameter	Schätzung	t für Parameter = 0	p
k_2	1,8	2,73	0,007
a_2	–0,33	–7,86	< 0,001
d_2	–1,8	–2,23	0,027

$R^2 = 0{,}21$, $p < 0{,}001$

Tabelle 3. Ergebnisse der Regressionsanalyse für Gleichung 3:
$$\text{Neg (e–b)} = k_3 + a_3 * \text{Neg (b)} + b_3 * \text{Pos (e–b)} + c_3 * \text{ESRS (e–b)} + d_3 * T$$

Parameter	Schätzung	t für Parameter = 0	p
k_3	8,2	5,06	< 0,001
a_3	–0,31	–5,10	< 0,001
b_3	0,44	7,76	< 0,001
c_3	0,14	2,02	0,045
d_3	–1,7	–2,07	0,040

$R^2 = 0{,}41$, $p < 0{,}001$

4. Simulationsergebnisse zur Aussagekraft des Modells

Zunächst mag der eine oder andere Leser bezweifeln, ob es mittels Regressionsanalysen tatsächlich möglich ist, die in Abb. 3 postulierten Pfade adäquat zu schätzen. Daher sei dies durch eine kleine Simulation demonstriert. Es wurden zehn Regressionsanalysen durchgeführt, wobei jeweils 100 Datensätze nach folgenden Gleichungen simuliert wurden.

4. Behandlung = random (2)
5. Positivsymptomatik = random (7) + 2,8 * Behandlung
6. Negativsymptomatik = random (7) + 1,7 * Behandlung + 0,44 * Positivsymptomatik, wobei random (2) eine Zufallszahl von 0 der 1 und random (7) eine Zufallszahl zwischen 0 und 6 darstellt.

Abbildung 4 veranschaulicht das Modell, das einen kleinen Ausschnitt unserer empirischen Befunde aus Abb. 1 simuliert.

Die Frage lautete nun, ob die Koeffizienten a und b einer Regressionsanalyse der Form Negativsymptomatik = k + a * Behandlung + b * Positivsymptomatik tatsächlich adäquat geschätzt werden. Tabelle 4 zeigt, daß die Schätzungen der 10 simulierten Datensätze à 100 Personen die simulierten Parameter zwar selten exakt wiedergeben, aber doch um die wahren Parameter streuen und insbesondere die simulierten Zusammenhänge korrekt als statistisch signifikant ausweisen.

Nun stellt sich die Frage ob ein theoretisches Modell, wie es in Abb. 5 dargestellt ist, möglicherweise zu den gleichen Schätzungen führt.

Das Modell von Abb. 5 wurde ebenfalls zehnmal mit je 100 Datensätzen simuliert, wobei die Gleichungen diesmal lauteten:

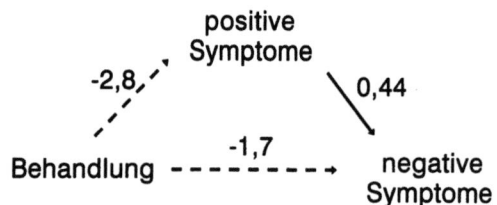

Abb. 4. Das erste simulierte Pfadmodell

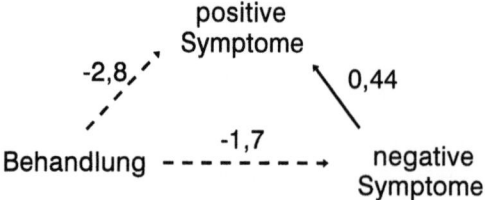

Abb. 5. Das zweite simulierte Pfadmodell

7. Behandlung = random (2)
8. Positivsymptomatik = random (7) + 2,8 * Behandlung + 0,44 * Negativsymptomatik
9. Negativsymptomatik = random (7) + 1,7 * Behandlung

Im Modell von Abb. 5 sind Positiv- und Negativsymptomatik ebenfalls korreliert, jedoch hängt hier die Positivsymptomatik von der Negativsymptomatik ab und nicht umgekehrt wie in Abbildung 4.

Tabelle 5 zeigt wiederum die Schätzungen für das „falsche" Modell Negativsymptomatik = k + a * Behandlung + b * Positivsymptomatik.

Tabelle 5 zeigt, daß in diesem Fall korrekterweise der Parameter b durchgängig nicht signifikant wird, also keine Abhängigkeit der Negativsymptomatik von der Positivsymptomatik geschätzt wird, wenn tatsächlich die Positiv- von der Negativsymptomatik abhängt. In LISREL-Terminologie würde man sagen, daß die Modelle von Abb. 4 und Abb. 5 nicht äquivalent sind, d.h. sie implizieren nicht die gleiche Kovarianz-Matrix. Für die Schät-

Tabelle 4. Ergebnisse von 10 Simulationen mit jeweils 100 simulierten Versuchspersonen

	M	Simulation									
		1	2	3	4	5	6	7	8	9	10
a (Behandlung)	−1,7	−1,8*	−1,2*	−1,5*	−2,0*	−2,8*	−2,0*	−2,6*	−2,2*	−1,3*	−1,1*
b (positive Sympt.)	0,44	0,39*	0,25*	0,55*	0,36*	0,43*	0,38*	0,39*	0,39*	0,46*	0,48*
R^2	0,41	0,42*	0,23*	0,49*	0,41*	0,55*	0,49*	0,50*	0,45*	0,36*	0,34*

* $p < 0,05$
1. Negative Symptome = random (7) − 1,7 * Behandlung + 0,44 * positive Symptome; 2. positive Symptome = random (7) − 2,8 * Behandlung; Pfadkoeffizienten für die 1. Gleichung; M: Parameter des Modells

Tabelle 5. Ergebnisse von 10 Simulationen mit jeweils 100 simulierten Versuchspersonen

	M	Simulation									
		1	2	3	4	5	6	7	8	9	10
a (Behandlung)	−1,7	−1,3*	−1,4*	−1,9*	−1,6*	−1,9*	−1,8*	−1,9*	−1,6*	−1,6*	−2,0*
b (positive Sympt.)	0	0,07	0,05	−0,13	−0,05	0,12	−0,01	0,01	0,09	−0,03	−0,11
R^2		0,12*	0,13*	0,16*	0,11*	0,23*	0,16*	0,20*	0,18*	0,14*	0,16*

* $p < 0,05$
1. Negative Symptome = random (7) − 1,7 * Behandlung (+ 0 * postive Symptome); 2. positive Symptome = random (7) − 2,8 * Behandlung + 0,44 * negative Symptome; Pfadkoeffizienten für die 1. Gleichung; M: Parameter des Modells

zung unseres eingangs verwendeten Modells (Abb. 1) bedeutet dies, daß die angenommene und bestätigte Wirkung der Reduktion der Positivsymptomatik auf die Reduktion der Negativsymptomatik nicht ohne weiteres umgedreht werden kann.

5. Zusammenfassung

In diesem Artikel wurde ein von Möller et al. (1995) vorgeschlagenes und angewandtes Modell zur Schätzung direkter und indirekter Effekte auf negative Symptome der Schizophrenie näher erläutert. Insbesondere wurde die Äquivalenz des geschätzten Pfadmodells mit drei Regressionsgleichungen beschrieben und die Ergebnisse der entsprechenden Regressionsanalysen im Detail dargestellt. Durch eine Simulationsstudie konnte weiter belegt werden, daß die Schätzung direkter und indirekter Behandlungseffekte mit dem beschriebenen Ansatz möglich ist und sogar daß die beobachtete Regression der Negativsymptomatik auf die Positivsymptomatik vermutlich nicht durch den umgekehrten Zusammenhang hervorgerufen werden kann.

Literatur

Carpenter WT Jr, Heinrichs DW, Alphs LD (1985) Treatment of negative symptoms. Schizophr Bull 11: 440–452
Chouinard G, Ross-Chouinard A, Annable L, Jones BG (1980) The extrapyramidal symptom rating scale (ESRS). Can J Neurol Sci 7: 233
Jöreskog K, Sörbom D (1988). LISREL 7. SPSS Inc
Kay SR, Fiszbein A, Opler LA (1987) The positive and negative syndrome scale (PANSS) for schizophrenia. Schizophr Bull 13: 261–276
Marder SR, Meibach RC (1994) Risperidone in the treatment of schizophrenia. Am J Psychiatry 13: 25–40
Möller HJ (1993) Neuroleptic treatment of negative symptoms in schizophrenic patients. Efficacy problems and methodological difficulties. Eur Neuropsychopharmacol 3: 1–11
Möller HJ, Müller H, Borison RL, Schooler NR, Chouinard G (1995) A path-analytical approach to differentiate between direct and indirect drug effects on negative symptoms in schizophrenic patients. A re-evaluation of the North American risperidone study. Eur Arch Psychiatry Clin Neurosci 245: 45–49
Müller H, Möller HJ (1994) Methodische Probleme bei der Analyse von Neuroleptikaeffekten auf Negativsymptomatik. In: Möller HJ, Laux G (Hrsg) Fortschritte in der Diagnostik und Therapie schizophrener Minussymptomatik. Springer, Wien New York, pp 63–77

Korrespondenz: Prof. Dr. H.-J. Möller, Psychiatrische Klinik und Poliklinik, Klinikum Innenstadt, Ludwig-Maximilians-Universität München, Nußbaumstraße 7, D-80336 München, Bundesrepublik Deutschland.

Negativsymptomatik im Frühverlauf der Schizophrenie und im Verlauf über drei Jahre nach Ersthospitalisation

K. Maurer und H. Häfner

Zentralinstitut für Seelische Gesundheit, Mannheim, Bundesrepublik Deutschland

Einleitung

Trotz der Vielzahl an Publikationen zur Negativsymptomatik sind Arbeiten zu deren Verlauf, basierend auf epidemiologischen Stichproben, mit standardisierten Erhebungsverfahren erfaßt und prospektiv über einen akzeptablen Zeitraum hinweg untersucht, bis heute nur spärlich berichtet worden. Querschnittsbetrachtungen allein – häufig bei klinischen Inanspruchnahme-Samples durchgeführt – reichen nicht aus, um im Rahmen sog. Dichotomie-Modelle der Schizophrenie formulierte Aussagen zu überprüfen, da diese meistens von Annahmen über die Abfolge oder längerfristige Entwicklung der positiven und negativen Symptomdimensionen ausgehen. Wegen dieser lückenhaften Befunde haben wir uns im Rahmen der Mannheimer ABC-Schizophreniestudie (Häfner et al., 1993) auch mit der Entwicklung positiver und negativer Symptome der Schizophrenie beschäftigt. Dabei werden im Verlauf der Schizophrenie zwei Phasen unterschieden: der Frühverlauf, d.h. die Zeitspanne von den ersten (auch unspezifischen) Symptomen bis zur stationären Erstaufnahme mit dem vollen Bild einer akuten Episode, welcher bisher kaum systematisch untersucht wurde, und der Langzeitverlauf ab Indexaufnahme, welcher mindestens über fünf Jahre erfaßt werden sollte und üblicherweise Gegenstand der Verlaufsforschung der Schizophrenie ist.

Verlaufsaspekte in den Dichotomiemodellen von Andreasen (1982) und Crow (1980)

Die beiden wichtigsten Autoren, welche zu Beginn der 80er Jahre die Konzepte positiver und negativer Symptomatik erneut in die Diskussion einbrachten und wesentlich zum Verständnis dieser Konstrukte beigetragen haben, sind N. Andreasen (1980, s. auch Andreasen und Olsen, 1982) und

T. Crow (1980, 1981, 1985). Andreasens Beitrag bestand darin, das Konzept negativer Symptome aufgrund langjähriger klinischer Beobachtungen zu definieren und zu operationalisieren. Sie schlüsselte es in der Scale for the Assessment of Negative Symptoms (SANS) in die fünf Teilaspekte Affektverflachung, Alogie/Paralogie, Abulie/Apathie, Anhedonie/Asozialität und Aufmerksamkeitsstörungen auf. Ihre bei einer klinischen Inanspruchnahmestichprobe im Querschnitt gewonnene Typenbildung eines positiven, negativen und gemischten schizophrenen Subtyps (Andreasen und Olsen, 1982) und die dieser Typenbildung zugrunde liegende Annahme einer bipolaren Symptomdimension mit negativ korrelierenden positiven und negativen Symptomen waren nur vereinzelt replizierbar, was zur Kritik an dieser Modellvorstellung führte. So nennt Tandon (1991) in einem auf konzeptuelle Klarheit zielenden Beitrag verschiedene prüfbare Annahmen, darunter daß die „Unterteilung in Subtypen longitudinal stabil sein sollte, die meisten schizophrenen Patienten als positiv oder negativ klassifizierbar sein sollten und die gemischten Patienten eine verhältnismäßig kleine Teilgruppe darstellen sollten. Diese Vorhersagen ließen sich nicht bestätigen, und die Subtypen blieben im Längsschnitt nicht erhalten"*. Diesen Aussagen können wir uns aufgrund eigener Analysen ohne Einschränkung anschließen (Häfner und Maurer, 1991; Maurer und Häfner, 1991). Andreasen führte erst spät eine prospektive Studie durch, doch hatte sie immer wieder auf die Notwendigkeit zur Erforschung des Verlaufs negativer Symptomatik hingewiesen (Andreasen 1985, 1990; Andreasen et al., 1991) und empfiehlt die Identifikation einer Erstepisoden-Stichprobe, die Messung der Schweregrade positiver und negativer Symptome und deren in möglichst regelmäßigen Zeitabständen zu erfolgende Nacherhebung, um so die Entwicklung (Stabilität, Besserung oder Verschlechterung, Fluktuationen etc.) der Symptome über die Zeit feststellen zu können. Sie berichtet – wegen der Bedeutung des Themas – bereits nur auf 10 Patienten basierende vorläufige Ergebnisse. Für diese Patienten eines Erstepisodensamples wurden positive und negative Symptome zu Beginn und nach vier Jahren erhoben. Das Ergebnis widerspricht der Defekthypothese: es zeigt einen Rückgang beider Symptomdimensionen, bei den negativen Symptomen sogar für jedes einzelne Symptom. Das Ausmaß negativer Symptome übertrifft das der positiven zu beiden Zeitpunkten. Die Reduktion der positiven Symptome wird als Effekt der neuroleptischen Behandlung verstanden. Der Rückgang der negativen Symptome wird durch die Beseitigung sekundärer, durch positive Symptomatik bedingter Negativsymptomatik erklärt. Negative Symptome erwiesen sich verglichen mit den positiven als stabiler. Frühe negative Symptome sind brauchbare Prädiktoren späteren sozialen Outcomes, frühe positive Symptome hingegen nicht.

Crow, der zweite wichtige Repräsentant eines forschungsinnovativen Dichotomiemodells (s. Crow, 1980, 1981, 1985) führte die Unterscheidung

---

* Übersetzung der englischen Zitate durch K. Maurer.

der Typ I und Typ II Schizophrenie ein, die sich auf verschiedene Syndrome der Schizophrenie mit unterschiedlichen pathologischen Prozessen bezieht. Das Typ I Syndrom ist charakterisierbar durch positive, auf Neuroleptika ansprechende und somit reversible Symptome. Der pathologische Mechanismus besteht in einer Zunahme der Dopaminrezeptoren. Das Typ II Syndrom ist gekennzeichnet durch negative Symptome, die nur unzureichend mit Neuroleptika behandelbar sind und sich weitgehend als irreversibel erweisen. Die Irreversibilität – ein wesentlicher Verlaufsaspekt – wird durch den pathologischen Mechanismus des Zellverlustes und struktureller Änderungen im Gehirn erklärt. Johnstone et al. (1986) überprüften die relative Stabilität positiver und negativer Symptome in einer im Durchschnitt fast 60 Jahre alten Stichprobe Schizophrener, die seit über 30 Jahren krank waren. Neun Symptome, darunter drei unspezifische (Depression, Angst und Retardierung), vier positive (Wahn, Halluzinationen, Inkohärenz und Inkongruität) und zwei negative Symptome (Affektverflachung und Sprachverarmung) wurden im Abstand von vier Jahren zweimal beurteilt. Tatsächlich erwiesen sich die beiden negativen Symptome als die stabilsten jeweils zu ca. 70%), doch Wahn und Halluzinationen folgten in der Rangreihe der Stabilsten bereits auf den nächsten Positionen (mit 50% und 62%). Somit erwiesen sich die negativen Symptome zwar stabiler als die positiven, jedoch nicht als irreversibel.

Die Unterscheidung primärer und sekundärer Negativsymptomatik bei Carpenter et al. (1985)

Tatsächlich weisen mehrere Studien darauf hin, daß negative Symptome nicht zwangsläufig persistieren. Häufig beobachtet wurde erhöhte Negativsymptomatik in akuten Episoden, die sich nach Abklingen der Episode – vielleicht sogar als neuroleptischer Behandlungseffekt – ebenfalls zurückbildet. Eine Möglichkeit, dennoch die Idee eines irreversiblen negativen Syndroms im Sinne eines schizophrenen Defekts beizubehalten, besteht in der Unterteilung primärer und sekundärer Negativsymptomatik, wobei erstere beim sog. defizitären und letztere beim nicht defizitären Subtyp nachweisbar sein müßte. Nach Carpenter et al. (1985) resultieren sekundäre negative Symptome entweder aus „zur Schizophrenie extrinsische Faktoren oder als Konsequenz anderer psychopathologischer Dimensionen der Schizophrenie." Negativsymptomatik, die z.B. im Kontext akuter Episoden oder depressiver Zustände bei Schizophrenie auftritt, wird demgemäß als sekundär betrachtet. Weitere Einflußfaktoren sekundärer Negativsymptomatik sind Reaktionen auf eine unterstimulierende Umgebung (Hospitalismus), Nebenwirkungen von Neuroleptika, prämorbide Persönlichkeitszüge, weitere körperliche Erkrankungen und Substanzmißbrauch (s. Whiteford und Peabody, 1989). Demgegenüber lassen sich für primäre negative Symptome keine erkennbaren Ursachen feststellen, d.h. sie werden als krankheitsinhärent betrachtet. Sekundäre negative Symptome sind durch Beseitigung ihrer Ursachen therapierbar, primäre negative Symptome hingegen nach dem heutigen Kenntnisstand nicht. Daraus folgt, daß sekundäre Negativsymptome remittieren können, eher fluktuierend verlaufen oder sich bei Reduktion der verursachenden Faktorenwirkung ebenfalls zurückbilden. Primäre negative Symptome jedoch, die auch als „core features" der Schizophrenie betrachtet werden, halten häufig über lange Zeit an und kennzeichnen das persistierende schizophrene Defizitsyndrom (s. Carpenter et al., 1988; Carpenter, 1992).

Studien zum Verlauf negativer Symptomatik

Frühe Studien

Roff und Knight (1978) untersuchten 45 männliche Patienten, deren stationäre Erstbehandlung während des Militärdienstes (Durchschnittsalter: 21,7 Jahre) stattfand. Die Beurteilung des Outcome erfolgte ca. 27 Jahre danach (s. auch Knight et al., 1979). Die Symptome wurden faktorenanalytisch zu einem Faktor „psychotisches Denken" und einem Faktor „(flacher) Affekt/(geringe) soziale Kompetenz" zusammengefaßt. Psychotisches Denken während der stationären Behandlung erwies sich weder als stabil noch als (signifikanter) Prädiktor, hingegen war das negative Syndrom stabil und korrelierte mit dem Faktor „Affekt/soziale Kompetenz" zum späten Zeitpunkt zu 0,44 sowie mit einer 6stufigen Outcome-Skala zu 0,65 in jeweils signifikantem Maße ($p < 0,01$).

Im Rahmen der IOWA 500 Study untersuchten Pfohl und Winokur (1982, 1983) die Akten von 52 schizophrenen langzeithospitalisierten Patienten. Über eine Zeitspanne von 35 Jahren wurden 28 in den Akten verzeichnete Symptome pro Jahr registriert, darunter 11 positive und 14 negative Symptome. Unterteilt man die Symptome in früh vs. spät beginnende (früh < 5 Jahre nach Ersthospitalisation, spät ≥ 5 Jahre) und in persistierende vs. nicht persistierende, so gilt: 10 der 11 positiven Symptome beginnen früh, hingegen nur 4 der 14 negativen Symptome. Negative Symptome hingegen neigen zur Persistenz, d.h. 13 der 14 negativen Symptome bleiben nach Beginn bestehen, hingegen bilden sich 7 der 11 positiven Symptome wieder zurück. Der erste Vergleich ist auf dem 5%-Niveau signifikant, für den zweiten resultiert ein Trend.

Umfassende Studien in den USA zur Untersuchung des Verlaufs negativer Symptome

Es gibt drei Arbeitsgruppen, welche sich in den Vereinigten Staaten im Rahmen umfassender Forschungsprogramme gezielt der Frage des Verlaufs negativer Symptome zugewandt hatten: nämlich Pogue-Geile und Harrow (1984, 1985) in Pittsburgh, Fenton und McGlashan (1991) in Chestnut Lodge und die Gruppe Kay, Opler, Lindenmayer u.a. (s. Kay, 1991) am Albert Einstein College in New York. Alle diese Arbeiten weisen jedoch beträchtliche Mängel im Design auf: unzureichende Stichprobengrößen und hohe drop out Raten; einen hohen Anteil rehospitaliserter Patienten bei Indexmessung; interindividuell variable Follow up Zeiträume und verschiedene Datenquellen bei Indexmessung und im Follow up. Deshalb (und vor allem aus Platzgründen) wird auf die Darstellung der vielfältigen und trotz genannter Mängel beachtenswerten Ergebnisse dieser Verlaufsstudien an dieser Stelle verzichtet.

Multizentrische Verlaufsstudien der WHO

Die multizentrischen Verlaufsstudien zur Schizophrenie, welche von der Weltgesundheitsorganisation durchgeführt wurden, hatten im Jahre 1980 bereits die Datenerhebung abgeschlossen, also bevor die Dichotomiemodelle der Schizophrenie mit ihrer Unterscheidung positiver und negativer Syndrome die Diskussion beherrschten. Dennoch enthalten diese Studien (die IPSS [WHO, 1973, 1979], die Determinants of Outcome-Studie [Sartorius et al., 1986; Jablensky et al., 1992] und die Behinderungsstudie [Jablensky et al., 1980]) mittels PSE (Present State Examination; Wing et al., 1974) standardisiert erfaßte Symptome und mit der PIRS (Psychological Impairments Rating Schedule; Biehl et al., 1989a, b) zu beurteilende beobachtete Verhaltensauffälligkeiten. Mitarbeiter einzelner Zentren – Ohta et al. (1990) in Nagasaki und Biehl et al. (1986) in Mannheim – haben sich mit Fragen des Verlaufs des negativen Syndroms befaßt.

Determinants of Outcome-Studie (Zentrum Nagasaki): Ohta et al. (1990) berichten Veränderungen negativer Symptome im Verlauf von zwei Jahren. Operationalisiert wurden diese über diejenigen PSE-Symptome, welche zum klinischen Verarmungssyndrom nach Wing (1978) zählen. Beim Vergleich der Syndromprofile zu Beginn und zwei Jahre danach resultieren sehr ähnliche Profile mit nur zwei signifikant unterschiedlichen Syndromhäufigkeiten: situationale Angst und Affektverflachung kommen jeweils zum späten Zeitpunkt häufiger vor. Für die meisten negativen Symptome resultiert ein Rückgang, der jedoch nur für die eingeschränkten Sprachäußerungen signifikant wird. Eine „improvement"- und „deterioration"-Gruppe unterscheiden sich hinsichtlich einer Reihe von Hintergrundvariablen (Alter bei Erstkontakt; schizophrener Subtyp; Art des Beginns; Familienstand; Ausbildung; Arbeitsleistung; klinischer Verlauf; medizinische Erhaltungstherapie) nicht voneinander. Allerdings zeichnete sich die hinsichtlich negativer Symptome gebesserte Teilgruppe durch ein höheres Maß an florider Symptomatik bei Erstkonsultation aus.

WHO Disability Study (Zentrum Mannheim): Ergebnisse der Disability Study berichten Biehl et al. (1986; Schubart et al., 1987; Maurer und Biehl, 1991) aus Mannheim. Es wurden insbesondere frühe positive und negative Symptome bzw. soziale Behinderungen hinsichtlich ihrer Prognosekraft ($^1/_2$ Jahr nach Erstbehandlung) und ihrer Prognostizierbarkeit (bis zu 5 Jahren nach Ersthospitalisation) untersucht. Biehl et al. (1986) konnten anhand der auf beobachtbarem Verhalten (Impairments) basierenden POSY- und NESY-Scores der PIRS zeigen, daß in einer frühen Phase des Verlaufs ein paralleler Rückgang positiver und negativer Symptome erfolgt, daß negative Symptome danach allmählich zunehmen, positive hingegen sich auf einem niedrigen Durchschnittsniveau stabilisieren.

Dieses Ergebnis konnte in der Mannheimer ABC-Schizophrenie-Studie (s. Maurer und Häfner, 1991, 1995), auf welcher der folgende Ergebnisteil basiert, in zufriedenstellender Weise repliziert werden. Schubart et al. (1987) fanden sowohl in den beobachteten negativen und positiven Impairments als auch den sozialen Behinderungen ein halbes Jahr nach Indexaufnahme brauchbare Prädiktoren derselben Outcome-Dimensionen für verschiedene Zeitpunkte. In einem multiplen Regressionsmodell (Maurer und Biehl, 1991) bleibt bei Kontrolle des Einflusses von jeweils zwei der drei Dimensionen positive Symptomatik, negative Symptomatik und soziale Behinderung ein signifikanter Einfluß von Behinderung und Negativsymptomatik bei Beginn der Studie auf positive Symptomatik (nach einem bzw. zwei Jahren) bestehen. Untersucht man jedoch dieselben Zusammenhänge nach Abklingen der ersten Episode (zum 1-Jahres-Zeitpunkt), so lassen sich spätere Ausprägungen (nach 2 bzw. 5 Jahren) von Behinderung und negativer Symptomatik nur durch frühere Messungen derselben Dimensionen prognostizieren. Eine weitere ergänzende Pfadanalyse zeigt, daß Behinderung und Negativsymptomatik auch von situativen Variablen und durch die prämorbide soziale Anpassung beeinflußt werden, nicht hingegen durch Behandlungsvariablen (Neuroleptika).

Einige neuere Studien zum Verlauf negativer Symptome

Seit Beginn der 90er Jahre sind einige Studien durchgeführt worden, welche sich mit Verlaufsaspekten negativer Symptome befassen. Ring et al. (1991) gehen von der Annahme aus, daß im negativen Syndrom der Schizophrenie die Entwicklung eines defizitären Endzustands zum Ausdruck kommt. Deshalb müßte zwischen der Erkrankungsdauer und dem Ausmaß an Negativsymptomatik eine positive Korrelation bestehen. Doch die korrelativen Zusammenhänge des SANS-Gesamtscores mit dem Logarithmus der Krankheitsdauer (r = 0,09) bzw. der Episodenzahl fielen nicht signifikant aus. Auch zwischen Negativsymptomatik und Medikation bestand kein Zusammenhang (r = 0,01). Malla et al. (1993) prüften die Stabilität der beiden Symptomdimensionen: die SAPS-Gesamtwerte korrelierten zu 0,64 und erwiesen sich stabiler als die SANS-Scores mit einer Korrelation von 0,45. Rey et al. (1994) demonstrierten stabile Faktorenlösungen über drei Jahre mit jeweils fünf extrahierten Faktoren. Es wurden zwei Negativsymptomatik-Faktoren extrahiert, ein Faktor des reduzierten Affekts und ein Anhedoniefaktor. Die Symptombelastung der Anhedonie war in allen fünf Querschnitten am höchsten, doch gilt für sämtliche faktorielle Symptomscores eine Reduktion über die Zeit. Die negativen Symptome zeigen einen systematischen Zusammenhang zu Variablen der prämorbiden Anpassung, des sozialen Netzwerks und der sozialen Behinderung, wobei Anhedonie engere Zusammenhänge aufweist als Affektverflachung. Dies wird als Hinweis darauf gewertet, daß es sich bei der Anhedonie um ein Merkmal handelt, welches bereits vor der Ersthospitalisation bestanden hatte und lange vor Beginn der ersten psychotischen Symptome im Sinne eines Trait-Merkmals vorlag. Marneros et al. (1995) untersuchten den Langzeitverlauf

100 Schizophrener über durchschnittlich 23 Jahre (Median 25 Jahre) mit durchschnittlich 3,6 Episoden. Es wird eine stetige Zunahme des Anteils an Patienten mit Episoden negativer Symptome von anfänglich – unter Ausschluß der Indexaufnahme – unter 20% auf über 50% nach 25 Jahren berichtet, bei gleichzeitiger Abnahme positiver Episoden von knapp unter 50% zu Beginn auf ca. 25%. Lediglich der Anteil gemischer Episoden blieb relativ konstant um 30% bei geringer Reduktion.

Design, Stichprobe, Instrumente und Fragestellungen

Die Mannheimer ABC-Schizophrenie-Studie – ABC steht für Age, Beginning und Course und kennzeichnet die thematischen Schwerpunkte der Studie – wird vom SFB-Projekt S1 am Zentralinstitut in Mannheim unter Leitung von H. Häfner seit 1987 durchgeführt. Hauptziel dieses Projektes ist die Untersuchung der Einflüsse von Alter und Geschlecht auf Beginn, Symptomatik und Verlauf der Schizophrenie. Ursprünglich 276 Patienten einer 1,5 Millionen Personen umfassenden Catchment Area – es handelt sich um den Rhein-Neckar-Kreis mit den Großstädten Heidelberg und Mannheim und um die sich westlich anschließende Vorderpfalz – wurden zum Zeitpunkt ihrer ersten stationären Aufnahme wegen Schizophrenie oder einer ähnlichen Störung (entsprechend ICD-9 295, 297, 298.3 und .4) in einer 2jährigen Phase ab Mitte 1987 in die Studie eingeschlossen. Das Einschlußalter lag zwischen 12 und 60 Jahren. Die Studie läßt sich in zwei Teile mit unterschiedlichem methodischem Zugang gliedern, nämlich in den Frühverlauf bis zur Indexaufnahme mit retrospektivem Erfassungsmodus und den prospektiv in fünf Querschnitten untersuchten Zeitraum danach.

Informationen zum Frühverlauf liegen für 267 Patienten vor. Bei 232 Patienten handelt es sich gleichzeitig um deren erste psychotische Episode, weshalb diese Teilgruppe als Erstepisodensample gesondert analysiert wird. Für eine Teilgruppe von 133 der 276 Probanden, nämlich die in Mannheim oder der Vorderpfalz lebenden, wurde der Verlauf über fünf Jahre ab Indexaufnahme prospektiv in 5 weiteren Follow-ups nach und 5 Jahren untersucht. Zur Einschätzung negativer Symptomatik erfolgte pro Meßzeitpunkt beginnend mit der Indexaufnahme ein SANS-Rating, und positive Symptome wurden jeweils mit dem PSE-9 (Wing et al., 1974) beurteilt. Zur retrospektiven Erfassung des Frühverlaufs wurde eigens ein Interview auf der Basis mehrerer international erprobter Instrumente entwickelt, das „Interview for the Retrospective Assessment of the Onset of Schizophrenia" (Häfner et al., 1990, 1992), welches kurz als IRAOS bezeichnet wird. IRAOS dient der Erhebung soziodemographischer Variablen und der sozialen Entwicklung in den Kernbereichen schulischer und beruflicher Ausbildung, Berufstätigkeit, Partnerschaft und selbständige Lebensführung. Des weiteren wird die frühere Inanspruchnahme medizinischer Dienste registriert. Vor allem aber erfolgt die Erfassung des Beginns von 65 Symptomen und Anzeichen einer schizophrenen Erkrankung und eine Grobkategorisierung des Verlaufs entsprechend einmaligem, rezidivierendem oder kontinuierlichem Auftreten des jeweiligen Symptoms. Dieser sog. Anzeichenteil des IRAOS gestattet die Einschätzung des Beginns von 17 positiven und 13 negativen Symptomen der Schizophrenie (s. Häfner und Maurer, 1991). Die übrigen Symptome sind eher unspezifisch oder lassen sich der sozialen Behinderung zuordnen.

Die Interviews des 5-Jahres-Follow-up wurden erst Ende 1994 abgeschlossen. Die folgenden Ergebnisse berücksichtigen deshalb nur die drei Jahre ab Einschluß. Bis zum 3-Jahres-Follow-up liegen nur etwa für zwei Drittel der Verlaufsstichprobe vollständige Daten vor. Da keine systematischen Ausfälle erkennbar sind, dürften die Drop outs zu keiner schwerwiegenden Verzerrung der Befunde geführt haben.

Mit dem Mannheimer Datenmaterial lassen sich mehrere Fragen zum Verlauf negativer Symptome untersuchen, welche über die reine Deskription der Symptomhäufigkeit zu den verschiedenen Meßzeitpunkten hinausgehen. Dabei handelt es sich um Fragen zum Zeitpunkt der Erstmanifestation und Abfolge positiver und negativer Symptome im Frühverlauf; zur Abhängigkeit positiver und negativer Symptome im Querschnitt in den verschiedenen Phasen des Verlaufs; zum wechselseitigen Einfluß positiver und negativer Symptome über die Zeit; zur Stabilität positiver und negativer Symptome; zur Dimensionalität negativer Symptome und der Stabilität der Faktorenstruktur; zur Abhängigkeit negativer Symptome von Alter und Geschlecht; zur Abhängigkeit negativer Symptome von Einflußfaktoren sog. sekundärer Negativsymptomatik. Bei der Darstellung der Ergebnisse ist jedoch eine Auswahl zu treffen.

Ergebnisse

Der folgende Ergebnisteil behandelt zuerst in Kürze die Entwicklung negativer und positiver Symptome in der Zeit vor der Ersthospitalisation, d.h. im Frühverlauf der Schizophrenie. Danach wird die weitere Entwicklung der beiden Syndrome ab Indexaufnahme, dem Kulminationspunkt der positiven Symptome in der ersten Episode, bis drei Jahre danach dargestellt. Abschließend wird ein Versuch unternommen, aufgrund der Fluktuation bzw. Stabilität negativer Symptome im Verlauf zwei Teilgruppen mit vorrangig sekundären bzw. primären Negativsymptomen zu identifizieren.

Negative und positive Symptome im Frühverlauf

Tatsächlich beginnt die Schizophrenie für die meisten Patienten nicht mit positiven Symptomen, sondern acht der zehn am häufigsten genannten frühesten Symptome – die als geschlossene Fragen exploriert wurden – sind unspezifischer Natur (Nervosität und Unruhe 19%; Depressive Verstimmtheit 19%; Angst 18%; Denk- und Konzentrationsstörungen 16%; Sorgen 15%; mangelndes Selbstvertrauen 13%; Energieverlust und Verlangsamung 12%; Verschlechterung der Arbeitsleistung 11%; sozialer Rückzug 10%). Lediglich zwei negative Symptome – Energieverlust und sozialer Rückzug – jedoch keines der positiven Symptome werden unter den zehn häufigsten, den Beginn kennzeichnenden Symptome genannt. Für das Erstepisodensample gilt, daß bei 73% der Patienten vor den ersten positiven Symptomen bereits negative oder unspezifische Symptome bestanden hatten und bei weiteren 20% positive und negative Symptome innerhalb eines Monats aufgetreten waren. Lediglich bei 7% des Erstepisodensamples begannen die positiven Symptome vor den negativen. Für die Teilgruppe, deren Entwicklung der Schizophrenie unspezifisch oder mit Negativsymptomatik begann, war der Frühverlauf in eine Prodromal- und eine psychotische Teilphase unterteilbar. Die erste Teilphase dauerte durchschnittlich 6,7 Jahre, gefolgt von einer durchschnittlich 0,9jährigen psychotischen Phase bis zum Maximum psychotischer Symptome. Eine sich daran anschließende kurze Phase bis zur Klinikaufnahme dauerte durchschnittlich zwei Monate. Die längste individuell berichtete Spanne vom ersten kontinuierlichen unspezifischen oder zumindest wiederholt auftretenden negativen Symptom bis zur Indexaufnahme beträgt 37,9 Jahre, für positive Symptome unabhängig vom Verlauf 23,7 Jahre.

Die Anzahl kontinuierlicher negativer und positiver Symptome im Frühverlauf wurde pro Zeitpunkt gemittelt und über die 15 Jahre vor Indexaufnahme berechnet. Die resultierenden Akkumulationskurven zeigen einen exponentiellen Verlauf, wobei die Entwicklung der positiven Symptomatik mit einer gewissen Verzögerung erfolgt. Ein Jahr vor Indexaufnahme wurde durchschnittlich ein kontinuierliches negatives Symptom berechnet, 6 Monate davor hatte sich dieser Wert auf 1,5 und bis zur Indexaufnahme auf 5 Symptome erhöht. Im Durchschnitt resultierten 0,3, 0,6 und 5,6 bis zur Indexaufnahme anhaltende positive Symptome für die entsprechenden Zeitpunkte. Erst kurz vor dem Zeitpunkt der Indexaufnahme übersteigt die Anzahl positiver Symptome die der negativen. Teilgruppenvergleiche dieser Akkumulationskurven führten zu keinen geschlechts- und altersspezifischen Mustern – außer man kombinierte die Teilgruppen nach Alter und Geschlecht: in der jungen Teilgruppe zeigten die Männer eine schnellere Entwicklung der Negativsymptomatik, in der älteren Teilgruppe hingegen die Frauen. In der mittleren Altersgruppe bestand wie in der Gesamtgruppe kein Geschlechtsunterschied.

Positive und negative Symptome bei Indexaufnahme und im weiteren Verlauf über drei Jahre

Zum Zeitpunkt der Indexaufnahme hatten die Patienten durchschnittlich 6,6 mittels SANS beurteilte negative Symptome. Dabei wurden SANS-Ratings ab 2 als pathologisch bedeutsam angesehen. Ein Patient wies 19 der 20 Symptome auf. Nur 7% der Patienten waren frei von negativen Symptomen. 28% der Stichprobe hatten zehn oder mehr negative Symptome. 53% zeigten Affektverflachung, 31% Alogie, 63% Abulie/Apathie, 67% Anhedonie und 44% Aufmerksamkeitsstörungen. Dieser Befund legt den Schluß nahe, daß negative Symptomatik eine fast obligatorische Komponente der Symptomatik der ersten Episode darstellt.

Der weitere Verlauf positiver und negativer Symptome über drei Jahre führt zu einem parallelen Rückgang beider Symptomscores. Der PSE-Summenscore positiver Symptome fällt mit Abklingen der ersten Episode steil ab und bleibt dann auf einem durchschnittlich niedrigem Niveau erhalten. Die Reduktion der negativen Symptome ist weniger gravierend, doch hält sie über die gesamte Zeit an. Die parallele Entwicklung beider Symptomdimensionen – sowohl vor als auch im Anschluß an die Indexaufnahme – legt einen positiven Zusammenhang nahe, entgegen der in der Literatur weitgehend vertretenen Unabhängigkeitsannahme beider Syndrome. Für die Phase des Frühverlaufs gelten für unsere Daten durchgängig niedrige, jedoch statistisch signifikante Korrelationen für fast sämtliche ausgewählte Meßzeitpunkte mit Koeffizienten zwischen 0,13 und 0,52. Zehn Monate vor Indexaufnahme wird die auf etwas über 0,50 angewachsene Korrelation schrittweise reduziert, vielleicht als Folge der Homogenisierung der Stichprobe im Symptommaximum, doch bleibt der Zusammenhang von 0,19 bei Indexaufnahme signifikant ($p < 0,05$). Danach gelten wieder für sämtliche querschnittliche Messungen hochsignifikante positive Zusammenhänge mit Korrelationskoeffizienten von fast 0,50. Dieser Befund – eine Replikation eines mit Daten der WHO-Behinderungsstudie gefundenen Resultats von Häfner und Maurer (1991) – stützt deshalb *nicht* die Annahme der Unabhängigkeit der Syndrome, sondern weist auf eine schwache, überzufällige positive Korrelation hin, welche bereits im Frühverlauf der Schizophrenie nachweisbar ist und im Verlauf über drei Jahren erhalten bleibt.

Die nächste Frage betrifft die Stabilität bzw. Fluktuation negativer Symptomatik. Tabelle 1 zeigt die Stabilitätskoeffizienten der SANS-Sektionsscores von jeweils einem Meßzeitpunkt zum nächstfolgenden. Es fällt auf, daß diese Korrelationen zu Beginn, d.h. vom Übergang der psychotischen Episode in einen weitgehend von positiven Symptomen freien Zustand, am niedrigsten ausfallen. Negative Symptome dieser Übergangsphase lassen sich zu einem großen Teil als Begleitphänomen zur akuten Phase im Sinne sekundärer Negativsymptomatik verstehen, die mit Abklingen der Episode ebenfalls verschwindet. Zwischen den späteren Zeitpunkten fallen diese Zusammenhänge enger aus. Die etwas reduzierten Korrelationen von t_2 nach t_3 im Vergleich von t_1 nach t_2 sind durch die Verdoppelung des Zeitabstands auf ein Jahr zu erklären. Tatsächlich scheint die Stabilität zumindest in den Bereichen Abulie und Anhedonie vom 2- zum 3-Jahres-Zeitpunkt hin mit Korrelationen über 0,70 akzeptable Werte zu erreichen. Alogie und Aufmerksamkeitsstörungen hingegen sind eher fluktuierend, und Affektverflachung nimmt eine Mittelstellung hinsichtlich der Stabilität ein.

Weitere Ergebnisse zum Verlauf der Negativsymptomatik über drei Jahre sind bei Maurer und Häfner (1995) dargestellt. Dort werden ergänzend zu der obigen Korrelationsanalyse die Anteile der Patienten mitgeteilt, die ein bestimmtes negatives Symptom zu jeweils zwei aufeinanderfolgenden Zeitpunkten aufweisen, sowie die Anteile derer, bei denen es wieder verschwand bzw. sich neu entwickelte. Diese Analyse zeigte, daß für sämtliche negative Symptome die Symptombelastung über die Zeit stetig abnahm, und daß zwischen jeweils zwei Meßzeitpunkten immer eine beträchtliche Symptomfluktuation bestand. Der Versuch, Verlaufstypen aufgrund der Fluktuation bzw. Persistenz negativer Symptome über die drei Jahre ab Indexaufnahme zu definieren, zeigte, daß für fast alle SANS-Sektionen mit Anteilen zwischen 38% und 45% der durch eine abgeschlossene Phase gekennzeichnete Subtyp dominiert. Lediglich für Alogie/Paralogie war die Teilgruppe, die dieses Symptom noch nie hatte, etwas stärker besetzt (46,5%). Fluktuierende Verläufe (d.h. mehrere Phasen) und kontinuierliche Verläufe (mit einer bis zum 3-Jahres-Zeitpunkt anhaltenden Phase)

Tabelle 1. Stabilität (Pearson Korrelationen) der SANS-Sektionsscores zwischen jeweils zwei aufeinanderfolgenden Meßzeitpunkten ($t_{I/I+1}$)

	Indexaufnahme – 6. Monat	6. Monat – 12. Monat	12. Monat – 24. Monat	24. Monat – 36. Monat
Affektverflachung	0,38*	0,57**	0,42**	0,58**
Alogie/Paralogie	0,36**	0,38**	0,37**	0,28**
Abulie/Apathie	0,35**	0,66**	0,53**	0,73**
Anhedonie/Asozialität	0,39**	0,68**	0,61**	0,74**
Aufmerksamkeitsstörung	0,32**	0,62**	0,56**	0,30**

Signifikanzniveau: * $p < 0,05$; ** $p < 0,01$

kamen mit vergleichbarer Häufigkeit vor. Die Anhedonie erwies sich als das stabilste negative Symptom, doch auch sie blieb nur für 30% der Patienten kontinuierlich bestehen. Stabile Verläufe der übrigen SANS-Symptome waren selten und umfassen nur zwischen 2% und 17% der Probanden. Diese Ergebnisse legen den Schluß nahe, daß Negativsymptomatik in dieser relativ frühen Phase des Verlaufs nach Ersthospitalisation eher rezidivierend verläuft oder sich als Episode manifestiert, und daß kontinuierliche Verläufe in diesem frühen Krankheitsstadium eher die Ausnahme bilden. Von dieser Aussage kann höchstens die Anhedonie ausgenommen werden, hinter der sich vielleicht ein prämorbid wirksamer Faktor verbirgt. Frühe positive Symptome standen in einem schwach positiven, meist signifikanten Zusammenhang mit späten negativen Symptomen, jedoch ließ sich späte positive Symptomatik durch zuvor aufgetretene negative Symptomatik nicht prognostizieren.

Einflußfaktoren sekundärer Negativsymptomatik in Teilgruppen mit stabilem und instabilem Verlauf negativer Symptomatik

Die folgende Analyse stellt wahrscheinlich den bisher einzigen Versuch dar, eine aus dem Modell primärer und sekundärer Negativsymptomatik folgende Hypothese zu prüfen. Es werden die Zusammenhänge der Einflußfaktoren auf sekundäre Negativsymptomatik in einer defizitären (mit stabiler Negativsymptomatik) und einer nicht-defizitären (mit instabiler Negativsymptomatik) Teilgruppe Schizophrener verglichen: sie müßten in der instabilen Teilgruppe höher ausfallen als in der stabilen, da instabile Negativsymptomatik als sekundär zu werten ist. Im folgenden wird mit den Verlaufsdaten des Ersteposidensamples (n = 115) die Validität der Unterteilung primärer und sekundärer Negativsymptomatik in einem pfadanalytischen Modell geprüft. Kriterium war Negativsymptomatik zum 3-Jahres-Follow-up. Da sich sämtliche Patienten bei Indexaufnahme in einer akuten Episode mit begleitender (sekundärer) Negativsymptomatik befanden, wurde der Verlauf erst nach Abklingen der ersten Episode vom 1-Jahres-Zeitpunkt an bis zum 3-Jahres-Follow-up betrachtet. Die Trennung der Teilgruppen mit vorrangig primärer bzw. sekundärer Negativsymptomatik erfolgte über die Stabilität der negativen Symptome: zur stabilen Gruppe zählen diejenigen 18 Patienten, welche zumindest zum 2- und 3-Jahres-Zeitpunkt Negativsymptomatik aufweisen; zur instabilen Gruppe zählen diejenigen 20 Patienten, deren Negativsymptomatik zum 1-Jahres-Zeitpunkt bereits vorlag, die jedoch nach 2 und/oder 3 Jahren nicht mehr bestand, bzw. bei beginnender Negativsymptomatik zum 2-Jahres-Zeitpunkt diese beim 3-Jahres-Querschnitt wieder abgeklungen war. 26 Patienten weisen zu keinem der drei Zeitpunkte hinreichende Negativsymptome auf oder entwickeln diese erst zum 3-Jahres Follow-up und konnten deshalb nicht in die Analyse einbezogen werden. 51 Probanden konnten aufgrund fehlender Informationen zu einem der Querschnitte nicht berücksichtigt werden. In einem ersten Analyseschritt wurden die Zusammenhänge der Sekundärfaktoren mit der Negativsymptomatik zum 3-Jahres-Follow-up geprüft (Tabelle 2).

Tabelle 2. Korrelationskoeffizienten sekundärer Einflußfaktoren mit dem SCANS-Gesamt-score zum 3-Jahres-Follow-up

Einflußfaktoren	Gesamtgruppe n = 38	Instabile Gruppe n = 18	Stabile Gruppe n = 20
Depression	0,47**	0,13	0,21
Stationäre Aufnahmen	0,18	0,02	–0,05
Alkohol und Drogen	–0,27	–0,16	–
Positive Symptome	0,44**	0,04	0,33
Medikation	0,42**	0,15	0,54
Soziale Unterstützung	–0,33*	0,09	–0,16
Soziales Netzwerk	–0,36*	–0,29	–0,08

p(r): * = p < 0,05; ** = p < 0,01

Bei früherer Messung der Sekundärfaktoren (zum 1- bzw. 2-Jahres-Zeitpunkt) und der Negativsymptomatik drei Jahre nach Indexaufnahme ergeben sich nur wenige signifikante Zusammenhänge. In drei multiplen Regressionsmodellen konnte in der Gesamtgruppe 36% der Kriterienvarianz Negativsymptomatik beim 3-Jahres-Follow-up durch Depression und soziale Unterstützung zum selben Zeitpunkt erklärt werden – frühere Sekundärfaktoren hatten keinen Einfluß auf spätere Negativsymptomatik. Die Analysen ergaben ferner, daß die Annahme einer höheren Belastung durch sekundäre Einflußfaktoren in der Teilgruppe mit instabil verlaufender Negativsymptomatik nicht zutrifft. Vielmehr ist es so, daß für die stabile Teilgruppe höhere Anteile der Kriterienvarianz durch sog. Sekundärfaktoren erklärbar waren.

Ein aus den berichteten Ergebnissen entwickeltes Modell (Abb. 1) nimmt einen modulierenden Effekt sekundärer Faktoren an. Sekundäre Einflußfaktoren könnten demnach die Entwicklung primärer Negativsymptomatik auslösen oder verstärken und zu deren Chronifizierung beitragen. Die dargestellte Analyse soll später auf der Symptomebene wiederholt werden, da das Defizit-Syndrom aufgrund charakteristischer Symptome (eingeschränkter Affekt, Sprachverarmung, Interessenverlust, verringerter sozialer Antrieb) präzisierbar ist, und deshalb möglicherweise die Gruppentrennung allein aufgrund des Stabilitätskriteriums keine valide Teilgruppenbildung ermöglicht hat.

Zusammenfassung und Schlußfolgerungen

Zusammenfassend lassen sich aufgrund der Verlaufsanalyse im Rahmen der ABC-Schizophreniestudie folgende Aussagen treffen: Zu den frühesten Symptomen, welche schizophrene Patienten berichten, zählen hauptsächlich unspezifische Symptome; lediglich 10% bis 12% der Patienten be-

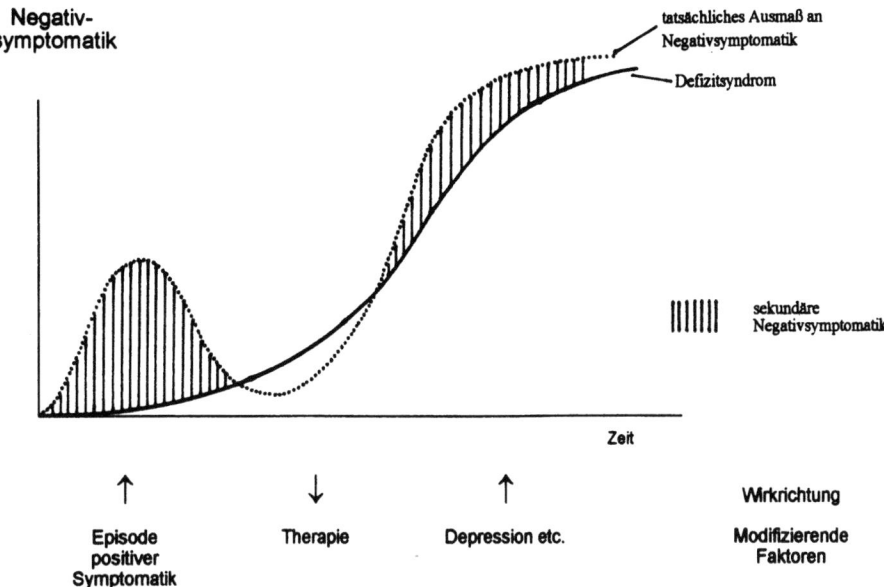

Abb. 1. Der Verlauf negativer Symptome und der Einfluß modifizierender Faktoren

richten ein negatives Symptom. Negative Symptome beginnen bei 73% der Patienten früher als positive Symptome, doch entwickeln sich beide Syndrome mit einer gewissen zeitlichen Verzögerung nach einem ähnlichen exponentiellen Akkumulationsmuster. Negative Symptome stellen einen wesentlichen Aspekt der Symptomatik der ersten psychotischen Krankheitsepisode dar. Außer dem parallelen Anstieg positiver und negativer Symptome zur Indexaufnahme hin resultiert danach auch ein paralleler Rückgang beider Syndrome. Damit im Einklang steht der Befund signifikanter positiver Korrelationen des positiven und negativen Syndroms bis über 0,50 über die verschiedenen Meßzeitpunkte hinweg. Negative Symptome zeigen in den ersten drei Jahren nach Ersthospitalisation eine beträchtliche Fluktuation; am stabilsten erweisen sich die Bereiche Abulie und Anhedonie, deren Stabilität im Laufe der Zeit zunimmt. Anhedonie scheint gemeinsame Anteile mit den Merkmalen prämorbide soziale Anpassung und soziale Behinderung aufzuweisen. Stabile Verläufe negativer Symptomatik sind selten. Es stellt sich bei der Frage nach der Stabilität der Negativsymptomatik das Problem, ab welcher Symptomschwelle man negative Symptome als relevant betrachten soll. Die Identifikation einer „deficit"- und einer „non deficit"-Gruppe mit stabilem bzw. instabilem Verlauf der Negativsymptomatik ließ nicht zu, für die non deficit-Gruppe den Einfluß sekundärer Faktoren auf die Negativsymptomatik nachzuweisen. Im Gegenteil erklärten diese Einflußfaktoren in der Gruppe mit stabilem Verlauf einen höheren Varianzanteil negativer Symptomatik, und ein durchgängig höheres Ausmaß solcher Faktoren war in der stabilen Teilgruppe nachweisbar. Deshalb sprechen die Daten eher dafür, daß in der kränkeren Teilgruppe mit anhaltender Negativsymptomatik auch die übrigen Bedingungsfaktoren verstärkt wirken, und so vorhandene Negativsymptomatik modifizierend beeinflussen.

Danksagung

Diese Arbeit ist im Sonderforschungsbereich 258 der Universität Heidelberg (Projekt S1) entstanden. Wir danken der Deutschen Forschungsgemeinschaft für die finanzielle Unterstützung.

Literatur

Andreasen NC (1982) Negative symptoms in schizophrenia: definition and reliability. Arch Gen Psychiatry 39: 784–788

Andreasen NC (1985) Positive vs. negative schizophrenia: a critical evaluation. Schizophr Bull 11: 380–389

Andreasen NC (1990) Positive and negative symptoms: historical and conceptual aspects. In: Andreasen NC (ed) Schizophrenia: positive and negative symptoms and syndromes. Karger, Basel, 24: 1–42

Andreasen NC, Olsen S (1982) Negative vs. positive schizophrenia: definition and validation. Arch Gen Psychiatry 39: 789–794

Andreasen NC, Flaum M, Arndt S, Alliger R, Swayze V (1991) Positive and negative symptoms: assessment and validity. In: Marneros A, Andreasen NC, Tsuang MT (eds) Negative versus positive schizophrenia. Springer, Berlin Heidelberg New York, pp 441–460

Biehl H, Maurer K, Schubart C, Krumm B, Jung E (1986) Prediction of outcome and utilization of medical services in a prospective five-year follow up study. Eur Arch Psychiatry Neurol Sci 236: 139–147

Biehl H, Maurer K, Jablensky A, Cooper JE, Tomov T (1989a) The WHO psychological impairments rating schedule (WHO/PIRS). I. Introducing a new instrument for rating observed behaviour and the rationale of the psychological impairment concept. Brit J Psychiatry 155: 68–70

Biehl H, Maurer K, Jablensky A, Cooper JE, Tomov T (1989b) The WHO-Psychological impairments rating schedule (WHO/PIRS). II: Impairments in schizophrenics in cross-sectional and longitudinal perspective – the Mannheim experience in two independent samples. Br J Psychiatry 155: 71–77

Carpenter WT (1992) The negative syndrome challenge. Arch Gen Psychiatry 49: 236–237

Carpenter WT, Heinrichs DW, Alphs LD (1985) Treatment of negative symptoms. Schizophr Bull 11: 440–452

Carpenter WT, Heinrichs DW, Wagman AM (1988) Deficit and nondeficit forms of schizophrenia: the concept. Am J Psychiatry 145: 578–583

Crow TJ (1980) Molecular pathology of schizophrenia: more than one dimension of pathology? Br J Psychiatry 260: 66–68

Crow TJ (1981) Positive and negative schizophrenic symptoms and the role of dopamine. Br J Psychiatry 137: 383–386

Crow TJ (1985) The two-syndrome concept: origins and current status. Schizophr Bull 11: 471–486

Fenton WS, McGlashan TH (1991) Natural history of schizophrenia subtypes. II. Positive and negative symptoms and long-term course. Arch Gen Psychiatry 48: 978–986

Häfner H, Maurer K (1991) Are there two types of schizophrenia? True onset and sequence of positive and negative syndromes prior to first admission. In: Mameros A, Andreasen NC, Tsuang MT (eds) Negative versus positive schizophrenia. Springer, Berlin Heidelberg New York Tokyo, pp 134–159

Häfner H, Riecher A, Maurer K, Meissner S, Schmidtke A, Fätkenheuer B, Löffler W, an der Heiden W (1990) Ein Instrument zur retrospektiven Einschätzung des Erkrankungsbeginns bei Schizophrenie (Instrument for the retrospective assessment of the onset of schizophrenia – „IRAOS") – Entwicklung und erste Ergebnisse. Z Klin Psychol 19: 230–255

Häfner H, Riecher-Rössler A, Hambrecht M, Maurer K, Meissner S, Schmidtke A, Fätkenheuer B, Löffler W, an der Heiden W (1992) IRAOS: an instrument for the assessment of onset and early course of schizophrenia. Schizophr Res 6: 209–223

Häfner H, Riecher-Rössler A, an der Heiden W, Maurer K, Fätkenheuer B, Löffler W (1993) Generating and testing a causal explanation of gender differences in age at first onset of schizophrenia. Psychol Med 23: 925–940

Jablensky A, Sartorius N, Ernberg G, Anker M, Korten A, Cooper JE, Day R, Bertelsen A (1992) Schizophrenia: manifestations, incidence and course in different cultures. A World Health Organization ten-country study. Psychol Med 20 [Suppl]

Jablensky A, Schwarz R, Tomov T (1980) WHO collaborative study on impairments and disabilities associated with schizophrenic disorders. Acta Psych Scand 285 [Suppl]: 152–163

Johnstone EC, Owens DGC, Frith CD, Crow TJ (1986) The relative stability of positive and negative features in chronic schizophrenia. Br J Psychiatry 150: 60–64

Kay SR (1991) Longitudinal course of negative symptoms in schizophrenia. In: Greden JF, Tandon R (eds) Negative schizophrenic symptoms: pathophysiology and clinical implications. American Psychiatric Press, Washington DC, London, pp 23–39

Knight RA, Roff JD, Barnett J, Moss JL (1979) Concurrent and predictive validity of thought disorder and affectivity: a 22 year follow-up of acute schizophrenics. J Abnorm Psychol 88: 1–12

Malla AK, Norman RMG, Williamson P (1993) Stability of positive and negative symptoms in schizophrenia. Can J Psychiatry 38: 617–621

Marneros A, Rohde A, Deister A (1995) Validity of the negative/positive dichotomy of schizophrenic disorders under long term conditions. Psychopathology 28: 32–37

Maurer K, Biehl H (1991) Models for the development of symptomatology and course of schizophrenia. In: Häfner H, Gattaz WF (eds) Search for the causes of schizophrenia, vol II. Springer, Berlin Heidelberg New York Tokyo, pp 77–93

Maurer K, Häfner H (1991) Dependence, independence or interdependence of positive and negative symptoms. In: Marneros A, Andreasen NC, Tsuang MT (eds) Negative versus positive schizophrenia. Springer, Berlin Heidelberg New York Tokyo, pp 160–182

Maurer K, Häfner H (1995) Epidemiologie positiver und negativer Symptome in der Schizophrenie. In: Häfner H (Hrsg) Was ist Schizophrenie? Fischer, Stuttgart, S 77–105

Ohta Y, Nagata K, Yoshitake K, Kawaguchi S, Tsukasaki M, Yamada Y, Takada K, Uchino J, Tominaga Y, Araki K, Michitsuji S, Nakama I, Nakane Y (1990) Changes in negative symptoms of schizophrenic patients two years later. Jpn J Psychiatry Neurol 44: 521–529

Pfohl B, Winokur G (1982) The evolution of symptoms in institutionalized hebephrenic/catatonic schizophrenics. Br J Psychiatry 141: 567–572

Pfohl B, Winokur G (1983) The micropsychopathology of hebephrenic/catatonic schizophrenia. J Nervous Mental Dis 171: 296–300

Pogue-Geile MF, Harrow M (1984) Negative and positive symptoms in schizophrenia and depression: a follow-up. Schizophr Bull 10: 371–385

Pogue-Geile MF, Harrow M (1985) Negative symptoms in schizophrenia: their longitudinal course and prognostic importance. Schizophr Bull 11: 427–439

Rey ER, Bailer J, Bräuer W, Händel M, Laubenstein D, Stein A (1994) Stability trends and longitudinal correlations of negative and positive syndromes within a three-year follow-up of initially hospitalized schizophrenics. Acta Psych Scand 90: 405–412

Ring N, Tantam D, Montague L, Morris J (1991) Negative symptoms in chronic schizophrenia: relationship to duration of illness. Br Psychiatry 159: 495–499

Roff JD, Knight R (1978) Young adult schizophrenics: prediction of outcome and antecedent childhood factors. J Consult Clinic Psychol 46: 947–952

Sartorius N, Jablensky A, Korten A, Ernberg G, Anker M, Cooper JE, Day R (1986) Early manifestations and first-contact incidence of schizophrenia in different cultures. Psychol Med 16: 909–928

Schubart C, Krumm B, Biehl H, Maurer K, Jung E (1987) Factors influencing the course and outcome of symptomatology and social adjustment in first-onset schizophrenics. In: Häfner H, Gattaz WF, Janzarik W (eds) Search for the causes of schizophrenia. Springer, Berlin Heidelberg New York Tokyo, pp 89–106

Tandon R (1991) Negative symptoms of schizophrenia: the need for conceptual clarity. (Editorial) Biological Psychiatry 30: 321–325

Whiteford H, Peabody C (1989) The differential diagnosis of negative ssymptoms in chronic schizophrenia. Aust NZ J Psychiatry 23: 491–496

Wing JK (1978) Clinical concepts of schizophrenia. In: Wing JK (ed) Towards a new synthesis. Academic Press, London

Wing JK, Cooper JE, Sartorius N (1974) Measurement and classification of psychiatric symptoms. Cambridge University Press, London

World Health Organization (1973) The international pilot study of schizophrenia. Vol I: Results of the initial evaluation phase. WHO, Geneva

World Health Organization (1979) Schizophrenia. An international follow-up study. Wiley, Chichester

Korrespondenz: Dr. Kurt Maurer, Zentralinstitut für Seelische Gesundheit, J 5, D-68159 Mannheim, Bundesrepublik Deutschland.

Differentialdiagnostik von Paranoia und paranoider Schizophrenie mittels AMDP-Syndromen

R. Bottlender, P. Hoff und A. Strauss

Psychiatrische Klinik der Ludwig-Maximilians-Universität München,
Bundesrepublik Deutschland

Einleitung

Anders als bei den Diagnosen der somatischen Medizin, die sich neben der klinischen Symptomatologie oft auch auf eine bekannte Ätiologie berufen können, ist letztere bei vielen psychiatrischen Krankheiten zumeist erst ansatzweise verstanden. Kraepelin sah in der stimmigen Zuordnung von Symptomatik, pathologischer Anatomie und Ätiologie den Ausdruck von „natürlichen Krankheitseinheiten". Ein wichtiger Aspekt dieser Kraepelinschen Entitäten sind die Verlaufscharakteristika, welche neben der zeitlichen Dimension auch charakteristische syndromale Veränderungen mit prognostischer Wertigkeit implizieren. So verläuft das paranoid-halluzinatorische Syndrom der Schizophrenie z.B. relativ häufig zu einem unproduktiven Residualsyndrom mit vorherrschender Negativsymptomatik. Gerade letztere gewinnt in neuerer Zeit eine immer größere Bedeutung in der Diagnostik der Schizophrenie und wird von verschiedenen Autoren sogar als schizophreniespezifischer angesehen als die sogenannte Positivsymptomatik, über welche die nosologische Zuordnung psychiatrischer Krankheitsbilder in der Vergangenheit hauptsächlich erfolgte. Die Paranoia, schon immer eine kontrovers beurteilte Erkrankung, wurde so einmal als „psychotische Entwicklung" mit einem chronischen, umschriebenen systematisierten Wahn bei sonst völliger Besonnenheit des Betroffenen gesehen (Kraepelin, 1913; Gaupp, 1947; Kretschmer, 1950), andere wieder ordneten sie den manisch-depressiven Erkrankungen (Specht, 1908; Ewald, 1925) oder dem schizophrenen Formenkreis (Schneider, 1987; Leonhard, 1950) zu. Ziel der vorliegenden retrospektiven Studie war es, die beiden Diagnosen „Paranoia" und „paranoide Schizophrenie" im Sinne des ICD-9 und ICD-10 anhand von ausgewählten AMDP-Syndromen miteinander zu vergleichen und deren Bedeutung für die Differentialdiagnostik dieser Diagnosen zu ermitteln.

Methodik

In die vorliegende Studie wurden Patienten der Universitätsnervenklinik München aus dem Zeitraum 1980–1993 aufgenommen, welche die diagnostischen Leitlinien für eine Paranoia (ICD-9: 297.1, ICD-10: F22.0) erfüllten und bei denen mindestens in zwei stationären Aufenthalten diese Diagnose gestellt wurde und im gesamten Verlauf kein Wechsel in eine andere diagnostische Kategorie erfolgte. Ausschlußkriterien waren eindeutige persistierende Erst-Rangsymptome nach Kurt Schneider und Hinweise auf eine organische Ätiologie der Störung. Jedem Paranoia-Patienten wurde ein nach Alter, Geschlecht und Krankheitsdauer gematchter Patient mit einer paranoiden Schizophrenie (ICD-9: 295.3, ICD-10: F20.0) zugeordnet (Pair-Matching). Die Einschlußkriterien waren für diese Matchgruppe bezüglich der stationären Aufenthalte und Stabilität der Diagnose dieselben wie für die Paranoiagruppe. Anhand der mit dem Text der Krankenakte abgeglichenen AMDP-Befunde von zwei stationären Aufenthalten beider Diagnosegruppen wurden jeweils aus dem Aufnahme- und Entlassungsbefund die Summenscores verschiedener AMDP-Syndrome (Gebhardt et al., 1983) und der AMDP-Negativskala (Angst et al., 1989), im folgenden Negativ-Syndrom genannt, berechnet und ein Inter- und Intra-Gruppen-Vergleich durchgeführt. Die Negativskala von Andreasen (SANS) ist mit den 14 AMDP-Symptomen der Negativskala nach Angst hoch korreliert (Strautmann, 1988). Die Nullhypothese, daß die ermittelten Stichprobenmittelwerte der berechneten AMDP-Syndrome der Diagnosekategorien „Paranoia" und „paranoide Schizophrenie" keine Unterschiede aufweisen, wurde über alle 20 Aufnahme- und Entlassungs-Befunde auf Signifikanz getestet (T-Test). Zur Berechnung der Korrelationswerte verwendeten wir die Pearson Korrelations-Matrix (Tabelle 1).

Ergebnisse

Von allen stationären Patienten, die im Zeitraum von 1980 bis 1993 aufgenommen wurden, erhielten nur 80 die Diagnose Paranoia (ICD-9: 297.1), insgesamt erfüllten nur 10 Patienten (6 Frauen, 4 Männer) die Einschluß-

Tabelle 1. Zusammensetzung der einzelnen Syndrome (Begriffe entsprechend den AMDP-Symptomen)

1) Paranoid-halluzinatorisches Syndrom:

Wahnstimmung, Wahn-Wahrnehmung, Wahn-Einfall, Wahn-Gedanken, system. Wahn, Wahn-Dynamik, Beziehungswahn, Beeinträcht.-Verfolg. Wahn, Stimmenhören, Körperhalluzinationen, Depersonalisation, Gedankenentzug, andere Fremdbeeinflussung

2) Negativ-Syndrom (nach Angst et al.):

Konzentrationsst., gehemmtes Denken, verlangsamtes Denken, eingeengtes Denken, gesperrtes Denken, inkohärentes Denken, Gefühl der Gefühllosigkeit, affektarm, Parathymie, affektstarr, antriebsarm, mutistisch, sozialer Rückzug, verminderte Libido

3) Apathie-Syndrom:

Gehemmtes Denken, verlangsamtes Denken, umständliches Denken, eingeengtes Denken, affektarm, affektstarr, antriebsarm, sozialer Rückzug

4) Depressives Syndrom:

Grübeln, Gefühl der Gefühllosigkeit, Störung Vitalgefühl, deprimiert, hoffnungslos, Insuffizienzgefühl, Schuldgefühl, antriebsgehemmt, morgens schlechter, Durchschlafstörungen, verkürzte Schlafdauer, Früherwachen, Appetit vermindert

Differentialdiagnostik von Paranoia und paranoider Schizophrenie   243

kriterien unserer Studie. Das durchschnittliche Alter der Paranoia-Gruppe lag bei 43,2 Jahren, das der Schizophrenie-Gruppe bei 44,9 Jahren. Der Zeitraum, der zwischen den beiden untersuchten stationären Aufnahmen lag, betrug für die Paranoia-Gruppe durchschnittlich 2,75 Jahre, für die Schizophrenie-Gruppe 2,0 Jahre.

Im statistischen Vergleich der gebildeten Summenscores zeigten sich folgende Ergebnisse:

1) Die Gesamtpopulationen beider Diagnosegruppen unterschieden sich in der Ausprägung des paranoid-halluzinatorischen Syndroms (PHS) lediglich im AMDP-Entlassungsbefund, nicht aber bei der Aufnahme, wobei das PHS in der Paranoia-Gruppe bei Entlassung signifikant stärker ausgeprägt war als in der Schizophrenie-Gruppe (p = 0,028) (Abb. 1). Dieser Befund bestätigt die klinische Erfahrung, daß das wahnhafte Erleben der Paranoiker therapieresistenter ist als das der Schizophrenen. Der Vergleich des PHS zwischen Frauen und Männern der untersuchten Gesamtpopulationen bestätigt trendmäßig die Befunde für die Gesamtpopulation, was eine interne Validierung bedeutet und zeigt außerdem, daß die Frauen im PHS tendenziell höher bewertet werden als die Männer.

2) Das Apathie-Syndrom (AS) (Abb. 2) wie auch das Negativ-Syndrom (NS) (Abb. 3) war sowohl im AMDP-Aufnahme- als auch AMDP-Entlassungs-Befund bei den paranoid-schizophrenen Patienten signifikant

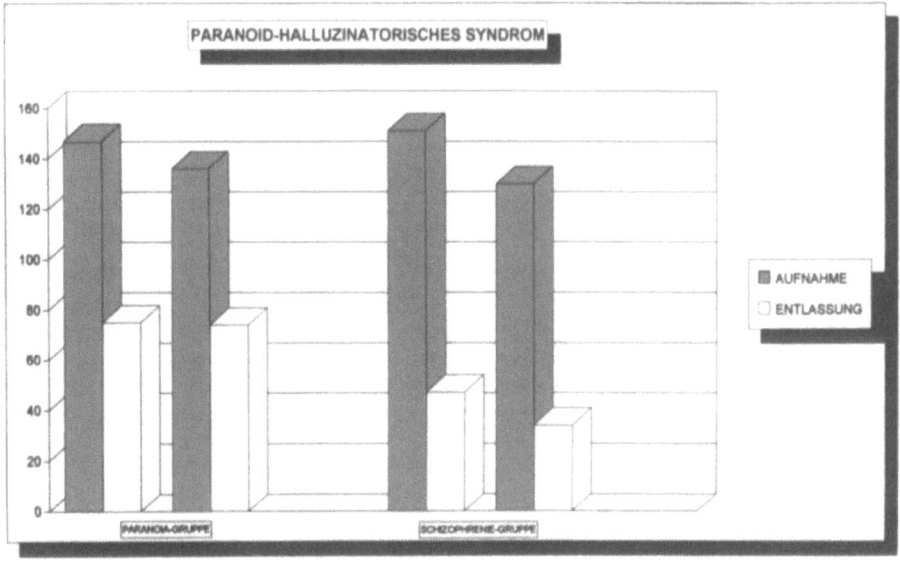

Abb 1. Paranoid-halluzinatorisches Syndrom: Vergleich der beiden Aufnahmen (grau) und Entlassungen (weiß) der Paranoiker und paranoid schizophrenen Patienten. Gesamte Aufnahme (Paranoia)/gesamte Aufnahmen (Schizophrenie): p = 0,945; gesamte Entlassungen (Paranoia)/gesamte Entlassungen (Schizophrenie): p = 0,028; Maximalscore = 390

bis hochsignifikant stärker ausgeprägt als bei den Paranoikern. Beide Syndrome zeigten untereinander eine hohe Korrelation (Tabelle 2).
3) Die Unterschiede in der Ausprägung der Negativsymptomatik und den daraus sich ableitenden sozialen Folgen spiegelt sich auch in den gefundenen GAS-Werten (Global Assessment Scale mit Werten von 0–100) wieder. Hier erreicht die Paranoia-Gruppe bei Aufnahme und Entlassung signifikant höhere GAS-Werte als die Schizophrenie-Gruppe (Tabelle 3), was für die bessere soziale Anpassung der Paranoiker spricht. Die Befunde der Gesamtpopulationen zeigen sich auch im Geschlechtervergleich. Hierbei ist besonders interessant, daß die in den AMDP-Aufnahme und AMDP-Entlassungs-Befunden höchsten Summen-Scores für NS und AS (Tabelle 3) von schizophrenen Männern erreicht werden.

Diskussion

Insgesamt zeigte sich, daß das paranoid-halluzinatorische Syndrom zur Differenzierung zwischen Paranoia und paranoider Schizophrenie wenig geeignet erscheint, wobei einzelne Items des Syndroms wie z.B. akustische Halluzinationen bei schizophrenen Patienten erwartungsgemäß häufiger anzutreffen sind, andererseits bei nur kurzzeitigem Auftreten die Diagnose einer Paranoia jedoch nicht ausschließen. Dieser Befund wird durch an-

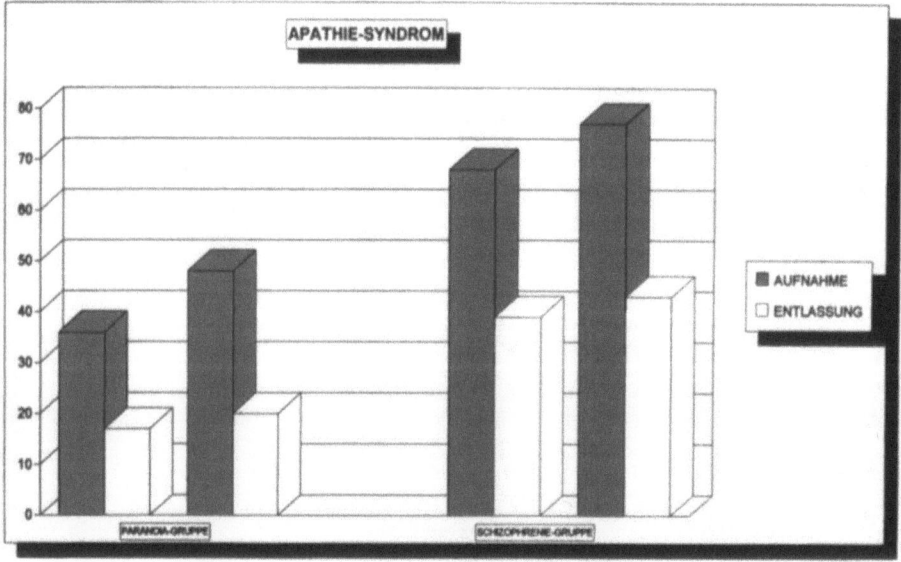

Abb 2. Apathie-Syndrom: Vergleich der beiden Aufnahmen (grau) und Entlassungen (weiß) der Paranoiker und paranoid schizophrenen Patienten. Gesamte Aufnahmen (Paranoia)/ gesamte Aufnahmen (Schizophrenie): p = 0,012; gesamte Entlassungen (Paranoia)/gesamte Entlassungen (Schizophrenie): p = 0,031; Maximalscore = 240

dere Untersuchungen bestätigt. So konnten Mauri et al. (1992) bei 101 Patienten mit psychotischen Symptomen, die nach DSM-III-Kriterien den Diagnosen Paranoia, Schizophrenie, schizoaffektiven und affektiven Störungen zugeordnet wurden, keine signifikanten Unterschiede im paranoiden und halluzinatorsichen Erleben finden. Der von uns gefundene Unterschied in der Ausprägung der Negativsymptomatik dahingegen ist besonders deutlich und überwiegt bei den paranoid-schizophrenen Patienten schon zu Beginn der Erkrankung hochsignifikant. Dieser Befund ist

Tabelle 2. Pearson Korrelations-Matrix

	Apathie-S. bei Aufnahme (Paranoia)	Depressives S. bei Aufnahme (Paranoida)	Apathie-S. bei Aufnahme (Schizophrenie)	Depressives S. bei Aufnahme (Schizophrenie)
Negativ-S. bei Aufnahme (Paranoia)	k = 0,929	k = 0,662	–	–
Apathie-S. bei Aufnahme (Paranoia)	–	k = 0,574	–	–
Negativ-S. bei Aufnahme (Schizophrenie)	–	–	k = 0,733	k = 0,144
Apathie-S. bei Aufnahme (Schizophrenie)	–	–	–	k = 0,010

Tabelle 3. Vergleich der Syndromausprägungen von Paranoikern und Schizophrenen in der Gesamtpopulation und nach Geschlecht getrennt

	Gesamt		Frauen		Männer	
	A(P/S)	E(P/S)	A(P/S)	E(P/S)	A(P/S)	E(P/S)
PHS, MS = 390	283/281	149/81**	305/323	146/95*	250/218	153/60**
NS, MS = 420	99/211***	48/105**	106/196**	46/84*	88/233***	50/138**
AS, MS = 240	84/145**	37/82**	96/132*	36/65*	65/165***	38/108**
DS, MS = 390	117/160*	29/36	103/184*	27/36	141/101*	33/36
GAS, MS = 2000	807/678**	1211/962*	723/650*	1088/1027	933/720**	1396/866*

Zur Vergleichbarkeit der geschlechtsspezifischen Daten mit der Gesamtpopulation wurde der jeweils gefundene Durchschnittswert für Frauen und Männer auf die Gesamtpopulation hochgerechnet
MS Maximalscore; *A(P/S)* gesamte Aufnahme (Paranoia/Schizophrenie); *E(P/S)* gesamte Entlassungen (Paranoia/Schizophrenie); * $p < 0,5$; ** $p < 0,05$; *** $p < 0,005$

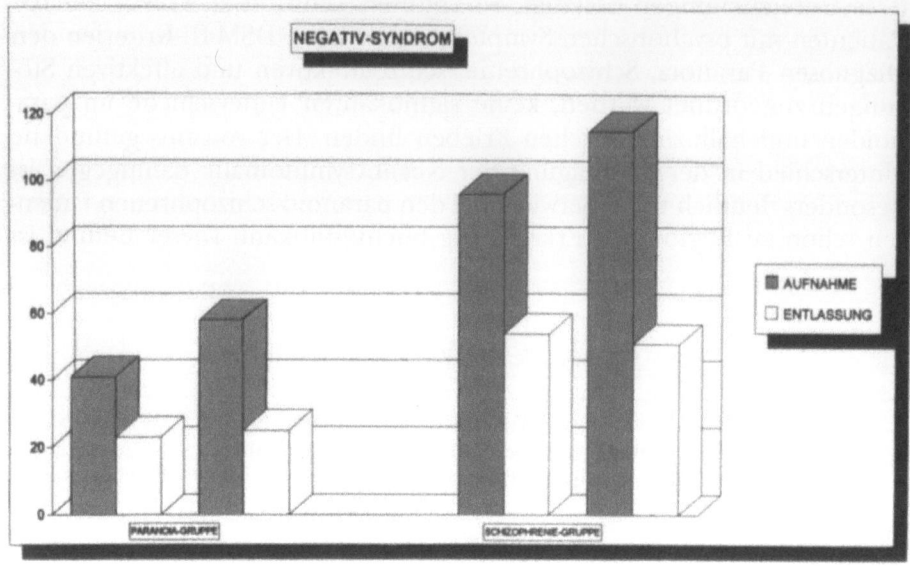

Abb 3. Negativ-Syndrom: Vergleich der beiden Aufnahmen (grau) und Entlassungen (weiß) der Paranoiker und paranoid schizophrenen Patienten. Gesamte Aufnahmen (Paranoia)/ gesamte Aufnahmen (Schizophrenie): $p < 0{,}001$; gesamte Entlassungen (Paranoia)/gesamte Entlassungen (Schizophrenie): $p = 0{,}028$; Maximalscore = 420

konsistent mit den Ergebnissen anderer Autoren (Andreasen et al., 1991; Häfner, 1993; Mauri et al., 1992), welche der Negativsymptomatik einen schizophreniespezifischeren Charakter beimessen als der sogenannten Positivsymptomatik, die hauptsächlich mit dem paranoid-halluzinatorischen Syndrom erfaßt wird. Andere Arbeitsgruppen (Klosterkötter et al., 1994) hingegen fanden, daß ausschließlich das paranoid-halluzinatorische Syndrom die ICD-10-Diagnose-Gruppe F2 signifikant von den anderen Diagnosegruppen abhebt und das Negativ-Syndrom (NAMDP-Symptome nach Angst et al., 1989) die Gruppe F2 signifikant nur gegenüber den Diagnosegruppen F1, F4 und F6 zu trennen vermag. Dem ist zu entgegnen, daß damit noch keine Aussage über die gruppeninterne Trennschärfe der genannten Syndrome getroffen ist. Die ICD-10-Kategorie F2 setzt sich aus den schizophrenen, schizoaffektiven und wahnhaften Störungen zusammen. Es ist a priori nicht davon ausgehen, daß sich die Negativsymptomatik bei jeder dieser Störungen in gleichem Maße ausgeprägt findet. Bei einer signifikant geringeren Negativsymptomatik der wahnhaften und schizoaffektiven Störungen im Vergleich zu den schizophrenen Störungen würde die Mittelung der Negativsymptomatik über die drei genannten Störungen, wie in der Untersuchung von Klosterkötter et al. vorgenommen, einen methodisch bedingten Spezifitätsverlust der Negativsymptomatik bedeuten. Unsere Daten sprechen dafür, daß sich dies tatsächlich so verhält. Die Negativsymptomatik scheint im Unterschied zur Positivsymptomatik innerhalb der verschiedenen Störungen der Diagnose-Gruppe F2 des ICD-10 unter-

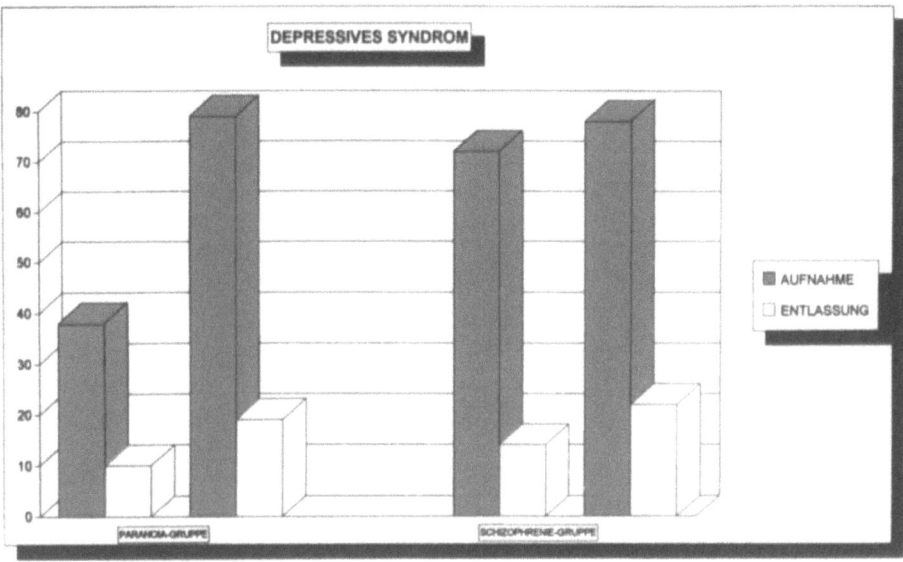

Abb 4. Depressives Syndrom: Vergleich der beiden Aufnahmen (grau) und Entlassungen (weiß) der Paranoiker und paranoid schizophrenen Patienten. Gesamte Aufnahmen (Paranoia)/gesamte Aufnahmen (Schizophrenie): p = 0,358; gesamte Entlassungen (Paranoia)/ gesamte Entlassungen (Schizophrenie): p = 0,61; Maximalscore = 390

schiedlich stark ausgeprägt und damit besser zur Differentialdiagnostik der einzelnen Störungen geeignet. Die geringe Korrelation des depressiven Syndroms (Abb. 4) mit dem Negativ- und Apathie-Syndrom zeigt, daß das depressive Syndrom (Abb. 4) qualitativ etwas anderes mißt als die beiden anderen und damit als eigenständiges Syndrom sinnvoll ist. Das Negativ-Syndrom korreliert mit dem Apathie-Syndrom bei Paranoikern mit einem Korrelationsindex von 0,929, bei Schizophrenen jedoch nur mit einem Korrelationsindex von 0,733. Dieser Unterschied kommt wahrscheinlich dadurch zustande, daß Items wie „gesperrtes Denken", „inkohärentes Denken" oder „Parathymie" etc., die im Negativ-Syndrom nicht, aber beim Apathie-Syndrom eingeschlossen sind, bei Paranoikern nur selten, bei der Schizophrenie jedoch relativ häufig anzutreffen sind. Werden diese Items nicht genannt, wie bei Paranoikern, so ist das Negativ-Syndrom mit dem Apathie-Syndrom (siehe Tabelle 1) nahezu identisch, und beide Syndrome korrelieren naturgemäß sehr hoch miteinander. Bei Schizophrenen hingegen werden diese Items im Negativ-Syndrom recht häufig genannt, so daß der Unterschied zum Apathie-Syndrom größer und die Korrelation beider Syndrome untereinander geringer wird. Wie wir zeigen konnten, unterscheidet sich die Negativsymptomatik bei den untersuchten Diagnosen zwar signifikant, ist jedoch nicht hochspezifisch nur bei der Schizophrenie anzutreffen. Dies zeigt ein prinzipielles Problem der bisher angewandten Negativskalen, die insgesamt so zusammengestellt sind, daß sie den Grad der Ausprägung der Negativsymptomatik zwar gut erfassen, aber durch

Items wie z.B. „sozialer Rückzug", „verlangsamtes Denken" etc., die bei vielen verschiedenen Diagnosen anzutreffen sind, an Trennschärfe einbüßen. Möglicherweise ließen sich durch faktorenanalytische Untersuchungen der angewandten Negativskalen Subskalen mit hoher Trennschärfe bilden, die ein zur operationalen Diagnostik brauchbares differentialdiagnostisches Instrument sein könnten.

Literatur

American Psychiatric Association (1987) DSM-III-R. Washington
Andreasen NC (1982) Negative symptoms in schizophrenia: definition and reliability. Arch Gen Psychiatry 39: 784–788
Angst J, et al (1989) Effect of neuroleptics on positive and negative symptoms and deficit state. Psychopharmacology 99: S 41–46
Ewald G (1925) Das manische Element in der Paranoia. Arch Psychiatr Neurol 75: 665–722
Gaupp R (1947) Zur Lehre von der Paranoia. Nervenarzt 18: 167–169
Gebhardt R, et al (1983) Skalenbildung im AMDP-System. Arch Psychiatr Nervenkr 233: 223–245
Häfner H (1993) What is schizophrenia? Neurol Psychiatry Brain Res 2: 36–52
ICD-10 (1991) Internationale Klassifikation psychischer Störungen. Hans Huber, Bern Göttingen Toronto
Kaschka W, Lungershausen E (1991) Paranoide Störungen. Springer, Berlin Heidelberg New York Tokyo
Klosterkötter J (1994) Positive oder negative Symptome, was ist brauchbarer für die Diagnose Schizophrenie? Nervenarzt 65: 444–453
Kraepelin E (1913) Psychiatrie, 8. Aufl, Bd III, 2. Teil. Barth, Leipzig
Kretschmer E (1950) Der sensitive Beziehungswahn, 3. Aufl. Springer, Berlin Göttingen Heidelberg
Leonhard K (1950) Eine Sippe affektvoller Paraphrenie mit gehäufter Erkrankung aus verwandten Ehen. Zugleich ein Beispiel zur Frage der Paranoia. Arch Psychiatr Z Neurol 184: 291–356
Mauri M, et al (1992) Psychotic symptom patterns and the diagnosis of schizophrenia. Psychopathology 25: 5–10
Minas H, et al (1994) Positive and negative symptoms in the psychoses: principal components analysis of items from scale for the assessment of positive symptoms and the scale for the assessment of negative symptoms. Comp Psychiatry 35: 135–144
Schneider K (1987) Klinische Psychopathologie, 13. Aufl. Thieme, Stuttgart
Specht G (1908) Über die klinische Kardinalfrage der Paranoia. Centralbl Nervenheilkd 31: 817–867
Strautmann D (1988) Sogenannte Minussymptome bei chronischer Schizophrenie. Eine psychopathologische Untersuchung an 50 stationären Patienten. Med. Dissertation, Zürich

Korrespondenz: Dr. R. Bottlender, Psychiatrische Klinik der Ludwig-Maximilians-Universität München, Nußbaumstraße 7, D-80336 München, Bundesrepublik Deutschland.

Messung kognitiv-psychophysiologischer Korrelate schizophrener Minussymptomatik

B. Wiebel

Abteilung für Psychologische Medizin, Ev. Krankenhaus Lütgendortmund, Dortmund, Bundesrepublik Deutschland

Zusammenfassung

In der vorgestellten Untersuchung werden kognitiv-psychophysiologische Leistungsmuster (Ergebnisse einer neuropsychologischen Testbatterie und elektrodermale Aktivierungs-Parameter) in verschiedenen Diagnosegruppen verglichen, im Hinblick auf mögliche kognitiv-psychophysiologische Korrelate schizophrener Minussymptomatik. Verglichen werden Diagnosegruppen, für die das Vorliegen schizophrener Minussymptomatik eher typisch bzw. untypisch ist (mehrfach an Schizophrenie Erkrankte vs. mit schizophrener Symptomatik Ersterkrankte und Patienten mit schizoaffektiver Psychose). Aufgrund der Ergebnisse der neuropsychologischen Testung und der während der Testung erhoben Maße elektrodermaler Aktivierung ließen sich diese Gruppen in einem diskriminanzanalytischen Modell zu 91% trennen.

Einführung

Bei an Schizophrenie Erkrankten sind elementare Prozesse der Informationsverarbeitung gestört. In älteren Theorien wurden insbesondere „Störungen der selektiven Aufmerksamkeit" im Sinne eines defekten Filters als grundlegend für die Informationsverarbeitung Schizophrener angesehen. Im Rahmen der in letzter Zeit diskutierten neuronalen und quasineuronalen „konnektionistischen" Modelle der Informationsverarbeitung (Neumann, 1992; Prinz, 1992; Stoffer, 1992) werden charakteristische Störungen nicht in den einzelnen Prozessen, sondern in ihrer Koordination gesucht (Carpenter und Grossberg, 1987; Posner und Peterson, 1990). Die Besonderheit schizophrener Informationsverarbeitung wird in einer mangelnden Interaktion konzeptbildender und vergleichender (präfrontal lokalisierter bzw. temporal-limbisch lokalisierter) Funktionen bei der Reizentdeckung, Reizverarbeitung und Reaktionsauswahl gesehen (Frith, 1992; Gray et al., 1991; Straube und Oades, 1992). Konzeptbildende Funktionen betreffen u.a. die Nutzung von Kontextinformationen des externen

Signalinput für Vergleichsprozesse mit internen Reizrepräsentationen (Carpenter und Grossberg, 1987) und Ereignismodellen (Prinz, 1992) sowie die Planung und Zielsetzung von Verhaltenssequenzen (Karnath, 1993; Neumann, 1992; Straube und Oades, 1992).

Die Fähigkeit der Modulation psychophysiologischer Aktivierungs- bzw. Arousalniveaus ist bei Schizophrenen reduziert, insbesondere in Anforderungssituationen (Andres und Brenner, 1990; Mussgay et al., 1993). In verschiedenen Studien mit überwiegend chronisch Schizophrenen wurden bei kognitiven Aktivitäten reduzierte Arousalniveaus gefunden (Albus et al., 1980; Andres und Brenner, 1990; Kelly, 1980; Zahn et al., 1981). Bei Patienten mit Minussymptomen und Denkstörungen, aber auch bei Patienten mit affektiven Störungen wurden reduzierte elektrodermale Orientierungsreaktionen im Sinne der „Nonresponse" festgestellt (Bernstein, 1964), unabhängig von der neuroleptischen Medikation (Bernstein et al., 1981; Gruzelier, 1976; Straube, 1979; Straube und Oades, 1992). Straube (1979) und Johnson (1985) interpretieren das psychophysiologische Reagibilitätsdefizit bei Schizophrenen mit Minussymptomatik, insbesondere bei chronisch Schizophrenen, als Manifestation eines gegen Überstimulation gerichteten protektiven Bewältigungsversuchs. Erhöhte Vulnerabilität für psychotische Dekompensation drückt sich in kognitiv-psychophysiologischen Reaktionsformen aus. Ein Reaktionsmuster ist die erhöhte elektrodermale Response in nicht beanspruchenden Situationen bei zugleich niedriger Response in beanspruchenden Situationen (Straube und Oades, 1992), ein anderes die erhöhte elektrodermale Response als Reaktion auf emotionale Belastung („expressed emotion") bei erniedrigter Response während kognitiver Belastung (Mussgay et al., 1993; Olbrich, 1994).

Erniedrigte oder erhöhte Arousalniveaus sind Indikatoren für gestörte Prozesse der Informationsverarbeitung bei Schizophrenen. Ein Erklärungsmodell bietet die Yerkes-Dodson-Regel (Yerkes und Dodson, 1908) im Sinne einer umgekehrten U-Funktion zwischen Arousalniveau und Niveau der Informationsverarbeitung und Verhaltensorganisation. Sowohl Hyperarousal als auch Hypoarousal sind mit einer reduzierten Verarbeitungseffizienz verbunden und bewirken Verhaltensdesorganisation. Schizophrene mit Minussymptomatik bzw. Typ-II-Symptomatik sind in Reaktionstests verlangsamt (Straube und Oades, 1992). Frith und Done (1988) nehmen ursächlich eine verminderte Intentionalität zur Initiierung von Handlungen an, bei unbeeinträchtigter allgemeiner Reagibilität auf Stimuli. Minussymptomatik wird von einigen Autoren verstanden als eine Form der Adaptation des gestörten informationsverarbeitenden Systems i.S. eines „Potentialverlustes" (Huber, 1986).

Nach Kukla und Gold (1991) haben im Gegensatz zu objektiven Verhaltensanalysen im Labor (z.B. die audiovisuelle Erfassung und objektivierende Bewertung von Mimik, Gestik und Phonik; Gaebel, 1990) kognitive Testverfahren noch nicht das Niveau von objektiven leistungsdiagnostischen Erfassungsmethoden für schizophrene Minussymptomatik erreichen können (Green und Walker, 1985; Harvey et al., 1988; Nuechterlein et al., 1986; Walker und Harvey, 1986). Messungen der elektrodermalen

Aktivität zeigen zwar niedrigere Aktivierungswerte bei Schizophrenen mit Minussymptomatik, aber auch bei anderen Patientengruppen, z.B. depressiven Patienten (Bernstein et al., 1988; Giedke et al., 1982; Straube und Oades, 1992).

Diese Pilotstudie ist Teil einer größeren Studie zur Validierung einer neuropsychologischen Testbatterie (TESTBAT, Wiebel et al., 1995) an psychiatrischen Patienten. Über Untersuchungsergebnisse zur Validität dieser Testbatterie bei Schizophrenen wurde bereits berichtet (Wiebel, 1995). Die hier vorgestellten Daten beziehen sich auf eine Teilpopulation von psychiatrischen Patienten, bei denen parallel zur Durchführung der Testbatterie Hautwiderstandsmessungen durchgeführt worden waren. Auf die übliche Messung schizophrener Minussymptomatik mit psychopathometrischen Verfahren (z.B. SANS; Andreasen, 1981) wurde verzichtet. Es ist aufgrund zahlreicher Belege in der Literatur (z.B. Kukla und Gold, 1991; Straube und Oades, 1992) davon auszugehen, daß Minussymptomatik in der Gruppe der mehrfacherkrankten Schizophrenen häufiger, dagegen seltener bereits bei Ersterkrankten und bei Patienten mit schizoaffektiver Psychose (z.B. Dilling et al., 1991; Guze, 1984) vorzufinden ist. Die mehrfach an Schizophrenie Erkrankten stellen die Gruppe der potentiellen Symptomträger (Minussymptomatik als häufiges Merkmal) in diesem Ansatz dar. Kontrollgruppen (Minussymptomatik als seltenes Merkmal) sind die schizoaffektiv Erkrankten und die mit schizophrener Symptomatik Ersterkrankten.

Methoden

Studiendesign und Stichproben

Die gesamte Evaluationsuntersuchung des kognitiv-psychophysiologischen Meßinstrumentes erfolgte über mehrere klinische Stichproben (erstmals mit schizophrener Symptomatik Erkrankte [SCHE], mehrfach an Schizophrenie Erkrankte [SCHM], schizoaffektive Psychose [SCHA], Neurose [NEU], Persönlichkeitsstörung [PERS], Depression [DP]; Diagnosen nach ICD-10). An dieser Stelle wird über die Ergebnisse der Untersuchungen mit den Stichproben SCHE, SCHM und SCHA berichtet. Zur Darstellung der Messungen der Elektrodermalen Aktivierung (EDA) im Vergleich der Diagnosegruppen werden auch die Ergebnisse der Stichproben NEU, PERS und DP aufgeführt (s. Tabelle 2). Das Design der Studie orientiert sich an einer Forderung von Chapman und Chapman (1973), zur spezifischen Erfassung von Defizienzen in Schizophreniestudien sowohl parallelisierte Stichproben als auch parallelisierte Testaufgaben zu verwenden (Straube und Oades, 1992). Parallelisierte Testverfahren und Testbedingungen sind z.B. REAK1 vs. PHAS, SEL vs. UNT, SENSRRli vs. SENSRRlk (zu den Abkürzungen s. u.).

In die Untersuchung sind alle Patienten dieser Diagnosegruppen aufgenommen, die seit Einführung der EDA-Erfassung während der Durchführung der neuropsychologischen Testbatterie in der Routinediagnostik unserer Klinik (Dezember 1993) getestet worden sind. Die Stichprobe SCHE hatte folgende Zusammensetzung nach den ICD-10-Diagnosekriterien (Dilling et al., 1991): F20.0: N = 9, F20.1: N = 1, F23.2: N = 4. Stichprobe SCHM hatte folgende Zusammensetzung: F20.0: N = 15, F20.1: N = 3, F20.5: N = 5). Die 21 Patienten mit schizoaffektiver Psychose entsprachen den Diagnosekriterien nach F25.0: N = 5, F25.1: N = 9 und F25.2: N = 7, die Patienten mit depressiver Störung entsprachen den Diagnosekriterien F33.

Der Neuroleptika-Einfluß wurde für die Patienten mit schizophrener Symptomatik oder schizoaffektiver Psychose über Chlorpromazin-Äquivalente kontrolliert. Mit Neuroleptika be-

Tabelle 1. Stichproben

	SCHE	SCHM	SCHA	NEU	PERS	DP
N	14	23	21	11	18	19
Alter	28,3*	36,8	38,0	32,4	30,9	52,3
m : w	6 : 8	10 : 13	10 : 11	3 : 8	11 : 7	6 : 13
JERK		11,8	8,5			
TTAG	24,2	30,5	38,2			
MED	248	377	254			
ACHOL	2,0	2,1	2,3			

SCHE mit schizophrener Symptomatik Ersterkrankte; *SCHM* Schizophrenie-Mehrfacherkrankte; *SCHA* schizoaffektive Psychose; *NEU* Neurose; *PERS* Persönlichkeitsstörung; *DP* Depression; m : w Verhältnis männlich/weiblich; *JERK* Erkrankungsdauer in Jahren; *TTAG* Behandlungstage bis zum Testtermin; *MED* Chlorpromazin-Äquivalenz; *ACHOL* anticholinerge Neuroleptika-Wirkung (*1* schwach, *2* mittel, *3* stark); * sign. vs. *SCHM* und *SCHA* (p < 0,05), Mann-Whitney-U-Test, zweiseitige Testung

handelte Patienten anderer Diagnosegruppen waren aus der Studie ausgeschlossen. Anticholinerg wirkenden Neuroleptika wird von einigen Autoren ein unmittelbarer Einfluß auf die EDA (erniedrigte EDA-Response) zugeschrieben (Green und Nuechterlein, 1988; Green et al., 1989; zsfd. Boucsein, 1988; zsfd. Straube und Oades, 1992). Zur Kontrolle dieses möglichen Einflusses wurde diese Wirkung aufgrund der Rezeptorbindungsprofile (Riederer et al., 1992) nach einer groben Klassifizierung der verordneten Neuroleptika eingeschätzt (1: wenig, 2: mittel und 3: stark). Die ersterkrankten Schizophrenen waren durchschnittlich jünger. Es ergaben sich signifikante Altersunterschiede zu den mehrfacherkrankten Schizophrenen und den Patienten mit schizoaffektiver Psychose (< 0,05: Mann-Whitney U Test, zweiseitige Testung). Bei den durchschnittlichen Neuroleptikadosen ergaben sich keine signifikanten Unterschiede.

Durchführung der Testuntersuchung

Die Testungen erfolgten morgens vor Verabreichung der ersten Medikation und wurden im Rahmen der testdiagnostischen Routine der Klinik von einer hierfür speziell geschulten Mitarbeiterin durchgeführt. Eine akute Symptomatik bestand zum Testzeitpunkt nicht mehr. Während der Durchführung der ca. 50 minütigen computergestützten standardisierten neuropsychologischen Testbatterie (Wiebel et al., 1995) wurde der Hautwiderstand an Zeige- und Ringfinger der nichtdominanten Hand des Patienten gemessen. Die Testung wurde erst nach Abklingen initialer Hautwiderstandsänderungen begonnen. In dieser Zeit wurde schon mit der Instruktion für den ersten Test begonnen. Die Hautwiderstandmessung erfolgte kontinuierlich während der Testphasen der Testbatterie. Für die Dauer der Übungsphasen wurde die Messung gestoppt.

Messung der elektrodermalen Aktivierung

Als Meßinstrument wurde ein Treichler TES-622 verwendet, angeschlossen war ein Delphin Control-300 A-D-Wandler. Datenaufzeichnung und graphische Darstellung geschah mittels Delphin MEDANA-Software (Abtastrate: 2/Sekunde). Als Elektroden wurden Metallelektroden mit Klettband verwendet. Die Auswertung bezog die Messungen aus den Testphasen der ersten 11 Tests (Dauer: ca. 25 Minuten) ein. In dieser Zeit waren die Elektroden kontinuierlich angebracht. Die nichtdominante Hand lag während der Messung auf einem Kissen. Die ruhige und entspannte Lage der Hand wurde vor Testbeginn geübt. Gelegentlich war es erforderlich, in den Übungsphasen der Tests noch einmal auf die entspannte und ruhige Lage der Hand hinzuweisen. So konnten während der Test- und Aufzeichnungsphasen Bewegungsartefakte nur sehr selten beobachtet werden. Eine Artefaktkorrektur (Boucsein, 1988) erfolgte nicht.

Ausgewertet wurde durch Bestimmen der Anzahl von 50 kOHM Reset-Sprüngen des Meßsystems während der gesamten Meßdauer. Reset-Sprünge entstehen bei Über- oder Unterschreiten eines mittleren Meßbereiches, der Änderungen von maximal 100 kOHM zuläßt. Die Summe der Reset-Sprünge während der Durchführung der Tests der Neuropsychologischen Testbatterie reflektiert die Häufigkeit höheramplitudiger EDA-Fluktuationen während dieser kognitiven Anforderungen. Dabei sind höheramplitudige EDA-Anstiege (in Richtung Aktivierung = erniedrigter Hautwiderstand) sowie EDA-Rückläufe (in Richtung Desaktivierung = erhöhter Hautwiderstand) unterscheidbar. Bei dieser Auswertung wird auf eine differenzierende Unterscheidung nach (phasischen) EDA-Änderungen und (tonischen) EDA-Niveaus verzichtet, ebenso auf eine Zuordnung einzelner Aktivierungsänderungen zu Reizereignissen oder unterschiedlichen kognitiven Anforderungen.

Neuropsychologische Testbatterie

Die Testbatterie setzte sich aus folgenden Verfahren zusammen:

- Reaktionszeit optisch (REAK1, REAK2)
- Phasische Wachsamkeit (PHAS)
- Vigilanz optisch (VIG)
- Fokussierte Aufmerksamkeit (FOK)
- Reizselektion (SEL)
- Reaktionsunterdrückung (UNT)
- Sensomotorische Flexibilität (SENS)
- Wahlreaktion (WAHL)
- Zahlen vorwärts (ZVOR)
- Zahlen rückwärts (ZRÜCK)
- Wortliste Darbietung (WORT1)
- Wortliste Rekognition (WORT2)
- Bildertest Darbietung (BILD1)
- Bildertest Reproduktion (BILD2)

Die Reihenfolge der Tests war ZVOR, REAK1, PHAS, REAK2, ZRÜCK, WORT1, SEL, UNT, WAHL, WORT2, BILD1, SENS, FOK, BILD2 und VIG. REAK1 und REAK2 betreffen einfache optische Reaktionsleistungen (Tastendruck bei Kreuz auf dem Bildschirm, Reize: N = 20, pseudozufälliges Interstimulusintervall [ISI]: 4–6 Sekunden). Bei PHAS erscheint kurz vor dem Kreuz ein akustischer Hinweisreiz (Reize: N = 20, Interstimulusintervall [ISI] = pseudozufällig 4–6 Sekunden, Vorwarnintervall = pseudozufällig 0,3–0,6 Sekunden). SEL betrifft das Reagieren auf Kreuz und das Nichtreagieren auf ein X (Reize: N = 40, Darbietungszeit: 0,5 Sekunden, pseudozufälliges ISI: 0,5–1,5 Sekunden). Bei UNT wird bei X reagiert, bei Kreuz nicht (Parameter wie bei SEL). Bei FOK ist bei unterschiedlichen Buchstaben-Ton-Kombinationen auf H und hohen Ton und T und tiefen Ton durch Tastendruck zu reagieren (Reize: N = 50, Darbietungsdauer: 0,75 Sekunden, ISI: 0,75 Sekunden, 12% kritische Reize). Bei dem visuellen Vigilanztest (VIG) sollen relativ seltene kritische Reize unter häufigen nicht-kritischen Reizen bei schneller Signalfolge entdeckt und durch Tastendruck beantwortet werden (vgl. Mackworth, 1948; Müggenburg, 1981). In einem großen Kreis auf dem Bildschirm, der aus einzelnen kleinen Kreisen gebildet ist, wandert ein Punkt von kleinem Kreis zu kleinem Kreis. Der (seltene) Übersprung des nächstfolgenden Kreises ist das kritische Reizereignis (Reize: N = 1000, Darbietungszeit: 0,45 Sekunden, Dauer des Reizwechsels: 0,05 Sekunden, 10% kritische Reize, Testdauer: 10 Minuten). Im Test Sensomotorische Flexibilität (SENS) werden links oder rechts von einem Fixationspunkt, auf den der Blick des Probanden stets gerichtet sein muß, zufällig wechselnd Reize dargeboten. Die Reize sind die Buchstaben L oder R, wobei L für „Tastendruck links" und R für „Tastendruck rechts" steht. Die Reize erscheinen kurzfristig, in nicht vorhersagbarer Weise wechselnd in beiden Gesichtsfeldern und relativ schnell nacheinander. Interferenz entsteht unter inkompatiblen Reiz-Reaktions-Bedingungen (Fitts und Seeger, 1953), wenn R im linken Gesichtsfeld den rechtshändigen Tastendruck fordert oder L im rechten Gesichtsfeld den linken Tastendruck (Reize: N = 50, Darbietungszeit: 0,5 Sekunden, pseudozufälliges ISI: 0,5–1,5 Sekunden). In die hier vorgestellten Datenanalyse sind die Ergebnisse der Reaktionstests REAK2, SEL, UNT, FOK, SENS und VIG einbezogen. Zur genauen Testbeschreibung sei auf das Testhandbuch (Wiebel et al., 1995) verwiesen.

Datenanalyse und statistische Verfahren

Grundlage der Datenanalysen waren die Mediane der Reaktionszeiten und die Anzahl der richtigen Antworten (pro Patient und Test bzw. Testbedingung). Abweichend hiervon wurden im Test Vigilanz (VIG) die Fehler berücksichtigt. Die Eignung von Testscores als Prädiktoren auf eine korrekte Diagnosezuordnung aufgrund der kognitiv-psychophysiologischen Testergebnisse wurden mittels Diskriminanzanalyse (SPSS/PC+, 1989) berechnet. In diesem multivariaten statistischen Verfahren werden aufgrund von Testscores Prozentsätze korrekter Zuordnungen der Probanden einer Stichprobe zu Kriterien (hier Diagnosegruppen) berechnet, die für weitere Absolventen der Tests eine Prognose auf ihre Kriteriumzugehörigkeit (Diagnosezugehörigkeit) erlauben (z.B. Bortz, 1989). Die Signifikanzprüfungen auf Gruppenunterschiede in den Tabellen 1–3 erfolgte nach dem Mann-Whitney U Test, die Korrelationen (s. Tabelle 4) wurden als Produkt-Moment-Korrelationen gerechnet (STATSYST; Roeder, 1989).

Ergebnisse

Deskriptive Ergebnisdarstellung

Bei mehrfacherkrankten Schizophrenen war das relative Überwiegen der elektrodermalen „Desaktivierung" (höheramplitudige elektrodermale Fluktuationen in Richtung Erhöhung des Hautwiderstandes) über „Aktivierung" (Reduzierung des Hautwiderstandes), gemessen an der Anzahl der Reset-Schritte des Meßsystems (Reset nach Unter- bzw. Überschreiten der mittleren Bandbreite von 100 kOHM), ein deutliches Merkmal. Nur bei Depressiven war dieses relative Überwiegen der elektrodermalen Desaktivierung noch stärker ausgeprägt (s. Tabelle 2). Im Vergleich der Diagnosegruppen SCHE vs. SCHM fand sich bei Anwendung des Mann-Whitney U Tests (zweiseitige Testung) für diese Variable (D/A = „Desaktivierung"/„Aktivierung") ein signifikanter Gruppenunterschied auf dem 5%-Niveau.

Tabelle 2. EDA

		A	D	A + D	D/A
PERS	(N = 18)	11,2	10,4	21,6	1,0
NEU	(N = 11)	14,7	17,2	31,9	1,4
SCHE	(N = 14)	11,5	13,5	25,0	0,9
SCHA	(N = 21)	11,3	14,5	25,8	1,2
SCHM	(N = 30)	23,5	29,1	52,6	1,9*
DP	(N = 19)	23,7	33,7	57,4	2,2

A „Aktivierung" (Anzahl Reset nach „Überschreiten"); *D* „Desaktivierung" (Anzahl Reset nach „Unterschreiten"; *A* + *D* Gesamt-Reset; D/A „Desaktivierung"/„Aktivierung"; * signifikant vs. SCHE (p < 0,05); weitere Abkürzungen s. Tabelle 1

Da die Testverfahren Vigilanz und Sensomotorische Flexibilität in einer Voruntersuchung (Wiebel, 1995) und in dieser Untersuchung den größten Beitrag zur Diskriminanz zwischen Diagnosegruppen beitrugen (vgl. Tabelle 5), werden Gruppenmittelwerte und Standardabweichungen von Meßwerten nur dieser Tests hier dargestellt (s. Tabelle 3). Schizoaffektive Patienten (SCHA) machten in dem zehn Minuten dauernden Vigilanztest insgesamt deutlich weniger Fehler, in den ersten fünf Minuten (Phase 1 und 2) nur etwa halb so viele wie die mit schizophrener Symptomatik Ersterkrankten (SCHE) und mehrfacherkrankten Schizophrenen (SCHM). SCHE zeigt in der zweiten Testhälfte in etwa die geringe Fehlerzahl wie SCHA. Im Test Sensomotorische Flexibilität machen SCHM durchschnittlich 15,1 Fehler, SCHE 10,1 Fehler und SCHA 5,8 Fehler. Die Leistungsdifferenzen sind nicht durch einen Altersunterschied erklärbar.

Tabelle 4 zeigt Korrelationen zwischen Reaktionszeit- und Fehlermaßen im Vigilanztest. Während Patienten mit schizoaffektiver Psychose (SCHA) sehr deutlich in allen Phasen des Tests und erstmals an schizophrener Symptomatik Erkrankte (SCHE) in der zweiten Testhälfte deutlich Interkorrelationen zwischen beiden Maßen aufweisen, stellen beide Maße bei mehrfach an Schizophrenie Erkrankten (SCHM) unabhängige Variablen dar.

Diskriminanzanalyse: Diagnosenzuordnung aufgrund kognitiv-psychophysiologischer Testscores

Aufgrund der Ergebnisse einer Voruntersuchung (Wiebel, 1995) wurden die Tests REAK2, SEL, UNT, FOK, SENS und VIG in die Diskriminanzanalyse aufgenommen. Die Diskriminanzanalyse ergab hohe Prozentsätze korrekter Gruppenzuordnungen aufgrund der kognitiv-psychophysiologischen Testergebnisse von 90,6% (s. Tabelle 5). Ein Diskriminanzmodell mit zwei signifikanten Diskriminanzfunktionen hatte folgende Kennwerte. Erste Diskriminanzfunktion: Eigenwert = 1,72, prozentuale Varianz = 52,48, kanonischer Korrelationskoeffizient = 0,7949, Wilks' Lambda = 0,1442, DF = 48, p = 0,008. Die entsprechenden Kennwerte der zweiten Funktion sind: Eigenwert = 1,55, prozentuale Varianz = 47,52, kanonischer Korrelationskoeffizient = 0,780, Wilks' Lambda = 0,3916, DF = 23, p = 0,040. Zwischen SCHM und SCHA in der ersten Diskriminanzfunktion (2,78) und SCHE und SCHA in der der zweiten Funktion (3,19) liegen die weitesten Abstände der Diskrimanzfunktionsmittelwerte (Gruppenzentroide). In Tabelle 5 sind die gepoolten Korrelationen zwischen den diskriminierenden Variablen und den Diskriminanzfunktionen der Größe nach geordnet aufgeführt. Für die zweite Diskriminanzfunktion sind alle Variablen, für die erste Funktion sind aus Platzgründen nur die ersten 12 (von 18) Variablen aufgeführt.

Die erste Funktion zeigt die höchste Ladung bei SCHM. Prädiktoren auf die Gruppenzugehörigkeit für SCHM sind einerseits langsame Reaktionszeiten in unterschiedlichen Tests der Testbatterie, zum anderen geringe Leistungen (wenig richtige Reaktionen) in verschiedenen Tests bzw.

Tabelle 3. TESTBAT: Vigilanz, Sensomotorik (Mittelwerte und Standardabweichungen)

	SCHE (N = 14)		SCHM (N = 23)		SCHA (N = 18)			SCHE (N = 14)		SCHM (N = 23)		SCHA (N = 18)	
	m	s	m	s	m	s		m	s	m	s	m	s
VIGF1	10,1	14,5	13,6*	19,6	5,7	4,4	SENSRRlk	23,1	2,7	22,2	4,4	23,7	1,2
VIGF2	11,6	12,9	12,9	13,9	6,5	5,8	SENSRRli	21,0	3,4	19,6**	4,5	22,8	2,0
VIGF3	9,7	6,8	13,4	12,3	8,4	5,3	SENSRRri	21,9	3,3	20,9	5,3	23,2	1,7
VIGF4	9,4	6,7	15,8	19,4	9,6	8,1	SENSRRrk	23,9*	1,9	22,2*	4,8	24,5	1,0
VIGFg	40,9	37,0	45,8	37,5	28,6	21,9							
VIGRZ1	472,5	84,2	489,0*	116,5	456,7	90,8	SENSRZlk	455,0	37,0	495,2	74,4	458,2	76,7
VIGRZ2	529,3	153,3	527,5**	134,4	476,0	95,3	SENSRZli	496,1	68,4	533,8	84,7	490,0	73,5
VIGRZ3	511,1	99,8	525,9	133,8	515,0	118,5	SENSRZri	466,8	55,9	529,2+	88,8	487,9	67,8
VIGRZ4	535,0	110,1	524,3	130,3	504,7	107,5	SENSRZrk	419,3	45,8	475,3+	87,4	430,0	72,7

N Anzahl der Probanden; *m* Median; *s* Standardabweichung; *F* Fehler; *RR* Anzahl richtiger Reaktionen; *RZ* Reaktionszeiten (msec); *1...4* Phasen des Tests VIG; *lk* links-kompatibel; *li* links-inkompatibel; *ri* rechts-inkompatibel; *rk* rechts-kompatibel; * sign. vs. SCHA < 0,05; ** sign. vs. SCHA < 0,01; + sign. vs. SCHE < 0,05; ++ sign. vs. SCHE < 0,01; weitere Abkürzungen s. Tabelle 1

Tabelle 4. TESTBAT: Vigilanz (Korrelationen zwischen Fehlern und Reaktionszeitmaßen)

	SCHE (N = 14)				SCHM (N = 23)				SCHA (N = 16)			
	VIG RZ1	VIG RZ2	VIG RZ3	VIG RZ4	VIG RZ1	VIG RZ2	VIG RZ3	VIG RZ4	VIG RZ1	VIG RZ2	VIG RZ3	VIG RZ4
VIGF1	−0,01	0,15	0,39	0,18	0,11	−0,09	0,31	0,15	0,48	0,53	0,62*	0,55
VIGF2	0,20	0,36	0,58	0,33	0,33	0,19	0,41	0,21	0,40	0,70*	0,74**	0,50
VIGF3	0,50	0,49	0,80**	0,62*	0,48*	0,42	0,30	0,46	0,70*	0,73**	0,86**	0,76**
VIGF4	0,69**	0,57	0,76**	0,76**	0,46	0,40	0,28	0,33	0,62*	0,75**	0,85**	0,70*
VIGFg	0,28	0,38	0,64**	0,44	0,37	0,20	0,40	0,32	0,59*	0,73**	0,82**	0,68*

N Anzahl der Probanden; *RZ* Reaktionszeiten (msec); *F* Fehler; * sign. < 0,05; ** sign. < 0,01; weitere Abkürzungen s. Tabelle 1

Tabelle 5. Diskriminanzanalyse

Diskriminanzfunktionen und Korrelationen mit den diskriminativen Variablen				Vorhersage auf Zugehörigkeit zu Diagnosegruppen				
Funktion 1		Funktion 2			N	SCHE	SCHM	SCHA
SCHE	−0,83		−1,86	SCHE	14	12	1	1
SCHM	1,44		0,21	Korrekte				
SCHA	−1,34		1,33	Klassifikationen:		85,7%	7,1%	7,1%
UNTRZ:	0,33	SENSRRrk:	0,24	SCHM	23	1	20	2
REAK2:	0,29	VIGF2:	−0,15	Korrekte				
SENSRZri:	0,24	VIGRZ2:	−0,14	Klassifikationen:		4,3%	87,0%	8,7%
SELRZ:	0,23	SENSRRri:	0,12					
SENSRRli:	−0,22	SENSRRlk:	0,09	SCHA	16	0	0	16
FOKRR:	−0,21	FOKRZ:	−0,08	Korrekte				
VIGF4:	0,19			Klassifikationen:		0%	0%	100%
VIGRZ1:	0,19							
SENSRZrk:	0,19			Korrekte Klassifikationen gesamt:				90,57%
D/A:	0,17							
SENSRZlk:	0,16							
SENSRZli:	0,16							

Abkürzungen s. Tabellen 1 bis 3

Testbedingungen (SENS links-inkompatibel, VIG 4.Phase, FOK) und schließlich die Meßgröße D/A der EDA. Letztere betrifft das Verhältnis höheramplitudiger elektrodermalen „Desaktivierungen" zu höheramplitudigen elektrodermalen „Aktivierungen", gemessen als Summen beider Arten von Reset-Sprüngen.

Die zweite Diskriminanzfunktion zeigt die höchste Ladung bei SCHE. Prädiktoren auf die Gruppenzugehörigkeit für SCHE sind im wesentlichen Fehler und langsame Reaktionen in der zweiten Phase der Vigilanztests und geringere Leistungen im Test Sensomotorische Flexibilität (mit Ausnahme der links-inkompatiblen Bedingung).

Diskussion

Mit dem Diskriminanzmodell konnten zu 90,57% die drei Diagnosegruppen der mit schizophrener Symptomatik Ersterkrankten (SCHE), der an Schizophrenie mehrfach Erkrankten (SCHM) sowie der Patienten mit schizoaffektiver Psychose (SCHA) getrennt werden. Korrekte Klassifikationen ergaben sich bei SCHE zu 85,7%, bei SCHM zu 87,0% und bei SCHA zu 100%.

Prädiktoren auf die Zugehörigkeit zur Diagnosegruppe SCHE sind neben den Fehlern und langsamen Reaktionszeiten in der zweiten Phase des Vigilanztests geringere Leistungen in drei von vier Reiz-Reaktions-

Bedingungen des Tests Sensomotorische Flexibilität. Dieser Test mißt unzureichende Hemmfunktionen bei der Reaktionsselektion i.S. sensomotorischer Interferenz (Fitts und Seeger, 1953). Signifikante Leistungsbeeinträchtigungen Schizophrener unter Interferenzbedingungen werden insbesondere unter Bedingungen des STROOP-Effektes (vgl. Hommel, 1992; Stroop, 1935) gefunden, z.B. bei Anwendung des Farb-Wort-Interferenz-Tests (FWIT) (z.B. Clasen und Laux, 1991; Hess et al., 1988; Lamberti et al., 1986).

Prädiktoren auf eine Zugehörigkeit zur Diagnosegruppe SCHM bildeten verlangsamte Reaktionszeiten in unterschiedlichen Tests der Testbatterie. Wenn man davon ausgeht, daß SCHM die Gruppe der hypothetischen Merkmalsträger schizophrener Minussymptomatik in dieser Untersuchung darstellt, spricht dieser Befund für die Meßbarkeit eines Korrelates reduzierter Intentionalität (Frith und Done, 1988) mit dieser Testbatterie. Den gleichen Interpretationsansatz bietet das Verhältnis elektrodermaler Desaktivierungen zu Aktivierungen (D/A) bei insgesamt höheramplitudigen elektrodermalen Reaktionen. Kurzfristige Erhöhungen und Reduktionen des Aktivierungsniveaus mit kurzer Zeitdauer bis zur Rückkehr zu einem Ausgangsniveau (Recovery-Zeit; Boucsein, 1988) sind nach dem Ausgangswertgesetz (Wilder, 1931) eher bei niedrigem als bei hohem EDA-Niveau zu erwarten. Kürzere Recovery-Zeiten sind typisch für „open gate"-Bedingungen der Informationsverarbeitung, etwa während komplexer kognitiver Tätigkeiten, lange Recovery-Zeiten spiegeln dagegen „closed gate"-Bedingungen einer verminderten Bereitschaft zur Informationsaufnahme wieder, z.B. in Streß- und Ruhezuständen (Venables, 1975; zsfd. Boucsein, 1988). Das bei SCHM gefundene EDA-Muster läßt sich als erhaltene Reagibilität auf Stimuli bei verminderter Intentionalität (Frith und Done, 1988) interpretieren. Reizoffenheit bei gleichzeitig verminderter Reaktionsbereitschaft ist möglicherweise eine Form der Adaptation (Johnson, 1985; Straube, 1979). Die Wirkung anticholinerger Medikation ist für die Erklärung dieser typischen Verläufe nicht heranziehbar.

Die hohe Fehlerquote der mehrfach an Schizophrenie Erkrankten, insbesondere in der zweiten Testhälfte des Vigilanztests bei im Vergleich zu SCHE relativ ähnlichen Reaktionszeitmittelwerten (s. Tabelle 3) weist auf eine deutliche Vigilanzbeeinträchtigung hin, die im Sinne einer differentiellen Validität (Wegner und Leonard, 1992) nicht mehr durch eine Reaktionszeitverlangsamung, sondern allein durch den Fehlerwert erfaßbar ist. Während bei SCHE (in der zweiten Testhälfte) und SCHA die Fehlerwerte und Reaktionszeiten signifikant korrelieren, sind bei SCHM beide Maße unabhängig voneinander (s. Tabelle 4). Interpretiert werden kann dieser „breakdown of vigilance" (Mackworth, 1948) als Versagen bei einer Doppelbelastung in einem Reizselektionsprozeß. Wenn die Reizevaluation bis zur Auslösung einer motorischen Reaktion in dem „Zeitfenster" von 500 msec bis zum nächsten Reiz erfolgen muß, führt eine reduzierte Reaktionsbereitschaft leicht dazu, daß vor Abschluß der Evaluation und motorischen Reaktion bereits der nächste (vielleicht kritische) Reiz erscheint. Die Beendigung des laufenden Verarbeitungsprozesses bei gleichzeitiger Evaluation des nächstfolgenden Reizes stellt eine Doppelbelastung i.S. einer parallelen Reizverarbeitung dar, die von den mehrfach an Schizophrenie Erkrankten weniger gut bewältigt werden kann (Straube und Oades, 1992). Auch bei einer früheren Untersuchung (Wiebel, 1995) wurde diese Spezifität des Vigilanztests für mehrfacherkrankte Schizophrene gefunden. Untersuchungsparadigmen, die die Reaktion auf seltene kritische Reize unter häufigen nichtkritischen Reizen erfordern, haben in der experimentellen Schizophrenieforschung eine lange Tradition, wie z.B. P3-Paradigmen der Evozierten Potentiale (Duncan, 1990) oder Varianten des Continuous Performance Tests (Wagener et al., 1986). Bei diesen Verfahren, wie auch beim Test Vigilanz (VIG) scheinen Schizophrene Kontextinformationen des externen Reizinput für Vergleichsprozesse mit internen Reizrepräsentationen nur unzureichend zu nutzen (Straube und Oades, 1988).

Die Erfassung von Maßen der elektrodermalen Aktivierung parallel zur Durchführung der neuropsychologischen Testbatterie (TESTBAT) führte zu einer weiteren Erhöhung der Trennschärfe dieses diagnostischen Verfahrens. In einer Follow-up-Studie wird i.S. einer weiteren Validierung Minussymptomatik mit der SANS-Skala (Andreasen, 1981) gemessen. Zur EDA-Messung wird eine weiterentwickelte psychophysiologische Meß- und Auswertungsmethode angewandt (Messung der Hautleitfähigkeit, Abtastrate: 20/sec, Artefakt- und Resetkorrektur, Erfassung von EDA-Standardmaßen; vgl. Boucsein, 1988).

Literatur

Albus M, Ackenheil M, Engel RR, Müller F (1982) Situational reactivity of autonomic functions in schizophrenic patients. Psychiat Res 6: 361–370

Andreasen NC (1981) Scale for the Assessment of Negative Symptoms (SANS). University of Iowa, Iowa City

Andres K, Brenner HD (1990) Physiologische Abnormitäten in der Schizophrenie: einige Implikationen für die Therapie. Z Exp Angew Psychol 37: 565–579

Bernstein AS (1964) The galvanic skin response orienting reflex among chronic schizophrenics. Psych Sci 1: 391–392

Bernstein AS, Taylor KW, Starkey P, Jini S, Lubrowski J, Paley H (1981) Bilateral skin conductance, finger pulse volume, and EEG orienting response to tones of differing intensities in chronic schizophrenics and controls. J Nerv Ment Dis 169: 513–528

Bernstein AS, Riedel JA, Graa F, Seidman D, Steele H, Connolly J, Lubowsky J (1988) Schizophrenia is associated with altered orienting activity. J Abnorm Psychol 97: 3–12

Bortz J (1989) Statistik für Sozialwissenschaftler. Springer, Berlin, pp 736–780

Brosius G (1989) SPSS/PC+ Advanced statistics und tables. McGraw-Hill, New York

Boucsein W (1988) Elektrodermale Aktivierung. Springer, Berlin Heidelberg New York Tokyo

Carpenter GA, Grossberg S (1987) Neural dynamics of category learning and recognition: attention, memory consolidation and amnesia. In: Grossberg S (ed) The adaptive brain, vol I. Elsevier, Amsterdam, pp 239–286

Chapman LJ, Chapman JP (1973) Disordered thought in schizophrenia. Prentice-Hall, Englewood Cliffs

Classen W, Laux G (1991) Psychometrische Untersuchungen von Leistungsdefiziten bei akut schizophren erkrankten Patienten beiderlei Geschlechts. Schweiz Arch Neurol Psychiat 142: 31–40

Dilling H, Mombour W, Schmidt MH (1991) (Hrsg) Internationale Klassifikation psychischer Störungen: ICD-10, Kapitel V (F), klinisch-diagnostische Leitlinien. Huber, Bern, S 114

Duncan CC (1990) Current issues in the application of P300 to research in schizophrenia. In: Straube E, Hahlweg K (eds) Schizophrenia: concepts, vulnerability, and intervention. Springer, Berlin Heidelberg New York Tokyo
Frith CD (1992) The cognitive neuropsychology of schizophrenia. Lawrence Erlbaum, Hove
Frith CD, Done DJ (1988) Towards a neuropsychology of schizophrenia. Br J Psychiatry 53: 437–443
Fitts RU, Seeger CM (1953) S-R compatibility: spatial characteristics of stimulus- and response codes. J Exp Psychol 46: 199–210
Gaebel W (1988) Hemisphärenfunktionen und psychiatrische Erkrankungen. Nervenarzt 59: 437–448
Gaebel W (1990) Verhaltensanalytische Forschungsansätze in der Psychiatrie. Nervenarzt 61: 527–535
Giedke H, Heimann H, Straube E (1982) Vergleichende Ergebnisse psychophysiologischer Untersuchungen bei Schizophrenien und Depressionen. In: Huber G (Hrsg) Endogene Psychosen. Schattauer, Stuttgart
Gray JA, Feldon J, Rawlins JNP, Hemsley DR, Smith AD (1991) The neuropsychology of schizophrenia. Behav Brain Sci 14: 1–84
Green M, Walker E (1985) Neuropsychological performance and positive and negative symptoms in schizophrenia. J Abnorm Psychol 94: 460–469
Green M, Nuechterlein KH (1988) Neuroleptic effects on electrodermal responsivity to soft tones and loud noise in schizophrenia. Psychiat Res 24: 79–86
Green M, Nuechterlein KH, Satz P (1989) The relationship of symptomatology and medication of electrodermal activity in schizophrenia. Psychophysiology 26: 148–157
Gruzelier JH (1976) Clinical attributes of schizophrenic skin conductance responders and nonresponders. Psychol Med 6: 245–248
Guze SB (1984) Schizoaffektive Psychosen: amerikanischer Standpunkt. In: Freedman AM (Hrsg) Psychiatrie in Praxis und Klinik. Bd 1: Schizophrenie, affektive Erkrankungen, Verlust und Trauer. Thieme, Stuttgart, S 300–305
Harvey PD, Earle-Boyer JC, Levinson JC (1988) Cognitive deficits and thought disorder: a retest study. Schizophr Bull 14: 57–66
Hess R, Reinhold B, Seidlitz M (1988) Leistungsverhalten von Schizophrenen im Farb-Wort-Test (Stroop). In: Oepen G (Hrsg) Psychiatrie des rechten und linken Gehirns. Deutscher Ärzte Verlag, Köln, S 119–127
Hommel B (1992) Kompatibilität, Interferenz und Handlungssteuerung. In: Meinecke C, Kehrer L (Hrsg) Bielefelder Beiträge zur Kognitionspsychologie. Hogrefe, Göttingen, S 221–273
Huber G (1986) Psychiatrische Aspekte des Basisstörungskonzeptes. In: Süllwold L, Huber G (Hrsg) Schizophrene Basisstörungen
Johnson JD (1985) A mechanism to inhibit input activation and its dysfunction in schizophrenia. Brit J Psychiatry 146: 429–435
Karnath HO (1991) Zur Funktion des präfrontalen Cortex bei mentalen Planungsprozessen. Z Neuropsychol 2: 14–28
Kelly D (1980) Anxiety and emotions. Charles C. Thomas, Springfield
Kukla F, Gold R (1991) Schizophrene Minussymptomatik und ihre Erfassungsmethodik. Fortschr Neurol Psychiat 59: 60–66
Lamberti G, Petermann F, Schultze-Schleithoff E (1986) Farb-Wort-Interferenz, Psychopathologie und Befindlichkeit im Rückbildungsverlauf schizophrener Psychosen – Verlaufsanalyse im Einzelfall. Z Klin Psychol (Bern) 34: 41–53
Mackworth NH (1948) The breakdown of vigilance during prolonged visual search. Q Exp Psychol 1: 6–21
MEDANA Operating Manual (1990) Delphin Systeme GmbH, Kürten
Müggenburg U (1981) Zur Beurteilung verschiedener Testverfahren und Einsatzmöglichkeiten des Vigilanzgerätes nach Quatember und Maly. Unveröffentlichte Dissertation, Medizinische Fakultät, RWTH Aachen
Mussgay L, Voss E, Pfeiffer H, Olbrich R (1993) Psychophysiological reactivity to cognitive demands and its relevance in predicting schizophrenic relapse. J Psychophysiol 30: 71–80

Neumann O (1992) Theorien der Aufmerksamkeit: von Metaphern zu Mechanismen. Psychol Rdsch 43: 83–101

Nuechterlein KH, Edell WS, Norris M, Dawson ME (1986) Attentional vulnerability indicators, thought disorder, and negative symptoms. Schizophr Bull 12: 408–420

Olbrich R (1994) Die Suche nach Risikofaktoren für psychotische Rezidive schizophrener Kranker. Z Klin Psychol Forsch Prax 23: 153–162

Posner MI, Peterson SE (1990) The attention system of the human brain. Ann Rev Neurosci 13: 25–42

Patterson T, Venables PH (1981) Bilateral skin conductance and pupillary light-dark reflex; manipulation by chlorpromazine, haloperidol, scopolamine and placebo. Psychopharmacology 73: 63–69

Prinz W (1992) Unwillkürliche Aufmerksamkeit. In: Meinecke C, Kehrer L (Hrsg) Bielefelder Beiträge zur Kognitionspsychologie. Hogrefe, Göttingen, S 49–75

Riederer P, Laux G, Pöldinger W (Hrsg) (1992) Neuropsychopharmaka: ein Therapiehandbuch. Bd 4: Neuroleptika. Springer, Wien New York

Roeder B (1989) STATSYST: Statistiksystem für die praxisnahe Anwendung. ZAK GmbH, Simbach

Stoffer TH (1990) Perspektiven konnektionistischer Modelle: das neuronale Netzwerk als Metapher. In: Meinecke C, Kehrer L (Hrsg) Bielefelder Beiträge zur Kognitionspsychologie. Hogrefe, Göttingen, S 275–304

Straube E (1979) On the meaning of electrodermal nonresponding in schizophrema. J N Ment Dis 167: 601–611

Straube E, Oades RD (1992) Schizophrenia: empirical research and findings. Academic Press, San Diego

Stroop JR (1935) Studies of inference in serial verbal reactions. J Exp Psychol 18: 643–662

Venables PH (1975) Psychophysiological studies of schizophrenic pathology. In: Venables PH, Christie MJ (eds) Research in psychophysiology. Wiley, London

Wagener DK, Hogarty GE, Goldstein MJ, Asarnow RF, Browne A (1986) Information processing and communication deviance in schizophrenic patients and their mothers. Psychiat Res 18: 365–377

Walker E, Harvey P (1986) Positive and negative symptoms in schizophrenia. Psychopathology 19: 294–302

Wegener G, Leonard JP (1992) Anwendungsgebiete und Nutzen der Pharmakopsychologie. In: Oldigs-Kerber J, Leonard JP (Hrsg) Psychopharmakologie. Fischer, Jena, S 471–490

Wiebel B (1995) Messung basaler Funktionen der Informationsverarbeitung Schizophrener. Fortschr Neurol Psychiat (im Druck)

Wiebel B, Happe A, Piekara FH (1995) Das neuropsychologische Diagnostikprogramm TESTBAT. ZAK GmbH, Simbach (im Druck)

Wilder J (1931) Das „Ausgangswertgesetz" – ein unbeachtetes biologisches Gesetz; seine Bedeutung für Forschung und Praxis. Klin Wschr 41: 1889–1893

Yerkes RM, Dodson JD (1908) The relation of strength of stimulus to rapidity of habit-formation. J Comp Neurology Psychol 18: 459–482

Zahn TP, Carpenter WT, McGlashan TH (1981) Autonomic nervous system activity in acute schizophrenia. Part I: Method and comparison with normal controls. Arch Gen Psychiatry 38: 251–258

Korrespondenz: Dipl.-Psych. Burkhard Wiebel, Abteilung für Psychologische Medizin, Ev. Krankenhaus Lütgendortmund, D-44388 Dortmund, Bundesrepublik Deutschland.

Weitere methodische und empirische Beiträge

Psychopathologische Auffälligkeiten nach Operation am offenen Herzen

R. Holzbach und **D. Naber**

Psychiatrische Klinik der Universität München, Bundesrepublik Deutschland

1. Einleitung

In der wissenschaftlichen Literatur wurden bereits im 19. Jahrhundert „Herzkrankheit und Geisteskrankheit" in Kasuistiken miteinander in Beziehung gebracht. Seit Beginn der modernen Herzchirurgie, insbesondere seit der Einführung der Herz-Lungen-Maschine, häuften sich Berichte über psychopathologische Auffälligkeiten von Herzpatienten im unmittelbaren postoperativen Verlauf. Aufgrund der Literatur muß davon ausgegangen werden, daß etwa 35% (ca. 17.000) der 49.000 Patienten, die 1992 in Deutschland mit Einsatz der Herz-Lungen-Maschine am offenen Herzen operiert wurden (Zylka-Menhorn, 1993), postoperativ psychiatrische Auffälligkeiten zeigten.

Beschreibung der unterschiedlichen psychopathologischen Syndrome

Psychopathologische Auffälligkeiten im unmittelbaren postoperativen Verlauf von Herzoperierten wurden von Blachy und Starr (1964) zum ersten Mal beschrieben. Sie nannten diese Auffälligkeiten „Post-cardiotomy Delirium". Nur wenige Autoren aber übernahmen den Begriff des Delirs (Weiss, 1966; Burgess et al., 1967; Lazarus et al., 1968; Rubinstein et al., 1969; Sveinsson, 1975). Schon 1964 versuchten Egerton und Kay anhand von unterschiedlichen psychopathologischen Bildern, verschiedene Syndrome zusammenzufassen und zu benennen (s. Tabelle 1).

Verschiedene Autoren haben sich besonders eingehend mit den psychopathologischen Befunden im postoperativen Verlauf beschäftigt, wobei nach klinisch-psychopathologischen Gesichtspunkten (Meyendorf, 1976) und aufgrund einer Varianzanalyse von psychopathologischen Einzelbefunden verschiedene Syndrome definiert wurden (Götze, 1981; Dahme, 1977).

Meyendorf (1976) fand bei einem Kollektiv von 150 Herzoperierten bei insgesamt 60% der Patienten klinisch auffällige psychopathologische Befunde. Er unterschied zwei Gruppen schwerer psychischer Störungen. Zum einen die frühen, unmittelbar postoperativ auftretenden apathisch-stupo-

Tabelle 1. Klassifikation und Häufigkeit postoperativer psychopathologischer Auffälligkeiten nach Herzoperation

Autor, Jahr	Fallzahl	Klassifikation		Inzidenz
Blacher, 1972	12	Hidden psychosis		67%
Blachy und Starr, 1964	164	Post-cardiotomy delirium		57%
Burgess et al., 1967	36	1. Delirium 2. Psychosis 3. Open-heart psychosis		28%
Dahme et al., 1977	214	1. Emotionale Störung 2. Hirnorg. Psychosyndrom 3. Paranoid-halluzinatorisches Syndrom		41%
Egerton and Kay, 1964	65	1. Delirium 2. Depression 3. Hysteria		41% 10% 3%
Freyhan et al., 1971	150	1. Delirious syndrome 2. Paranoid-hallucinatory syndrome 3. Mood-disorder syndrome		51%

Götze, 1981	100	I. Frühe postop. Phase (1.–4.Tag)
		  1. Leichtes psychoorganisches Syndrom
		  2. Schweres psychoorganisches Syndrom
		  3. Paranoid-halluzinatorisches Syndrom
		  4. Delirantes Syndrom
		II. Späte postoperative Phase (3.–4.Tage)
		  1. Psychoorg. Verstimmungssyndrom
		  2. Leichtes psychomotor. Syndrom
		  3. Mittelschweres psychomotor. Syndrom
				50%
				
				44%

Heller et al., 1970	100	1. Early postoperativ organic brain syndr. 2. Post-cardiotomy delirium		24%
Huse-Kleinstoll et al., 1976	102	1. Paranoid-halluz. Syndrom 2. Hirnorg. Psychosyndrom 3. Verhaltensstörung und Verstimmungen		40%
Kimball, 1969	76	1. Catastrophic response 2. Euphoric response 3. Altered state of consciousness 4. Depression withdrawal		24%
Kornfeld et al., 1965	99	Psychosis of acute organic variety		38%
Kornfeld et al., 1974	142	1. Early postop. organic brain syndrom 2. Postcardiotomy delirium		31%
Layne und Yudofsky, 1971	58	Postoperative Psychosis		14%
Meffert et al., 1983	132	1. Psychoorg. Symptom. 2. Emotionale Störungen 3. Paranoid-halluzinat. Symptom.		41% 17%
Meyendorf, 1976	150	1. Depressives Syndrom 2. Delirantes Syndrom 3. Paranoides Syndrom 4. Dysphorisches Syndrom 5. Inkohärent-zerfahrenes Syndrom 6. Koma	21,3% 15,2% 9,3% 9,3% 2,7% 2,0%	60%

Tabelle 1 (Fortsetzung)

Autor, Jahr	Fallzahl	Klassifikation	Inzidenz

Naber und Bullinger, 1984	23	I. Minor symptoms of anxiety, fatigue, depression
		II. Postoperative psychosis
		  1. Delir
		  2. Paranoid-halluzinat.
		  3. Major depression
			39%
			35%

Rabiner et al., 1975	60	1. Acute brain syndrom 2. Depression 3. Hallucinosis 4. Paranoid reaction	28%
Rimon et al., 1968	243	1. Confusion 2. Depression 3. Anxiety reaction 4. Psychomotor. disturbance	13%
Rubinstein et al., 1969	36	Post-cardiotomy delirium	31%

Speidel et al., 1979	214	1. Amnesie und Desorientierung
		  = Kogn. Minus-Syndrom
		2. Paranoid-halluzinat.
		  = Produktivsyndrom
		3. Affektiv-emotion. Syndr.
		  = Stimmungssyndrom
			41%

Tufo et al., 1970	100	Abnormal behavior	43%

Tabelle 2. Psychopathologische Syndrome im Verlauf (anhand AMDP-System)

Syndrom	Tag				
	−1	+4	+7	+10	max.
Gesamtscore					
leicht auffällig	20%	22%	22%	25%	33%
deutlich auffällig	6%	14%	12%	10%	23%
Depressiv	7%	12%	12%	11%	23%
Psycho-organisch	1%	9%	5%	2%	12%
Paranoid-halluzinatorisch	0	5%	4%	1%	7%
Manisch	3%	5%	2%	3%	9%
Apathisch	4%	8%	12%	7%	20%
Hostilitätssyndrom	2%	7%	8%	7%	17%

rös-parkinsonähnlichen Syndrome und zum zweiten die späteren depressiv-dysphorischen und psychotischen Syndrome.

Götze (1981) untersuchte anhand des AMP-Systems 100 Patienten, die am offenen Herzen operiert wurden. Mittels Cluster-Analyse definierte er für verschiedene Zeitpunkte insgesamt 10 verschiedene Syndrome.

Dahme et al. (1977) zeigten mit einer Faktorenanalyse und Varimaxrotation der Korrelationsmatrix der psychopathologischen Merkmale des AMDP-Systems, daß es nach Herzoperationen drei verschiedene Syndrome gibt. Dies sind „emotionale Störungen", „hirnorganische Psychosyndrome" und eine „paranoid-halluzinatorische Symptomatik".

Ein einheitliches psychopathologisches Muster nach Operationen am offenen Herzen zeigt sich somit nicht. Am häufigsten werden depressive Syndrome und delirante bzw. paranoid-halluzinatorische Syndrome genannt. Entsprechend schwankt je nach Autor, Methode und Skalierung die Inzidenz für postoperative psychopathologische Auffälligkeiten zwischen 1,7% und 100% – der Durchschnitt liegt bei etwa 30%–40%. Einigkeit besteht insofern, daß die Inzidenz psychiatrischer Auffälligkeiten in der Herzchirurgie höher als in der Allgemeinchirurgie gesehen wird. Dort wird die Inzidenz psychiatrischer Komplikationen in retrospektiven Untersuchungen mit 1:182 bis 1:1600 angegeben (Götze, 1981).

2. Methodik

Diese Arbeit ist eine prospektive Studie an einem Kollektiv von 140 Patienten (58 ± 11 Jahre, Männer/Frauen 65%/35%, Klappen-/Bypass-Operation 49%/51%). Es wurden in einem Rekrutierungszeitraum von einem halben Jahr am Deutschen Herzzentrum München alle volljährigen allgemeinversicherten Patienten mit einer elektiven Herzoperation und einer präoperativen Wartezeit von mindestens sechs Wochen rekrutiert.

Die Daten wurden am Tag vor der Operation, am 4., 7. und 10. postoperativen Tag durch freie und halbstandardisierte Interviews erhoben. Mittels des AMDP-Systems wurde die Psychopathologie dokumentiert (Arbeitsgemeinschaft für Methodik und Dokumentation in der Psychiatrie, 1981). Folgende sechs Syndrome wurden gebildet (nach Gebhardt et al., 1983):

- Psycho-organisches
- Paranoid-halluzinatorisches
- Depressives
- Manisches
- Apathisches
- Hostilitätssyndrom.

Zusätzlich dazu wurde die Summe der einzelnen psychopathologischen Befunde in einem Gesamtscore zusammengefaßt.

3. Ergebnisse

Anhand von Kasuistiken wurden Grenzwerte für die einzelnen Syndrome definiert, um eine an der Klinik orientierte Einteilung in unauffällige, leicht bzw. deutlich auffällige Patienten zu erhalten. Für den Gesamtscore (78 Items) gelten weniger als fünf Punkte als unauffällig, bis zu elf Punkten als leicht und zwölf und mehr Punkte als deutlich auffällig. Für das Depressive Syndrom (17 Items) ist die Grenze zwischen unauffällig und auffällig bei vier Punkten, für das Psycho-organische (18 Items) und das Paranoid-halluzinatorische Syndrom (21 Items) bei drei, für das Manische (9 Items), das Apathische (10 Items) und das Hostilitäts-Syndrom (3 Items) bei vier Punkten.

Bereits präoperativ waren rund 20% der Patienten leicht auffällig, außerdem 6% deutlich auffällig (s. Tabelle 2).

Im postoperativen Verlauf der ersten zehn Tage ergaben sich bei insgesamt 33% leichtere Auffälligkeiten und bei weiteren 23% deutliche psychopathologische Befunde. Zwei große psychopathologische Syndrome waren voneinander abgrenzbar. In den ersten Tagen nach der Operation trat das produktiv-psychotische Syndrom mit einer psycho-organischen (12%) bzw. mit einer paranoid-halluzinatorischen Syndromatik (7%) bei 14% der Operierten auf (Abb. 1). 12% zeigten ein ausgeprägtes depressives Syndrom mit einem Maximum nach einer Woche (Abb. 2). Das Auftreten von auffälligen manischen oder Hostilitätssyndromen war im zeitlichen Verlauf stabil. Die Prävalenz lag bei bis zu 5% bzw. 8%. Das Apathiesyndrom hatte sein Maximum am 7. Tag mit einer Prävalenz von 12%.

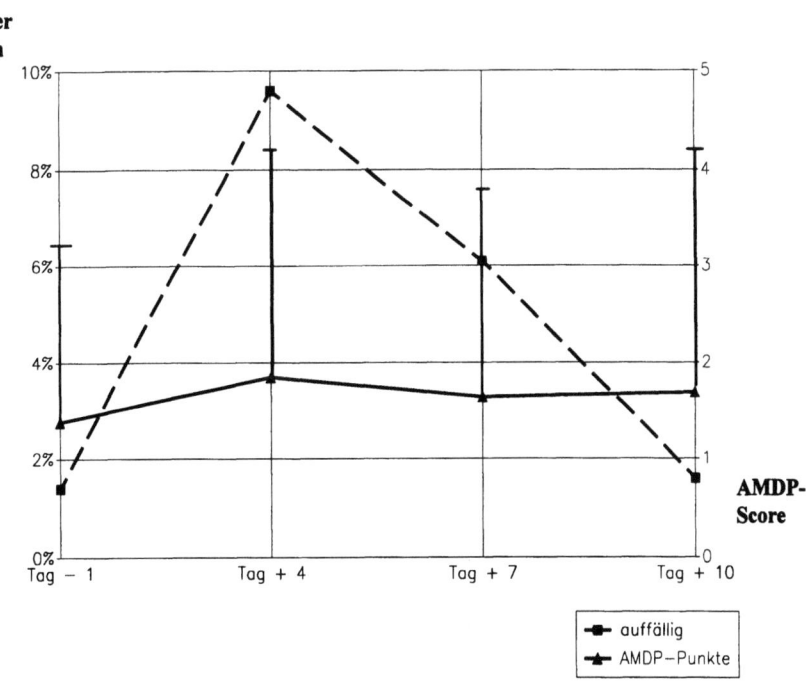

Abb. 1. Produktiv-psychotisches Syndrom

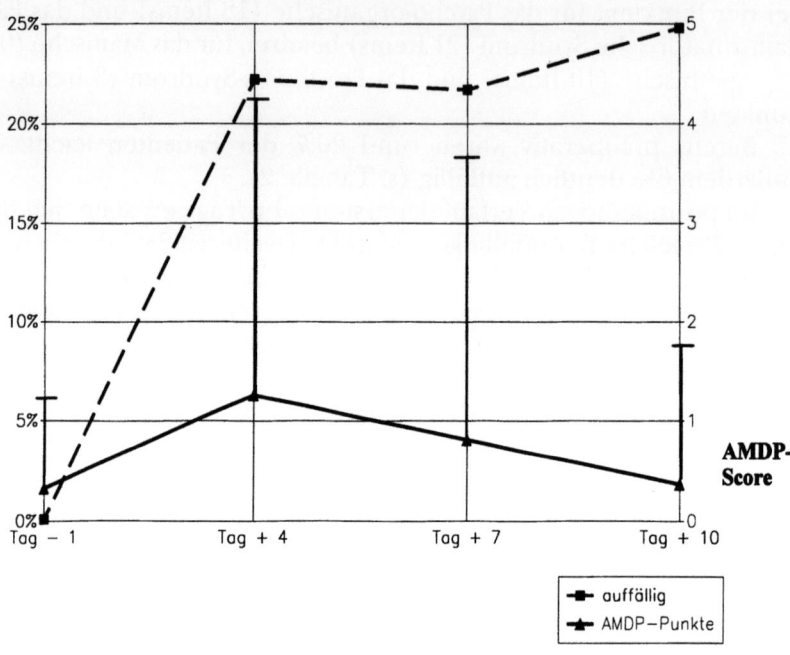

Abb. 2. Depressives Syndrom

4. Diskussion

In Anlehnung an die Untersuchungen von Dahme et al. (1977) und Götze (1981) wurde in dieser Untersuchung zur Erhebung der Psychopathologie das AMDP-System (Arbeitsgemeinschaft für Methodik und Dokumentation in der Psychiatrie, 1981) verwendet.

Die aus den einzelnen psychopathologischen Auffälligkeiten gebildeten Syndrome – depressives, paranoid-halluzinatorisches, psycho-organisches, manisches, Apathie- und Hostilitäts-Syndrom – decken sich teilweise mit den von Götze (1981) definierten Syndromen: Affektiv-emotionales Syndrom mit Kontaktstörungen, leichtes/schweres psycho-organisches Syndrom mit affektiv-emotionalen und psychomotorischen Störungen, mittelschweres psycho-organisches Syndrom mit flüchtigen Sinnestäuschungen, paranoid-halluzinatorisches Syndrom mit affektiv-emotionalen und psychomotorischen Störungen, delirantes Syndrom, psychomotorisches Verstimmungssyndrom, phobisches Verstimmungssyndrom.

Aufgrund der Psychopathologie, dem zeitlichen Verlauf und der ermittelten Prädiktoren konnten in dieser Studie zwei Hauptsyndrome von einander abgegrenzt werden: In der frühen postoperativen Phase das produktiv-psychotische Syndrom mit einer psycho-organischen und einer paranoid-halluzinatorischen Komponente und das später auftretende depressive Syndrom.

Diese Zweiteilung korrespondiert mit der Dreiteilung von Dahme (1977) und Meyendorf (1976). Dahme (1977) definierte die Syndrome „emotionale Störungen", „hirn-organische Psychosyndrome" und „paranoid-halluzinatorische Symptomatik". Meyendorf (1976) beschrieb apathisch-stuporös-parkinsonähnliche Syndrome, depressiv dysphorische und produktiv psychotische Syndrome.

In dieser Studie waren präoperativ 20% „leicht auffällig" und 6% „deutlich auffällig". Dies bestätigt weitestgehend die Ergebnisse von Götze (1981), der 31% seiner Patienten präoperativ als auffällig einschätzte.

Im postoperativen Verlauf der ersten zehn Tage wurden anhand des Gesamtscores 23% der Patienten als deutlich und 33% als leicht auffällig eingestuft. Je nach Leseart sind also 33% oder 56% der Patienten psychopathologisch auffällig geworden. Die erhobenen Befunde bezüglich der Inzidenz von psychopathologischen Auffälligkeiten prä- und postoperativ liegen im Mittelfeld der Literaturangaben.

Durch die Verwendung des AMDP-Systems sind die in dieser Untersuchung gewonnenen Daten zur Psychopathologie für anderer Untersucher nachvollziehbarer, wenngleich die fehlende Operationalisierung hier sicher Grenzen setzt. Die von Gebhardt et al. (1983) definierten Syndrome waren für die Studie sinnvoll und ermöglichten so, die Ursachen für die psychopathologischen Veränderungen einzugrenzen (vgl. Holzbach, 1994).

Literatur

Arbeitsgemeinschaft für Methodik und Dokumentation in der Psychiatrie (1981) Manual zur Dokumentation psychiatrischer Befunde. Berlin

Blacher RS (1972) The hidden psychosis of open-heart surgery. JAMA 222: 305–308

Blachy PH, Starr A (1964) Post-cardiotomy delirium. Am J Psychiatry 121: 371–375

Burgess GN, Kirklin JW, Steinhilber RM (1967) Some psychiatric aspects of intracardiac surgery. Mayo Clin Proc 42: 1–12

Dahme B, Achilles I, Flemming B, Götze P, Meffert J, Huse-Kleinstoll H, Polonius MJ (1977) Klassifikation psychopathologischer Auffälligkeiten nach Herzoperationen. Thoraxchirurgie 25: 345–349

Egerton N, Kay JH (1964) Psychological disturbance associated with open heart surgery. Br J Psychiatry 110: 433–439

Freyhan FA, Gianelli S Jr, O'Connel RA, Mayo JA (1971) Psychiatric complications following open-heart surgery. Compr Psychiatry 12: 181–195

Gebhardt R, Pietzcker A, Strauss A (1983) Skalenbildung im AMDP-System. Arch Psychiat Nervenkr 233: 223–245

Götze P (1981) Der herzoperierte Patient aus psychiatrischer und neurologischer Sicht. Fortschr Med 99/43: 1799–1806

Heller SS, Frank KA, Malm JR, Bowman PD Jr, Harris M, Charlton H, Kornfeld DS (1970) Psychiatric complications of open-heart surgery: a re-examination. N Engl J Med 283: 1015–1020

Holzbach R (1994) Psychopathologie und Lebensqualität nach Operation am offenem Herzen. Dissertation an der Medizinischen Fakultät der Ludwig-Maximilians-Universität, München

Huse-Kleinstoll G, Dahme B, Flemming B, Haag A, Meffert J, Polonius MJ, Rodewald G (1976) Einige somatische und psychologische Prädiktoren für psychopathologische Auffälligkeiten nach Herzoperationen. Thoraxchirurgie 24: 386–389

Kimball C (1969) A predictive study of adjustement to cardiac surgery. J Thorac Cardiovasc Surg 88: 891

Kornfeld DS, Zimberg S, Malm JR (1965) Psychiatric complications of open-heart surgery. N Engl J Med 273: 287–292

Kornfeld DS, Heller SS, Frank KA, Moskowitz R (1974) Personality and psychological factors in postcardiotomy delirium. Arch Gen Psychiatry 31: 249–253

Lazarus H, Hagens SH (1968) Prevention of psychosis following open-heart surgery. Am J Psychiatry 124: 1190–1195

Layne OZ, Yudofsky SC (1971) Post-operative psychosis in cardiotomy: the role of organic and psychiatric factors. N Engl J Med 284: 518–520

Meffert HJ, Boll A, Dahme B, Götze P, Huse-Kleinstoll G, Polonius MJ, Prüssmann K, et al (1983) Der relative Anteil somatischer und psychischer Befunde an der Vorhersage psychopathologischer Auffälligkeiten nach Herzoperationen. In: Studt HH (Hrsg) Psychosomatik in Forschung und Praxis. Urban & Schwarzenberg, München Wien Baltimore, S 505–521

Meyendorf R (1976) Psychische und neurologische Störungen bei Herzoperationen. Fortschr Med 94: 315–320

Naber D, Bullinger M (1985) Neuroendocrine and psychological variables relating to postoperative psychosis after open-heart surgery. Psychoneuroendocrinology 10: 315–324

Rabiner C, Willner AE, Fishman J (1975) Psychiatric complications following coronary bypass surgery. J Nerv Ment Dis pp 342–348

Rimón R, Lehtonen J, Scheinin TM (1968) Psychiatric disturbances after cardiovascular surgery. Acta Psychiat Scand 203: 125–130

Rubinstein D, Thomas JK (1969) Psychiatric findings in cardiotomy patients. Am J Psychiatry 126: 360–368

Speidel H, Dahme B, Flemming B, Götze P, Huse-Kleinstoll G, Meffert HJ, Rodewald G (1979) Psychische Störungen nach offenen Herzoperationen. Nervenarzt 50: 85–91

Sveinsson IS (1975) Postoperative psychosis after heart surgery. J Thorac Cardiovasc Surgery pp 717–726

Tufo HM, Ostfeld AM, Shekelle R (1970) Central nervous system dysfunction following open-heart surgery. JAMA 212: 1333–1340

Weiss SM (1966) Psychological adjustment following open-heart surgery. J Nerv Ment Dis 143: 363–368

Zylka-Menhorn V (1993) Herzchirurgie: Wartezeit sank auf drei Monate. Dtsch Ärzteblatt 90: 511–512

Korrespondenz: Dr. R. Holzbach, Psychiatrische Klinik der Universität Hamburg, Klinikum Eppendorf, Martinistraße 52, D-20246 Hamburg, Bundesrepublik Deutschland.

Untersuchung zur Schweregradeinteilung des depressiven Syndroms in drei Ambulanzstudien

M. Faltermaier-Temizel, S. Bossert-Zaudig und G. Laakmann

Psychiatrische Klinik der Universität München, Bundesrepublik Deutschland

Einleitung

Die *Schweregradeinteilung* depressiver Syndrome ist in klinischen Studien – neben der diagnostischen Zuordnung – ein viel diskutiertes Problem, das große Bedeutung für die Bewertung von Behandlungserfolgen hat. In vielen Arbeiten werden Schweregradeinteilungen in zwei oder drei Gruppen vorgenommen, weil sich unterschiedliche Therapieerfolge bei verschiedenen Schweregraden eines depressiven Syndroms gezeigt haben (Angst et al., 1993). Des weiteren forderte die Consensus Conference in Zürich (Angst et al., 1989) für ein Antidepressivum einen Wirksamkeitsnachweis bei Patienten mit einem depressiven Syndrom von *mindestens mittlerem Schweregrad,* ohne diesen jedoch zu definieren.

Neben einer globalen klinischen Beurteilung nach den *Clinical Global Impressions* (CGI; National Institute of Mental Health, 1976) wird v.a. der Summenscore der *Hamilton-Depressions-Skala* (HAMD; Hamilton, 1960) als Maß für den Schweregrad einer Depression verwendet. Für eine Schichtung nach HAMD-Punkten gibt es in der Literatur keine allgemein anerkannten Grenzwerte (Tabelle 1) und somit keine Vergleichbarkeit der gebildeten Gruppen. In der *International Classification of Diseases, 10. Version* (ICD-10) wird – neben der diagnostischen Zuordnung – zum ersten Mal eine operationalisierte Schweregradeinteilung depressiver Episoden vorgenommen. Entsprechend dem Vorhandensein von maximal zehn Symptomen werden „leichte", „mittelschwere" und „schwere" depressive Episoden unterschieden, d.h. die Einteilung erfolgt nach einem vorgegebenen Schema und führt aufgrund nachvollziehbarer Kriterien zu drei Schweregradgruppen.

Ziel der vorliegenden Arbeit war es zu prüfen, ob mit ICD-10-Kriterien anhand vorhandener HAMD-Daten Schweregradgruppen mit signifikanten Mittelwertunterschieden gebildet werden können. Hierzu haben wir ein Zuordnungsschema für die Items der HAMD-Skala und der Symptom-

Tabelle 1. Schweregradeinteilung nach HAMD-Punkten in der Literatur

Autoren	Cut-off Scores der Schweregradeinteilung
Eriksson et al., 1987	HAMD 21 Item-Version: < 23: weniger schwer, ≥ 23: schwerer
Paykel et al., 1988	HAMD 17 Item-Version: 6–12: sehr leicht, 13–15: leicht, 15–27: schwerer
Elkin et al., 1989	HAMD 17 Item-Version: < 20: weniger schwer, ≥ 20: schwerer
Wilcox et al., 1992	4 Gruppen nach HAMD-Punkten (17/21 Item-Version?): 18–20, 21–24, 25–29, ≥ 30
Angst et al., 1993	HAMD 17 Item-Version: ≤ 22: leicht, 23–27: mittel, ≥ 28: schwer
Stassen et al., 1994	HAMD 17 Item-Version: ≤ 21: leicht, 22–27: mittel, ≥ 28: schwer

liste der ICD-10 entwickelt, das eine Schweregradeinteilung von Patienten mit HAMD-Daten nach den Kriterien der ICD-10 ermöglicht. Außerdem sollte ein Vergleich mit den HAMD-Mittelwerten und den Gruppenhäufigkeiten der Einteilung nach CGI erfolgen.

Methoden

Den zehn Symptomen der Internationalen Diagnosencheckliste für ICD-10 (IDCL für ICD-10; Hiller et al., 1993) wurden die HAMD-Einzelitems entsprechend Tabelle 2 zugeordnet. Angesichts der Tatsache, daß die ICD-10 Fassung von April 1989 den Symptomkomplex „Schuld/Wertlosigkeitsgefühle" in die zwei Symptome „vermindertes Selbstwertgefühl und Selbstvertrauen" und „Schuldgefühle und Gefühle von Wertlosigkeit" (Philipp et al., 1991) aufteilte, sahen wir uns berechtigt, diese Symptome beide aus dem HAMD-Item 2 (Schuldgefühle) abzuleiten. Die gepoolten Daten der HAMD-Fragebögen (17 Item-Version, Studienbeginn) aus drei Ambulanzstudien bei depressiven Patienten der Münchner „Studiengruppe – Psychopharmaka in der ärztlichen Praxis" (701 Patienten) wurden entsprechend dieser Zuordnung nach Schweregraden gemäß ICD-10 klassifiziert.

Für die Gruppen der zu Studienbeginn durchgeführten Schweregradeinteilung nach CGI und die Schweregradgruppen nach ICD-10 wurden die Gruppenhäufigkeiten und Mittelwerte der HAMD-Summenscores berechnet und ein multipler Mittelwertvergleich nach Scheffé durchgeführt.

Die Durchführung erfolgte mit dem Programm SPSS für Windows 6.0.1, wobei in die Datentabelle Variablen für die zehn Symptome der IDCL für ICD-10 eingefügt wurden, die aufgrund der Punkte der HAMD-Einzelitems und unserer Zuordnungstabelle mit Werten für „vorhanden/nicht vorhanden" belegt wurden. Anhand dieser zehn Variablen wurden die Patienten dann mit einem Algorithmus entsprechend der Schweregradeinteilung nach IDCL für ICD-10 (Tabelle 3) klassifiziert.

Ergebnisse

Bei der Klassifizierung nach ICD-10 ergaben sich folgende Gruppenhäufigkeiten: 232 (33%) Patienten waren „leicht krank", 324 (46%) „mittelschwer krank" und 56 (8%) „schwer krank" (siehe Abb. 1). 89 Patienten (13%)

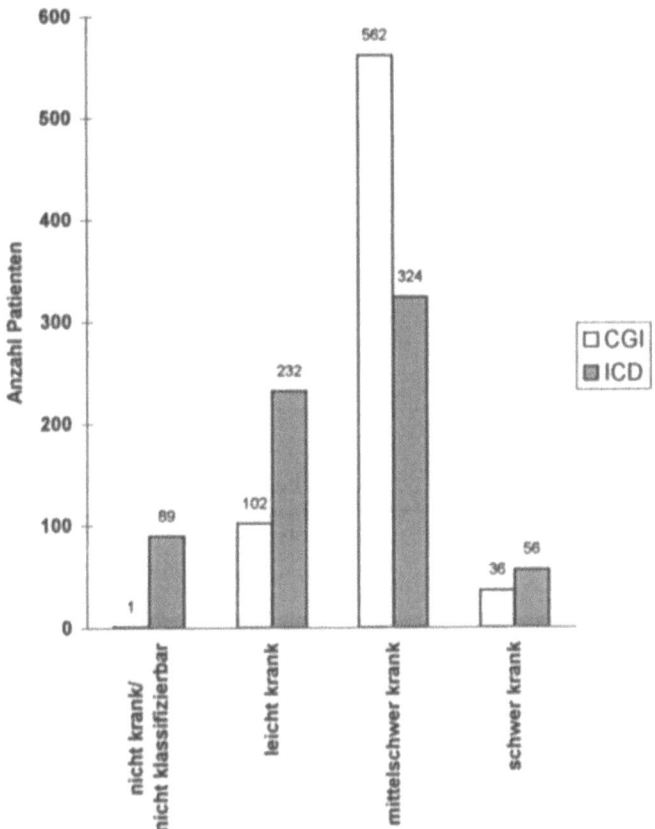

Abb. 1. Schweregradeinteilung nach CGI und ICD-10: Häufigkeiten. Für CGI entspricht: leicht krank = Grenzfall/leicht krank, mittelschwer krank = mäßig/deutlich krank, schwer krank = schwer/extrem schwer krank

konnten nicht zugeordnet werden, weil weniger als zwei der typischen Symptome (1–3) vorhanden waren (n = 48) und/oder insgesamt weniger als 4 Symptome bestanden (n = 66). Zwischen den nach ICD-10 eingeteilten Schweregradgruppen, einschließlich der Gruppe „nicht klassifizierbar", waren die HAMD-Mittelwerte signifikant verschieden (Tabelle 4).

Bei der Beurteilung nach CGI war dagegen die überwiegende Mehrzahl der Patienten, nämlich 562 (80%), als „mäßig" oder „deutlich", also „mittelschwer" krank eingestuft worden (Abb. 1). Die HAMD-Mittelwerte benachbarter Gruppen aus der Schweregradeinteilung nach CGI (7 Stufen) zeigten keine signifikanten Unterschiede, wiesen also eine geringe Trennschärfe auf. Erst nach Zusammenfassung in drei Gruppen und Weglassen der Gruppe „nicht krank" waren die Mittelwertunterschiede signifikant (Tabelle 4).

Tabelle 2. Zuordnungsschema von Symptomen der ICDL für ICD-10 und HAMD-Items

Internationale Diagnosencheckliste für ICD-10: Symptome[a]	HAMD-Skala: Items
1) Depressive Stimmung in einem für den Betroffenen deutlich abnormen Ausmaß, die meiste Zeit des Tages, fast jeden Tag, weitgehend unbeeinflußt durch äußere Umstände (mindestens 2 Punkte)	1) Depressive Stimmung (Gefühl der Traurigkeit, Hoffnungslosigkeit, Hilflosigkeit, Wertlosigkeit) 2 Pkt.: vom Patienten spontan geäußert 3 Pkt.: aus dem Verhalten zu erkennen (z.B. Gesichtsausdruck, Körperhaltung, Stimme, Neigung zum Weinen) 4 Pkt.: Patient drückt fast ausschließlich diese Gefühlszustände in seiner verbalen und nicht-verbalen Kommunikation aus
2) Verlust von Interesse und Freude an Aktivitäten, die normalerweise angenehm sind (mindestens 1 Punkt)	7) Arbeit und sonstige Tätigkeiten 1 Pkt.: hält sich für leistungsunfähig oder schlapp bei seinen Tätigkeiten (Arbeit oder Hobbies) und fühlt sich entsprechend 2 Pkt.: Verlust des Interesses an seinen Tätigkeiten (Arbeit oder Hobbies), muß sich dazu zwingen. Sagt das selbst oder läßt es durch Lustlosigkeit, Entscheidungslosigkeit und sprunghafte Entschlußänderungen erkennen 3 Pkt.: Hat wegen der jetzigen Erkrankung mit der Arbeit aufgehört
3) Verminderter Antrieb oder erhöhte Ermüdbarkeit (mindestens 1 Punkt)	13) Körperliche Symptome – allgemein 1 Pkt.: Schweregefühl in Gliedern, Rücken oder Kopf, Rücken-, Kopf- oder Muskelschmerzen, Verlust der Tatkraft, Erschöpfbarkeit 2 Pkt.: bei jeder deutlichen Ausprägung eines Symtoms
4) Verlust von Selbstvertrauen und Selbstwertgefühl (1 Punkt)	2) Schuldgefühle 1 Pkt.: Selbstvorwürfe, glaubt Mitmenschen enttäuscht zu haben
5) Unbegründete Selbstvorwürfe oder ausgeprägte und unangemessene Schuldgefühle (mindestens 2 Punkte)	2) Schuldgefühle 2 Pkt.: Schuldgefühle oder Grübeln über frühere Fehler und „Sünden" 3 Pkt.: jetzige Krankeit wird als Strafe gewertet 4 Pkt.: anklagende oder bedrohende akustische oder optische Halluzinationen
6) Wiederkehrende Gedanken an den Tod oder an Suizid oder suizidales Verhalten (mindestens 2 Punkte)	3) Suizid 2 Pkt.: Todeswunsch, denkt an den eigenen Tod 3 Pkt.: Suizidgedanken oder entsprechendes Verhalten 4 Pkt.: Suizidversuche
7) Klagen über oder Anzeichen für vermindertes Denk- oder Konzentrationsvermögen wie Entschlußlosigkeit oder Unschlüssigkeit (mindestens 2 Punkte)	8) Depressive Hemmung 2 Pkt.: Deutliche Verlangsamung bei der Exploration 3 Pkt.: Exploration schwierig 4 Pkt.: Ausgeprägter Stupor

Tabelle 2 (Fortsetzung)

Internationale Diagnosencheckliste für ICD-10: Symptome[a]	HAMD-Skala: Items
8) Änderung der psychomotorischen Aktivität mit Agitiertheit oder Hemmung (subjektiv oder objektiv) (mindestens 2 Punkte)	*9) Erregung* 2 Pkt.: Spielen mit den Fingern, Haaren usw. 3 Pkt.: Hin- und Herlaufen, nicht Stillsitzen können 4 Pkt.: Händeringen, Nägelbeißen, Haareraufen, Lippenbeißen usw.
9) Schlafstörungen jeder Art (mindestens 1 Punkt)	*4) Einschlafstörung* 1 Pkt.: gelegentliche Einschlafstörung (mehr als 1/2 Std.) 2 Pkt.: regelmäßige Einschlafstörung *5) Durchschlafstörung* 1 Pkt.: Patient klagt über unruhigen oder gestörten Schlaf 2 Pkt.: nächtliches Aufwachen bzw. Aufstehen (falls nicht nur zur Harn- oder Stuhlentleerung) *6) Schlafstörungen am Morgen* 1 Pkt.: Vorzeitiges Erwachen, aber nochmaliges Einschlafen 2 Pkt.: Vorzeitiges Erwachen ohne nochmaliges Einschlafen
10) Appetitverlust oder gesteigerter Appetit (mindestens 1 Punkt)	*12) Körperliche Symptome – gastrointestinale* 1 Pkt.: Appetitmangel, ißt aber ohne Zuspruch. Schweregefühl im Abdomen 2 Pkt.: muß zum Essen angehalten werden. Verlangt oder benötigt Abführmittel oder andere Magen-Darm-Präparate *16) Gewichtsverlust* 1 Pkt.: Gewichtsverlust wahrscheinlich in Zusammenhang mit jetziger Krankheit 2 Pkt.: sicherer Gewichtsverlust laut Patient

[a] Für Kodierung „ja" erforderliche Punktzahl aus der HAMD-Skala

Tabelle 3. Kriterien für die Schweregradeinteilung nach der Internationalen Diagnosencheckliste für ICD-10

Leichte depressive Episode	insgesamt mindestens 4 der Symptome 1–10 *darunter* mindestens 2 der Symptome 1–3
Mittelschwere depressive Episode	insgesamt mindestens 6 der Symptome 1–10 *darunter* mindestens 2 der Symptome 1–3
Schwere depressive Episode	insgesamt mindestens 8 der Symptome 1–10 *darunter* alle 3 Symptome 1–3

Tabelle 4. Mittelwerte und Standardabweichungen des HAMD-Gesamtscores der Schweregradgruppen nach ICD-10 und CGI

			Anzahl Patienten		HAMD Mittelwert		SD	
ICD-10	nicht klassifizierbar		89		11,55		5,04	
	leicht		232		16,73		3,93	
	mittelschwer		324		21,69		4,63	
	schwer		56		30,51		6,07	
CGI	nicht krank		1		1		0	
	Grenzfall		16		10,19		4,39	
		leicht		102 *		13,37		5,41
	leicht krank		86		13,97		5,4	
	mäßig krank		275		19,34		6,12	
		mittel		562 *		20,18		5,93
	deutlich krank		287		20,98		5,64	
	schwer krank		36		26,11		7,22	
		schwer		36		26,11		7,22
	extrem schwer krank		0		–		–	

* Signifikante Unterschiede (Scheffé-Test, p < 0,05)

Diskussion

Die Schweregradeinteilung bei depressiven Syndromen wurde bisher uneinheitlich vorgenommen, so daß diesbezügliche Klassifikationen kaum vergleichbar sind. Die Einteilung nach HAMD-Punkten zeigt in der Literatur unterschiedliche cut-off Scores und ist zudem problematisch, weil die HAMD-Skala selbst nicht homogen ist (Maier und Philipp, 1993). Die Einteilung nach CGI ist nicht spezifisch für das depressive Syndrom und weist – wie unsere HAMD-Mittelwertvergleiche zeigen – eine geringe Trennschärfe auf. Die Schweregradeinteilung nach ICD-10 dagegen ist operationalisiert, diagnosenspezifisch und aufgrund unserer Ergebnisse in der Lage, Gruppen mit signifikant unterschiedlichen HAMD-Mittelwerten zu bilden.

Eine operationalisierte Schweregradeinteilung depressiver Syndrome in Therapiestudien scheint dringend erforderlich. Daher sollte in künftigen Arbeiten die Schweregradeinteilung nach den ICD-10 Kriterien (und/oder DSM-III-R bzw. DSM-IV) erfolgen, zumal die bevorstehende Einführung der ICD-10 in die klinische Praxis dann auch Vergleiche mit den Untersuchungs- und Behandlungsdaten unselektierter Patientengruppen aus dem klinischen Alltag ermöglichen würde. Im Rahmen derartiger Untersuchungen sollte außerdem die Trennschärfe der Schweregradgruppen bei prospektiv nach ICD-10 klassifizierten Patienten überprüft werden. Für Studien, die diese Nomenklatur noch nicht verwenden, schlagen wir die Schweregradeinteilung anhand unseres Zuordnungsschemas für HAMD-Items und ICD-10 Symptome und der ICD-10 Schweregrad-Kriterien vor.

Literatur

Angst JP, Bech P, Boyer P, Bruinvels J, Engel R, Helmchen H, Hippius H, Lingjaerde O, Racagni G, Saletu B, Sedvall G, Silverstone JT, Stefanis CN, Stoll K, Woggon B (1989) Consensus Conference on the methodology of clinical trials of antidepressants, Zurich, March 1988: Report of the Consensus Committee. Pharmacopsychiat 22: 3–7

Angst J, Scheidegger P, Stabl M (1993) Efficacy of moclobemide in different patient groups. Results of new subscales of the Hamilton depression rating scale. Clin Neuropharmacol 16 [Suppl 2]: 55–62

Elkin I, Shea MT, Watkins JT, Imber SD, Sotsky SM, Collins JF, Glass DR, Pilkonis PA, Leber WR, Docherty JP, Fiester SF, Parloff MB (1989) National Institute of Mental Health treatment of depression collaborative research program: general effectiveness of treatment. Arch Gen Psychiatry 46: 971–982

Eriksson B, Nagy A, Starmark JE, Thelander U (1987) Alprazolam compared to amitriptyline in the treatment of major depression. Acta Psychiatr Scand 75: 656–663

Hamilton M (1960) A rating scale for depression. J Neurol Neurosurg Psychiatry 23: 56–62

Hiller W, Zaudig M, Mombour W, Bronisch T (1993) Routine psychiatric examinations guided by ICD-10 diagnostic checklists (International Diagnostic Checklists). Eur Arch Psychiatry Clin Neurosci 242: 218–223

Maier W, Philipp M (1993) Reliabilität und Validität der Subtypisierung und Schweregradmessung depressiver Syndrome. Springer, Berlin Heidelberg New York Tokyo

National Institute of Mental Health (1976) 028 CGI. Clinical global impressions. In: Guy W (ed) ECDEU assessment manual for psychopharmacology. Rockville, pp 179–192

Paykel ES, Freeling P, Hollyman JA (1988) Are tricyclic antidepressants useful for mild depression? A placebo controlled trial. Pharmacopsychiatry 21: 15–18

Philipp M, Maier W, Delmo CD (1991) The concept of major depression. I. Descriptive comparison of six competing operational definitions including ICD-10 and DSM-III-R. Eur Arch Psychiatry Clin Neurosci 240: 258–265

Stassen HH, Angst J, Delini-Stula A (1994) Severity at baseline and onset of improvement in depression. Meta-analysis of imipramine and moclobemide versus placebo. Eur Psychiatry 9: 129–136

Wilcox CS, Cohn JB, Linden RD, Heiser JF, Lucas PD, Morgan DL, De Francisco D (1992) Predictors of placebo-response: a retrospective analysis. Psychopharmacol Bull 28: 157–162

Korrespondenz: Dr. M. Faltermaier-Temizel, Psychiatrische Klinik der Universität München, Nußbaumstraße 7, D-80366 München, Bundesrepublik Deutschland.

Transkulturelle Unterschiede somatischer Symptome bei Depression – eine psychopathologische Untersuchung islamischer und deutscher Patienten einer psychiatrischen Universitätsklinik in Berlin

A. Diefenbacher, G. Heim und M. Diefenbacher

Psychiatrische Klinik und Poliklinik der Freien Universität Berlin,
Bundesrepublik Deutschland

1. Einleitung

„Somatisierung" ist ein Begriff, der zur Beschreibung unerklärter körperlicher Symptome benutzt wird. Die klinische Erfahrung spricht dafür, daß solche körperlichen Symptome häufiger bei Immigranten zu sehen sind, und zwar vor allem bei solchen, die aus nicht-westlichen Kulturen stammen. Zwar gibt es einerseits Untersuchungen, die das Auftreten von körperlichen Symptomen als kulturell relevantes Phänomen einstufen (Escobar und Canino, 1989), andererseits wird aber bestritten, daß bestimmte Kulturen eher zu Somatisierung neigen als andere, sodaß die vorliegenden Studien kein schlüssiges Bild ergeben (Kirmayer, 1984).

Teja et al. (1971) fanden somatische Symptome signifikant häufiger bei indischen depressiven Patienten als bei britischen und führten dies auf einen Mangel an psychologischen Erklärungsmustern in einer weniger entwickelten Bevölkerungsgruppe zurück. Bhatt et al. (1989) bestätigten das häufigere Vorkommen somatischer Symptome bei indischen depressiven Patienten im Vergleich zu britischen, und zwar ohne gleichzeitigen Unterschied in der Ausprägung der depressiven Symptomatik. Ein Mangel dieser Untersuchung war aber, daß keine systematische psychopathologische Rating-Skala benutzt wurde. In der vorliegenden Studie sollte untersucht werden, ob es signifikante Unterschiede im Ausmaß somatischer Symptome bei islamischen Patienten einer psychiatrischen Universitätsklinik in Deutschland im Vergleich zu einer entsprechenden deutschen Kontrollgruppe gibt.

2. Methode

Grundlage der Untersuchung waren Falldokumentationen von ca. 6000 Patienten, die zwischen 1981 und 1989 in der Psychiatrischen Klinik der Freien Universität Berlin stationär aufgenommen wurden. Bei Aufnahme und Entlassung wird bei jedem Patienten der psychopathologische Befund nach dem AMDP-System (1979) erhoben und dokumentiert. 160 Patienten waren islamischer Konfession (die meisten türkischer Herkunft, Gastarbeiter oder Mitglieder von Gastarbeiterfamilien). Alle Patienten mit depressiven Erkrankungen, d.h. einer entsprechenden ICD-9-Entlassungsdiagnose (ICD 296.1, 300.4, 309.0, 309.1; n = 42) wurden für die Studie ausgewählt. Diese Patienten wurden retrospektiv mit einer nach Alter und Geschlecht vergleichbaren Zufallsstichprobe deutscher und nicht-islamischer Patienten (n = 42) hinsichtlich ihrer psychopathologichen und somatischen Symptomatik bei Aufnahme verglichen. Außer dem Vergleich der AMDP-Syndrom-Skalenwerte (Pietzcker et al., 1983; Gebhardt et al., 1983), wurden auch ausgewählte nonparametrische Vergleiche auf der Einzelsymptomebene vorgenommen.

3. Ergebnisse

Tabelle 1 zeigt soziodemographische Merkmale der islamischen Patientengruppe im Vergleich zur nicht-islamischen deutschen Stichprobe. Die Gruppen unterscheiden sich nicht bedeutsam hinsichtlich der Verteilung diagnostischer ICD-9-Subkategorien bei Entlassung (chi^2 = 1,31, n.s.) und des Anteils von Ersterkrankungen. Dagegen finden sich mehr Moslems als Nichtmoslems in niedrigeren Bildungs- und Berufskategorien. Außerdem sind die islamischen Patienten häufiger in kleinen Gemeinden geboren und aufgewachsen und leben mit mehr Personen in einem Haushalt zusammen als die nicht-islamischen Patienten.

In Tabelle 2 finden sich die Mittelwerte der AMDP-Syndromskalen: erwartungsgemäß haben beide Gruppen deutlich erhöhte Werte auf den Skalen für das Depressive, Apathische und Vegetative Syndrom. Die islamischen Patienten haben einen signifikant höheren Durchschnittswert auf der Vegetativen Skala als die nicht-islamischen, auf den übrigen Skalen unterschieden sich die beiden Gruppen nicht.

Es ergaben sich keine Haupteffekte oder Wechselwirkungen für Geschlechtszugehörigkeit und ethnisch-religiöse Zugehörigkeit (F{1,80}< 3,3; p > 0,05). Daher wurden die beiden Gruppen hinsichtlich der Geschlechtszugehörigkeit in Tabelle 2 nicht weiter unterteilt. Zwischen dem Typ der depressiven Erkrankung (endogen [ICD 296.1] vs. reaktiv [ICD 300.4, 309.0, 309.1]) und ethnisch-religiöser Zugehörigkeit ergab sich keine Wechselwirkung, wohl aber zwei signifikante Haupteffekte für das Depressive und Apathische Syndrom (F {1,80} > 9,0; p < 0,01), nicht aber für das Vegetative Syndrom. Unabhängig von der ethnisch-religiösen Zugehörigkeit haben als endogen-depressiv diagnostizierte Patienten höhere Depressions- (t {82} = 3,01; p < 0,01) und Apathie-Werte (t {82} = 3,19; p < 0,01) als reaktiv depressive Patienten.

Tabelle 1. Soziodemographische Daten und ICD-9-Diagnosen der islamischen und deutschen depressiven Patienten

		Islamisch (n = 42)	Deutsch (n = 42)
Sex	männlich	31	31
	weiblich	11	11
Alter (SD)		40,5 J. (9,3)	40,2 J. (10,1)
Diagnose (nach ICD-9)	296.1 (endogen-depr.)	15	13
	300.4 (neurot.-depr.)	13	18
	309.0, 309.1 (reaktiv-depressiv)	14	11
Abgrenzbare psychiatrische Manifestationen	erstmalig	26	25
	≥ 2	14	17
	fehlend	2	0
Bildung	≤ 9 Jahre	23	17
	≥ 9 Jahre	11	25
	fehlend	8	0
Beruf	Arbeiter	25	5
	Angestellter	4	18
	anderes	13	19
Herkunft	Stadt (≥ 100.000 Einwohner)	17	26
	anderes (z.B. ländlich)	25	16
Haushalt	allein lebend	14	13
	2–3 Personen	12	23
	≥ 4 Personen	16	4
	fehlend	0	2

Tabelle 2. AMDP-Syndrom-Werte der islamischen und deutschen Patienten zu Beginn der stationären Behandlung

AMDP-Syndrom	Islamisch (n = 42) (m [sd])	Deutsch (n = 42) (m [sd])	t (82)
Depressiv	13,4 (6,5)	14,2 (7,7)	−0,53
Apathisch	4,9 (3,49)	5,7 (3,4)	−1,19
Vegetativ	4,0 (4,5)	2,3 (2,8)	2,18[a]
Paranoid-halluzinatorisch	0,5 (1,9)	0,4 (1,2)	0,35
Hostilität	0,8 (1,1)	1,5 (2,1)	−1,76
Manisch	0,5 (1,2)	0,9 (1,4)	−1,74
Psycho-organisch	0,6 (1,5)	0,7 (1,4)	−0,3

[a] $p < 0,05$ (two-tailed)

4. Diskussion

Die islamischen Patienten unserer Stichprobe zeigten auf der vegetativ-somatischen Syndrom-Skala des AMDP-Systems ein größeres Maß an somatischen Symptomen als die Vergleichsgruppe deutscher Patienten. Beide Gruppen unterschieden sich dabei nicht in der Ausprägung des depressiven und apathischen Syndroms. Auch in einer Subgruppe türkischer Patienten blieb dieser Unterschied konstant, darüber hinaus konnte kein Einfluß sozialer Schichtzugehörigkeit auf die Ausprägung somatischer Symptome gefunden werden (Diefenbacher und Heim, 1994). Unsere Ergebnisse sprechen dafür, daß Somatisierung in verschiedenen Kulturen in unterschiedlichem Maß vorkommen kann, und nicht, wie von Teja et al. (1971) vorgeschlagen, einfach als Ausdruck der Zugehörigkeit zu einer weniger entwickelten sozialen Gruppe eingestuft werden sollte.

Da depressive Patienen aus dem Mittelmeerraum Kummer und Traurigkeit hauptsächlich über elementare körperliche Beschwerden und weniger in psychologischen Termini zu äußern scheinen (Pfeiffer, 1983; ähnlich Bhatt et al., 1989, für eine indische Patientenstichprobe), dürften introspektiv orientierte psychotherapeutische Techniken für die Behandlung solcher Patienten nicht ausreichen (vgl. auch Böker, 1975). Unsere klinische Erfahrung weist daraufhin, daß bewegungs-, ergo- und verhaltenstherapeutische Ansätze effektiver zu sein scheinen.

Es ist jetzt beabsichtigt, in einer weiteren Studie den Krankheitsverlauf bei türkischen und deutschen Patienten vergleichend zu untersuchen.

Literatur

Das AMDP-System (1981) Manual zur Dokumentation psychiatrischer Befunde. 4. korrigierte Aufl. Springer, Berlin Heidelberg New York
Bhatt A, Tomenson B, Benjamin S (1989) Transcultural patterns of somatization in primary care: a preliminary report. J Psychosom Res 33: 671–680
Boeker W (1975) Psychiatrie der Gastarbeiter. In: Kisker KP, Meyer JE, Müller C, Stromgren E (Hrsg) Psychiatrie der Gegenwart. Forschung und Praxis. Springer, Berlin Heidelberg, New York, S 430–466
Diefenbacher A, Heim G (1983) Somatic symptoms in Turkish and German depressed patients. Psychosom Med 56: 551–556
Escobar JI, Gomez J, Tuason VB (1983) Depressive phenomenology in North and South American patients. Am J Psychiatry 140: 47–57
Gebhardt R, Pietzcker A, Strauss A, Stoeckel M, Langer C, Freudenthal K (1983) Skalenbildung im AMDP-System. Arch Psychiatr Nervenkr 233: 223–245
Kirmayer LJ (1984) Culture, affect and somatization. Transcult Psychiatr Res Rev 21: 159–188
Pfeiffer WM (1983) Psychopathologie der Migration. Vortrag vor der nervenärztl. Gesellschaft Düsseldorf. Rahmenthema: Der Gastarbeiter als Patient
Pietzcker A, Gebhardt R (1983) Depressive syndromes and scales in the AMDP-system. Acta Psychiatr Scand 310 [Suppl]: 65–84
Teja JS, Narang RL, Aggarwal AK (1971) Depression across cultures. Br J Psychiatry 119: 253–260

Korrespondenz: Dr. A. Diefenbacher, 1. Allgemeinpsychiatrische Abteilung, Ev. Krankenhaus Königin Elisabeth Herzberge, Herzbergstraße 79, D-10362 Berlin, Bundesrepublik Deutschland.

Ein Ansatz zur Bestimmung der Änderungssensitivität psychometrischer Testverfahren: Der CGT-(M) im Vergleich zu herkömmlichen Gedächtnismaßen

W. Satzger und **R. R. Engel**

Psychiatrische Klinik und Poliklinik der Universität München,
Bundesrepublik Deutschland

Einleitung

Kognitive Testverfahren sind unterschiedlich empfindlich für Leistungsänderungen, wie sie durch Alter, Hirnschädigung, psychiatrische Erkrankungen, ZNS-aktive Substanzen, Hypoxie, Schlafdeprivation, Beschleunigungsdruck, elektrokonvulsive Schocks, Doppelbelastung, Ablenkung oder Training hervorgerufen werden können. Zahlreiche klinische Testverfahren wurden danach selegiert, wie gut sie – meist deutliche – Leistungsdefizite Kranker im Vergleich zu Gesunden nachweisen konnten. Die Frage der Änderungssensitivität eines Testverfahrens gewinnt jedoch dann besondere Bedeutung, wenn – wie in der zweiten Phase der Prüfung eines Psychopharmakons – Leistungsänderungen eher geringen Ausmaßes bei jungen Probanden unter Meßwiederholung dokumentiert werden sollen.

An Abb. 1 läßt sich veranschaulichen, daß zwei fiktive Studien zu einem entgegengesetzten Ergebnis führen, wenn Tests mit unterschiedlicher Änderungssensitivität zu verschiedenen Zeitpunkten der Substanzwirkung gegeben werden. In der ersten Studie wird ein empfindlicher Aufmerksamkeitstest zu Beginn der Substanzwirkung und ein Gedächtnistest mittlerer Sensitivität nahe dem Maximum der Substanzwirkung vorgegeben. In der zweiten Studie wird ein besonders sensitiver Visomotoriktest während des Maximums der Substanzwirkung vorgegeben, während alle anderen Tests außerhalb der substanzwirksamen Zeit vorgegeben werden. Aufgrund der ersten Studie wird der Substanz eine nachweisbare Beeinträchtigung von Aufmerksamkeit und Gedächtnis zugeschrieben, während aufgrund der zweiten Studie eine deutliche Beeinträchtigung psychomotorischer Funktionen prognostiziert wird. Selbst wenn das Beispiel etwas übertrieben erscheinen mag, so dürften doch manche Widersprüche in der Literatur

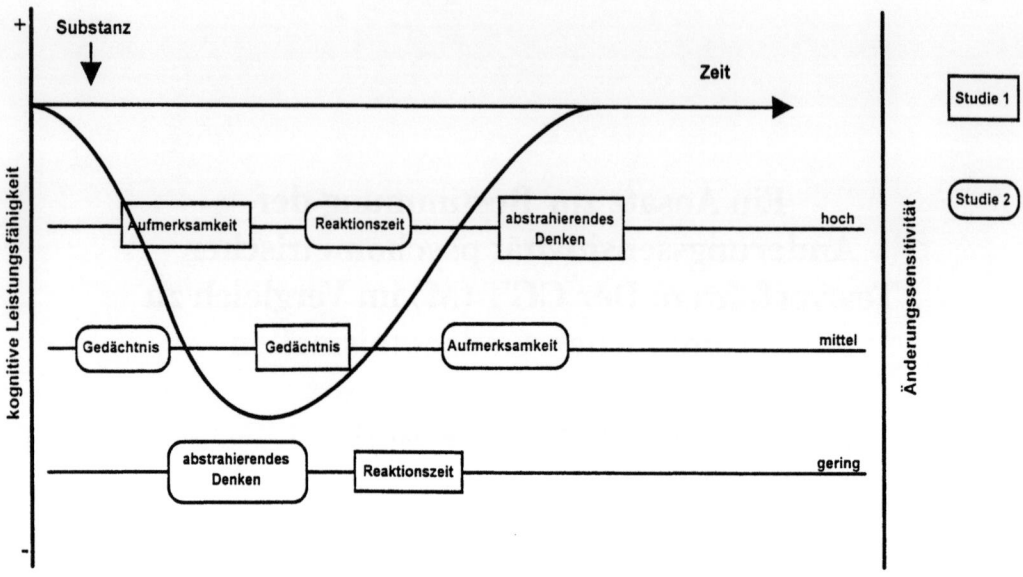

Abb. 1. Messung einer substanzinduzierten Leistungsänderung in zwei fiktiven Studien durch die Vorgabe von unterschiedlich pharmakonsensitiven Test zu unterschiedlichen Meßzeitpunkten

über die kognitiven Wirkungen und Nebenwirkungen von Psychopharmaka auf die Verwendung von ad hoc konstruierten oder aus dem klinischen Bereich unreflektiert übernommenen Testverfahren mit nur teilweise bekannten psychometrischen Testgütekriterien ohne genaue Angaben über die Änderungssensitivität des Instruments zurückzuführen sein. Bei der Publikation neuerer Testverfahren wird zwar gelegentlich explizit zur Änderungssensitivität des Verfahrens Stellung genommen, allerdings fehlt ein übergreifender Ansatz, die Änderungssensitivität kognitiver Verfahren untereinander und über unterschiedliche Bedingungen hinweg vergleichbar zu machen.

Es wurden wenigstens zwei rationale Strategien vorgeschlagen, die Änderungssensitivität eines Testverfahrens zu bestimmen. In einer Reihe von Artikeln weisen Chapman und Chapman (1973, 1978) darauf hin, daß sich kognitive Aufgaben in ihrer „Diskriminating Power" unterscheiden und experimentelle oder quasi experimentelle Unterschiede in zwei verschiedene Fähigkeiten messenden Aufgaben erst dann als differenzielles Defizit interpretiert werden dürfen, wenn die beiden Aufgaben sorgfältig nach ihren psychometrischen Merkmalen vergleichbar konstruiert wurden. Zu den relevanten Kriterien rechnen die Autoren die Verteilung der Rohwerte, die Itemschwierigkeit und insbesondere die Reliabilität der Aufgaben. Diese Testmerkmale sollen dabei an einer größeren Standardisierungsstichprobe gesunder Probanden erhoben werden. Die Vorschläge von Chapman und Chapman wurden in der Vergangenheit in der differenziellen Psychologie nur selten verwirklicht, da die Standardisierung von Testaufgaben aufwendig ist und nur wenige Wissenschaftler an den methodischen und konzeptionellen Aspekten von Gruppendifferenzen gleichermaßen interessiert sind. Vom psychometrischen Ansatz her sollen änderungssensitive Tests zahlreiche Items beinhalten, eine mittlere Itemschwierigkeit aufweisen und in hohem Maße reliabel sein. Boden- oder Deckeneffekte sollen vermieden werden, die Sensitivität des Tests soll weitgehend unabhängig vom Fähigkeitsniveau der Probanden sein und der Test soll kein Feedback an die Probanden beinhalten, wodurch eine sogenannte „reaktive Anspannungssteigerung" (Düker, 1964; sobald ein Proband substanzbezogene Nebenwirkungen wahrnimmt, verstärkt er in kompensatorischer Absicht sein Leistungsvermögen) gerade bei der Prüfung eines Psychopharmakons vermieden werden kann.

Ein anderer – eher pragmatischer – Ansatz besteht darin, die Änderungssensitivität von kognitiven Testverfahren für verschiedene experimentelle oder quasi experimentelle Bedingungen direkt zu bestimmen (z.B. Lachner et al., 1991; Chouinard und Braun, 1993; Lachner und Engel, 1994). In einem metaanalytischen Ansatz kann die Sensitivität der Aufgabe über verschiedene Studien mittels Effektstärkemaßen, die sich u.a. aus herkömmlichen t-Testvergleichen errechnen lassen, gemittelt werden (Rosenthal und Rosnow, 1984; Jorm, 1990; Rosenthal, 1991). Dieses Vorgehen hat den Vorteil, einen vergleichbaren und studienunabhängigen Sensitivitätsindex für jede kognitive Testaufgabe zu liefern. Auf lange Sicht würden nur Testverfahren mit nachgewiesener Änderungssensitivität Bestand haben, wodurch mit weniger Probanden und geringeren Kosten schlüssigere Studienergebnisse erzielt werden könnten.

Der Computerisierte Gedächtnis- und Aufmerksamkeitstest (München) (CGT-(M)), ein neuer, rechnergestützter Gedächtnistest, enthält zwei kontinuierliche Wiedererkennensaufgaben für Wörter und Bilder und zwei visuelle Diskriminationsaufgaben nach dem Matching-to-sample-Ansatz und wurde speziell für die Messung geringfügiger Änderungen der episodischen Gedächtnisleistung konstruiert (Satzger und Engel, 1992). Nach einem Vorschlag von Curran (1986) werden im folgenden Testgütekriterien und Änderungssensitivität des CGT-(M) mit denjenigen bekannter Gedächtnismaße verglichen. Als Grundlage dienen 12 Studien, die an unserer Abteilung durchgeführt wurden, um die Sensitivität des CGT-(M) und verschiedener Formen der freien Wiedergabe und des herkömmlichen Wiedererkennens für die Wirkung von ZNS-aktiven Substanzen, Doppelbelastung, Alter und Krankheit zu messen. Auf diesem Wege können beide Ansätze zur Auswahl änderungssensitiver Testverfahren miteinander verglichen werden, wobei es letztlich um die Frage geht, ob zur Beurteilung der Änderungssensitivität eines Testverfahrens die herkömmlichen psychometrischen Testgütekriterien ausreichend sind.

Methode

Beschreibung der Studien

Studien mit ZNS-aktiven Substanzen

In drei unabhängigen Studien mit einem identischen, doppelblinden, cross-over Design wurde die Wirkung von Alkohol (0,4 und 0,8 g/kg p.o.), Lorazepam (1 und 2 mg p.o.) und Scopolamin (0,3 und 0,6 mg s.c.) auf das Gedächtnis untersucht. In jede der drei Studiengruppen wurden jeweils 12 junge, gesunde Probanden eingeschlossen, an denen die Wirkung von zwei Dosierungen der aktiven Substanz gegen zwei Placebobedingungen geprüft wurde. Die Leistung wurde in zwei Testblöcken von 52 bis 260 Minuten nach Substanzeinnahme gemessen. An allen vier Studientagen wurden dieselben Wortlisten vorgegeben.

Studien mit Doppelbelastung

In zwei Studien wurde der Einfluß von Doppelbelastung auf die Gedächtnisleistung geprüft. Beiden Studien lag ein A-B-A-Design zugrunde. In der ersten Studie wurden 18 junge Probanden unter einer Kontrollbedingung und unter einer Ablenkungsbedingung getestet: Während die Probanden am Personal Computer (PC) die Gedächtnistests durchführten, lief ein Spielfilm („Highlander" oder „James Bond") mit hoher Lautstärke auf einem Fernsehgerät, das unmittelbar neben dem Computerbildschirm aufgestellt war. Obwohl die Probanden instruiert waren, sich nur auf die Gedächtnisaufgaben zu konzentrieren, war es ihnen unmöglich, Bild und Ton des Spielfilms vollständig auszublenden. In allen Gedächtnisaufgaben mit Ausnahme der freien Wiedergabe wurden dieselben Wortlisten unter beiden Bedingungen vorgegeben. In die zweite Studie mit Doppelbelastung wurden 18 junge und 22 ältere Probanden eingeschlossen. Alle Probanden führten die verschiedenen Gedächtnistests unter einer Kontrollbedingung und unter einer Doppelbelastungsbedingung durch: Unter der Doppelbelastungsbedingung waren einerseits die Gedächtnistests am PC durchzuführen und andererseits gleichzeitig vierstellige Zufallszahlen laut nachzusprechen, die im Abstand von sechs Sekunden über ein Tonband dargeboten wurden. Unter beiden Bedingungen wurden dieselben Wortlisten verwendet. Für die freie Wiedergabe wurden zwei parallele Wortlisten konstruiert. Wortliste A wurde in der Kontroll- und in der Doppelbelastungsbedingung, Wortliste B nur in der Doppelbelastungsbedingung dargeboten.

Studien zu altersbezogenen Gedächtniseinbußen

In verschiedenen Studien wurden junge, gesunde Probanden mit einem mittleren Alter von 24 Jahren und ältere, gesunde Probanden mit einem mittleren Alter von 68 Jahren untersucht. Junge und alte Probanden waren bezüglich der Jahre in Ausbildung und ihrer kristallisierten Intelligenz in jeder der Studien parallelisiert. In einer dieser Studien wurde zusätzlich die Art der Einprägung in einem A-B-A-Design variiert: 17 junge und 10 alte Probanden führten die Gedächtnistests entweder unter der Normalbedingung (visuelle Einprägung der am PC-Bildschirm präsentierten Wörter) oder unter einer bimodalen Einprägungsbedingung (visuelle Einprägung und gleichzeitiges lautes Lesen der am Bildschirm dargebotenen Wörter) durch.

DAT-Studie

Die Gedächtnisleistung von 27 Patienten mit der DSM-III Diagnose einer Demenz vom Alzheimer Typ (Mini-Mental-State = 23; mittleres Alter = 73 Jahre) wurde mit derjenigen von 18 jungen, gesunden Probanden (mittleres Alter = 24 Jahre) verglichen.

Gedächtnistests

Freie Wiedergabe

Verschiedene Versionen der freien Wiedergabe wurden in den einzelnen Studien vorgegeben. Die Länge der Wortlisten schwankte zwischen 16 und 25 Wörtern, wobei die Auftretenshäufigkeit der Wörter größer als 1 : 110.000 (Meier, 1964) war. Die Wörter wurden entweder am PC-Bildschirm mit einer Buchstabenhöhe von 15 mm dargeboten oder vom Testleiter mit einer festen Darbietungsrate von drei Sekunden je Wort vorgelesen. Unmittelbar nach der Präsentation waren die Wörter durch den Probanden in beliebiger Reihenfolge im Zeitraum von drei Minuten mündlich oder schriftlich frei wiederzugeben. Bei der verzögerten freien Wiedergabe war zwischen dem Lern- und Wiedergabedurchgang ein Ablenkungsintervall von wenigstens fünf Minuten.

Herkömmliches Wiedererkennen

Zwei Formen des herkömmlichen Wiedererkennens wurden verwendet: In einer Liste von 75 Wörtern waren die zuvor am PC-Bildschirm gesehenen 25 Wörter anzustreichen. 50 Wörter wurden am PC-Bildschirm dargeboten und mußten aus 100 Wörtern am Bildschirm wiedererkannt werden.

Listenweises Wiedererkennen

In einer fortlaufenden Liste von Wörtern, die visuell am PC-Bildschirm mit einer Buchstabenhöhe von 15 mm dargeboten wurden, wurden einige Wörter in derselben Liste ein zweites Mal dargeboten. Die Aufgabe bestand für die Probanden darin, jedes Wort als „alt" (zum zweiten Mal präsentiert) oder als „neu" (zum ersten Mal präsentiert) zu klassifizieren. Die Darbietungsgeschwindigkeit konnte vom Probanden selbst gesteuert werden. Die Wörter wurden zufällig aus einer Datei mit 12.000 deutschen Substantiven ausgewählt. In jedem Testdurchlauf wurde eine neue Zufallsstichprobe aus Wörtern dargeboten, so daß jeder Proband in jedem Versuchsdurchgang eine neue Wortliste sah. In den meisten Studien wurden eine Trainingsliste (Wiedererkennen von 10 Zielwörtern aus 50 Wörtern) und zwei Testlisten (Wiedererkennen von 80 Zielwörtern aus 240 bzw. 320 Wörtern) vorgegeben.

Kontinuierlicher Wort- und Bildwiedererkennenstest

Der blockweise, kontinuierliche Wortwiedererkennenstest aus dem CGT-(M) besteht aus 200 verschiedenen Wörtern mit einer Auftretenshäufigkeit von größer als 1 : 110.000, die mit einer Buchstabenhöhe von 15 mm am PC-Bildschirm gezeigt werden (Satzger et al., 1990; Satzger und Engel, 1992). In einem Lernblock sieht der Proband sukzessive 100 Wörter mit einer festen Darbietungsrate von drei Sekunden. Im ersten Testblock werden 100 Wörter sukzessive dargeboten (50 alte Wörter aus dem Lernblock und 50 neue Distraktorwörter). Im zweiten Testblock werden wiederum 100 Wörter sukzessive gezeigt (50 Distraktorwörter aus dem ersten Testblock und 50 neue Wörter). Jedes Wort wird für maximal sechs Sekunden dargeboten und verschwindet, sobald der Proband eine der beiden Tasten „Wort alt" oder „Wort neu" gedrückt hat. Der kontinuierliche Bildwiedererkennenstest aus dem CGT-(M) besteht aus 200 abstrakten oder realistischen Bildern (60 ¥ 60 mm), die leicht von einander zu unterscheiden sind. Der Aufbau des kontinuierlichen Bildwiedererkennenstests entspricht dem des kontinuierlichen Wortwiedererkennenstests.

Visueller Aufmerksamkeits- und visueller Gedächtnistest

Beide Tests sind Bestandteil des CGT-(M) und nach dem Matching-to-sample-Prinzip konstruiert. Der visuelle Aufmerksamkeitstest besteht aus 72 Items. Jedes Item enthält ein Target-Bild in der linken Hälfte des PC-Bildschirms und vier gleichzeitig dargebotene, durchnumerierte Auswahlbilder (ein Targetstimulus und drei Distraktoren) in der rechten Hälfte des Bildschirms. Die Targetbilder bestehen aus motivierenden, abstrakten oder realistischen farbigen Abbildungen und unterscheiden sich von den Distraktor-Bildern in Farbe, Größe oder Inhalt. Jedes Item wird für maximal 20 Sekunden am Bildschirm dargeboten oder so lange, bis der Proband den richtigen Tastendruck betätigt. Bei einer fehlerhaften Reaktion bleibt das Item am Bildschirm stehen und der Proband kann erneut auswählen. Der visuelle Gedächtnistest besteht aus 36 Items. Jedes Targetbild wird für vier Sekunden, gefolgt von einer 15 Sekunden dauernden Ablenkung, dargeboten. Anschließend werden die vier Auswahlbilder gleichzeitig auf dem Bildschirm dargeboten und der Proband soll so schnell wie möglich das zuvor gesehene Targetbild wiedererkennen.

Psychometrische Testgütekriterien

Im Rahmen der Normierung des CGT-(M) wurden sämtliche beschriebenen Gedächtnistests und eine Reihe bekannter, klinischer Leistungstests einer Stichprobe von 102 gesunden Probanden vorgegeben. Die Probanden waren zwischen 18 und 85 Jahren alt und in jeder der sechs Altersgruppen waren die Probanden bezüglich Geschlecht, Ausbildungsjahren und Intelligenz vergleichbar. Jeder Gedächtnistest wurde nach der Durchführung von den Probanden bezüglich vier Kriterien auf einer siebenstufigen Rating-Skala eingeschätzt. Hierbei bedeutete ein Wert von eins auf der jeweiligen Skala, daß der Test von dem Probanden gut verstanden wurde, als angenehm erlebt wurde, als nicht anstrengend erlebt wurde und der Proband der Ansicht war, in diesem Testverfahren gut abgeschnitten zu haben. Nach im Mittel 8,7 (Standardabweichung = 2,9) Monaten absolvierten 57 der Probanden die Gedächtnistests ein zweites Mal. Die kurzfristige Retestreliabilität und die Paralleltest-Reliabilität wurde an verschiedenen kleineren Studien mit jungen und älteren gesunden Probanden zusätzlich bestimmt.

Statistische Auswertung

Für die freie Wiedergabe wurden Richtige minus Fehler, für Wiedererkennensaufgaben Treffer minus falsche Alarme (TR-FA) berechnet. Die Ergebnisse beider Testblöcke des kontinuierlichen Wort- und des kontinuierlichen Bildwiedererkennenstests wurden gemittelt. Für die Matching-to-sample-Aufgaben aus dem CGT-(M) wurde die Anzahl der richtigen Reaktionen beim ersten Tastendruck aufgezeichnet. Für alle folgenden Vergleiche wurden junge, gesunde Probanden entweder unter Placebo (substanzbezogenen Studien) oder unter der Kontrollbedingung (Doppelbelastungsstudien) als Kontrollgruppe herangezogen. Die Effekte der experimentellen Variation wurden unter Verwendung von t-Tests für unabhängige (Wirkung von Alter oder Krankheit) oder abhängige Stichproben (Effekt von Substanzen oder Doppelbelastung) berechnet. Die t-Werte wurden in das Maß der Effektstärke r transformiert (Rosenthal, 1991). Dieses Maß entspricht der punktbiserialen Korrelation zwischen der Treatmentbedingung und dem Gedächtnistestwert. Das Maß der Effektstärke r kann unter der Verwendung des t-Testwertes (t) und der Anzahl der Freiheitsgrade (df) nach folgender Formel berechnet werden: $r = $ Wurzel aus $(t^2 / (t^2 + df))$.

Als Korrelationskoeffizient schwankt r zwischen –1 und +1. Ein Effektstärkemaß von $r = 0$ impliziert, daß die experimentelle Bedingung keinen Einfluß auf die Gedächtnisleistung hatte. Unter der Annahme eines binären Antwortkriteriums würde eine Effektstärke von $r = 1$ implizieren, daß alle Probanden unter der experimentellen Bedingung (z.B. Scopolamin) eine geringere Gedächtnisleistung als die Probanden unter der Kontrollbedingung (z.B. Placebo) hatten. Hohe positive Werte von r entsprechen somit einer hohen Sensitivität eines Gedächtnistests für eine bestimmte experimentelle Bedingung. Über mehrere Effektstärkewerte r wurde unter Verwendung von Fischer's Z-Transformation und gewichteter Mittelwerte gemittelt.

Ergebnisse

Die Testgütekriterien der verschiedenen Gedächtnistests sind Tabelle 1 zu entnehmen. Die Retestreliabilität war hoch für die freie Wiedergabe und bedeutend niedriger für kontinuierliche Wiedererkennenstests. Die Paralleltestreliabilität war niedrig für die freie Wiedergabe in vier einzelnen Studien (rtt = 0,26, 0,30, 0,39, 0,50), wobei es ohne Bedeutung war, ob die Wörter nach Zufall auf die Wortlisten verteilt wurden oder ob die Wortlisten sorgfältig nach Auftretenshäufigkeit, Wortlänge und Bildhaftigkeit vergleichbar konstruiert wurden (Baschek et al., 1977). Die innere Konsistenz der freien Wiedergabe im ersten Lerndurchgang war sowohl in der

Tabelle 1. Psychometrische Gütekriterien der Gedächtnistests

Aufgabe	Reliabilität				Testbeurteilung[a]				
	Retestreliabilität 2 Wochen (N = 36–76) rtt	Retestreliabilität 9 Monate (N = 57) rtt	Paralleltest-reliabilität (N = 37–145) rtt	Cronbach's Alpha (N = 94–102) rtt	Instruktions-verständnis (N = 102)	angenehm (N = 102)	anstrengend (N = 102)	vermutetes Abschneiden (N = 102)
Freie Wiedergabe									
unmittelbar	0,77	0,94	0,38	0,43	1,5	3,3	3,4	4,8
verzögert	0,82	0,98	0,33[b]	0,71	1,4	3,0	3,2	4,4
Wiedererkennen									
herkömmlich	0,67	0,78	0,35	0,80	1,2	2,1	2,1	3,2
listenweise	0,76	0,55	0,77	n.v.	1,3	2,3	2,4	3,4
kont. Wortwieder-erkennenstest CGT-(M)	0,72	0,47	0,76	0,77	1,5	2,8	2,9	3,9
kont. Bildwieder-erkennenstest CGT-(M)	0,68	0,69	n.v.	0,87	1,4	2,6	2,7	3,6
Matching-to-sample									
visueller Aufmerksam-keitstest CGT-(M)	0,15[c]	0,65[d]	0,60	0,86	1,3	2,2	2,4	2,9
visueller Gedächtnistest CGT-(M)	0,32[c]	0,73[d]	0,58	0,75	1,3	2,8	2,8	3,2

n.v. Nicht verfügbar
[a] 1 = Test gut verstanden, sehr angenehm, überhaupt nicht anstrengend, bestmögliche Leistung
[b] N = 18
[c] 18 Items, junge Probanden
[d] 72 Items beim visuellen Aufmerksamkeitstest, 36 Items beim visuellen Gedächtnistest, 18–85 Jahre alte Probanden

auditiven Merkfähigkeit des Tests Tempoleistung und Merkfähigkeit Erwachsener wie in einer 25-Wörterliste niedrig (rtt = 0,12 bzw. rtt = 0,43), jedoch deutlich höher bei Wiedererkennenstests. Mängel in der Durchführungs- und Auswertungsobjektivität zeigten sich im Falle der freien Wiedergabe, wenn die Probanden die Wörter besonders rasch wiedergaben oder bei unleserlicher Handschrift. Für die freie Wiedergabe fanden sich paradoxe Effekte (Gedächtnisverbesserungen unter einer eigentlich gedächtnisreduzierenden Bedingung), wenn Probanden unter der Normalbedingung weniger als vier Wörter (Richtige minus Fehler) wiedergeben konnten. Für kontinuierliche Wiedererkennenstests fand sich eine derartige Abhängigkeit der Änderungssensitivität vom Ausgangsfähigkeitsniveau der Probanden hingegen nicht. Bodeneffekte zeigten sich bei der freien Wiedergabe bei älteren Probanden, bei dementen Patienten und unter den Doppelbelastungsbedingungen, während Deckeneffekte beim herkömmlichen Wiedererkennen bei jungen, gesunden Probanden zu finden waren.

Alle Gedächtnistests wurden durch 102 gesunde Probanden nach verschiedenen Kriterien beurteilt. Wie aus Tabelle 1 ersichtlich ist, wurden alle Gedächtnistests gleichermaßen gut von den Probanden verstanden. Probanden beurteilten jedoch beide Formen der freien Wiedergabe als weniger angenehm und als anstrengender als die übrigen Gedächtnistests und waren der Ansicht, in den Aufgaben zur freien Wiedergabe besonders niedrige Leistungen erbracht zu haben. Diese Beurteilung der freien Wiedergabe durch Probanden und die Tatsache, daß Probanden bei der freien Wiedergabe eine Rückmeldung über ihr eigenes Leistungsniveau bekommen, legt die Annahme nahe, daß eine reaktive Anspannungssteigerung im Falle der freien Wiedergabe, nicht jedoch bei kontinuierlichen Wiedererkennenstests auftreten kann.

In einer Stichprobe von 102 gesunden Probanden im Altersbereich von 18–85 Jahren fanden sich geringe bis mittlere Korrelationen unter den einzelnen Gedächtnistests sowie zwischen den Gedächtnistests und verschiedenen Außenkriterien (Tab. 2). Dies legt die Annahme nahe, daß durch die einzelnen Gedächtnistests jeweils separate Aspekte der Gedächtnisleistung geprüft werden. Erwartungsgemäß korrelierte der visuelle Gedächtnistest (verzögertes Matching-to-sample) höher mit anderen Gedächtnistests als der visuelle Aufmerksamkeitstest (zeitgleiches Matching-to-sample).

Die Änderungssensitivität der Gedächtnistests für verschiedene Bedingungen ausgedrückt als Effektstärkemaß r ist in Tabelle 3 wiedergegeben. Unerwartete Gedächtnissteigerungen fanden sich für die freie Wiedergabe unter der niedrigen Dosis von Alkohol und Lorazepam und in der Doppelbelastungsstudie (r = –0,41), wenn die gleichen Wortlisten in beiden Bedingungen vorgelegt wurden. Die kontinuierlichen Wiedererkennensaufgaben aus dem CGT-(M) waren empfindlicher für die Effekte von Alkohol und Lorazepam in niedriger Dosierung und für beide Doppelbelastungsbedingungen und gleich sensitiv für die niedrige Dosis von Scopolamin im Vergleich zur freien Wiedergabe. Altersbezogene Gedächtnisdefizite wurden durch die freie Wiedergabe, die kontinuierlichen Wiedererkennens-

Tabelle 2. Korrelationen der Gedächtnistests untereinander und mit Außenkriterien (N = 102)

Aufgabe	Freie Wiedergabe		Wiedererkennen				Matching-to-sample	
	unmittel-bar	ver-zögert	herkömm-lich	listen-weise	kontinuierlicher Wortwieder-erkennenstest CGT-(M)	kontinuierlicher Bildwieder-erkennenstest CGT-(M)	visueller Aufmerksam-keitstest CGT-(M)	visueller Gedächt-nistest CGT-(M)
Freie Wiedergabe								
unmittelbar (Richtige)[a]		0,71	0,50	0,27	0,43	0,40	0,11	0,33
verzögert (Richtige)[a]			0,63	0,36	0,56	0,52	0,24	0,47
Wiedererkennen								
herkömmlich (TR-FA)				0,28	0,55	0,55	0,17	0,40
listenweise (TR-FA)					0,52	0,46	0,37	0,44
kont. Wortwieder-erkennenstest (TR-FA)						0,58	0,15	0,53
kont. Bildwieder-erkennenstest (TR-FA)							0,26	0,61
visueller Aufmerksam-keitstest (Richtige)								0,45
Außenkriterien								
Allgemeines Wissen (WP)[b]	0,11	0,30	0,23	0,33	0,23	0,32	0,08	0,28
Allgemeines Verständnis (WP)[b]	0,18	0,28	0,18	0,11	0,08	0,25	0,22	0,29
Zahlen-Symbol-Test (WP)[b]	0,37	0,45	0,30	0,30	0,44	0,43	0,16	0,49
Mosaik-Test (WP)[b]	0,34	0,45	0,28	0,31	0,30	0,54	0,25	0,42
Trail-Making Test A (sec)[c]	−0,09	−0,25	−0,10	−0,28	−0,30	−0,31	−0,23	−0,40
Trail-Making Test B (sec)[c]	−0,36	−0,43	−0,34	−0,28	−0,38	−0,41	−0,14	−0,42
TME erster Lerndurch-gang (Richtige)[d]	0,31	0,45	0,25	0,14	0,31	0,19	0,21	0,28
TME zweiter Lerndurch-gang (Richtige)[d]	0,33	0,40	0,27	0,10	0,36	0,31	0,13	0,27

[a] 25 am PC-Bildschirm präsentierte Wörter
[b] HAWIE-R Wertpunkte (Tewes, 1991)
[c] Reitan (1958)
[d] Freie Wiedergabe von 20 auditiv präsentierten Wörtern aus dem Test Tempoleistung und Merkfähigkeit Erwachsener (Roether, 1984)

aufgaben und den visuellen Gedächtnistest aus dem CGT-(M) zuverlässiger erfaßt als durch das herkömmliche Wiedererkennen. Alle Gedächtnistests waren gleichermaßen sensitiv für Gedächtniseinbußen bei dementen Patienten. Die insgesamt höchste Änderungssensitivität fand sich für den kontinuierlichen Wortwiedererkennenstest des CGT-(M). Im visuellen Gedächtnistests aus dem CGT-(M) fanden sich deutlichere Gedächtniseinbußen unter Scopolamin, Alter und Demenz, nicht jedoch unter Alkohol als im visuellen Aufmerksamkeitstest. Dies spricht für eine eher spezifische Gedächtnisreduktion unter den ersten drei Bedingungen, während Alkohol eher generell die Aufmerksamkeit zu reduzieren scheint. Grundsätzlich fanden sich unter der hohen Dosis von Scopolamin bei Alzheimer Patienten und unter Doppelbelastung die deutlichsten Gedächtnisbeeinträchtigungen. Alkohol und Lorazepam mit niedriger Dosierung beeinträchtigten die Gedächtnisleistung deutlich weniger als das Alter oder eine Demenz vom Alzheimer Typ. Der kontinuierliche Wortwiedererkennenstest aus dem CGT-(M) wurde in allen Studien in nahezu unveränderter Form vorgegeben. Berechnet man die Gedächtniseinbußen im kontinuierlichen Wortwiedererkennenstest, ausgedrückt als Treffer minus falscher Alarme, für verschiedene Bedingungen, so zeigt sich, daß alle geprüften ZNS-aktiven Substanzen niedrigere Gedächtnisbeeinträchtigungen hervorriefen als das Alter oder eine Demenz vom Alzheimer Typ (Abb. 2).

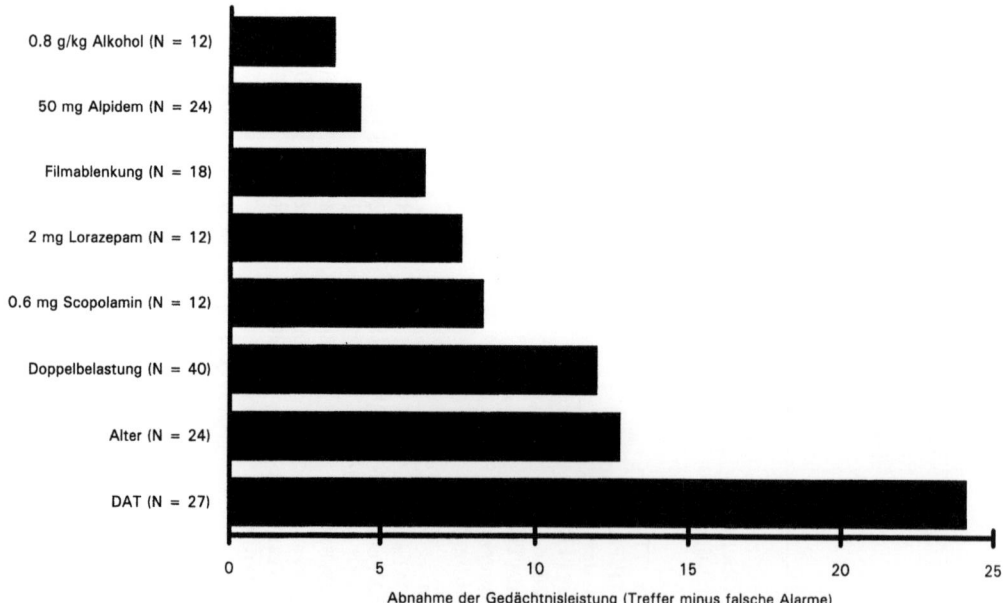

Abb. 2. Verminderung der Gedächtnisleistung durch ZNS-aktive Substanzen, Doppelbelastung, Alter und DAT im kontinuierlichen Wortwiedererkennenstest (Treffer minus falsche Alarme)

Tabelle 3. Verminderung der Gedächtnisleistung durch ZNS-aktive Substanzen, Doppelbelastung, Alter und Demenz, dargestellt als Effektstärkemaß r [a]

Aufgabe	Alkohol 0,4 g/kg (N = 12)	Alkohol 0,8 g/kg (N = 12)	Lorazepam 1 mg (N = 12)	Lorazepam 2 mg (N = 12)	Scopolamin 0,3 mg (N = 12)	Scopolamin 0,6 mg (N = 12)	Ablenkung Film (N = 18)	Ablenkung Zus.aufg. (N = 18)	Alter (N = 46–320) [b]	DAT (N = 27)	$\bar{X}$
Freie Wiedergabe											
unmittelbar	−0,21	0,73	0,11	0,51	0,56	0,91	0,32	0,26 [c]	0,51	0,71	0,51
verzögert	−0,39	0,45	−0,21	0,33	0,61	0,84	n.v.	n.v.	0,68	0,68	0,57
Wiedererkennen											
herkömmlich	n.v.	n.v.	n.v.	n.v.	n.v.	n.v.	0,61	0,64	0,28	0,63	0,39
listenweise	0,12	0,60	0,24	0,22	0,52	0,86	0,53	0,78	0,25	0,69	0,35
kont. Wortwiedererkennenstest CGT-(M)	0,47	0,63	0,40	0,76	0,50	0,87	0,68	0,89	0,61	0,82	0,67
kont. Bildwiedererkennenstest CGT-(M)	0,23	0,71	0,68	0,47	0,67	0,93	n.v.	n.v.	0,43	n.v.	0,57
Matching-to-sample											
visueller Aufmerksamkeitstest CGT-(M)	0,33	0,50	0,28	0,52	0,13	0,02	n.v.	n.v.	0,31	0,68	0,40
visueller Gedächtnistest CGT-(M)	0,11	0,08	0,35	0,51	0,57	0,57	n.v.	n.v.	0,61	0,82	0,58
$\bar{X}$	0,10	0,55	0,28	0,49	0,52	0,80	0,55	0,70	0,43	0,73	

n.v. Nicht verfügbar
[a] Positive Werte von r bedeuten eine Verminderung, negative Werte eine Steigerung der Gedächtnisleistung unter der experimentellen Bedingung
[b] Unmittelbare freie Wiedergabe (N = 258); verzögerte freie Wiedergabe (N = 63); herkömmliches Wiedererkennen (N = 142); listenweises Wiedererkennen (N = 320); kont. Wortwiedererkennenstest CGT-(M) (N = 158); kont. Bildwiedererkennenstest CGT-(M) (N = 53); visueller Aufmerksamkeitstest; CGT-(M) (N = 46); visueller Gedächtnistest CGT-(M) (N = 46)
[c] r = −0,41 für gleiche Wortlisten in allen Bedingungen, r = 0,75 für neue Wortlisten in jeder Bedingung

Der Einfluß von unterschiedlichen Enkodierungsinstruktionen wird in Abb. 3 dargestellt. Die freie Wiedergabe und Wiedererkennenstests waren sensitiver für altersbezogene Gedächtniseinbußen, wenn die Probanden dahingehend instruiert waren, jedes Wort bei der Präsentation zusätzlich laut zu lesen, anstatt jedes Wort nur visuell zu enkodieren. Ebenso fand sich im Vergleich zu einer früheren Studie eine höhere Änderungssensitivität des kontinuierlichen Wortwiedererkennenstests für die Wirkung von 1 mg Lorazepam auf die Gedächtnisleistung, wenn die Wörter visuell am Bildschirm und digital gespeichert über Kopfhörer (Effektstärke r = 0,71) dargeboten wurden im Vergleich zur visuellen Enkodierung alleine (Effektstärke r = 0,40).

Diskussion

Gedächtnistests sind sensitive Indikatoren für kognitive Leistungsänderungen in Folge von Alter, Krankheit oder therapeutischer Intervention. Ein direkter Vergleich der Änderungssensitivität der zahlreichen, verschiedenen Arten von Gedächtnistests steht jedoch noch aus. In einem metaanalytischen Ansatz verglichen wir die psychometrischen Testgütekriterien und die Änderungssensitivität eines neuen, computerisierten Gedächtnistests

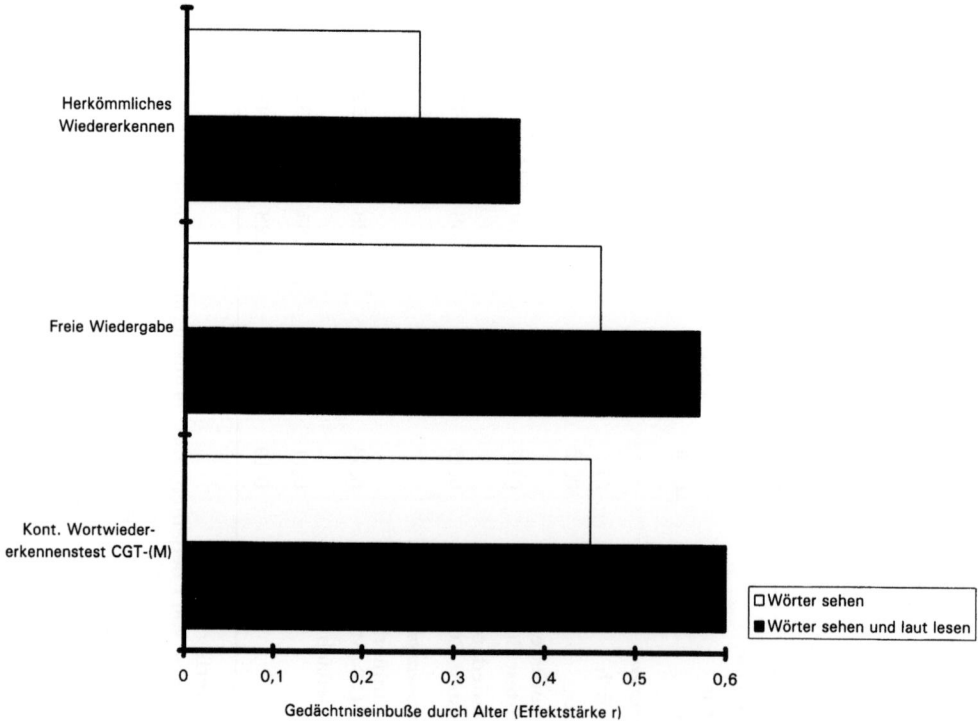

Abb. 3. Höhere Sensitivität für altersbezogene Gedächtniseinbußen bei bimodaler Enkodierung der Wörter

(CGT-(M)) mit denjenigen von freier Wiedergabe und verschiedenen Formen des herkömmlichen Wiedererkennens. Als Index für die Änderungssensitivität wurde das Effektstärkemaß r für die Wirkung ZNS-aktiver Substanzen, Doppelbelastung, Alter und Demenz berechnet. Als Hauptergebnis fand sich eine konsistent hohe Änderungssensitivität der kontinuierlichen Wiedererkennenstests aus dem CGT-(M), besonders auch bei niedrigen Dosen von ZNS-aktiven Substanzen. Für ein häufig verwendetes Standardmaß, die freie Wiedergabe von Wortlisten, fand sich eine generell geringere Änderungssensitivität und inkonsistente Ergebnisse, wenn in den verschiedenen Durchgängen von substanzbezogenen Prüfungen oder Ablenkungsstudien dieselben Wortlisten vorgegeben wurden. Kontinuierliche Wiedererkennensaufgaben (Clark et al., 1979; Sold et al., 1983; Ferris et al., 1986; Satzger et al., 1990) und Matching-to-sample-Aufgaben (Caine, 1981; Satzger et al., 1990; Flicker et al., 1990) wurden bisher wohl zu Unrecht nur selten in psychopharmakologischen Human-Studien eingesetzt, da sie neben einer hohen Änderungssensitivität auch den Vorteil einer automatisierten Präsentation haben und eine Trennung zwischen unspezifischer Sedation und spezifischen Gedächtniseinbußen erlauben (Bartus und Johnson, 1978; Oscar-Berman und Bonner, 1985; Ferris et al., 1986; Sahakian et al., 1988; Beninger et al., 1989; Sahgal et al., 1991). Drei Aspekte der Änderungssensitivität sollen im folgenden diskutiert werden.

Aufgabenspezifität

Die vorliegenden Daten zeigen, daß die Sensitivität einer Gedächtnisaufgabe in starkem Maße von den geforderten, spezifischen, kognitiven Operationen und Testeigenschaften der jeweiligen Aufgabe abhängt. So war die Sensitivität von Gedächtnisaufgaben zur freien Wiedergabe und zum Wiedererkennen für die Wirkung von Alter und Lorazepam höher, wenn die Probanden aufgefordert wurden, die präsentierten Wörter zusätzlich zur visuellen Enkodierung bei der Darbietung laut zu lesen, als wenn die Wörter lediglich visuell enkodiert wurden. Es läßt sich vermuten, daß auf diesem Wege motivationale und aufmerksamkeitsbezogene Fluktuationen minimiert werden und eigentliche Gedächtnisprozesse verstärkt dann gemessen werden, wenn eine tiefe Enkodierung erfolgt. Ein gut dokumentiertes Ergebnis aus der Forschung mit altersbezogenen Gedächtnisdifferenzen ist die Tatsache, daß altersbezogene Leistungseinbußen im allgemeinen in Gedächtnistests zur freien Wiedergabe stärker hervortreten als in Gedächtnistests zum herkömmlichen Wiedererkennen. Die Wiedergabe sei mit einer aktiven, selbstiniziierten Suche im Gedächtnisspeicher verbunden und erfordere daher einen höheren Anteil an kognitiver Verarbeitungskapazität als das Wiedererkennen (Salthouse, 1982; Craik und McDowd, 1987; Kausler, 1991). Auch in den vorliegenden Studien zeigte die freie Wiedergabe eine höhere Sensitivität für altersbezogene Gedächtniseinbußen als das herkömmliche Wiedererkennen. Ein kontinuierlicher Wiedererkennenstest aus dem CGT-(M) hingegen zeigte eine sogar noch höhere Änderungssensitivität für altersbezogene Gedächtniseinbußen als die freie Wiedergabe. Auch in anderen Studien konnte die Sensitivität von kontinuierlichen Wiedererkennenstests für altersbezogene Gedächtniseinbußen nachgewiesen werden (Poon und Fozard, 1980; Crook et al., 1986; Le Breck und Baron, 1987). Dies könnte implizieren, daß bei einer gegebenen Gedächtnisaufgabe weniger das Label der Aufgabe, sondern eher die spezifische, erforderte, kognitive Operation für die Aufgabensensitivität von Relevanz ist (Salthouse, 1985; Craik, 1986). Herkömmliches und kontinuierliches Wiedererkennen unterscheiden sich vor allem darin, daß der Proband im Falle des kontinuierlichen Wiedererkennens nicht weiß, ob ein vorgegebenes Item später zu einem Zielreiz wird. Es wurde daher hervorgehoben, daß das kontinuierliche Wiedererkennen eher einer im Alltag anzutreffenden Gedächtnisleistung, das herkömmliche Wiedererkennen eher dem Lernen in der Schule entspricht (Shepard und Teightsoonian, 1961; Wickelgren, 1975).

Alters- oder krankheitsbezogenes Modell der Änderungssensitivität

In psychopharmakologischen Studien werden häufig standardisierte, klinische Gedächtnistests, sophistizierte, experimentelle Aufgaben aus der kognitiven Psychologie oder ad hoc konstruierte, kognitive Aufgaben vorgegeben (Ferris et al., 1986; Parrott, 1991a). Wenn Angaben zur Änderungssensitivität für diese Aufgaben vorliegen, so handelt es sich meist um solche zur Empfindlichkeit für die Effekte von Alter oder Krankheit. Anhand der vorliegenden Daten zur Effektstärke läßt sich jedoch zeigen, daß nur sehr hohe Dosen von amnestisch wirksamen Substanzen das Gedächtnis in einem ähnlich hohen Ausmaß beeinträchtigen wie das Alter oder eine Demenz. In absoluten Werten (Treffer minus falsche Alarme) beeinträchtigen sogar sehr hohe Dosen von Scopolamin das Gedächtnis in einem geringeren Ausmaß als das Alter oder eine Demenz. Es liegt daher die Vermutung nahe, daß einige der derzeit verfügbaren Gedächtnistests für eine Anwendung bei psychopharmakologischen Fragestellungen nicht änderungssensitiv genug sind.

Die Auswahl substanzsensitiver Gedächtnisaufgaben

Die Bedeutung einer hohen Reliabilität für die Änderungssensitivität wurde von verschiedenen Autoren hervorgehoben (Chapman und Chapman, 1973, 1978; Cunningham, 1986; Kennedy et al., 1989; Parrott, 1991a, 1991b). Eine gegenteilige Position wurde durch Tiplady (1992, 1991) vertreten. Nach Tiplady ist eine hohe Reliabilität dann relevant, wenn interindividuelle Unterschiede in Traitmaßen untersucht werden sollen. In der Psychopharmakologie stehen jedoch oft Veränderungen in Statemaßen bei der wiederholten Untersuchung an denselben Probanden im Mittelpunkt. Insbesondere, wenn die Reliabilitätsmaße an einer sehr homogenen Stichprobe erhoben wurden, ist ein Schluß von der Höhe der Reliabilität auf die zu erwartende Änderungssensitivität nicht zulässig. Hinzu kommt, daß gerade bei Gedächtnistests umstritten ist, welches Reliabilitätsmaß die Zuverlässigkeit des Tests am besten widerspiegelt. In der vorliegenden Studie fanden sich keine konsistenten Zusammenhänge zwischen der Reliabilität einer Gedächtnisaufgabe und der Änderungssensitivität. So war die generelle Änderungssensitivität des kontinuierlichen Wortwiedererkennenstests aus dem CGT-(M) höher als diejenige der freien Wiedergabe, obwohl sowohl die kurzzeitige wie die längerfristige Retestreliabilität der freien Wiedergabe höher war als diejenige des kontinuierlichen Wortwiedererkennenstests. Ferner fand sich für eine 18-Item Version der Matching-to-sample-Aufgaben eine niedrige Retestreliabilität in einer Stichprobe von 36 jungen Probanden unter Placebo, jedoch nichtsdestoweniger eine hohe Pharmakonsensitivität. Hinzu kommt, daß die verschiedenen Methoden der Reliabilitätsbestimmung keine konsistenten Aussagen erbrachten. Cronbach's-Alpha als Maß der inneren Konsistenz ist bekanntermaßen in starkem Maße von der Zahl der Items eines Tests abhängig (Cortina, 1993). So läßt sich in einer Modellrechnung zeigen, daß sich die Maße der inneren Konsistenz von Gedächtnistests mit unterschiedlicher Itemzahl rein rechnerisch einander annähern, wenn die Zahl der Items in den einzelnen Gedächtnistests vergleichbar ist. Die Praxis der Testkonstruktion stößt jedoch hier an deutliche Probleme. So läßt sich zwar die Zahl der Items in Wiedererkennensaufgaben nahezu beliebig erhöhen ohne die Testzeit wesentlich zu verlängern, eine drastische Erhöhung der Zahl der Items bei Aufgaben zur freien Wiedergabe ist jedoch psychologisch wenig sinnvoll. Da Reliabilitätsmaße stark von Merkmalen der Aufgabe (Anzahl der Items, Verteilung der Rohwerte) und von der Homogenität der Stichprobe abhängen, erscheint es zum gegenwärtigen Zeitpunkt plausibel, die Änderungssensitivität einer Gedächtnisaufgabe direkt zu messen und über Effektstärkemaße vergleichbar darzustellen.

Wir kommen daher zu dem Schluß, daß die Änderungssensitivität einer gegebenen Gedächtnisaufgabe, insbesondere für pharmakopsychologische Einwirkungen, das Ergebnis der spezifischen, von der Aufgabe verlangten, kognitiven Operationen, einiger allgemeiner, psychometrischer Merkmale der Aufgabe, wie Anzahl der Items und mittlere Itemschwierigkeit und einiger, besonders bei psychopharmakologischen Fragestellungen relevanter, psychometrischer Merkmale wie Möglichkeit reaktiver Anspannungssteigerung und gleicher Sensitivität der Aufgabe über die gesamte Skalenbreite ist. Änderungssensitivität, ausgedrückt im Maß der Effektstärke, umfaßt all diese Aspekte.

Literatur

Bartus RT, Johnson HR (1978) Short-term memory in the Rhesus monkey: disruption from the anticholinergic scopolamine. Pharmacol Biochem Behav 5: 39–46

Baschek I, Bredenkamp J, Oehrle B, Wippich, W (1977) Bestimmung der Bildhaftigkeit (I), Konkretheit (C) und der Bedeutungshaltigkeit (m') von 800 Substantiven. Z Exp Angew Psychol 24: 353–396

Beninger RJ, Wirsching BA, Jhamandas K, Boegman RJ (1989) Animal studies of brain acetylcholine and memory. Arch Gerontol Geriatr 1 [Suppl]: 71–89

Caine ED, Weingartner H, Ludlow CL, Cudahy EA, Wehry S (1981) Qualitative analysis of scopolamine-induced amnesia. Psychopharmacology 74: 74–80

Chapman LJ, Chapman JP (1973) Problems in the measurement of cognitive deficit. Psychol Bull 79: 380–385

Chapman LJ, Chapman JP (1978) The measurement of differential deficit. J Psychiatr Res 14: 303–311

Chouinard MJ, Braun CMJ (1993) A meta-analysis of the relative sensitivity of neuropsychological screening tests. J Clin Exp Neuropsychol 15: 591–607

Clark EO, Glanzer M, Turndorf H (1979) The pattern of memory loss resulting from intravenously administered diazepam. Ach Neurol 36: 296–300

Cortina JM (1993) What is coefficient alpha? An examination of theory and applications. J Appl Psychol 78: 98–104

Craik FIM (1986) A functional account of age differences in memory. In: Klix F, Hagendorf H (eds) Human memory and cognitive capabilities. Mechanisms and performances. North-Holland, Amsterdam, pp 409–422

Craik FIM, McDowd JM (1987) Age differences in recall and recognition. J Exp Psychol 13: 474–479

Crook T, Salama M, Gobert J (1986) A computerized test battery for detecting and assessing memory disorders. In: Bès A, Cahn J, Cahn R, Hoyer S, Marc-Vergnes JP, Wisniewski HM (eds) Senile dementias: early detection. John Libbey, London, pp 79–85

Cunningham WR (1986) Psychometric perspectives: validity and reliability. In: Poon LW (ed) Handbook for clinical memory assessment. American Psychological Association, Washington, pp 27–31

Curran HV (1986) Tranquillising memories: a review of the effects of benzodiazepines on human memory. Biol Psychol 23: 179–213

Düker H (1964) Die reaktive Anspannungssteigerung als Störfaktor bei der Wirkungsprüfung von Schlafmitteln. In: Bradley PB, Flügel F, Hoch PH (eds) Neuro-Psychopharmacology, vol 3. Elsevier, Amsterdam, pp 172–175

Ferris SH, Crook T, Flicker C, Reisberg B, Bartus RT (1986) Assessing cognitive impairment and evaluating treatment effects: psychometric performance tests. In: Poon LW (ed) Handbook for clinical memory assessment. American Psychological Association, Washington, pp 139–148

Flicker C, Serby M, Ferris SH (1990) Scopolamine effects on memory, language, visuospatial praxis and psychomotor speed. Psychopharmacology 100: 243–250

Jorm AF (1990) Some pitfalls in data analysis. In: Wurtman RJ (ed) Advances in neurology: Alzheimer's disease, vol 51. Raven Press, New York, pp 35–39

Kausler DH (1991) Experimental psychology, cognition, and human aging, 2nd ed. Springer, New York, pp 383–385

Kennedy RS, Baltzley DR, Turnage JJ, Jones MB (1989) Factor analysis and predictive validity of microcomputer-based tests. Percep Motor Skills 69: 1059–1074

Lachner G, Satzger W, Engel RR (1991) Verbale Gedächtnistests in der Differentialdiagnostik von Depression und Demenz: Vergleich der Trennschärfe von sieben Testvariationen. Z Gerontopsychol 4: 15–22

Lachner G, Engel RR (1994) Differentiation of dementia and depression by memory tests. J Nerv Ment Dis 182: 34–39

Le Breck DB, Baron A (1987) Age and practice effects in continuous recognition memory. J Gerontol 42: 89–91

Meier H (1964) Deutsche Sprachstatistik, Bd 2. Georg Olms, Hildesheim

Oscar-Berman M, Bonner RT (1985) Matching- and delayed matching-to-sample performance as measures of visual processing, selective attention, and memory in aging and alcoholic individuals. Neuropsychologia 23: 639–651

Parrott AC (1991a) Performance tests in human psychopharmacology (1): Test reliability and standardization. Hum Psychopharmacol 6: 1–9

Parrott AC (1991b) Performance tests in human psychopharmacology (2): Content validity, criterion validity, and face validity. Hum Psychopharmacol 6: 91–98

Poon LW, Fozard JL (1980) Age and word frequency effects in continuous recognition memory. J Gerontol 35: 77–86

Rosenthal R, Rosnow RL (1984) Essentials of behavioral research. Methods and data analysis. McGraw-Hill, New York, pp 214–217

Rosenthal R (1991) Meta-analytic procedures for social research. Savage, Newbury Park

Sahakian BJ, Morris RG, Evenden JL, Heald A, Levy R, Philpot M, Robbins TW (1988) A comparative study of visuospatial memory and learning in Alzheimer-type dementia and Parkinson's disease. Brain 111: 695–718

Sahgal A, Sahakian BJ, Robbins TW, Wray CJ, Lloyd S, Cook JH, McKeith IG, Disley JCA, Eagger S, Boddington S, Edwardson JA (1991) Detection of visual memory and learning deficits in Alzheimer's disease using the Cambridge Neuropsychological Test Automated Battery. Dementia 2: 150–158

Salthouse TA (1982) Adult cognition. An experimental psychology of human aging. Springer, New York

Salthouse TA (1985) A theory of cognitive aging. Elsevier, Amsterdam, pp 238–240

Satzger W, Engel RR, Ferguson E, Kapfhammer H, Eich FX, Hippius H (1990) Effects of single doses of alpidem, lorazepam, and placebo on memory and attention in healthy young and elderly volunteers. Pharmacopsychiatry 23 [Suppl III]: 114–119

Satzger W, Engel RR (1992) Der Computerisierte Gedächtnis- und Aufmerksamkeitstest (München). Beltz, Weinheim

Shepard RN, Teghtsoonian M (1961) Retention of information under conditions approaching a steady state. J Exp Psychol 62: 302–309

Sold M, Lindner H, Weis KH (1983) Zur Wirkung von Fentanyl, Diazepam und Flunitrazepam auf die Gedächtnisfunktion. Anaesthesist 32: 519–524

Tiplady B (1991) Psychometric screening of new drugs. In: Nimmo WS, Tucker GT (eds) Clinical measurement of drug evaluation. CRC Press, Boca Raton, pp 57–71

Tiplady B (1992) Reliability and sensitivity of performance tests in human psychopharmacology. A commentary on the articles by Parrott. Hum Psychopharmacol 7: 139–141

Wickelgren WA (1975) Age and storage dynamics in continuous recognition memory. Dev Psychol 11: 165–169

Korrespondenz: Dr. Wolfgang Satzger, Psychiatrische Klinik und Poliklinik der Universität München, Nußbaumstraße 7, D-80336 München, Bundesrepublik Deutschland.

Das Biographische Persönlichkeits-Interview (BPI) – ein Forschungsinstrument zur Erfassung der prämorbiden Persönlichkeit[*]

D. v. Zerssen, H. Barthelmes, C. Black, P. Breu, E. Garczynski,
H. Hecht, J. Pössl und E. Wesel

Max-Planck-Institut für Psychiatrie, Klinisches Institut, München,
Bundesrepublik Deutschland

Einleitung

Das Biographische Persönlichkeits-Interview (BPI; s. v. Zerssen, 1994a, b) wurde aufgrund positiver Erfahrungen mit Krankengeschichtsauswertungen zur prämorbiden Persönlichkeit (pP) entwickelt. Diese läßt sich danach allein aus biographischen Angaben zur äußeren und inneren Lebensgeschichte eines Patienten (Pat.) erschließen, gemäß der Definition der Persönlichkeit nach Phares (1988): „Personality is that pattern of characteristic thoughts, feelings and behaviors that distinguishes one person from another and that persists over time and situations".

Die ursprünglich rein typologische Auswertung (Pössl und v. Zerssen, 1990a, b; v. Zerssen und Pössl, 1990) konnte durch die Anwendung einer Merkmalsliste auf die Krankengeschichtsangaben durch einen geschulten Untersucher (ohne Kenntnis klinischer Daten und auch ohne Kenntnis unserer Persönlichkeitstypologie: s.u.) sowie durch die Anwendung spezieller Algorithmen auf die Item-scores der Merkmalsliste operationalisiert werden (v. Zerssen et al., 1994a, b).

Beschreibung des Interviews und seiner Auswertung

Um diesen Untersuchungsansatz zu optimieren, den Informationsgehalt und die Vergleichbarkeit der biographischen Angaben sicherzustellen sowie einen „Symptombias" auf seiten des Pat. und einen „Diagnosenbias" auf seiten des Untersuchers bei der Exploration eines Pat. auszuschließen, wurde das BPI in Anlehnung an das Vorgehen bei der Entstehung und

---

[*] Die Autoren sind der Deutschen Forschungsgemeinschaft (DFG) für die finanzielle Unterstützung des Projekts zu Dank verpflichtet.

Tabelle 1. Bausteine des Biographischen Persönlichkeits-Interviews (BPI) (nach v. Zerssen, 1994b)

1. Manual
2. Informationsblatt mit Einverständniserklärung
3. Erhebungsbogen: Soziodemographie
4. Erhebungsbogen: Familienanamnese
5a. Erhebungsbogen: Äußere Lebensgeschichte
5b. Checkliste: Äußere Lebensgeschichte
6a. Erhebungsbogen: Innere Lebensgeschichte
6b. Checkliste: Innere Lebensgeschichte
7. Zusatzprotokoll: Fragen an den Interviewer
8. Berichtsbogen (Protokoll)
9. Beurteilungsbogen (Merkmalsliste) für Detailauswertung
10. Beurteilungsbogen für Gobaleinschätzungen
11. Auswertungsschlüssel für a) Typen-Scores
    b) Faktoren-Scores
    c) Typenzuordnung nach a
    d) Typenzuordnung nach b

Die Bogen 8.–10. werden einem unabhängigen Beurteiler für die Auswertung zur Verfügung gestellt

Auswertung des biographischen Teils psychiatrischer Krankengeschichten als ein von der klinischen Untersuchung eines Falles unabhängiges Erhebungsinstrument konstruiert. Es besteht aus den in Tabelle 1 aufgeführten Komponenten. Die Befragung bezüglich der Biographie bis zur Zeit vor Auftreten erster Krankheitszeichen erfolgt durch einen speziell geschulten Untersucher – ohne vorherige Kenntnis des Pat. und seiner Erkrankung – im Stadium der klinischen Remission anhand der Bausteine 1. bis 6.b. Anschließend wird der Protokollbogen (7.) ausgefüllt und auf dem Berichtsbogen (8.) ein 2–4seitiges Interviewprotokoll erstellt.

Das Interviewprotokoll wird sodann von einem anderen, gleichermaßen geschulten Untersucher, der den Pat. vorher nie gesehen hat, anhand der Beurteilungsbögen 9. und 10. ausgewertet. Eine sowohl dimensionale als auch kategoriale Diagnostik von uns als relevant erachteter Strukturen der pP („Typus manicus" mit der Variante des sorglos-heiteren Typs, „Typus melancholicus", ängstlich-unsicherer Typ mit der Variante des weltfremd-verträumten Typs und nervös-gespannter Typ; s. Pössl und v. Zerssen, 1990b) wird – anhand der in den beiden Bögen dokumentierten Angaben – aufgrund verschiedener Auswertungsschlüssel (11.) vom Computer erstellt.

Empirische Erprobung

Stichprobenbeschreibung

Das Verfahren wurde in unserer Arbeitsgruppe nach Einholung eines „informed consent" bei insgesamt 160 Pat. und 21 Probanden aus der Durchschnittsbevölkerung angewendet. Nur bei zwei unzureichend remittierten Pat. mußte das Interview abgebrochen werden, d.h. bei 1% der insgesamt 181 Befragten, und das auch nur bei solchen Pat., die ohnehin aufgrund mangelnder klinischer Remission die Voraussetzungen für die Anwendungen des BPI nicht erfüllten.

Zusätzlich zum BPI wurden ein kurzer verbaler Intelligenztest, eine visuelle Analog-Skala zur Erfassung der aktuellen Befindlichkeit und eine Reihe von multidimensionalen Persönlichkeits-Inventaren (s. v. Zerssen, 1994b) angewendet. 100 Pat. – je zur Hälfte Männer und Frauen –, die alle Projektkriterien erfüllten (u.a. Alter zwischen 20 – genauer 19,11 – und 64 Jahren; ausreichende klinische Remission; Befragung durch einen voll ausgebildeten Interviewer; vollständiger Datensatz bez. der Fragebögen) dienten als klinische Validierungsstichprobe, 20 gesunde Probanden als Kontrollgruppe.

Ergebnisse

Praktikabilität

Die vernachlässigbar geringe Abbrecherquote spricht für die hohe Akzeptanz des BPI bei den Befragten. Der Zeitaufwand pro Interview ist mit 2–4 Stunden zwar relativ hoch; er rechtfertigt sich aber bei Forschungsprojekten, für die eine valide Erfassung der pP von zentraler Bedeutung ist, besonders im Rahmen aufwendiger prospektiver Untersuchungen (zur Validität des BPI s.u.). Die Auswertung der Interviewprotokolle anhand der Merkmalsliste – durch J.P. sowie jeweils (mindestens) einen anderen Untersucher (C.B., E.G. und/oder E.W.) – bereitete keine grundsätzlichen Schwierigkeiten. All das spricht für die Praktikabilität des BPI als Forschungsinstrument.

Reliabilität

Die Zuverlässigkeit der Persönlichkeitsdiagnostik anhand des BPI wurde als Interbeobachter-Übereinstimmung sowohl bez. der multidimensionalen als auch der kategorialen Typisierung eines Falles berechnet. Dazu wurde jeweils die Beurteilung durch J.P. mit der durch einen der anderen Auswerter (B., G. oder W.) verglichen, bez. der dimensionalen Typisierung anhand der Korrelationen zwischen den je 6 Typen-Scores pro Fall, bez. der kategorialen Typisierung anhand der prozentualen Übereinstimmung der Typenzuordnungen pro Fall sowie der zugehörigen Kappa-Werte.

Die Zuverlässigkeits-Koeffizienten liegen für die dimensionale Typisierung mit $r \geq 0{,}80$ bemerkenswert hoch; auch die Gütekriterien für die kategoriale Typenzuordnung übertreffen die Zufallsübereinstimmung beträchtlich (fast $3/4$ statt nach Zufall zu erwartender knapp $2/3$ gleiche Zuordnungen, mit einem Kappa = 0,60).

Konvergente und divergente Validität

Diese ergibt sich aus den Korrelationen der Typen-Scores mit anderen Variablen (Alter, Geschlecht, IQ, Fragebogen-Scores sowie BPI-Scores für Erziehungsstil im Elternhaus, eigene spirituelle Einstellung im Leben der Befragten und ihre – global anhand der BPI-Protokolle eingeschätzte – prämorbide Auffälligkeit = „Abnormität").

Für alle 6 Scores wurden vom Konzept her sinnvolle Zusammenhänge mit anderen Variablen ermittelt (konvergente Validität), während konzeptinkongruente Beziehungen zu anderen Variablen nicht in Erscheinung traten (divergente Validität). Beispielhaft sind in Tabelle 2 die Korrelate des „Typus manicus" aufgeführt (s. dazu Pössl und v. Zerssen, 1990a, und v. Zerssen, 1982, 1988).

Klinische (diagnostische) Validität

Die klinische Validität läßt sich im zeitlichen Querschnitt am besten durch die Differenzierung verschiedener Diagnosegruppen anhand der Typen-Scores des BPI im Vergleich zu anderen Variablen (denselben, wie sie zur Prüfung der konvergenten und divergenten Validität verwendet wurden) bestimmen. Beim Vergleich von Diagnosegruppen, die jeweils mindestens neun Fälle umfassen (primäre unipolare „Major Depression", bipolare affektive Störungen, andere Depressionen, Angststörungen, schizoaffektive Psychosen, schizophrene u.a. Psychosen, Substanzmißbrauch/-abhängigkeit), rangieren 2 der 6 Typen-Scores, nämlich der für den „Typus melancholicus" und der für den nervös-gespannten Typ, vor allen anderen Variablen.

Daß weder der Score für den ängstlich-unsicheren Typ noch einer von 4 Neurotizismus-Scores (je einer aus MPT, SFT u. VAS-SF/SF'; s. Tabelle 2) unter den mindestens auf dem 5%-Niveau differenzierenden Variablen anzutreffen sind, liegt offenkundig daran, daß diese Scores bei prak-

Tabelle 2. Korrelate ($p < 0,01$) des Score für den „Typus manicus" bei Validierungsstichprobe und Kontrollgruppe ($n = 120$): BPI-Scores (J. Pössls Auswertung) und Fragebogen-Skalen

Variable	Verfahren	r
„Typus melancholicus"	(BPI)	–0,63
Nervös-gespannter Typ	(BPI)	0,58
Ängstlich-unsicherer Typ	(BPI)	–0,55
Extraversion	(MPT)	0,50
Extraversion	(SFT)	0,41
Sorglos-heiterer Typ	(BPI)	0,41
Sinnsuche	(BPI)	0,37
Gottesglaube	(BPI)	–0,33
Normorientiertheit	(MPT)	–0,31
Ordentlich	(VAS-SF: G)	–0,30
Gesellig	(VAS-SF: E)	0,28
Mitteilsam	(VAS-SF': E)	0,28
Selbstunsicher	(VAS-SF: N)	–0,26
Fromm	(VAS-SF: Fk)	–0,25
Frustrationstoleranz	(MPT)	0,25

E Extraversion; *Fk* Frömmigkeit; *G* Gewissenhaftigkeit; *N* Neurotizismus; *BPI* Biographisches Persönlichkeits-Interview; *MPT* Münchner Persönlichkeits-Test; *SFT* Sechs-Faktoren-Test; *VAS-SF* Visuelle Analog-Skalen für sechs Faktoren; *VAS-SF'* Parallelform zu den VAS-SF

tisch allen Gruppen unspezifisch gegenüber der Norm – in unserer Untersuchung repräsentiert durch die Probandenstichprobe, die in diesen Gruppenvergleich nicht einbezogen worden ist – erhöht sind, was zu den Ergebnissen früherer Untersuchungen mit anderen Untersuchungsinstrumenten paßt (s. Pössl und v. Zerssen, 1990b; v. Zerssen, 1982). Die herausragende Differenzierungsfähigkeit des Score für den „Typus melancholicus" ist seiner relativ spezifischen Erhöhung in der Gruppe der Pat. mit einer (primären) unipolaren „Major Depression" (DSM-III-R) zuzuschreiben. Auch das entspricht Ergebnissen mit anderen Methoden, über die in den beiden zitierten Arbeiten berichtet worden ist.

Schlußbemerkungen

Die vorgelegten Befunde unterstreichen die Praktikabilität, Reliabilität und Validität des BPI. Es hat sich auch in einer prospektiv angelegten Vulnerabilitäts-Studie an klinisch remittierten Pat. mit einer „Major Depression" und deren Angehörigen im Vergleich mit gesunden Probanden aus der Bevölkerung bewährt, die z.Z. in der Arbeitsgruppe von H. Hecht an der Psychiatrischen Universitätsklinik in Freiburg durchgeführt wird.

Literatur

Phares EJ (1988) Introduction to personality, 2nd ed. Scott, Foresman, Glenview
Pössl J, Zerssen D v (1990a) A case history analysis of the „manic type" and the „melancholic type" of premorbid personality in affectively ill patients. Eur Arch Psychiatry Neurol Sci 239: 347–355
Pössl J, Zerssen D v (1990b) Die prämorbide Entwicklung von Patienten mit verschiedenen Psychoseformen. Nervenarzt 61: 541–549
Zerssen D v (1982) Personality and affective disorders. In: Paykel ES (ed) Handbook of affective disorders. Churchill Livingstone, Edinburgh London New York, pp 212–228
Zerssen D v (1988) Der „Typus manicus" als Gegenstück zum „Typus melancholicus" in der prämorbiden Persönlichkeitsstruktur affektpsychotischer Patienten. In: Janzarik W (Hrsg) Persönlichkeit und Psychose. Enke, Stuttgart, S 150–171
Zerssen D v (1994a) Diagnostik der prämorbiden Persönlichkeit. In: Stieglitz R-D, Baumann U (Hrsg) Psychodiagnostik psychischer Störungen. Enke, Stuttgart, S 216–229
Zerssen D v (1994b) Persönlichkeitszüge als Vulnerabilitätsindikatoren – Probleme ihrer Erfassung. Fortschr Neurol Psychiatrie 62: 1–13
Zerssen D v, Pössl J (1990) The premorbid personality of patients with different subtypes of an affective illness: Statistical analysis of blind assignment of case history data to clinical diagnoses. J Affect Disord 18: 39–50
Zerssen D v, Barthelmes H, Gruben S, Pössl J, Tauscher R (1994a) An operationalized procedure for the recognition of premorbid personality types in biographical case notes on psychiatric patients. Eur Arch Psychiatry Clin Neurosci 243: 256–272
Zerssen D v, Pössl J, Tauscher R (1994b) The relationship of premorbid personality to subtypes of an affective illness. A replication study by means of an operationalized procedure for the diagnosis of personality structures. J Affect Disord 32: 61–72.

Korrespondenz: Prof. Dr. D. v. Zerssen, Ottostraße 11, D-82319 Starnberg, Bundesrepublik Deutschland.

Die Entwicklung von posttraumatischen Belastungsstörungen nach Verkehrsunfällen. Erste Ergebnisse einer prospektiven Studie

U. Frommberger[1], C. Käppler[1], R.-D. Stieglitz[1], W. Schlickewei[2], E. Kuner[2] und M. Berger[1]

[1] Psychiatrische Universitätsklinik Freiburg, [2] Abteilung für Unfallchirurgie der Universitätsklinik Freiburg, Bundesrepublik Deutschland

Einleitung

Unfälle verursachen erhebliches Leiden durch physische, soziale, berufliche und psychische Folgen. Auf 2% des US-amerikanischen Bruttosozialproduktes werden die Folgekosten von Unfällen in den USA beziffert (Malt, 1989). Angesichts dieser Zahlen verwundert es, daß in Deutschland kaum Forschung zu den psychischen Folgen von Unfällen existiert. Dabei wurde bereits 1889 von dem deutschen Psychiater Oppenheim die „traumatische Neurose" als Unfallfolge beschrieben und blieb lange Zeit Gegenstand heftiger Diskussionen (s. Übersicht bei Dreßing und Berger, 1991).

Im Jahr 1993 erlitten 0,51 Millionen Verkehrsteilnehmer in Deutschland Verletzungen bei mehr als 2 Millionen Verkehrsunfällen.

Methodisch sehr unterschiedliche Untersuchungen zu psychischen Störungen an Verkehrsunfallopfern in anderen Ländern gehen von einer Häufigkeit an Posttraumatischen Belastungsstörungen (entspricht der amerikanischen Posttraumatic Stress Disorder, PTSD) von 1% bis zur Hälfte der Unfallopfer aus. Als weitere Störungen zeigen sich bei 20%–30% der Unfallopfer neben hirnorganischen Veränderungen depressive Verstimmungen und Angststörungen (Malt, 1988). Autofahrphobien bedingen erhebliche berufliche Konsequenzen. Zwar nehmen viele Beschwerden im Laufe der Zeit ab, für mindestens ein Viertel der Unfallopfer sind die Folgen jedoch anhaltend und langfristig (Malt, 1989) mit wechselseitiger negativer Beeinflussung der physischen, sozialen und psychischen Einschränkungen.

Kognitive Variablen beeinflussen wesentlich den Genesungsprozeß von Unfallpatienten. Die Beurteilung der Vermeidbarkeit des Unfalles und die subjektive Vorhersehbarkeit des Heilungsverlaufes beeinflussen den Genesungsprozeß (Frey et al., 1985).

Die Datenlage zur Häufigkeit, Ausprägung und Ursachen psychischer Folgen von Verkehrsunfällen ist völlig unzureichend. Lediglich 2 Studien (Malt et al., 1989; Mayou et al., 1993) erfassen eine Fallzahl von mehr als 100 Verkehrsunfallopfern mit einem prospektiven Design. Angesichts der vielfältigen Einflußfaktoren bei der Genese psychischer Störungen sind bei diesem Forschungsstand die Ursachen für die Entwicklung psychischer Störungen nach Unfällen nahezu unbekannt. Aus dem bisherigen Stand der Forschung ergeben sich Hinweise, daß folgende Faktoren die Entwicklung einer späteren Posttraumatischen Belastungsstörung beeinflussen könnten: familiäre Belastung mit psychischen Erkrankungen, psychiatrische Erkrankungen vor einem Unfall, prämorbide Persönlichkeit, soziale Unterstützung, gravierende Lebensereignisse, objektiver Schweregrad der Verletzung und gesundheitliche Folgen wie auch emotionale und kognitive Reaktionen unmittelbar nach dem Unfall (Malt, 1989; Smith, 1989; Mayou et al., 1993).

In einer prospektiven Studie bei Verkehrsunfallopfern prüfen wir die möglichen Prädiktoren für die Entwicklung einer PTSD wie auch anderer psychiatrischer Störungen. Die Studie ist fortlaufend. Die ersten, vorläufigen Ergebnisse zur Assoziation von PTSD mit Kognitionen und weiterer ärztlicher Versorgung der ersten 81 Verkehrsunfallopfer werden in diesem Beitrag vorgestellt.

Methoden

Verkehrsunfallopfer, die so schwer verletzt sind, daß sie in der Abteilung für Unfallchirurgie stationär behandelt werden müssen, werden konsekutiv in die Studie eingeschlossen. In der Region um Freiburg wird der weitaus größte Teil der Verkehrsunfallopfer, die unfallchirurgisch behandelt werden müssen, hier stationär versorgt. Wenige Tage nach dem Unfall werden von den Patienten nach schriftlichem Einverständnis mittels Krankenakte, strukturierten Interviews sowie Selbstbeurteilungsfragebögen Daten über eine Vielzahl von o.g. möglichen Einflußfaktoren auf die Entwicklung psychischer Störungen erhoben. Ein halbes Jahr nach dem Unfall untersuchen wir die Patienten erneut mit strukturierten Interviews und Selbstbeurteilungsfragebögen.

Die hier berichteten, vorläufigen Ergebnisse wurden errechnet aus a) dem Injury Severity Score (ISS) zur Abbildung der objektiven Verletzungsschwere, b) einem strukturierten Interview nach DSM-III-R: Diagnostisches Interview für Psychische Störungen (DIPS) sowie c) einem von uns entwickelten, strukturierten Interview zur Erhebung der Bedingungen des Unfalls, der ersten Reaktionen auf den Unfall sowie der Erstversorgung (U1). Die Nachuntersuchung nach einem halben Jahr bildete den weiteren Verlauf ab mittels a) DIPS und b) einem von uns entwickelten strukturierten Interview (U2) zu somatischen, psychischen und sozialen Folgen des Unfalls.

Für stetige Variablen wurde der zweiseitige t-Test, für kategoriale Variablen der Chi^2-Test verwendet.

Ergebnisse

Die Verkehrsunfallopfer sind überwiegend männlichen Geschlechts (56%) und ledig (55%). In der Altersverteilung überwiegen in der Altersgruppe der jüngeren Unfallopfer die Männer, bei den älteren Unfallopfern die Frauen. Das Durchschnittsalter beträgt 38 Jahre (Bereich 17–81 Jahre).

Innerhalb eines halben Jahres nach dem Unfall entwickeln 21% der Patienten das Vollbild einer PTSD. Weitere 31% geben ein subsyndromales (d.h. nicht alle 3 Kriterien für eine PTSD: wiederkehrende Erinnerungen, Vermeidungsverhalten, erhöhte vegetative Erregbarkeit werden erfüllt) Ausmaß der PTSD an. Die Diagnose einer PTSD nach einem halben Jahr ist assoziiert (Chi^2-Test, p ≤ 0,01) mit früherer, vor dem Unfall aufgetretener PTSD und der Diagnose einer einfachen Phobie (Chi^2-Test, p ≤ 0,01).

Die Entwicklung einer PTSD innerhalb eines halben Jahres nach Unfall ist mit unterschiedlichen Faktoren statistisch signifikant assoziiert. An unmittelbaren Unfallfolgen sind die subjektive Bewertung des Schweregrades des Unfalles (t-Test, p ≤ 0,01) sowie die subjektive (t-Test, p ≤ 0,05) und objektive Einschätzung des Schweregrades der Verletzung (t-Test, p ≤ 0,05) mit einer PTSD assoziiert. Der Antizipation künftiger Entwicklungen wenige Tage nach dem Unfall kommt eine hohe Bedeutung zu: eine PTSD innerhalb eines halben Jahres nach Unfall ist signifikant assoziiert mit dem Mangel sich den Verlauf der Genesung vorstellen zu können (t-Test, p ≤ 0,05), den Befürchtungen schlimmer Folgen für die Gesundheit (t-Test, p ≤ 0,01) und der Annahme des Patienten, daß er mit den Folgen des Unfalles nur schlecht fertig werde (t-Test, ≤ 0,01). Eine längere Liegezeit in der erstversorgenden Klinik (t-Test, p ≤ 0,01) und die Tatsache der Weiterbehandlung in einer anderen stationären Einrichtung (Chi^2-Test, p ≤ 0,01) sind mit einer PTSD signifikant assoziiert. Die Patienten mit der Diagnose PTSD liegen auch nach Kontrolle für den Schweregrad der Verletzung nahezu doppelt so lange in der erstversorgenden Klinik wie die Patienten ohne PTSD-Diagnose (MANOVA, p ≤ 0,05). Schuldgefühle (t-Test, p ≤ 0,05) und rechtliche Auseinandersetzungen wegen des Unfalles (Chi^2-Test, p ≤ 0,01) tragen zur Entwicklung einer PTSD bei. Für den weiteren Verlauf korrelieren Angespanntheit und Vorsicht im Straßenverkehr signifikant (t-Test, p ≤ 0,01) mit der Diagnose PTSD und führen zu einem Vermeidungsverhalten (t-Test, p ≤ 0,01). Das Vermeidungsverhalten ist allerdings auch integraler Bestandteil der Diagnose einer PTSD.

Keine signifikante Korrelationen fanden sich zwischen der Diagnose einer PTSD ein halbes Jahr nach Unfall und der Anzahl früherer Verkehrsunfälle, des Ausmaßes der empfundenen Schmerzen und der Angst während bzw. kurz nach dem Unfall sowie der Einschätzung der familiären Unterstützung während des Krankenhausaufenthaltes.

Schlußfolgerung

Jeder fünfte Patient, der stationär nach einem Verkehrsunfall behandelt werden muß, entwickelt das Vollbild einer PTSD, ein weiteres Drittel zeigt ein subsyndromales Beschwerdebild. Es können objektive und subjektive Faktoren identifiziert werden, die mit der Diagnose PTSD korrelieren. Subjektive Faktoren wie pessimistische Einschätzungen zum weiteren Verlauf der Genesung und Schuldgefühle, möglicherweise verstärkt durch rechtliche Auseinandersetzungen, sowie Ängste im Straßenverkehr tragen zur Entwicklung einer PTSD bei.

Die Schwere der Verletzung, Länge der stationären Behandlung und Weiterbehandlung sind mit einer PTSD assoziiert. Die erhebliche Verlängerung der stationären Liegezeit bei späterer Entwicklung einer PTSD ist bedeutsam und bedarf einer gründlichen, systematischen Untersuchung über den explorativen Charakter der bisher vorliegenden Daten hinaus.

Literatur

Dressing H, Berger M (1991) Posttraumatische Streßerkrankungen. Zur Entwicklung des gegenwärtigen Krankheitskonzepts. Nervenarzt 62: 16–26

Frey D, Havemann D, Rogner O (1985) Kognitive und psychosoziale Determinanten des Genesungsprozesses von Unfallpatienten. Abschlußbericht zum DFG-Projekt FR 472/3–2, Kiel

Malt U (1988) The long-term psychiatric consequences of accidental injury. Br J Psychiatry 153: 810–818

Malt U, Blikra G, Hoivik B (1989) The three-year biopsychosocial outcome of 551 hospitalised accidentally injured adults. Acta Psychiatr Scand 80 [Suppl 355]: 84–93

Margraf J, Schneider S, Ehlers A (1991) Diagnostisches Interview bei psychischen Störungen (DIPS). Springer, Berlin Heidelberg New York Tokyo

Mayou R, Bryant B, Duthie R (1993) Psychiatric consequences of road traffic accidents. BMJ 307: 647–651

Smith RS (1989) Psychological trauma following automobile accidents: a review of the literature. Am J Forensic Psychol 7: 5–20

Korrespondenz: Dr. U. Frommberger, Psychiatrische Universitätsklinik Freiburg, Hauptstraße 5, D-79104 Freiburg, Bundesrepublik Deutschland.

Was wissen Angehörige von Patienten mit Schizophrenien über deren Erkrankung?

H. J. Luderer und S. Woods

Psychiatrische Klinik mit Poliklinik der Universität Erlangen-Nürnberg,
Bundesrepublik Deutschland

Zusammenfassung

Der Erlanger Wissensfragebogen für Patienten mit Schizophrenien (ERWIPA) ist ein standardisiertes Instrument zur Erfassung des krankheitsbezogenen Wissens. Er besteht aus zwei Parallelformen zu je 20 Fragen.

ERWIPA wurde für die Untersuchung von Angehörigen umformuliert (ERWIAN). 45 Angehörige, 21 Mitglieder einer Selbsthilfegruppe und 24 Teilnehmer der psychoedukativen Angehörigengruppe der Psychiatrischen Klinik der Universität Erlangen-Nürnberg bearbeiteten beide Formen von ERWIAN. Die Anzahl der richtigen Antworten lag bei $24{,}7 \pm 6{,}9$ für die Selbsthilfegruppe und $33{,}2 \pm 4{,}7$ für die Erlanger Gruppe ($p = 0{,}0006$). Die Unterschiede zwischen ERWIAN-A und ERWIAN-B waren nicht signifikant, die Korrelation betrug 0,78. Bei der Itemanalyse fanden sich in ERWIAN-A 10, in ERWIAN-B 18 trennscharfe Items. Crombach's Alpha lag bei 0,9109. Alle trennscharfen Items luden auf einem gemeinsamen Faktor (Eigenwert 8,24, erklärte Varianz 30,9%).

55 Angehörige bearbeiteten bei der Aufnahme in die Erlanger Angehörigengruppe eine der beiden Formen von ERWIAN. Die Anzahl der richtigen Antworten betrug bei der ersten Befragung $12{,}5 \pm 3{,}9$ für ERWIAN-A ($N = 29$) und $12{,}6 \pm 3{,}5$ für ERWIAN-B ($N = 26$). Nach der Teilnahme an einer psychoedikativen Angehörigengruppe verbesserte sich das Testergebnis sowohl bei Angehörigen, die zuerst ERWIPA-A ($N = 15$, $p = 0{,}06$) als auch bei Angehörigen, die zuerst ERWIPA-B bearbeitet hatten ($N = 9$, $p = 0{,}012$).

Summary

What do patients' relatives know about schizophrenia? The questionnaire ERWIPA is a standardized instrument to determine patients' knowledge about schizophrenia. It consists of two 20 items parallel forms.

ERWIPA was reformulated to be used as a questionnaire for relatives (ERWIAN). 45 relatives, 21 members of a self-help-organisation, and 24 participants of relatives' psychoeducation group at the Psychiatric Clinic, University of Erlangen-Nürnberg, completed both forms. The number of correct anwers was 24.7 ± 6.9 for the self-help-group and 33.2 ± 4.7 for the Erlangen group ($p = 0.0006$). There was no significant difference between ERWIAN-A and ERWIAN-B, correlation amounting to 0.78. Item analysis resulted in 10 ERWIAN-A-, and 18 ERWIAN-B-Items with sufficient discriminative power. Crombach's Alpha amounted to 0.9109. The first factor consisted again of all discriminative items, explaining 30.9% of total variance.

55 relatives completed either ERWIAN-A or ERWIAN-B when admitted to the relatives' group of Erlangen. The number of correct answers was 12.5 ± 3.9 for ERWIAN-A (N = 29) and 12,6 ± 3,5 for ERWIAN-B (N = 26). Improvement of knowledge after having participated in a number of group sessions could be established in relatives who had completed ERWIAN-A (N = 15, p = 0.06) and ERWIAN-B first (N = 9, p = 0.027).

Einführung

Psychiater neigen dazu, die Offenheit im Gespräch mit ihren Patienten von der Diagnose abhängig zu machen. Wiederholt konnte gezeigt werden, daß Patienten mit Schizophrenien seltener als andere Gruppen von psychisch Kranken über ihre Krankheit aufgeklärt werden (Benson, 1984; Luderer und Loskarn, 1988, McDonald-Scott et al., 1992; Luderer und Böcker, 1993).

Diese Einstellung scheint sich allerdings in letzter Zeit gewandelt zu haben. Zunehmend werden Anstrengungen unternommen, die Compliance schizophreniekranker Patienten durch systematische Informationsvermittlung zu verbessern und die Angehörigen in diese Therapie einzubeziehen (Liberman et al., 1986; Hogarty et al., 1991; Stark, 1992; Bäuml et al., 1993; Kieserg und Hornung, 1994).

Buttner et al. (1994) befragten im Jahr 1993 200 Einrichtungen der psychiatrischen Akutversorgung, von denen 91 antworteten. 60 dieser Einrichtungen (66%) gaben an, psychoedukative Gruppen für Patienten mit Schizophrenien oder deren Angehörige anzubieten. Für die bayrischen Kliniken liegen vollständige Angaben vor. Von 34 Einrichtungen führten 20 (59%) psychoedikative Gruppen durch. Ziele dieser Angebote sind vor allen Dingen Wissensvermittlung, Entlastung der Teilnehmer und Complianceverbesserung.

Seit 1991 werden an der Psychiatrischen Universitätsklinik Erlangen wöchentliche Gruppen von 1 Stunde Dauer für Patienten mit Schizophrenien und in 14tägigem Abstand Gruppen von 1 $^1/_2$ Stunden Dauer für deren Angehörige angeboten. Ziel dieser Therapien ist es, die Beteiligten über den Weg der Informationsvermittlung bei der Krankheitsbewältigung zu unterstützen. Als Leitfaden dient ein für die therapeutische Arbeit entwickelter Foliensatz (Luderer, 1991). Zusätzlich wird an Patienten und Angehörige eine Informationsbroschüre ausgegeben (Luderer, 1990).

Die Qualitätssicherung dieser Arbeit erfordert Meßinstrumente, die therapiebedingte Veränderungen erfassen können. Ein Therapieziel besteht in der Verbesserung des krankheitsbezogenen Wissens. Hierzu wurde zunächst der Erlanger Wissensfragebogen für Patienten mit Schizophrenien (ERWIPA) entwickelt. Dieser besteht aus zwei Parallelformen zu je 20 Fragen, die mit „stimmt", „stimmt nicht" oder „Frage nicht verstanden" zu beantworten sind.

Bei der ersten Validierungsstudie erwiesen sich 2 * 13 Items als trennscharf. In die derzeit aktuelle Fassung von ERWIPA wurden zusätzlich 2 * 7 Items aufgenommen, deren Trennschärfe zwischen 0,20 und 0,30 gelegen hatte. Die Items wurden so angeordnet, daß beide Formen sowohl bei Berücksichtigung der trennscharfen als auch bei Berücksichtigung aller Items die gleiche Schwierigkeit aufweisen (Luderer et al., 1993).

In einer erneuten Validierungsstudie (Pauliczka et al., 1994) wurden bisher 72 Patienten mit beiden Parallelformen gleichzeitig befragt. Die Anzahl der richtigen Antworten betrug bei ERWIPA-A im Durchschnitt 14,8 ± 3,7, bei ERWIPA-B 14,4 ± 3,7. Der Unterschied war nicht signifikant, die Korrelation zwischen beiden Formen betrug 0,84.

Bei der Itemanalyse erwiesen sich jeweils 13 Items als trennscharf, wobei die Trennschärfe bei 4 Items auf < 0,30 abfiel, bei 4 anderen Items jedoch auf > 0,30 anstieg. Die mittlere Tennschärfe betrug 0,5078 für ERWIPA-A und 0,4843 für ERWIPA-B, die mittlere Schwierigkeit 0,695 für ERWIPA-A und 0,670 für ERWIPA-B. Crombach's Alpha erreichte einen Wert von 0,9054. Alle 26 trennscharfen Items luden positiv auf einem gemeinsamen Faktor, der 31,6% der Varianz erklärte.

Fragestellung und Methoden

Ziel der vorliegenden Untersuchungen war es, ein Instrument zur Bestimmung des krankheitsbezogenen Wissens von Angehörigen schizophreniekranker Patienten zu entwickeln. Hierzu wurde der Fragebogen ERWIPA unter Beibehaltung des Inhalts der einzelnen Items umformuliert.

In einer weiteren Untersuchung bearbeiteten 55 Angehörige bei der Aufnahme in die Erlanger Angehörigengruppe eine der beiden Formen von ERWIAN. 29 Angehörige wurden zuerst mit ERWIPA-A, 26 zuerst mit ERWIPA-B befragt. Bei Ausscheiden aus der Gruppe oder nach Teilnahme an wenigstens acht Gruppensitzungen wurden den Angehörigen dann beide Formen von ERWIPA vorgelegt. Um Wiederholungseffekte zu vermeiden, wurde zur Überprüfung der Veränderung des Wissens die bei der ersten Untersuchung nicht bearbeitete Form herangezogen.

In einer Vergleichsuntersuchung wurden beide Formen 45 Angehörigen vorgelegt. 21 gehörten einer Selbsthilfegruppe an, 24 hatten an Sitzungen der expertengeleiteten Erlanger Angehörigengruppe teilgenommen.

Ergebnisse

Befragung im Verlauf der Teilnahme an der Erlanger Angehörigengruppe

29 Angehörige wurden zuerst mit ERWIPA-A, 26 zuerst mit ERWIPA-B befragt. Die Anzahl der richtigen Antworten betrug bei der ersten Befragung 12,5 ± 3,9 für ERWIAN-A und 12,6 ± 3,5 für ERWIAN-B. Bei nochmaliger Befragung nach Teilnahme an einer psychoedikativen Angehörigengruppe erhöhte sich die Anzahl der richtigen Antworten auf 16,0 ± 3,5 bei Angehörigen, die zuerst ERWIPA-A (N = 15) und 17,7 ± 1,4 bei denjenigen, die zuerst ERWIPA-B bearbeitet hatten (N = 9). Die Verbesserung des Testergebnisses war bei Erstbefragung mit ERWIPA-A tendenziell signifikant (p =0,06), bei Erstbefragung mit ERWIPA-B signifikant (p = 0,012). Allerdings ist die Anzahl der Angehörigen, die bisher ein zweites Mal befragt werden konnten, mit 24 noch recht klein.

Befragung mit beiden Formen von ERWIAN

Die Anzahl der richtigen Antworten lag bei 24,7 ± 6,9 für die Selbsthilfegruppe und 33,2 ± 4,7 für die Erlanger Gruppe (Unterschied signifikant, p = 0,0006).

Die Parallelformen A und B korrelierten auch in der Angehörigenversion ERWIAN hoch miteinander (r = 0,78), die Unterschiede zwischen ERWIAN-A und ERWIAN-B waren nicht signifikant (p = 0,45). Die mittlere Schwierigkeit betrug 0,737 für ERWIPA-A und 0,724 für ERWIPA-B.

Die Itemanalyse ließ gewisse Unterschiede zur Patientenversion erkennen. In ERWIAN-A fanden sich lediglich 10, in ERWIAN-B 18 trennscharfe Items. Die mittlere Trennschärfe dieser Items betrug 0,478 für ERWIAN-A und 0,500 für ERWIAN-B. Crombach's Alpha lag bei 0,9109. Alle trennscharfen Items luden auf einem gemeinsamen Faktor (Eigenwert 8,24, erklärte Varianz 30,9%).

In den Tabellen 1 und 2 sind die ERWIAN-Items sowie die in der Untersuchung 1 ermittelten Schwierigkeits- und Trennschärfewerte aufgeführt.

Diskussion

Mit Hilfe gezielter krankheitsbezogener Informationsvermittlung in getrennten Gruppen für schizophreniekranke Patienten und deren Angehörige ist es möglich, die Compliance zu verbessern und die Rezidivrate zu senken (Hogarty et al., 1991; Bäuml et al., 1993). Insofern ist zu erwarten, daß sich psychoedukative Gruppen als Bestandteil der psychosozialen Versorgung etablieren werden. Mit der zunehmenden Verbreitung wird auch das Bedürfnis nach Meßinstrumenten zur Qualitätssicherung dieser Arbeit wachsen.

Diese Meßinstrumente müssen praktikabel, reliabel, valide und veränderungssensitiv sein. Ziel der vorliegenden Studie war es, den Fragebogen zur Messung des krankheitsbezogenen Wissens bei Angehörigen (ERWIAN) in Hinsicht auf diese Kriterien zu überprüfen.

In Hinblick auf die Stichprobengröße müssen die Ergebnisse mit Vorsicht interpretiert werden. Wenn sich die bisherigen Befunde weiterhin bestätigen, steht mit ERWIAN ein verläßliches Testinstrument zur Messung des krankheitsbezogene Wissens bei Angehörigen von schizophreniekranken Patienten zur Verfügung.

ERWIAN-B scheint bei gleicher mittlerer Schwierigkeit besser zu differenzieren als ERWIAN-A. Durch Austausch mehrerer Items zwischen beiden Parallelformen von ERWIPA und ERWIAN wäre es möglich, Wissensveränderungen noch genauer zu erfassen.

Tabelle 1. Schwierigkeit und Trennschärfe der Einzelitems – ERWIAN-A

		Trenn-schärfe	Schwie-rigkeit
A1	Stimmt es, daß Gespräche dem Patienten helfen können, die Krankheit und ihre Folgen besser zu bewältigen?		0,956
A2	Stimmt es, daß sich die Krankheit u.a. in dem Gefühl äußern kann, von anderen Personen beobachtet und verfolgt zu werden?	0,4348	0,889
A3	Stimmt es, daß sich das akute Stadium der Krankheit beispielsweise in übermäßigem Schlafbedürfnis äußern kann?		0,178
A4	Stimmt es, daß nach Abklingen des akuten Stadiums der Krankheit alle Patienten wieder voll leistungsfähig sind?		0,933
A5	Stimmt es, daß nach Abklingen des akuten Stadiums vielen Patienten die gewohnten Tätigkeiten schwerer als früher fallen?	0,2943	0,911
A6	Wenn beide Eltern an einer Schizophrenie leiden, ist das Erkrankungsrisiko der Kinder besonders hoch. Stimmt das?	0,6760	0,778
A7	Stimmt es, daß Diabetiker häufiger erkranken als der Durchschnitt der Bevölkerung?		0,689
A8	Stimmt es, daß Neuroleptika eine ordnende Wirkung auf Denken und Wahrnehmung haben?	0,4037	0,800
A9	Stimmt es, daß die Krankheit Ihres Angehörigen fast immer ungünstig verläuft?		0,644
A10	Stimmt es, daß Neuroleptika nur über einen kurzen Zeitraum eingenommen werden müssen, da sie nach Abklingen der akuten Krankheit keine Wirkung mehr haben?		0,933
A11	Stimmt es, daß Neuroleptika häufig zur Abhängigkeit führen?	0,3546	0,600
A12	Stimmt es, daß hochpotente Neuroleptika besonders gut gegen Sinnestäuschungen und Wahn wirken?		0,822
A13	Stimmt es, daß niederpotente Neuroleptika besonders gut gegen Schlafstörungen und innere Unruhe wirken?	0,4912	0,556
A14	Stimmt es, daß Neuroleptika die Hormonregulation, beispielsweise den Zyklus der Frau und die Potenz des Mannes, beeinflussen können?	0,4088	0,689
A15	Stimmt es, daß Frühdyskinesien und medikamentös bedingtes Parkinson-Syndrom durch Biperiden (Akineton®) behandelt werden können?	0,5647	0,556
A16	Stimmt es, daß die Familienmitglieder den Patienten durch ständige Kritik auf seine Störungen hinweisen sollen?		0,978
A17	Stimmt es, daß Frühdyskinesien, medikamentöses Parkinson-Syndrom und Akathisie besonders bei hochdosierter Behandlung mit hochpotenten Neuroleptika auftreten?	0,5816	0,511
A18	Stimmt es, daß Antidepressiva, Tranquilizer und Antiparkinsonmittel meist eine Behandlung mit Neuroleptika überflüssig machen?	0,5732	0,578
A19	Stimmt es, daß nach Abklingen der akuten Krankheit viele Patienten bei einer Reihe von Tätigkeiten auf Anregung von außen angewiesen sind?		0,889
A20	Wer an der Krankheit Ihres Angehörigen leidet, muß seinen Führerschein grundsätzlich abgeben. Stimmt das?		0,844

Tabelle 2. Schwierigkeit und Trennschärfe der Einzelitems – ERWIAN-B

		Trennschärfe	Schwierigkeit
B1	Stimmt es, daß der Verlauf der Krankheit durch die Behandlung in keiner Weise beeinflußt werden kann?		0,933
B2	Stimmt es, daß die Krankheit Ihres Angehörigen als Schizophrenie bezeichnet wird?	0,3870	0,822
B3	Stimmt es, daß die Krankheit häufig nach Familienstreitigkeiten auftritt?		0,756
B4	Stimmt es, daß es in der akuten Krankheit u.a. zu Sinnestäuschungen, wie z.B. zum Hören von vermeintlichen Stimmen, Tönen oder Geräuschen, kommen kann?	0,4598	0,911
B5	Stimmt es, daß viele Patienten nach Abklingen des akuten Stadiums über vermehrtes Schlafbedürfnis klagen?	0,3680	0,889
B6	Stimmt es, daß nahe Blutsverwandte von Patienten mit der Krankheit ihres Angehörigen häufiger als der Durchschnitt der Bevölkerung an dieser Krankheit leiden?	0,4275	0,600
B7	Stimmt es, daß nähere und entferntere Verwandte von Patienten etwa gleich häufig erkranken?	0,3569	0,667
B8	Stimmt es, daß die Krankheit Ihres Angehörigen bei etwa $1/4$ der Patienten vollständig ausheilt?	0,5864	0,667
B9	Stimmt es, daß Neuroleptika zur Gruppe der Tranquilizer gehören?	0,5481	0,489
B10	Stimmt es, daß Neuroleptika die Dauer der akuten Krankheit verkürzen?	0,555	0,800
B11	Stimmt es, daß hochpotente Neuroleptika eine höhere Dosierung als niederpotente Neuroleptika benötigen?	0,7390	0,578
B12	Stimmt es, daß sich hoch- und niederpotente Neuroleptika in ihren Nebenwirkungen kaum voneinander unterscheiden?	0,4918	0,533
B13	Stimmt es, daß man nach Abklingen der akuten Krankheit keine Neuroleptika mehr benötigt?	0,3577	0,867
B14	Stimmt es, daß Spätdyskinesien bereits nach der ersten Einnahme von Neuroleptika auftreten können?	0,6866	0,422
B15	Die Akathisie ist eine ausgesprochen quälende Unruhe, die meist in den Beinen empfunden wird. Stimmt das?	0,5737	0,444
B16	Stimmt es, daß Antidepressiva eine stimmungsaufhellende Wirkung bei Erschöpfungszuständen nach der akuten Krankheit besitzen?	0,4729	0,778
B17	Stimmt es, daß bei langfristiger Gabe von Tranquilizern die Gefahr der Abhängigkeitsentwicklung (Sucht) besteht?	0,5263	0,822
B18	Stimmt es, daß nach Abklingen der akuten Krankheit die Gabe von Neuroleptika überflüssig wird, wenn die Patienten in der Arbeits- und Beschäftigungstherapie integriert sind?	0,6653	0,733
B19	Stimmt es, daß es sich günstig auswirkt, wenn Familienmitglieder von Patienten nicht mehr und nicht weniger verlangen, als sie leisten können?	0,3627	0,933
B20	Wer an der Krankheit Ihres Angehörigen leidet, darf ohne Einschränkungen als Berufskraftfahrer arbeiten. Stimmt das?	0,4396	0,844

Literatur

Bäuml J, Kissling W, Buttner P, Peuker J, Pitschel-Walz G, Schlag K (1993) Informationszentrierte Patienten- und Angehörigengruppen zur Complianceverbesserung bei schizophrenen Psychosen. In: Mundt Ch, Kick H, Fiedler P (Hrsg) Angehörigenarbeit und psychosoziale Intervention in der Psychiatrie. Roderer, Regensburg, S 109–118

Benson PR (1984) Drug information disclosed to patients prescribed antipsychotic medication. J Nerv Mental Dis 172: 642–653

Buttner P, Kissling W, Bäuml J (1994) Psychoedukative Interventionen für schizophrene Patienten und deren Angehörige an deutschen Kliniken: Häufigkeit und Merkmale (Zwischenbericht). Posterbeitrag, Kongreß „Angehörigenarbeit und psychosoziale Intervention in der Psychiatrie". München, 17.–18. 3. 1994

Hogarty GE, Anderson CN, et al (1991) Family psychoeducation, social skills training, and maintenance chemotherapy in the aftercare treatment of schizophrenia. II: Two-year-effects of a controlled study on relapse and adjustment. Arch Gen Psychiatry 48: 340–347

Kieserg A, Hornung WP (1994) Psychoedukatives Training für schizophrene Patienten. Ein verhaltenstherapeutisches Programm für die Rezidivprophylaxe. DGVT-Verlag, Tübingen

Liberman RP, Jacobs HE, Boone SE, Foy DW, Donahoe CP, Faloon IRH, Blackwell G, Wallace CJ (1986) Fertigkeitstraining zur Anpassung Schizophrener an die Gemeinschaft. In: Böker W, Brenner HD (Hrsg) Bewältigung der Schizophrenie. Huber, Bern Stuttgart Toronto, S 96–112

Luderer HJ (1990) Schizophrenie – Leben mit der Krankheit. Informationsbroschüre, Tropon, Köln

Luderer HJ (1991) Schizophrenie – Leben mit der Krankheit. Ein Leitfaden zur Arbeit mit Patienten und deren Angehörigen. Tropon, Köln

Luderer HJ, Böcker FM, Anders M, Wurzner P (1993) ERWIPA – ein standardisiertes Verfahren zur Erfassung des krankheitsbezogenen Wissens bei Patienten mit Schizophrenien. Psychiatr Praxis 20 : 227–230

Luderer HJ, Böcker FM (1993) Clinicians' information habits, patients' knowledge of diagnoses and etiological concepts in four different clinical samples. Acta Psychiatr Scand 88: 266–272

Luderer HJ, Loskarn W (1988) Die Einstellung der Ärzte zur Aufklärung psychisch Kranker. In: Böcker F, Weigl W (Hrsg) Aktuelle Kernfragen in der Psychiatrie. Springer, Berlin Heidelberg New York Tokyo, S 480–485

McDonald-Scott P, Machizawa S, Satoh H (1992) Diagnostic disclosure: a tale in two cultures. Psychol Med 22: 147–157

Paulicska C, Lamberty HM, Trabert W, Haslacher-Steck C, Luderer HJ (1994) Qualitätskontrolle bei der Psychoedukation: zur Weiterentwicklung des Erlanger Fragebogens zur Erfassung des krankheitsbezogenen Wissens bei Patienten mit Schizophrenien (ERWIPA). Vortrag, Kongreß der DGPPN, Darmstadt, 3.–7. 9. 1994, Symposium „Informationsvermittlung und Psychoedukation bei Patienten mit Schizophrenien"

Stark FM (1992) Strukturierte Information über Vulnerabilität und Behandlungsmanagement für schizophrene Patienten. Verhaltenstherapie 2: 40–47

Korrespondenz: Prof. Dr. H. J. Luderer, Psychiatrische Klinik mit Poliklinik der Universität Erlangen-Nürnberg, Schwabachanlage 6 u. 10, D-91054 Erlangen, Bundesrepublik Deutschland.

Psychopathologische Indikatoren von Suizidalität bei stationärer Aufnahme

B. Ahrens

Psychiatrische Klinik und Poliklinik der Freien Universität Berlin,
Bundesrepublik Deutschland

Einleitung

Die Abschätzung des Suizidrisikos bei psychiatrischen Patienten stellt den Arzt im Einzelfall vor ein schwer zu lösendes Problem, da die Anwendung bekannter Prädiktoren, die aus gruppenstatistischen Untersuchungen gewonnen wurden, für einen späteren Suizid beim einzelnen Patienten nicht zu einer verläßlichen Unterscheidung zwischen hochgefährdeten und Patienten ohne Suizidrisiko beiträgt (Goldstein et al., 1991; Pallis et al., 1982, 1984; Roy, 1982; Stallone et al., 1980). Bevor die individuelle Suizidgefährdung abgeschätzt werden kann, ist für die klinische Praxis jedoch relevant, das Vorliegen von Suizidalität beim individuellen Patienten zu erkennen. Dies gilt insbesondere für die Zeit unmittelbar bei stationärer Aufnahme, in der für psychiatrische Patienten ein großes Suizidrisiko besteht.

Traditionellerweise wird Suizidalität den depressiven Störungen zugeordnet. Aber nicht nur Patienten mit Depressionen, sondern auch Patienten mit der Diagnose Schizophrenie, Angstneurose, Phobie, Alkoholismus und Persönlichkeitsstörungen haben ein erhöhtes Suizidrisiko. Suizidalität bei psychiatrischen Patienten kann daher als partiell unabhängig von der Diagnose betrachtet werden. Ein nosologieunabhängiges Konzept von Suizidalität wird auch unterstützt durch biologische Untersuchungen an Patienten nach Suizidversuch. Bei ihnen wurde eine signifikant erniedrigte Konzentration des Serotoninmetaboliten 5-Hydroxyindolessigsäure im Vergleich zu Patienten ohne Suizidversuch gefunden. Diese Befunde wurden bei suizidalen Patienten mit verschiedenen psychiatrischen Diagnosen repliziert (Åsberg et al., 1986).

Von theoretischem und praktischem Interesse ist daher, ob sich auch auf psychopathologischer Ebene ein suizidales Syndrom unabhängig von der zugrundeliegenden psychiatrischen Erkrankung abgrenzen läßt und welche psychopathologischen Einzelsymptome auf das Vorliegen von Suizidalität hinweisen.

Tabelle 1. Klinische Beschreibung der Patienten mit affektiven Psychosen (n = 1920)

	Analysestichprobe (n = 969)			Replikationsstichprobe (n = 951)			
Geschlecht weiblich (%)	689	(71,1)		657	(69,1)		n.s.
Alter bei stat. Aufnahme (MW)	51,67	(16,00)		51,11	(15,87)		n.s.
Ersterkrankungsalter, MW (s)	39,87	(16,79)		38,97	(16,35)		n.s.
Diagnose: unipolar	531	(54,8%)		504	(53,0%)		
bipolar	176	(18,2%)		164	(17,2%)		
schizoaffektiv	262	(27,0%)		283	(29,8%)		n.s.
Suizidalität	ja (n = 318)	nein (n = 651)		ja (n = 302)	nein (n = 649)		
	(32,8%)	(67,2%)		(31,8%)	(68,2%)		n.s.
Alter bei stat. Aufnahme; MW (s)	49,05 (15,21)	53,00 (16,23)	p < 0,0001	49,94 (16,20)	51,66 (15,70)	n.s.	
Ersterkrankungsalter, MW (s)	38,52 (15,43)	40,51 (17,38)	n.s.	39,33 (16,27)	38,81 (16,40)	n.s.	n.s. / n.s.
Anzahl bisheriger Suizidversuche			p < 0,0001			p < 0,0001	n.s. / n.s.
0	141	(44,3%)	498 (76,5%)	155 (51,3%)	476 (73,3%)		
1	85	(26,7%)	88 (13,5%)	63 (20,9%)	103 (15,9%)		
2	52	(16,4%)	25 (3,8%)	34 (11,3%)	38 (5,9%)		
3	14	(4,4%)	22 (3,4%)	21 (7,0%)	16 (2,5%)		
≥ 4	26	(8,2%)	18 (2,8%)	29 (9,6%)	16 (2,5%)		
Suizidversuch unmittelbar vor Aufnahme	57	(17,9%)	–	56 (18,5%)	–		

Tabelle 2. Klinische Beschreibung der Patienten mit Schizophrenie (n = 2383)

	Analysestichprobe (n = 1189)				Replikationsstichprobe (n = 1194)			
Geschlecht weiblich (%)	534	(45,1)			515	(43,1)		n.s.
Alter bei stat. Aufnahme (MW)	33,68	(11,51)			33,67	(11,21)		n.s.
Ersterkrankungsalter, MW (s)	25,64	(8,38)			25,91	(8,37)		n.s.
Diagnose: Schizophrenia simplex	30	(2,5%)			31	(2,6%)		
hebephrene Form	52	(4,4%)			50	(4,2%)		
katatone Form	40	(3,4%)			48	(4,0%)		
paranoide Form	933	(78,5%)			928	(77,7%)		
akute schizoph. Episode	35	(2,9%)			23	(1,9%)		
latente Schizophrenie	3	(0,3%)			7	(0,6%)		
schizophr. Restzustand	96	(8,1%)			107	(9,0%)		n.s.
Suizidalität	ja (n = 214)	(18,0%)	nein (n = 975)	(82,0%)	ja (n = 185)	(15,5%)	nein (n = 1009)	(84,5%)	n.s.
Alter bei stat. Aufnahme; MW (s)	32,32	(10,05)	33,98	(11,79)	33,65	(12,19)	33,67	(11,02)	p < 0,035 / n.s.
Ersterkrankungsalter, MW (s)	24,97	(8,40)	25,79	(8,37)	26,12	(9,10)	25,86	(8,25)	n.s. / n.s.
Anzahl bisheriger Suizidversuche									p < 0,0001 / p < 0,0001
0	103	(48,1%)	775	(79,5%)	85	(45,9%)	771	(76,4%)	
1	61	(28,5%)	132	(13,5%)	56	(30,3%)	163	(16,2%)	
2	20	(9,3%)	39	(4,0%)	24	(13,0%)	40	(4,0%)	
3	13	(6,1%)	12	(1,2%)	12	(6,5%)	16	(1,6%)	
≥ 4	17	(7,9%)	17	(1,7%)	8	(4,3%)	19	(1,9%)	
Suizidversuch unmittelbar vor Aufnahme	34	(15,9%)	–		33	(17,3%)	–		

Stichprobe und Methodik

Bei einer unselektierten klinischen Stichprobe von 2383 Patienten mit der Diagnose einer Schizophrenie (ICD 295.0–295.6) und 1920 Patienten mit affektiven und schizoaffektiven Psychosen (ICD 296.1, 296.3 und 295.7) wurde in den ersten 24 Stunden nach stationärer Aufnahme ein psychopathologischer Befund mit dem AMDP-System erhoben (AMDP, 1983). Bei 1019 Patienten bestand Suizidalität, d.h. Suizidversuche, Suizidgedanken oder konkrete Suizidpläne. Die beiden Gruppen der suizidalen und nicht-suizidalen Patienten wurden hinsichtlich ihrer AMDP-Syndromausprägung verglichen.

Mit einer logistischen Regressionsanalyse wurde für die jeweiligen diagnostischen Gruppen auf Symptomebene untersucht, welche Symptome der zusätzlichen 130 Symptome – neben dem Symptom Suizidalität – aus dem psychischen und somatischen Befund des AMDP-Systems die beiden Gruppen trennen. Dazu wurde das Sample in eine Analyse- und eine Replikationsstichprobe geteilt. Patienten der Jahre 1981, 1983, 1985, 1987, 1989 und 1991 bildeten die Analysestichprobe, Patienten aus den verbleibenden Jahren die Replikationsstichprobe.

Die klinische Beschreibung der Patienten findet sich in Tabelle 1 und Tabelle 2. Es bestanden hinsichtlich der Variablen Alter, Geschlecht und Diagnosen keine Unterschiede zwischen der Analyse- und der Replikationsstichprobe.

Ergebnisse

Unabhängig von der psychiatrischen Grunderkrankung fanden sich sowohl bei suizidalen depressiven wie auch schizophrenen Patienten signifikant höhere Werte im depressiven und apathischen Syndrom. Die Syndrome beziehen sich auf die von Gebhardt et al. (1983) vorgeschlagene Skalenbildung.

Auch bei Einzelsymptomuntersuchung mittels logistischer Regressionsanalyse (Tabelle 3) wurde ein nosologieunabhängiges, d.h. ein sowohl bei depressiven wie auch bei schizophrenen Patienten vorhandenes suizidales Kernsyndrom gefunden, gekennzeichnet durch „Hoffnungslosigkeit", „Grübeln" und „sozialen Rückzug".

In Tabelle 3 sind alle 13 Symptome aufgeführt, die entscheidend sind, um zwischen suizidalen und nicht suizidalen Depressiven zu differenzieren sowie die 11 relevanten Symptome für schizophrene Patienten mit den jeweiligen Regressionskoeffizienten. Ein negativer Wert spricht für das Nicht-Vorliegen von Suizidalität. Mit Hilfe der Formel

(1) $$Z = B_0 + B_1 X_1 + B_2 X_2 + \ldots + B_p X_p$$

(2) $$\text{Prob (Suizidalität)} = \frac{1}{1 + e^{-Z}}.$$

kann die Wahrscheinlichkeit beim individuellen Patienten abgeschätzt werden, mit der Suizidalität bei einer bestimmten Symptomkonstellation vorliegt.

Mit Hilfe der o.g. Formel kann beispielsweise bei einem depressiven Patienten mit den vier Symptomen „Verkürzung der Schlafdauer", „Klagsamkeit", „Hoffnungslosigkeit" und „sozialer Rückzug" eine Wahrscheinlichkeit von mehr als 50% angegeben werden, zu der Gruppe der suizidalen Patien-

Tabelle 3. Ergebnisse der logistischen Regressionsanalyse zur Bedeutung von Einzelsymptomen zur Trennung von suizidalen und nicht-suizidalen Patienten

Affektive Psychosen	$B_1 \ldots B_{13}$	Schizophrene Psychosen	$B_1 \ldots B_{11}$
Hoffnungslos	1,3782	Tagesschwankungen (abends schlechter)	2,0413
Derealisation	0,8438	Hoffnungslosigkeit	1,0675
Gedankendrängen	0,7645	Zwangsgedanken	0,7885
Wahngedanken	0,7463	Deprimiert	0,7589
Grübeln	0,6845	Affektlabil	0,6605
Affektstarr	0,5540	Antriebsgehemmt	0,6104
Sozialer Rückzug	0,4366	Insuffizienzgefühle	0,6002
Verkürzung der Schlafdauer	0,1692	Sozialer Rückzug	0,5307
Gedankenhemmung	–0,4015	Grübeln	0,4403
Klagsamkeit	–0,5247	Innerlich unruhig	–0,4188
Antriebssteigerung	–0,7885	Umständliches Denken	–0,8796
Hypochondrischer Wahn	–0,8052		
Größenwahn	–2,3935		
Konstante (B_0)	–2,5045	Konstante (B_0)	–2,8695

ten zu gehören. Bei Vorliegen bzw. Nichtvorliegen von weiteren Symptomen erhöht sich die Wahrscheinlichkeit entsprechend.

Das Ergebnis der Klassifikation der untersuchten Patienten zeigen die Tabellen 4a und 4b. Für jeden Patienten wurde die Wahrscheinlichkeit anhand der Symptomkonstellation berechnet, in die Gruppe der Patienten mit Suizidalität zu gehören. Bei einem Cut-off-point von 50 prozentiger Wahrscheinlichkeit werden allerdings nur 48% der wahren Fälle richtig klassifiziert. Durch Verändern des Cut-off-point bei 25% bei den depressiven und 15% bei den schizophrenen Patienten wurde ein besseres Ergebnis erreicht. Mit anderen Worten, das Ziel ist hier, mehr wahre positive Fälle zu erhalten. Damit wird die Sensitivität erhöht und die Spezifität gesenkt. Das Klassifikationsergebnis mit veränderten Schwellenwerten ist ebenfalls in den Tabellen 4a und 4b dargestellt. Bei dem genannten Vorgehen können 85,5% der suizidalen depressiven und 78% der schizophrenen Patienten richtig klassifiziert werden.

Daß es sich bei diesem Modell um ein robustes Ergebnis handelt, wird dadurch unterstrichen, daß bei der Replikationsstichprobe nahezu identische Ergebnisse gefunden wurden (Tabellen 5 und 6).

Diskussion

Das Erkennen und Abschätzen von Suizidalität ist auch unter stationären Bedingungen mit einer relativ konstanten Arzt-Patient-Beziehung schwierig. Auch stationäre Patienten begehen in einer relevanten Anzahl Suizide

Tabelle 4a. Klassifikationsergebnis bei Patienten mit affektiven Psychosen

		Vorhergesagt				Total
		Wahrscheinlichkeits-schwellenwert > 0,50		Wahrscheinlichkeits-schwellenwert > 0,25		
		nicht suizidal	suizidal	nicht suizidal	suizidal	
Richtig	nicht suizidal	569 (87,4%)	82 (12,6%)	350 (53,8%)	301 (46,2%)	651
	suizidal	165 (51,9%)	153 (48,1%)	46 (14,5%)	272 (85,5%)	318
	Total	734	235	396	573	969

Tabelle 4b. Klassifikationsergebnis bei Patienten mit schizophrener Psychosen

		Vorhergesagt				Total
		Wahrscheinlichkeits-schwellenwert > 0,50		Wahrscheinlichkeits-schwellenwert > 0,15		
		nicht suizidal	suizidal	nicht suizidal	suizidal	
Richtig	nicht suizidal	933 (95,7%)	42 (4,3%)	687 (70,5%)	288 (29,5%)	975
	suizidal	145 (67,8%)	69 (32,2%)	47 (22,0%)	167 (78,0%)	214
	Total	1078	111	734	455	1189

Tabelle 5. Klassifikationsergebnis affektive Psychosen. Vergleich zwischen Analyse- und Replikationsstichprobe (Wahrscheinlichkeitsschwellenwert > 0,25)

		Vorhergesagt					
		Analysestichprobe (n = 969)			Replikationsstichprobe (n = 951)		
		nicht suizidal	suizidal	Total	nicht suizidal	suizidal	Total
Richtig	nicht suizidal	350 (53,8%)	301 (46,2%)	651	284 (43,8%)	365 (56,2%)	649
	suizidal	46 (14,5%)	272 (85,5%)	318	42 (13,9%)	260 (86,1%)	302
	Total	396	573	969	326	625	951

	Sensitivität	Spezifität	Positiver prädiktiver Wert	Negativer prädiktiver Wert	Richtig klassifizierte Fälle
Analysestichprobe	0,855	0,538	0,475	0,884	64,2%
Replikationsstichprobe	0,861	0,438	0,416	0,871	57,2%

Tabelle 6. Klassifikationsergebnis schizophrene Psychosen. Vergleich zwischen Analyse- und Replikationsstichprobe (Wahrscheinlichkeitsschwellenwert > 0,15)

		Vorhergesagt					
		Analysestichprobe (n = 1189)			Replikationsstichprobe (n = 1194)		
		nicht suizidal	suizidal	Total	nicht suizidal	suizidal	Total
Richtig	nicht suizidal	687 (70,5%)	288 (29,5%)	975	716 (71,0%)	293 (29,0%)	1009
	suizidal	47 (22,0%)	167 (78,0%)	214	49 (26,5%)	136 (73,5%)	185
	Total	734	455	1189	765	429	1194

	Sensitivität	Spezifität	Positiver prädiktiver Wert	Negativer prädiktiver Wert	Richtig klassifizierte Fälle
Analysestichprobe	0,780	0,705	0,367	0,936	71,8%
Replikationsstichprobe	0,735	0,710	0,317	0,936	71,4%

(Sundquist-Hensman, 1987; Crammer, 1984; Gale et al., 1980; Appleby, 1992; Weeke, 1979). In etwa 40% der Fälle haben Patienten, die an einem Suizid gestorben sind, ihren Arzt noch in der letzten Woche vor dem Suizid gesehen (Myers und Neal, 1978).

Um möglichst frühzeitig bei suizidalen Patienten intervenieren zu können, stellt sich die Frage, ob es Symptomkonstellationen gibt, die mit Suizidalität assoziiert auftreten und somit Hinweischarakter haben.

Nach den Ergebnissen der vorliegenden Untersuchung kann auf psychopathologischer Ebene zwischen Patienten mit und ohne Suizidalität unterschieden werden. Auf Syndromebene haben Patienten mit Suizidalität signifikant höhere Werte im apathischen und depressiven Syndrom, unabhängig davon, ob es sich dabei um Patienten mit affektiven oder schizophrenen Psychosen handelt.

Auf Symptomebene finden sich in beiden diagnostischen Gruppen „Grübeln", „sozialer Rückzug" und „Hoffnungslosigkeit" als Kernsymptome. Diese Kernsymptomatik steht in Übereinstimmung mit dem von *Ringel* (1969) beschriebenen *präsuizidalen Syndrom* sowie der *suizidalen Entwicklung nach Pöldinger* (1988). Hoffnungslosigkeit wurde als Prädiktor von Suiziden mehrfach untersucht (u.a. Beck et al., 1985).

Antriebssteigerung im weiteren Sinne, wie „Agitation", „Klagsamkeit" oder „innere Unruhe", wurden als Hauptsymptome für das Nicht-Vorliegen von Suizidalität gefunden, was nicht im Einklang mit traditioneller Lehrmeinung steht.

Da diese Kernsymptomatik von „Hoffnungslosigkeit", „Grübeln", „Einengung des Denkens" und „sozialer Rückzug" sowohl bei schizophrenen wie auch bei depressiven Patienten als hinweisend auf das Vorliegen von

Suizidalität gefunden wurde, können diese Ergebnisse einer Untersuchung auf psychopathologischer Ebene als Ausdruck eines zumindest partiell nosologie-unabhängigen suizidalen Syndroms gewertet werden, so wie auch die schon eingangs erwähnten biologischen Befunde in diese Richtung weisen.

Daß bei zwei diagnostisch unterschiedlichen Patientengruppen mit sehr heterogener ätiologischer Zuordnung eine vergleichbare Symptomkonstellation bei Suizidalität gefunden wurde, unterstreicht ebenfalls das Konzept, Suizidalität nicht nur als sekundäres Symptom im Rahmen einer affektiven Störung zu diagnostizieren, sondern Suizidalität unabhängig, als eigenständige diagnostische Dimension bei psychiatrischen Patienten zu beschreiben. Da gerade die Zeit der stationären Aufnahme eine vulnerable Phase bzgl. eines erhöhten Suizidrisikos darstellt (Gale et al., 1980; Crammer, 1984; Appleby, 1992) und daher das Risiko, Suizidalität zu übersehen, gering gehalten werden muß, kann die Konstellation von psychopathologischen Einzelsymptomen, wie sie in dieser Untersuchung gefunden wurde, eine zusätzliche Hilfe beim Erkennen suizidgefährdeter Patienten sein.

Um Mißverständnissen vorzubeugen, soll abschließend noch betont werden, daß bei Feststellung eines nosologieunabhängigen Syndroms der Suizidalität insbesondere bei schizophrenen Patienten Depressivität nicht ausgeschlossen ist. Dies wird auch durch das auf Suizidalität hinweisende Symptom „deprimiert" bei der Gruppe der schizophrenen Patienten deutlich (siehe Tabelle 3).

Des weiteren sind in diesem Zusammenhang zwei Aspekte von Bedeutung: zum einen ist Suizidalität nicht mit Depressivität gleichzusetzen und – was noch entscheidender ist – zum anderen schließt das Nichtvorhandensein von Depressivität Suizidalität nicht aus.

Literatur

Appleby L (1992) Suicide in psychiatric patients: risk and prevention. Br J Psychiatry 161: 749–758
AMDP (1983) Das AMDP-System. Manual zur Dokumentation psychiatrischer Befunde. Springer, Berlin Heidelberg New York
Åsberg M, Nordström P, Träskman-Bendz L (1986) Cerbospinal fluid studies in suicide: an overview. Ann NY Acad Sci 487: 243–255
Beck AT, Steen RA, Kovacs M (1985) Hopelessness and eventual suicide: a 10-year prospective study of patients hospitalized with suicidal ideation. Am J Psychiatry 142: 559–563
Crammer JL (1984) The special characteristics of suicide in hospital inpatients. Br J Psychiatry 145: 460–476
Gale SW, Mesnikoff A, Fine J (1980) A study of suicide in state mental hospitals in New York City. Psych Qu 52: 201–213
Gebhardt R, Pietzcker A, Strauss A (1983) Skalenbildung in AMDP-System. Arch Psych Nervenkrankh 233: 223–245
Goldstein RB, Black DW, Nasrallah A, Winokur G (1991) The prediction of suicide. Arch Gen Psychiatry 48: 418–422
Myers PH, Neal CD (1978) Suicide in psychiatric patients. Br J Psychiatry 133: 38–44
Pallis DJ, Barraclough BM, Levey AB, Jenkins JS, Sainsbury P (1982) Estimating suicide risk among attempted suicides. I: The development of new scales. Br J Psychiatry 141: 37–44

Pallis DJ, Gibbons JS, Pierce DW (1984) Estimating suicide risk among attempted suicides. II: Efficiency of predictive scales after the attempt. Br J Psychiatry 144: 139–148

Pöldinger W (1988) Erkennung und Beurteilung der Suizidalität. In: Hippius H, Schmauß M (Hrsg) Aktuelle Aspekte der Psychiatrie in Klinik und Praxis. Zuckschwerdt, München Bern Wien San Francisco, S 57–64

Ringel E (1969) Selbstmordverhütung. Huber, Bern

Roy A (1982) Risk factors for suicide in psychiatric patients. Arch Gen Psychiatry 39: 1089–1095

Stallone F, Dunner D, Stearn J, Fieve R (1980) Statistical predictions of suicide in depressives. Comp Psychiatry 21: 381–387

Sundquist-Hensman UB (1987) Suicides in close connection with psychiatric care: an analysis of 57 cases in a Swedish county. Acta Psych Neurol Scand 76: 15–20

Weeke A (1979) Causes of death in manic-depressives. In: Schou M, Strömgren E (eds) Origin, prevention and treatment of affective disorders. Academic Press, London, pp 289–299

Korrespondenz: Dr. Bernd Ahrens, Psychiatrische Klinik und Poliklinik der Freien Universität Berlin, Eschenallee 3, D-14050 Berlin, Bundesrepublik Deutschland.

Vigilanzmessung auf Verhaltensebene: Der Continuous Performance Test – München (CPT-M)

N. Kathmann, M. Wagner, W. Satzger und **R. R. Engel**

Psychiatrische Klinik, Ludwig-Maximilians-Universität München,
Bundesrepublik Deutschland

Einführung

Unter Vigilanz im Sinne von Daueraufmerksamkeit versteht man die Fähigkeit, relativ gleichförmige Ereignissequenzen über längere Zeit zu beachten und dabei bestimmte, meist seltene Veränderungen in diesen Sequenzen zu entdecken (vgl. Mackworth, 1970; Davies und Parasuraman, 1982). Während ältere Vigilanztests zumeist Aufgaben mit sehr langer Dauer enthalten, zeichnet sich der Continuous Performance Test durch seine relativ kurze Dauer von etwa 10 bis 20 Minuten aus, was seine Anwendbarkeit insbesondere in klinischen Settings deutlich verbessert. Der CPT kann Vigilanzdefizite bzw. einen Vigilanzabfall über die Zeit trotz der kurzen Aufgabendauer deswegen erfassen, weil die Reize mit hoher Frequenz (etwa 1 pro Sekunde) sowie mit geringer Kontrastschärfe (d.h. schlecht erkennbar) dargeboten werden bzw. eine zusätzliche kognitive Verarbeitung (Gedächtnisbelastung) erfordern. Ursprünglich von Rosvold et al. (1956) entwickelt, um Defizite von hirngeschädigten Patienten in der Aufrechterhaltung von Aufmerksamkeit zu objektivieren, fand der CPT zunehmend breite Anwendung auch in der Schizophrenieforschung (vgl. Nuechterlein, 1991). So konnte z.B. gezeigt werden, daß Schizophrene, insbesondere solche mit deutlicher Negativsymptomatik, aber auch erstgradig Verwandte von Schizophrenen eine verminderte Diskriminationssensitivität im CPT aufweisen.

Der CPT-M

Gegenwärtig existieren eine Reihe von CPT-Versionen, die als experimentelle Verfahren beschrieben, jedoch nicht als standardisierte Tests publiziert sind. Deshalb wird derzeit eine Version des CPT an der Psychiatrischen Klinik der Ludwig-Maximilians-Universität weiterentwickelt und an größeren Stichproben angewendet. Ziel ist die Standardisierung, Normierung und Validierung des im folgenden Continuous Performance Test-München (CPT-M) genannten Verfahrens. Der CPT-M besteht aus einer pseudozufälligen Abfolge von 480 Ziffern (2, 4, 6, 8, 0), die im Abstand von 1,1 Sekunden auf einem PC-Monitor für jeweils 42 ms dargeboten werden und wegen des geringen Figur-Grund-Kontrasts schwer identifizierbar sind. Die Aufgabe besteht darin, den Zielreiz 0 zu erkennen und danach so schnell wie möglich eine Reaktionstaste zu drücken. Die Zielreize haben eine Auftretenswahrscheinlichkeit von p = 0,25. Um die Trennschärfe des Tests zu erhöhen, ist die Itemschwierigkeit nicht wie üblich einheitlich, sondern in fünf Stufen über verschiedene Kontrastschärfen von Figur und Grund variiert. Vor dem eigentlichen Test werden ein standardisierter Lern- sowie ein Trainingsdurchgang durchgeführt, die jeweils ein Drittel der Länge des Testdurchgangs haben. Damit soll sichergestellt werden, daß der Proband die Prozedur zu Testbeginn beherrscht und die Diskriminationsleistung zu diesem Zeitpunkt maximal ist. Die Aufgabe ist so gestaltet, daß die Aufmerksamkeitsbelastung hoch, Gedächtnis- und Verarbeitungsanforderungen aber gering sind. Als Leistungsparameter werden die Diskriminationssensitivität mittels eines parametrischen (d') und eines nonparametrischen Maßes [P(Ā)] wie der Median der Reaktionslatenzen bestimmt. Dies geschieht jeweils für den Gesamttest sowie getrennt für drei aufeinander folgende Zeitabschnitte (Terzile), wodurch auch der Vigilanzabfall über die Zeit abgebildet werden kann.

Im folgenden werden erste psychometrische Analysen der an bisher 624 Probanden (bzw. Patienten) erhobenen CPT-M Leistungsmaße berichtet sowie Ergebnisse verschiedener Validierungsstudien zusammengefaßt.

Verteilungsmerkmale der Leistungsparameter

Das nonparametrische Sensitivitätsmaß P(Ā) zeigt eine eingeschränkte Auflösung im oberen Leistungsbereich, da die mittlere Leistung deutlich näher am Maximalwert (= 1,0) liegt als am bei zufälligen Reaktionen zu erwartenden Wert 0,5 (s. Abb. 1). Der parametrische Index d' weist dieses Problem nicht auf und ist weitgehend symmetrisch und normalverteilt. Die Verteilung der Reaktionslatenz ist leicht linkssteil, weicht aber nicht grob von der Normalverteilung ab. Insgesamt haben alle Rohleistungsmaße brauchbare Verteilungscharakteristika, die durch geeignete Transformationen noch weiter verbessert werden könnten.

Vigilanzverlauf innerhalb des Tests

Man erkennt in Abb. 2, daß die Leistung im ersten Terzil am höchsten ist und dann linear über die Zeit (d.h. etwa 10 Minuten) abfällt. Im Trainingsdurchgang, der genau so lange dauert wie die einzelnen Terzile, ist das

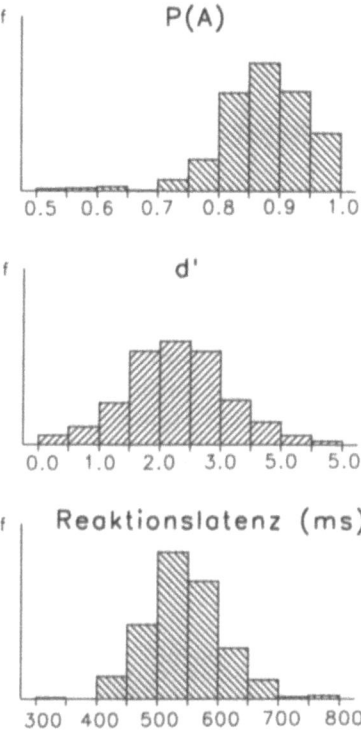

Abb. 1. Verteilung der CPT-M-Leistungsmaße P(Ā), d' und mittlere Reaktionslatenz in der Gesamtstichprobe (N = 624)

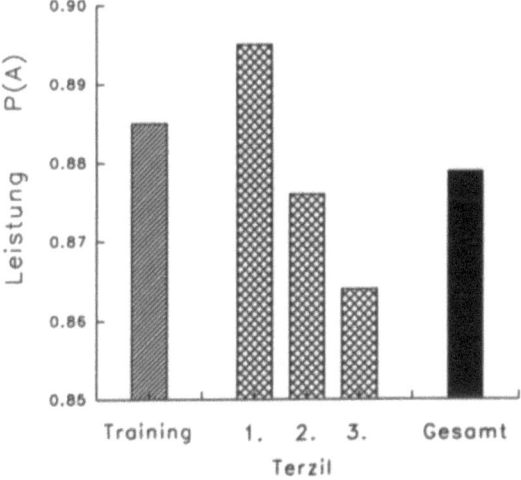

Abb. 2. Diskriminationssensitivität [P(Ā)] im Trainingsdurchgang, für die drei Terzile des Testdurchgangs und für den gesamten Testdurchgang, in der Gesamtstichprobe

Leistungsoptimum noch nicht erreicht. Dies bestätigt die Notwendigkeit der Durchführung eines Trainingsdurchgangs.

Reliabilitätsanalysen

Retest-Untersuchung 1

Es wurde eine Stichprobe von 56 gesunden Probanden (39 weiblich, 17 männlich) im Alter von 18–83 Jahren (Mittel: 49 ± 20) und einem IQ von 71–132 (Mittel: 105 ± 13) zweimal mit dem CPT-M untersucht. Die Zeit zwischen der ersten und der zweiten Untersuchung betrug im Mittel 8,8 ± 2,9 Monate (4–16). Tabelle 1 zeigt die mittleren Leistungen, den Mittelwertsvergleich der Ergebnisse zu beiden Meßzeitpunkten sowie die Korrelation zwischen diesen.

Es gab also trotz längeren Abstands zwischen den Meßzeitpunkten einen Übungseffekt, der im Fall von d' signifikant war. d' erwies sich gleichzeitig als das reliablere Maß. Die Reaktionslatenz ist dagegen nur sehr mäßig reliabel und verbessert sich nicht über die Zeit.

Retest-Untersuchung 2

In einer weiteren Reliabilitätsstudie wurden 72 chronische Alkoholiker (56 m, 16 w) im Alter von 26–57 Jahren (Mittel: 42 ± 8) und mit einem IQ von 64–139 (Mittel: 109 ± 16) unmittelbar nach Entgiftung von Alkohol sowie ein zweites Mal eine Woche später getestet. Die beiden Sensitivitätsmaße wurden in die Reliabilitätsanalyse einbezogen (s. Tabelle 2).

Tabelle 1. Ergebnisse einer zweimaligen Untersuchung von 56 gesunden Probanden mit dem CPT-M

	M (1. Test)	M (2. Test)	Vergleich p (t-Test)	r_{tt} Pearson
P(Ā)	0,863	0,881	0,053	0,58
d'	2,14	2,32	0,035	0,76
RT (Median)	504	502	0,825	0,41

Tabelle 2. Retest-Untersuchung an 72 chronischen Alkoholikern

	M (1. Test)	M (2. Test)	Vergleich p (t-Test)	r_{tt} Pearson
P(Ā)	0,848	0,867	0,019	0,71
d'	2,06	2,27	0,005	0,73

Wiederum fand sich eine Verbesserung über die Zeit, die in diesem Fall (unmittelbar nach der Entzugsbehandlung) aber mit klinischen Verbesserungen konfundiert war. Die Retestreliabilität war mittelmäßig hoch.

Interne Konsistenz (Cronbach's α)

Diese wurde in der Gesamtstichprobe (N = 624) bestimmt, indem die drei Zeitabschnitte des Tests (Terzile) als Testitems betrachtet wurden. Es ergaben sich folgende Koeffizienten:

d':   α = 0,92
P(Ā):   α = 0,94
RT(Median): α = 0,83

Damit ist gezeigt, daß die Reliabilität der beiden Sensitivitätsindikatoren d' und P(Ā) nach dem Modell der internen Konsistenz hoch ist, während die Reaktionslatenz etwas weniger reliabel ist.

Korrelationen mit Außenkriterien

Die Korrelationen sind getrennt für psychiatrische Patienten und gesunde Probanden dargestellt, einige Maße wurden nur bei Teilstichproben erhoben (s. Tabelle 3).

Bei gesunden Probanden zeigte sich eine leichte, aber signifikante Alters- und IQ-Abhängigkeit der CPT-M-Leistung. Eine solche war bei Patienten, vermutlich wegen der höheren Bedeutung anderer Einflußfaktoren, nicht nachzuweisen. So verschlechterte sich die CPT-M-Leistung mit der Schwere der aktuellen Psychopathologie (PANSS). Die Konzept-

Tabelle 3. Produkt-Moment-Korrelationen der Leistungsparameter des CPT-M mit Alter, Sehfähigkeit, neuropsychologischen Variablen und Schwere der Psychopathologie (PANSS), getrennt für Gesunde und psychiatrische Patienten

	Alter	IQ[a]	Visus[a]	TMT-A[a]	TMT-B[a]	HCT[a]	PANSS[a]
Gesunde	(N = 252)	(N = 193)	(N = 241)	(N = 169)	(N = 169)	(N = 102)	
P(Ā)	**−0,32**	**0,23**	0,00	0,02	0,17	0,11	−
d'	**−0,37**	**0,26**	0,00	0,06	**0,21**	0,14	−
RT	−0,03	0,00	0,03	−0,15	−0,12	0,01	−
Patienten	(N = 370)	(N = 132)	(N = 323)	(N = 110)	(N = 110)	(N = 63)	(N = 57)
P(Ā)	−0,06	0,01	0,07	0,22	**0,29**	**0,37**	**−0,36**
d'	−0,12	0,03	0,03	**0,28**	**0,30**	**0,37**	**−0,37**
RT	0,00	0,00	0,06	−0,17	−0,17	−0,04	0,25

Fettgedruckte Koeffizienten: $p < 0,01$
[a] Korrelationen sind altersbereinigt

bildungsfähigkeit (HCT), die kognitive Flexibilität (TMT-B) und die visomotorische Geschwindigkeit (TMT-A) sind bei Patienten ebenfalls mit der Vigilanz korreliert. Eine Abhängigkeit von der Sehfähigkeit (wobei ein Visus von mindestens 0,4 Voraussetzung für die Untersuchung war) bestand weder bei Gesunden noch bei Patienten.

Validierungsstudien

Pharmakopsychologische Untersuchungen

Um die Sensitivität der CPT-M-Parameter für pharmakologische Interventionen, die bekanntermaßen sedierend und vigilanzbeeinträchtigend wirken, zu prüfen, wurden Gruppen von je 12 jungen, gesunden Probanden in doppelblinden, randomisierten Crossoverstudien jeweils dreimal mit dem CPT-M untersucht. Eine Gruppe erhielt Placebo, 0,4 g/kg Alkohol bzw. 0,8 g/kg Alkohol zu den verschiedenen Testterminen. Die zweite Gruppe erhielt Placebo, 1 mg Lorazepam und 2 mg Lorazepam, und den Probanden der dritten Gruppe wurde Placebo, 0,3 mg und 0,6 mg Scopolamin subkutan verabreicht. Die Bedingungsreihenfolge war jeweils balanciert.

Abbildung 3 zeigt, daß Alkohol nur in der höheren Dosierung Vigilanzeinbußen verursachte. Lorazepam und Scopolamin führten bereits in der jeweils niedrigeren Dosierung zu hochsignifikanten Vigilanzeinbußen, höhere Dosen verstärken bei Lorazepam den Effekt noch, während eine Dosisabhängigkeit bei Scopolamin nicht beobachtet werden konnte.

Vigilanz und Krankheitsverlauf bei Schizophrenen

In der Literatur ist beschrieben, daß Aufmerksamkeitsdefizite prognostisch bedeutsam für den Verlauf einer schizophrenen Erkrankung sein können (Nuechterlein und Dawson, 1984; Straube et al., 1989). Es wurden deshalb

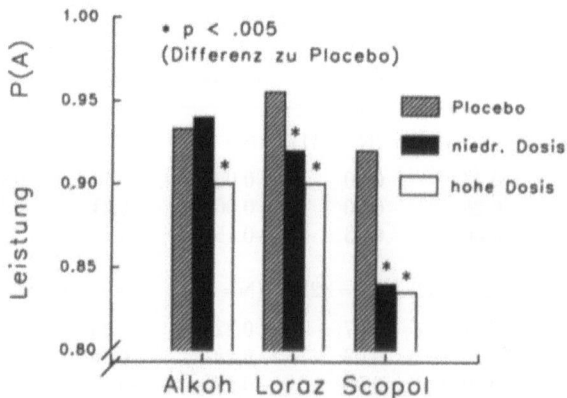

Abb. 3. Vigilanzleistung unter verschiedenen Dosierungen von Alkohol, Lorazepam und Scopolamin, jeweils im Vergleich zu Placebo

64 schizophrene bzw. schizoaffektive Patienten mit sehr gut dokumentiertem Krankheitsverlauf mit dem CPT-M getestet sowie die aktuelle Psychopathologie mittels des BPRS eingeschätzt. Die Patienten waren im Durchschnitt 32,5 ± 10 Jahre alt und die Erkrankungsdauer betrug 7,1 ± 6 Jahre. Der Krankheitsverlauf vor der CPT-M Untersuchung war über durchschnittlich 18 Monate (6–29) standardisiert beobachtet und dokumentiert worden. Von Interesse waren in diesem Zusammenhang insbesondere die Schwere der Psychopathologie (BPRS) sowie eventuell auftretende Rezidive (definiert als stationäre Wiederaufnahmen).

Die Fragestellung lautete, ob sich Zusammenhänge zwischen der Vigilanzleistung und den Rezidivraten bzw. der Psychopathologie im Verlauf zeigen. Um den Einfluß der aktuellen Psychopathologie auf die Vigilanzleistung zu kontrollieren, wurde diese Variable bei der Berechnung der Korrelationen zwischen Verlaufsindikatoren und CPT-M-Parametern auspartialisiert.

Es fanden sich signifikante partielle Korrelationen zwischen der Rezidivrate und der Diskriminationssensitivität (d') im CPT-M ($r = -0,27$; $p < 0,05$) sowie zwischen dem mittleren BPRS-Gesamtwert über den Beobachtungszeitraum und der Reaktionslatenz im CPT-M ($r = 0,40$; $p < 0,05$).

Störungen der Daueraufmerksamkeit sind demnach also bei Schizophrenen schwach, aber nachweisbar mit schwereren Verläufen und gehäuften Rückfällen assoziiert.

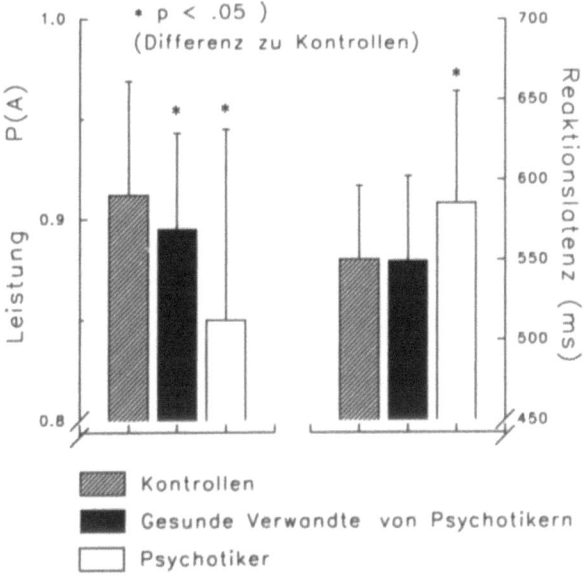

Abb. 4. Diskriminationssensitivität [P(Ā)] und mittlere Reaktionslatenz bei Psychotikern, deren gesunden erstgradigen Verwandten und einer nichtbelasteten Kontrollgruppe

Vigilanzdefizite als Vulnerabilitätsmarker der Schizophrenie

Für die Hypothese, daß Defizite in Vigilanzaufgaben Kennzeichen einer erhöhten Vulnerabilität für schizophrene Psychosen sein können, sprechen die Ergebnisse mehrerer CPT-Studien (vgl. Nuechterlein, 1991), in denen Kinder schizophrener Mütter mit solchen aus psychiatrisch unbelasteten Familien verglichen wurden. Wir gingen dieser Frage in einer großen Familienstudie, in der verschiedene Vulnerabilitätsmarker geprüft wurden, weiter nach. 34 Schizophrene, 22 affektiv Erkrankte, 58 klinisch gesunde Angehörige dieser psychotischen Patienten sowie 95 gesunde Kontrollprobanden ohne familiäre Belastung durch psychiatrische Erkrankungen nahmen an der Studie teil (s. Abb. 4).

Der Sensitivitätsindex $P(\bar{A})$ trennte die Kontrollen signifikant sowohl von den Patienten als auch von deren gesunden Angehörigen. Die Reaktionslatenz war dagegen nur bei den manifest Erkrankten auffällig. Unterschiede zwischen Schizophrenen und affektiv Erkrankten waren nicht zu objektivieren. Dies spricht dafür, daß Vigilanzdefizite, wie sie der CPT-M erfaßt, zwar Eigenschaften eines Vulnerabilitätsmarkers haben, aber nicht spezifisch für die Schizophrenie zu sein scheinen.

Zusammenfassung

Mit dem CPT-M scheint eine reliable und valide Vigilanzmessung möglich zu sein. Die weitgehende Standardisierung des Verfahrens, die integrierten Lern- und Trainingsphasen sowie die erhöhte Trennschärfe aufgrund der variablen Itemschwierigkeit machen ihn auch im klinischen Bereich durchführbar und sinnvoll einsetzbar. Insbesondere wenn der CPT-M in eine umfassendere kognitive Testbatterie eingebunden ist, kann er wertvolle Hinweise auf einen wichtigen Aspekt der kognitiven Leistungsfähigkeit liefern.

Literatur

Davies DR, Parasuraman R (1982) The psychology of vigilance. Academic Press, London
Mackworth J F (1970) Vigilance and attention. A signal detection approach. Penguin Books, Baltimore
Nuechterlein KH, Dawson ME (1984) Information processing and attentional functioning in the developmental course of schizophrenic disorders. Schiz Bull 3: 373–428
Nuechterlein KH (1991) Vigilance in schizophrenia and related disorders. In: Steinhauer SR, Gruzelier JH, Zubin J (eds) Handbook of schizophrenia. V. Neuropsychology, psychophysiology and information processing. Elsevier, Amsterdam, pp 397–433
Rosvold HE, Mirsky AF, Sarason I, Bransome ED, Beck LN (1956) A continuous performance test of brain damage. J Consult Psychol 20: 343–350
Straube ER, Wagner W, Foerster K, Heimann H (1989) Findings significant with respect to short- and medium-term outcome in schizophrenia – a preliminary report. Progr Neuropsychopharmacol Biol Psychiatr 13: 185–197

Korrespondenz: Priv.-Doz. Dr. Norbert Kathmann, Psychiatrische Klinik, Ludwig-Maximilians-Universität München, Nußbaumstraße 7, D-80336 München, Bundesrepublik Deutschland.

Psychometrische Untersuchung der psychopathologischen Auffälligkeiten HIV-Infizierter

J. Binder, C. Perro und D. Naber

Psychiatrische Klinik und Poliklinik der Ludwig-Maximilians-Universität München,
Bundesrepublik Deutschland

Einleitung

Psychiatrische Auffälligkeiten HIV-Infizierter sind neben den internistischen bzw. immunologischen Aspekten zunehmend Gegenstand klinischer Forschung. Für Verlauf und Therapie der HIV-Infektion sind nicht nur himorganische Faktoren, wie der zerebrale Befall durch das HI-Virus selber oder durch eine der zahlreichen opportunistischen Infektionen und Erkrankungen von Bedeutung, sondern auch eine Vielzahl an psychischen und sozialen Faktoren (Erfurth und Naber, 1988; Faulstich, 1987). Unsicherheit über die Konsequenzen der Diagnose HIV-Infektion oder AIDS, die langfristige Belastung einer lebensbedrohlichen Krankheit, gesellschaftliche Diskriminierung und soziale Deprivation, sind einige Beispiele, die zu reaktiven Störungen führen können (Chuang et al., 1989; Holland und Tross, 1985; Kaschka und Negele-Anetsberger, 1988). Die aus sozialen, psychischen und somatischen resultierenden, entsprechend vielfältigen psychopathologischen Syndrome wurden zunächst durch Kasuistiken (Carrieri et al., 1990; Kermani et al., 1985; Nurnberg et al., 1984), gefolgt von mehreren Studien (Blaney et al., 1990; Catalan et al., 1989; Cazullo et al., 1990; Naber et al., 1989), dokumentiert. Bisher besteht jedoch keine umfassende Untersuchung, die alle Stadien der HIV-Infektion einschließt und beide Hauptbetroffenengruppen berücksichtigt. Limitierende Faktoren sind oft zu geringe Fallzahlen sowie eine begrenzte Auswahl einzelner Gesichtspunkte des breiten Spektrums an möglichen psychopathologischen Auffälligkeiten.

Mit der vorliegenden Untersuchung soll geklärt werden, ob sich bei HIV-Infizierten anhand von Selbstbeurteilungsbögen Unterschiede in der Ausprägung differenzierter affektiver Auffälligkeiten in den verschiedenen Stadien der Erkrankung feststellen lassen, und ob die beiden Hauptbetroffenengruppen eine unterschiedliche psychische Belastung erleben.

Methodik

Bei 248 HIV-positiven Probanden wurde eine aus vier Selbstbeurteilungsskalen zur Einschätzung des psychischen Befindens bestehende psychopathologische Untersuchung durchgeführt. Der Zeitraum der bekannten HIV-Positivität betrug bei der Gesamtgruppe 17 ± 9 Monate. Die Einteilung der Probanden nach Erkrankungsstadium erfolgte nach dem Klassifikationsschema Walter Reed (WR). Danach waren 58 Probanden (23%) dem Stadium WR 1,56 (23%) dem Stadium WR 2,33 (13%) dem Stadium WR 3,28 (11%) dem Stadium WR 4,20 (8%) dem Stadium WR 5 und 53 (21%) dem Stadium WR 6 zugeordnet. Die Verteilung der einzelnen Probanden bezüglich der bekannten Risikogruppen ergab den größten Anteil für die Gruppe der homosexuellen Männer (n = 127) gefolgt von der Gruppe der i.v.-Drogenabhängigen (n = 94).

Den Probanden wurden zur Selbsteinschätzung die „Self-Rating-Depression-Scale" (SDS), das „State-Trait-Anxiety Inventory-X1" (STAI-X1), der „Profile of Mood States" (POMS) und das „Self-Report Symptom Inventory 90 Items-Revised" (SCL-90-R) vorgelegt. Die von Zung (1965) entwickelte SDS dient zur Aufdeckung und der Quantifizierung von Symptomen depressiver Störungen. Es sind 20 Items formuliert, die alle bei Vorliegen depressiver Zustände typische Verhaltensweisen, Erlebnisse und Beschwerden anzeigen. Der STAI-X1 dient zur Erfassung der Zustandsangst zum Zeitpunkt der Testdurchführung (Spielberger et al., 1970). Der Fragebogen umfaßt 20 Items in Form von Feststellungen, die sich auf die gegenwärtige Situation des Probanden beziehen. Der POMS ist eine Selbstbeurteilungsskala zur Erfassung vorübergehender, wechselnder Stimmungszustände (McNair und Doppelmann, 1971). Die Skala ist eine Adjektivliste bestehend aus 35 Adjektiven die alle einer bestimmten Grundstimmung zuzuordnen sind, nämlich Niedergeschlagenheit, Müdigkeit, Tatendrang und Mißmut. Der SCL-90-R, entwickelt von Derogatis (1983), dient zur Selbstbeurteilung des Probanden hinsichtlich verschiedener belastender somatischer und psychiatrischer Symptome. Die einzelnen in dieser Untersuchung aufgenommenen Symptomfaktoren sind dabei Somatisierung, Unsicherheit im Sozialkontakt, Depressivität, Ängstlichkeit, Aggressivität, paranoides Denken und Psychotizismus.

Ergebnisse

Von der Gesamtgruppe der HIV-Infizierten erzielten in der „Self-Rating Depression Scale" (SDS) 9% der Probanden Werte, die gegenüber den in der Literatur angegebenen Normwerten für eine schwere Depression sprechen. Weiterhin fanden sich 14% mit einer deutlichen bis mittleren Depression, und 17% mit einer als leicht eingeschätzten depressiven Verstimmung. Bezüglich der Zustandsangst (STAI-X1) wiesen HIV-Infizierte höhere Werte auf als die in der Literatur angegebenen Vergleichsgruppen der Normalbevölkerung.

Unter Verwendung der einfachen Varianzanalyse fanden sich signifikante ($p < 0,05$) Unterschiede innerhalb der Walter Reed-Stadieneinteilung für die Gesamtkennwerte des SCL-90-R (Abb. 1) sowie für die Subskalen „Aggressivität" (Abb. 2) und „paranoides Denken" mit Höchstwerten in WR 2 und den niedrigsten Werten in WR 6. Im POMS ergaben sich signifikante ($p < 0,05$) Unterschiede für die Subskala Müdigkeit mit einem Höchstwert in WR 5 und einem Minimum in WR 1.

Alle übrigen Tests zeigten eine ähnliche Verteilung mit den höchsten Durchschnittswerten in WR 2 bis 5 und den niedrigsten Scores in den Stadien WR 1 und WR 6. Speziell fanden sich Höchstwerte depressiver Symptomatik in WR 2 (POMS) und WR 5 (SDS, SCL-90-R), niedrigste Werte in WR 1 und WR 6.

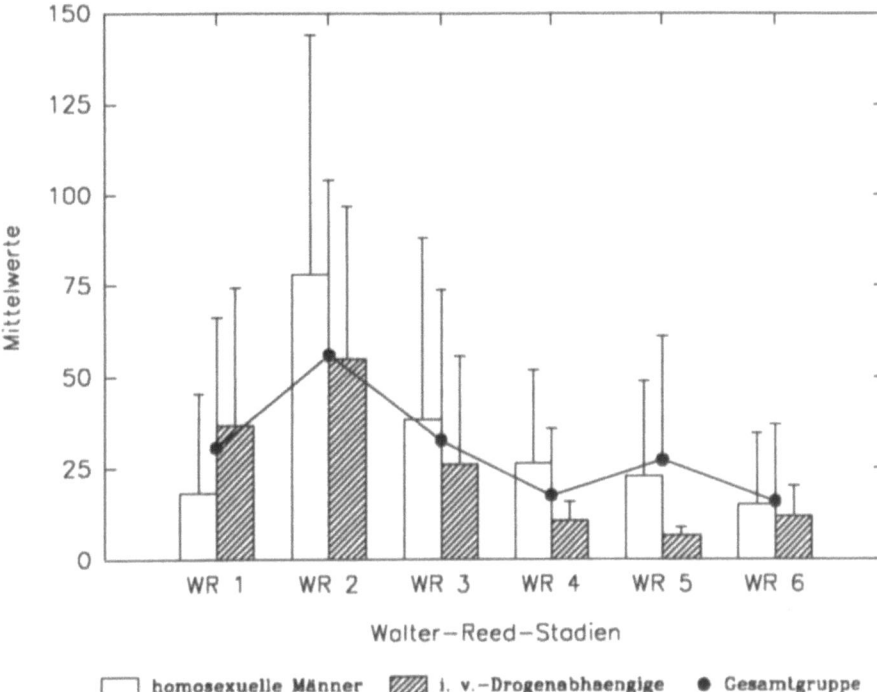

Abb. 1. Durchschnittswerte des „General Symptomatic Index" (SCL-90-R) im Vergleich innerhalb der Walter Reed-Stadieneinteilung (p = 0,000) und der Hauptbetroffenengruppen

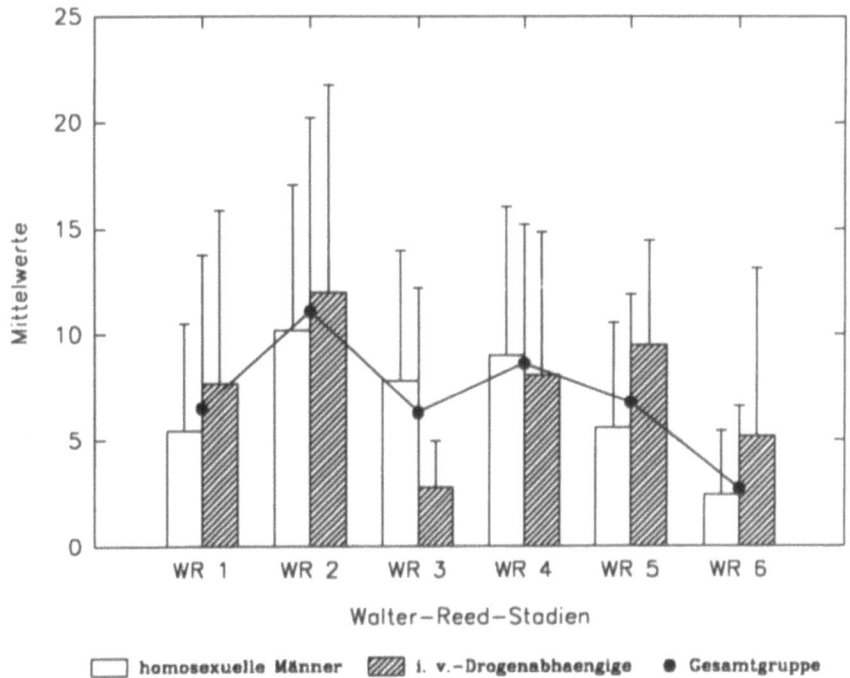

Abb. 2. Durchschnittswerte der Subskala „Agressivität" (SCL-90-R) im Vergleich innerhalb der Walter Reed-Stadieneinteilung (p = 0,000) und der Hauptbetroffenengruppen

Bezüglich der Angst fanden sich höchste Gesamtwerte in WR 2 (STAI-X, SCL-90-R) und die geringste Ausprägung in WR 6.

Für die Subskalen „Somatisierung" und „Unsicherheit im Sozialkontakt" (SCL-90-R) (Abb. 3) ergaben sich Höchstwerte in WR 3, für „Tatendrang" (POMS) und „Psychotizismus" (SCL-90-R) in WR 4. Niedrigste Scores für die Subtests zur Erfassung von Tatendrang (POMS), Aggressivität, paranoides Denken und Unsicherheit im Sozialkontakt fanden sich im Stadium WR 6, für Somatisierung und Müdigkeit in WR 1.

Im Vergleich der Hauptbetroffenengruppen untereinander erweist sich die Gruppe der i.v.-Drogenabhängigen insgesamt als psychisch auffälliger als die Gruppe der homosexuellen Männer. Signifikante Unterschiede im T-Test fanden sich für Zustandsangst (STAI-Xl), Niedergeschlagenheit (POMS) und Agressivität (SCL-90-R). Höhere Werte erzielten die homosexuellen Männer nur in den Subtests „Somatisierung" und „Depressivität" (SCL-90-R).

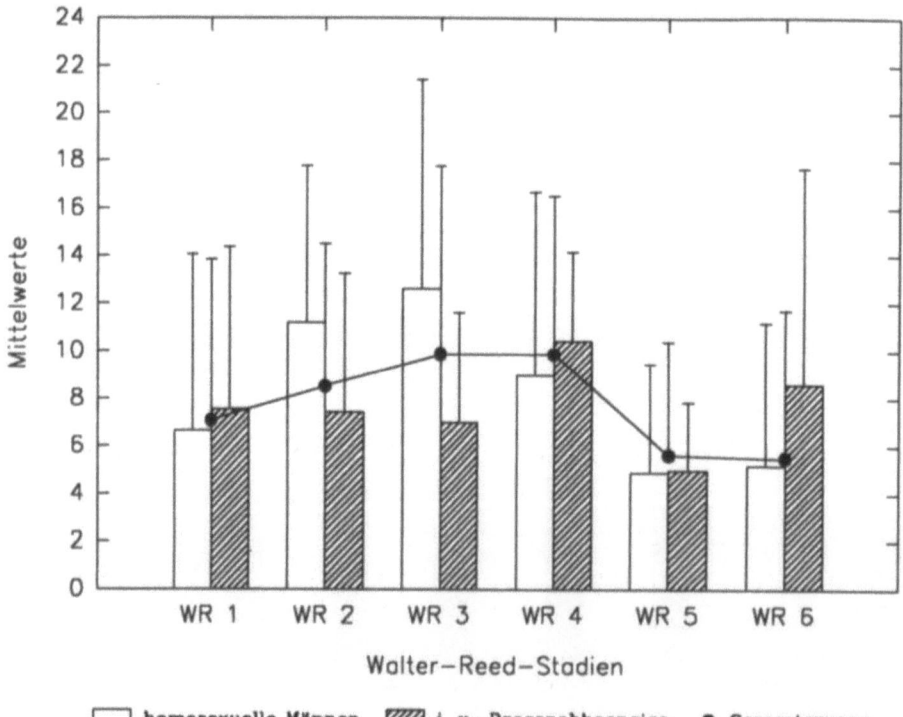

Abb. 3. Durchschnittswerte der Subskala „Unsicherheit im Sozialkontakt" (SCL-90-R) im Vergleich innerhalb der Walter Reed-Stadieneinteilung (p = 0,053) und der Hauptbetroffenengruppen

Diskussion

Die Ergebnisse zeigen, daß sich im Verlauf der HIV-Erkrankung die Ausprägung der Psychopathologie in drei Phasen einteilen läßt: Asymptomatische Stadien mit geringer Psychopathologie, frühe symptomatische Stadien mit der höchsten und späte symptomatische Stadien mit einer abnehmenden psychopathologischen Auffälligkeit. Das Stadium der Erkrankung ergibt sich somit als Faktor, der den psychischen Status des HIV-positiven Individuums beeinflußt.

Diese Ergebnisse stehen sowohl mit amerikanischen als auch mit europäischen Untersuchungen in Übereinstimmung. Tross et al. (1988) fanden bei der Untersuchung homosexueller Männer mit AIDS oder ARC und einer HIV negativen Kontrollgruppe in der ARC-Gruppe die höchste psychiatrische Morbidität. In einem Kollektiv in unterschiedlichen Stadien der HIV-Infektion fanden Oechsner et al. (1992) im Vergleich der beiden Gruppen mit manifestem AIDS und Vorstadien von AIDS signifikant höhere Scores für „Aktivierung", „Feindseligkeit" und „Mißtrauen" (BPRS) in frühen symptomatischen Stadien. Bei der Untersuchung homosexueller Männer diagnostizierten Atkinson et al. (1988) signifikant häufiger eine generalisierte Angststörung bei den Probanden in frühen symptomatischen Stadien als bei asymptomatischen Probanden und Probanden mit AIDS. Kurdek und Siesky (1990) fanden bei einer Untersuchung von homo- und bisexuellen HIV-positiven Männern höhere Todesangst (Death Anxiety Scale), geringeren Optimismus (Life Orientation Test) und größere emotionale Beeinträchtigung (SCL-90-R) bei asymptomatischen als bei symptomatischen Probanden.

Im Vergleich der Hauptbetroffenengruppen untereinander erweist sich die Gruppe der i.v.-Drogenabhängigen insgesamt als psychisch auffälliger als die Gruppe der homosexuellen Männer. Seidl und Goebel (1989) zeigen hingegen mittels eines biographisch-tiefenpsychologisch orientierten Interviews, daß die Drogenabhängigen die Mitteilung eines HIV-positiven Testergebnisses leichter als die Homosexuellen bewältigten. Eine Reihe früher Studien zeigen, daß i.v.-Drogenabhängige ein größeres Risiko als die Normalbevölkerung für psychopathologische Störungen besitzen (Holland und Tross, 1985; Thompson et al., 1986). Bei der Untersuchung von HIV-negativen homosexuellen Männern werden ebenfalls vermehrt psychische Störungen, v.a. eine erhöhte depressive Symptomatik beschrieben (Noh et al., 1990).

Neben der in der Literatur häufig erwähnten und gründlich untersuchten Anpassungsreaktion als unmittelbare Folge auf die Mitteilung eines positiven HIV-Testbefundes ergibt sich somit eine weitere kritische Phase psychischer Beeinträchtigungen während früher symptomatischer Stadien. Die Konfrontation mit konkreten Auswirkungen der HIV-Infektion führt graduell zum bewußten Erfassen der Konsequenzen, von einer derzeit weitgehend therapieresistenten, lebensbedrohlichen Krankheit betroffen zu sein. Das Auftreten psychischer Störungen in frühen symptomatischen Stadien kann als Reaktion auf die mannigfaltigen psychosozialen

Belastungsfaktoren und der bereits auftretenden körperlichen Beeinträchtigungen verstanden werden. Aufgrund gesellschaftlicher Diskriminierung und Stigmatisierung von Minderheiten sowie der bei i.v.-Drogenabhängigen häufig vorhandenen psychiatrischen Prämorbidität ist eine besondere Anfälligkeit bei Zugehörigen der beiden Hauptbetroffenengruppen für reaktive psychische Störungen bei HIV-Infektion denkbar.

Als Folgerung dieser Ergebnisse erscheint neben dem unverzichtbaren angelsächsischen Modell des „pre- and post-test counseling", einer psychosozialen Begleitung zum Zeitpunkt des HIV-Tests, zumindest bei einem Teil der seropositiven Patienten ebenfalls während des Auftretens erster Symptome der HIV-Erkrankung das Angebot psychosozialer Betreung dringend angezeigt.

Literatur

Atkinson J, Grant I, Kennedy C et al (1988) Prevalence of psychiatric disorders among men infected with HIV. Arch Gen Psychiatry 45: 859–864

Blaney N, Millon C, Morgan R, Eisdorfer K, Scapocznik J (1990) Emotional distress, self-related disruption and coping among healthy HIV-positive gay males. Psychol Health 4: 259–273

Carrieri P, Indaco A, Perella O, Di Pietro G, Morlino M, Orefice G (1990) Psychiatric disorders as first symptoms in AIDS patients. Acta Neurol (Napoli) 12: 143–146

Catalan J, Klimes I, Bond A et al (1989) Psychosocial and neuropsychosocial status of haemophiliacs and gay men with HIV infection: controlled investigation. Abstracts Fifth Int AIDS Conf, Montreal

Cazullo L, Gala C, Martini S, Pergami A, Rossini M, Russo R (1990) Psychopathologic features among drug addicts and homosexuals with HIV infection. Int J Psychiat Med 20: 285–292

Chuang H, Devins G, Hunsley J, Gill M (1989) Psychosocial distress and well-being among gay and bisexual men with human immunodeficiency virus infection. Am J Psychiat 146: 876–880

Derogatis L (1993) SCL-R-90: administration scoring and procedure manual-II for the revised version. Clin Psychometric Res

Erfurth A, Naber D (1988) HIV-infektion und Psychiatrie. AIFO 3: 595–602

Faulstich M (1987) Psychiatric aspects of AIDS. Am J Psychiatry 144: 551–556

Holland J, Tross S (1985) The psychosocial and neuropsychiatric sequelae of the acquired immunodeficiency syndrome and related disorders. Ann Int Med 103: 760–764

Kaschka WP, Negele-Anetsberger J (1988) Zur psychosozialen Problematik HIV-Infizierter und AIDS-Kranker. Fundam Psychiatry 2: 103–107

Kermani E, Borod J, Brown P, Tunnell G (1985) New psychopathologic findings in AIDS: case report. J Clin Psychiatry 46: 240–241

Kurdek L, Siesky G (1990) The nature and correlates of psychological adjustment in gay men with AIDS-related conditions. J Appl Soc Psychol 20: 846–860

McNair D, Doppelmann L (1971) The Profile of Mood States (POMS). San Diego

Naber D, Perro C, Schick U, Sadri I, Schmauss M, Fröschl M, Matuschke A, Goebel F, Hippius H (1989) Psychiatrische Symptome und Auffälligkeiten bei HIV-Infizierten. Nervenarzt 60: 80–85

Noh S, Chandarana P, Field V, Posthuma B (1990) AIDS epidemic, emotional strain, coping and psychological distress in homosexual men. AIDS Educ Prevent 2: 272–283

Nurnberg H, Prudic J, Fiori M, Freedman E (1984) Psychopathology complicating acquired immunodeficiency syndrome. Am J Psychiatry 141: 95–96

Oechsner M, Möller A, Brommer M, Popescu M (1992) Häufigkeit psychiatrischer Syndrome und psychosoziales Funktionsniveau im Verlauf der HIV-1-Infektion. Psychiat Praxis 19: 7–12

Seidl O, Goebel FD (1987) Psychosomatische Reaktionen von Homosexuellen und Drogenabhängigen auf die Mitteilung eines positiven HIV-Testergebnisses. AIFO 4: 181–187

Sno H, Storosom J, Swinkels J (1989) HIV infection: findings in the Netherlands. Br J Psychiatry 155: 814–817

Spielberger C, Goesuch R, Lushene R (1970) STAI, Manual for the State Trait Anxiety Inventory. Palo Alto

Thompson C, Isaacs G, Supple D, Bercu S (1986) AIDS: dilemmas for the psychiatrist. Lancet ii: 269–270

Tross S, Price R, Navia W, Thaler H, Gold J, Hirsch D, Siditis J (1988) Neurological characterisation of the AIDS dementia complex: a preliminary report. AIDS 2: 81–88

Zung W, Durham N (1965) A self-rating depression scale. Arch Gen Psychiatry 12: 63–70

Korrespondenz: Dr. J. Binder, Bezirkskrankenhaus Haar, Vockestraße 72, D-85540 Haar, Bundesrepublik Deutschland.

Darstellung der überarbeiteten Fassung des AGP-Systems: inhaltliche und dokumentationstechnische Neuerungen

K. Göhringer[1], H. Gutzmann[2] und K.-P. Kühl[1]

[1]Abteilung für Gerontopsychiatrie, Freie Universität Berlin,
[2]Wilhelm-Griesinger-Krankenhaus, Abteilung für Gerontopsychiatrie,
Bundesrepublik Deutschland

1. Einleitung

Das Dokumentationssystem der Arbeitsgemeinschaft für Gerontopsychiatrie (AGP-System) wurde entwickelt zur merkmalsdifferenzierten, standardisierten Erfassung klinischer Befunde bei älteren Patienten (Gutzmann et al., 1989). In einigen Befundbereichen lehnt sich das AGP-System eng an das von der Arbeitsgemeinschaft für Methodik und Dokumentation in der Psychiatrie entwickelte AMDP-System an (AMDP, 1981, 1983). Modifikationen und Ergänzungen betreffen in erster Linie die in der Gerontopsychiatrie wichtige differenzierte Erfassung hirnorganisch bedingter kognitiver Leistungseinbußen. Das AGP-System eignet sich sowohl zur routinemäßigen klinischen Dokumentation als auch zur Basisdokumentation für Forschungszwecke. Die erste Version umfaßt insgesamt sechs Dokumentationsbelege: Anamnese, Krankheitsanamnese, psychischer Befund I, psychischer Befund II, somatischer Befund und Diagnosen.

Frühere Studien und Erfahrungsberichte stellen u.a. die klinisch-gerontopsychiatrische Praktikabilität des Dokumentationssystems unter Beweis (Bolm et al., 1973; Lieberz, 1978). Reliabilitätsuntersuchungen für die Merkmale der beiden psychischen Befundbögen haben insgesamt zu befriedigenden Ergebnissen geführt (Andrae, 1979; vgl. auch Kanowski et al., 1985). In einer Reihe von anderen Analysen wurden über die mit Hilfe des AGP-Systems dokumentierten psychopathologischen Aufnahmebefunde von gerontopsychiatrischen Patienten Faktorenanalysen gerechnet mit dem Ziel, stabile Syndrome zur Konstruktion von Syndromskalen zu ermitteln. Hierbei ließen sich fünf „rotationsstabile" Faktoren mit folgenden Benennungen identifizieren: psychoorganisches Syndrom, depressives Syndrom, paranoid-halluzinatorisches Syndrom, psychomotorisches Syndrom oder Erregtheitssyndrom und Schlaf-Wach-Syndrom (Gutzmann et al., 1991; Kühl et al., 1993).

In den letzten Jahren entstand zunehmend der Wunsch nach einer dokumentationstechnischen und inhaltlichen Überarbeitung des AGP-Systems. Zwei Überlegungen standen hierbei im Vordergrund. Einerseits sollten trotz der geplanten Erweiterung des Merkmalskatalogs der Arbeitsaufwand bei der Dateneingabe verringert, die Be- und Verarbeitungsmöglichkeiten der erhobenen Daten verbessert und die Zusammenführung mit anderen Datensätzen erleichtert werden. Zum anderen sollten in die modifizierte Version des AGP-Systems bisherige Erfahrungen integriert und neue inhaltliche Standards (z.B. ICD-10, Betreuungsrecht) implementiert werden.

2. Inhaltliche Modifikationen

Die hier vorgestellte neue Version des AGP-Systems umfaßt insgesamt sechs übergeordnete Merkmalsbereiche, zum Teil mit weiteren Untergliederungen (s. Anhang).

Merkmalsbereich 1, die „Soziale/Biographische Anamnese", entspricht weitgehend dem Dokumentationsbeleg „Anamnese" der alten AGP-Version.

Merkmalsbereich 2, die „Medizinische Anamnese", ist weiter untergliedert in „Vorerkrankungen", „Aktuelle Erkrankung" und „Somatische Erkrankungen". Dieser Merkmalsbereich enthält zahlreiche Items aus den Dokumentationsbelegen „Krankheitsanamnese" und „Somatischer Befund" der alten AGP-Version, ist gegenüber dieser jedoch grundlegend überarbeitet und vor allem ergänzt worden. So standen beispielsweise in der alten Version des AGP-Systems nur 15, relativ unspezifische Merkmale zur Dokumentation von früheren nichtpsychiatrischen Erkrankungen (z.B. Stoffwechselerkrankungen) und 5 Items zur Erfassung früherer psychiatrischer Erkrankungen zur Verfügung. In der hier vorgelegten neuen Fassung des AGP-Systems werden alle Vorerkrankungen auf Diagnosenebene (statt Stoffwechselstörung jetzt Diabetes, Hyperthyreose usw.) erfaßt. Außerdem stehen jetzt zur Dokumentation psychiatrischer Vorerkrankungen in Anlehnung an das ICD-10-Klassifikationsschema (Weltgesundheitsorganisation, 1993) insgesamt 37 Merkmale zur Verfügung. Ferner sind die Angaben zum bisherigen Erkrankungsverlauf und der Behandlung der aktuellen Erkrankung spezifiziert und deutlich erweitert worden. Die neue Version des AGP-Systems zeichnet gegenüber der alten Fassung schließlich auch aus, daß Aussagen über die Schwere der somatischen Erkrankungen und dem sich daraus ergebenden Behinderungsgrad möglich sind.

Merkmalsbereich 3 enthält die Merkmale des psychischen Aufnahmebefundes. Er entspricht weitgehend den Dokumentationsbelegen 3 und 4 (Psychischer Befund I, Psychischer Befund II) der alten Version des AGP-Systems und wurde auch aus Gründen der Vergleichbarkeit mit dem AMDP-System nahezu unverändert übernommen. Gegenüber der alten Fassung grundlegend revidiert wurde allerdings der Bereich der lokalen

Hirnfunktionsstörungen. Neu im psychischen Aufnahmebefund ist außerdem das Merkmal „Schweregrad der Krankheit" zur Einschätzung des Krankheitsschweregrades aus der „Clinical Global Impressions"-Skala (CGI) (National Institute of Mental Health, 1986).

Die Erfassung der Diagnosen bei Aufnahme erfolgt in Merkmalsbereich 4 nach der ICD-Klassifikation.

Zur Dokumentation des in der hier vorgelegten neuen AGP-Version explizit vorgesehenen psychischen Entlassungsbefundes einschließlich der Diagnosen dienen die Merkmalsbereiche 5 und 6. Diese enthalten mit einer Ausnahme alle Items der Merkmalsbereiche 3 und 4. Einzige Ausnahme bildet das Merkmal „Gesamtbeurteilung der Zustandsänderung", das anstelle des CGI-Merkmals Krankheitsschweregrad zur Beurteilung des Krankheitsverlaufs aufgenommen worden ist und ebenfalls aus der CGI-Skala stammt. (Wegen der großen Übereinstimmung mit den Merkmalsbereichen 3 und 4 wird auf Abbildungen der Druckvorlagen für die Merkmalsbereiche 5 und 6 im Anhang verzichtet.)

3. Dokumentationstechnische Änderungen

Basis der Datenerfassung für die neue Version des AGP-Systems ist die relationale Datenbank Microsoft Access® für Windows™. Die Integration des AGP-Systems in eine Datenbank bietet zahlreiche Vorteile. Wichtigster Vorteil ist, daß, anders als bei den bisher verwendeten Markierungsbelegbögen, die eine zweifache Bearbeitung (markieren und mangels geeigneter Markierungsbelegleser Übertragung der Datensätze auf den PC über Tastatureingabe) erforderlich machten, die Dateneingabe nun in einem Schritt möglich ist. Dies reduziert Fehlermöglichkeiten und verringert den mit der Datenerfassung verbundenen Zeitaufwand.

Außerdem läßt sich das AGP-System nun ohne größere Mühe in übergeordnete Patientendokumentationssysteme einbinden. So werden in unserer Abteilung beispielsweise mit dem AGP-System, der Sozialdokumentation, den testpsychologischen Befunden und den Befunden technischer Untersuchungen mehrere Datenquellen in der Datenbank zusammengeführt, wodurch der Zugriff auf die Daten der verschiedenen Datenquellen spürbar erleichtert wird. Außerdem sind wegen der Flexibilität des Systems Veränderungen und Ergänzungen der Patientendokumentation um neue Datenquellen oder Daten jederzeit problemlos möglich. Gleiches gilt für das Layout der Formulare, die ebenfalls dem gewünschten Zweck angepaßt werden können. Die im Anhang abgebildeten Formulare wurden als Ausdruck für die Dokumentation in der Krankengeschichte konzipiert. Für die Dateneingabe sind einspaltige, mit Fenstertechnik arbeitende Formulare entwickelt worden.

Neben den für eine Datenbank typischen Möglichkeiten der Datenbearbeitung (Abfragen, Datensuche, einfache Statistiken u.ä. mehr) lassen sich datenbankmäßig erfaßte Daten für komplexe mathematisch-statistische Analysen schließlich auch ohne Schwierigkeiten in Statistik-Programm-Pakete (z.B. SPSS®) exportieren.

Anhang

AGP-Daten

Soziale/Biographische Anamnese

- Aufnahmenummer: 1
- Identifikationsnummer: 0
- Untersuchungsdatum: 0
- Untersuchernummer: 0

- Alter des Patienten: 0
- Geschlecht: ○ weiblich ○ männlich
- Bereich: ○ amb. ○ teilstat. ○ vollstat.
- Fremdanamnese ergänzend erhoben: ○ ja ○ nein
- Familienstand: ○ ledig ○ verh. ○ verw. ○ getr. ○ gesch. ○ k. Auss.
- Staatsangehörigkeit: ○ inländ. ○ ausl. ○ staatenlos ○ eingeb. ○ k.Auss.
- Geschwister: ○ 1 ○ 2 ○ 3 ○ 4 ○ >=5 ○ n.zutr. ○ k.Auss.
- Geschwister noch lebend: ○ 1 ○ 2 ○ 3 ○ 4 ○ >=5 ○ n.zutr. ○ k.Auss.
- Kinder: ○ 1 ○ 2 ○ 3 ○ 4 ○ >=5 ○ n.zutr. ○ k.Auss.
- Kinder noch lebend: ○ 1 ○ 2 ○ 3 ○ 4 ○ >=5 ○ n.zutr. ○ k.Auss.
- Enkel: ○ 1 ○ 2 ○ 3 ○ 4 ○ >=5 ○ n.zutr. ○ k.Auss.
- Enkel noch lebend: ○ 1 ○ 2 ○ 3 ○ 4 ○ >=5 ○ n.zutr. ○ k.Auss.
- Betreuung (jur.): ○ zutr. ○ n.zutr. ○ k.Auss.
- Jetziger Wohnsitz: ○ k.Auss.
  - ○ Eig. Haus/Eig. wohnung
  - ○ Mietwohnung
  - ○ Untermieter
  - ○ Altenwohnheim
  - ○ Altenheim
  - ○ Krankenheim
  - ○ Krankenhaus
  - ○ o. f. Wohnsitz
  - ○ Anderes
- Haushalt umfaßt weitere Personen: ○ zutr. ○ n.zutr. ○ k.Auss.
  - ○ Partner ○ Eltern ○ Kinder
  - ○ Geschw. ○ Enkel ○ andere
- Nettoeinkommen: ○ <1000 ○ <2000 ○ <3000 ○ <4000 ○ >=4000 ○ k.Auss.

- Einkommensquelle: ○ zutr. ○ n.zutr. ○ k.Auss.
  - ○ Rente ○ Einkommen
  - ○ Fremdmittel ○ Vermögen
  - ○ Sozialhilfe ○ andere
- Schulbildung: ○ n.zutr. ○ k.Auss. mit Abschluss ohne
  - ○ Hilfs-/Sonder. ○
  - ○ Volksschule ○
  - ○ Mittelschule ○
  - ○ Gymnasium ○
  - ○ andere ○
- Berufsausbild.: ○ n.zutr. ○ k.Auss. mit Abschluss ohne
  - ○ Lehre ○
  - ○ Fachschule ○
  - ○ Hochschule ○
  - ○ andere ○
  - ○ Anlernberuf ○

Beruf — Patient (höchst erreicht / zuletzt ausgeübt) — Partner (höchst erreicht / zuletzt ausgeübt)
- nicht zutreffend ○ ○ ○ ○
- keine Aussage ○ ○ ○ ○
- Hausfrau ○ ○ ○ ○
- Hausfr. + Nebent. ○ ○ ○ ○
- selbständig ○ ○ ○ ○
- ltd. Beamter ○ ○ ○ ○
- Beamter ○ ○ ○ ○
- ltd. Angestellter ○ ○ ○ ○
- Angestellter ○ ○ ○ ○
- Facharbeiter ○ ○ ○ ○
- Arbeiter ○ ○ ○ ○
- anderes ○ ○ ○ ○

- Pat. z.Z. arbeitslos: ○ zutr. ○ n.zutr. ○ k.Auss.
- Ruhestand: ○ n.zutr. ○ k.Auss. ○ normal ○ früher ○ später ○ freiwillig ○ unfreiwillig
- Betreuung (soz.) Hauptkontakt: ○ n.zutr. ○ k.Auss. ○ Familie ○ Bekannte ○ Instit.
- Zuweisung: ○ Arzt ○ Familie ○ k.Auss. ○ selbst ○ Behörde ○ med. Einr. ○ andere
- Freiwilligkeit des Klinikaufenthaltes (jur.): ○ ja ○ n. zutr. ○ nein ○ k. Auss.

Medizinische Anamnese

Psychiatrische Vorerkrankungen in der Familie
- Verwandte 1. Grades: ○ zutr. ○ mit Klinikauf. ○ n.zutr. ○ k.Auss.
- fernere Verwandt: ○ zutr. ○ mit Klinikauf. ○ n.zutr. ○ k.Auss.

[Weiter neu] [Ansehen]

Darstellung der überarbeiteten Fassung des AGP-Systems

Spezielle Anamnese

psychiatrische Vorerkrankungen
○ zutr. ○ n. zutr. ○ k. Auss.

Organische Störungen
- ○ Alzheimerdemenz
- ○ vaskuläre Demenz
- ○ Demenz n.n.b.
- ○ Delir
- ○ andere

Schizophrenie und Wahn
- ○ Schizophrenie
- ○ schizotype Störung
- ○ wahnhafte Störung
- ○ schizoaffektive St.
- ○ andere

Affektive Störungen
- ○ manische Episode
- ○ depressive Episode
- ○ rez. depr. Störung
- ○ bipolare Affektstör.
- ○ andere

St. d. psychotrope Subst. mit ohne Abhängigkeit
- ○○ Alkohol
- ○○ Nikotin
- ○○ Schlafmittel
- ○○ Schmerzmittel
- ○○ andere

Neurot. und Somatof. St
- ○ phobische Störung
- ○ Angststörung
- ○ Zwangsstörung
- ○ Belastungsreaktion
- ○ dissoziative Stör.
- ○ somatoforme Stör.
- ○ andere

Sonstige Störungen
- ○ Eßstörung
- ○ sexuelle Störung
- ○ Persönlichkeitsstör.
- ○ Intelligenzminderung
- ○ andere

neurologische Vorerkrankungen
○ zutr. ○ n. zutr. ○ k. Auss.

- ○ Meningitis
- ○ Enzephalitis
- ○ Epilepsie
- ○ Parkinson
- ○ multiple Sklerose
- ○ sonstige Degener.
- ○ TIA/PRINT
- ○ cerebraler Insult
- ○ Extrapyramidalmotorik
  - ○ Rigor
  - ○ Tremor
  - ○ Akinese
  - ○ akute Dyskinesien
  - ○ persist. Dyskinesien
- ○ Sehstörun
- ○ Hörstörung
- ○ zentralmot. Stör.
- ○ periphermot. Stör.
- ○ zentrale Sens.stör.
- ○ periphere Sens.stör.
- ○ Radikulärläsion
- ○ Koordinationsstör.
- ○ Gleichgewichtsstör.
- ○ vegetative Stör.
- ○ andere

Internistische Vorerkrankungen
○ zutr. ○ n. zutr. ○ k. Auss.

- ○ Herzinsuffizienz
- ○ Hypertonus
- ○ Hypotonie
- ○ Angina pectoris
- ○ Herzinfarkt
- ○ HRST
- ○ Diabetes mellitus
- ○ Gicht
- ○ Struma
- ○ Hyperthyreose
- ○ Hypothyreose
- ○ rheumat. Erkr.
- ○ COLD
- ○ Anämien
- ○ maligne Tumore
- ○ Infektionen
- ○ Intoxikationen
- ○ Ernährungserkr.
- ○ Lebererkrankung
- ○ Obstipation
- ○ Durchblutungsstör.
- ○ Kopfschmerzen
- ○ andere

sonstige Vorerkrankungen
○ zutr. ○ n. zutr. ○ k. Auss.

- ○ Niereninsuffizienz
- ○ Miktionsstörung
- ○ Prostatahypertrophie
- ○ gynäkologische Stör.
- ○ dermat. Erkrankung
- ○ chron. Schmerzen
- ○ Trauma mit OP
- ○ Störung Bew.app.
- ○ Muskelerkrankung
- ○ Glaukom
- ○ andere

Anzahl psychiatrischer Aufnahmen: ○ n.zutr. ○ k.Auss. ○ unsicher ○ 1 ○ 2 ○ 3 ○ 4 ○ >=5

frühere psy. Behandlung: ○ zutr. ○ n.zutr. ○ k.Auss. ○ Pharm. ○ PT ○ EKT

Suizidversuche: ○ n.zutr. ○ k.Auss.
Anzahl SV: ○ 1 ○ 2 ○ 3 ○ 4 ○ >=5
Letzter SV: ○ <1 Mo. ○ <6 Mo. ○ <1 J. ○ <5 J. ○ >=5 J.

Aktuelle Erkrankung

bisheriger Verlauf ○ k.Auss.

Beginn der Erkrankung: ○ k.Auss. ○ <1 Jahr ○ <5 Jahre ○ <10 Jahre ○ <20 Jahre ○ <40 Jahre ○ >=40 Jahre

abgrenzbare frühere Manifestationen: ○ n.zutr. ○ k.Auss. ○ unsicher ○ 1 ○ 2 ○ 3 ○ 4 ○ >=5

Verlaufsform: ○ akut ○ chronisch ○ intermittieren ○ k.Auss.

Tendenz: ○ Verbesserung ○ gleichbleibend ○ Verschlechterung ○ k.Auss.

Aktuelle Krankheitsmanifestation ○ k.Auss.

Dauer bis zu Aufnahme: ○ k.Auss. ○ <1 Wo ○ <1 Mo ○ <6 Mo ○ <1 J. ○ >=1 J.

Symptomatik in der letzten Woche: ○ k.Auss. ○ abnehmend ○ gleichbleibend ○ zunehmend

Belastung in den letzten drei Monaten:
- somatisch: ○ n.zutr. ○ k.Auss. ○ leicht ○ mittel ○ schwer
- psychosozial: ○ n.zutr. ○ k.Auss. ○ leicht ○ mittel ○ schwer

[Weiter neu] [Ansehen]

Vorbehandlung der aktuellen Erkrankung
○ n.zutr.   ○ k.Auss.

Vorbehandlungsform
○ n. zutr.   ○ k. Auss.
○ ambulant   ○ teilstat.   ○ vollstat.

Psychopharmaka
○ zutr.   ○ n. zutr.   ○ k. Auss.
○ Neuroleptika   ○ Carbamazepin
○ Antidepressiva   ○ Clozapin
○ Tranquilizer   ○ Lithium
○ Hypnotika
○ Antikonvulsiva   ○ andere
○ Nootropika

sonstige Medikamente
○ zutr.   ○ n.zutr.   ○ k.Auss.
○ Digitalis   ○ Antiparkinson
○ Antidiabetika   ○ Schmerzmittel
○ Antihypertensiva   ○ andere Med.

andere Behandlung
○ zutr.   ○ n. zutr.   ○ k. Auss.
○ Psychotherapie   ○ Lichttherapie
○ Schlafentzug   ○ soz. Hilfen
○ EKT   ○ andere

Behandlung vor Aufnahme
○ zutr.   ○ n. zutr.   ○ k. Auss.
○ Internist/prakt. Arzt   ○ anderer Arzt
○ Psychiater/Nervenarzt   ○ Psychologe

Zusatzuntersuchungen
○ zutr.   ○ n. zutr.   ○ k. Auss.
○ EKG   ○ EMG
○ EEG   ○ LP
○ EVOP   ○ Echo
○ CCT   ○ rCBF
○ NMR   ○ ENG
○ SPECT   ○ Laborbefunde
○ PET   ○ psych. Test
○ Szinti   ○ klin. Skalen
○ Angio   ○ Sonstige

Somatische Erkrankungen

Körperlicher Zustand
○ k.Auss.
○ gut   ○ mittel   ○ schlecht

Händigkeit
○ k.Auss.
○ rechts   ○ links   ○ beidseits

[Weiter neu]   [Ansehen]

aktuelle internistische Erkrankungen
○ zutr.   ○ n. zutr.   ○ k. Auss.
○ Herzinsuffizienz   ○ COLD
○ Hypertonus   ○ Anämien
○ Hypotonie   ○ maligne Tumoren
○ Angina pectoris   ○ Infektionen
○ Herzinfarkt   ○ Intoxikationen
○ HRST   ○ Ernährungserkr.
○ Diabetes   ○ Lebererkrankung
○ Gicht   ○ Obstipation
○ Struma
○ Hyperthyreose   ○ Durchblutungsst.
○ Hypothyreose   ○ Kopfschmerzen
○ rheumatische Erkr.   ○ andere

aktuelle neurologische Erkrankungen
○ zutr.   ○ n. zutr.   ○ k. Auss.
○ Meningitis   ○ Sehstörungen
○ Encephalitis   ○ Hörstörungen
○ Epilepsie   ○ zentralmot. Stör.
○ Parkinson   ○ periphermot. Stör.
○ multiple Sklerose   ○ zentrale Sens.stör.
○ sonstige Degener.   ○ periphere Sens.stör.
○ TIA/PRINT   ○ Radikulärläsion
○ cerebraler Insult   ○ Koordinationsstör.
○ Extrapyramidalmotorik   ○ Gleichgewichtsstör.
○ Rigor   ○ vegetative Stör.
○ Tremor   ○ andere
○ Akinese
○ akute Dyskinesien
○ persist. Dyskinesien

sonstige aktuelle Erkrankungen
○ zutr   ○ n. zutr   ○ k. Auss
○ Niereninsuffizienz   ○ chron. Schmerzen
○ Miktionsstörungen   ○ Trauma mit OP
○ Prostatahypertrophie   ○ Störung Bew.app.
○ gynäkologische Stör.   ○ Muskelerkrankung
○ dermat. Erkrankung   ○ Glaukom
○ andere

Einschätzung des körperlichen Erkrankungsstatus

Körpersystem	Erkrankungsschwere		Behinderungsgrad	
	akut	chron.	akut	chron.
Neurologie	0	0	0	0
Hämat. System	0	0	0	0
Auge und Gehör	0	0	0	0
Muskel und Skelett	0	0	0	0
Kardiovask. System	0	0	0	0
Endokrines System	0	0	0	0
Urogenitalsystem	0	0	0	0
Sonstige Systeme	0	0	0	0

Psychischer Aufnahmebefund

Beurteilungszeitraum: ○ < 24 Std ○ < 1 Wo. ○ < 1 Mo. ○ < 6 Mo. ○ > = 6 Mo.

Bewußtseinsstörungen: ○ zutr. ○ n. zutr. ○ k. Auss.
    leicht mittel schwer
- Bewußtseinsverminderung ○ ○ ○
- Bewußtseinseinengung ○ ○ ○
- traumhafte Verwirrtheit ○ ○ ○
- hypnagoge Zustände ○ ○ ○
- parasomn. Bewußtseinslage ○ ○ ○

Orientierungsstörungen: ○ zutr. ○ n. zutr. ○ k. Auss.
    leicht mittel schwer
- zeitlich ○ ○ ○
- örtlich ○ ○ ○
- situativ ○ ○ ○
- autopsychisch ○ ○ ○

Gedächtnisstörungen: ○ zutr. ○ n. zutr. ○ k. Auss.
    leicht mittel schwer
- Auffassungsstörung ○ ○ ○
- Konzentrationsstörung ○ ○ ○
- Merkfähigkeitsstörung ○ ○ ○
- Störung des Frischgedächtn. ○ ○ ○
- Störung des Altgedächtnisses ○ ○ ○
- Zeitgitterstörung ○ ○ ○
- gesteigerte Löschvorgänge ○ ○ ○
- Hypermnesie d. Altgedächtn. ○ ○ ○
- Konfabulationen ○ ○ ○
- Paramnesien ○ ○ ○
- Suggestibilität/Induzierbarkeit ○ ○ ○

Formale Denkstörungen: ○ zutr. ○ n. zutr. ○ k. Auss.
    leicht mittel schwer
- gehemmt ○ ○ ○
- verlangsamt ○ ○ ○
- umständlich ○ ○ ○
- eingeengt ○ ○ ○
- perseverierend ○ ○ ○
- Grübeln ○ ○ ○
- Gedankendrängen ○ ○ ○
- ideenflüchtig ○ ○ ○
- Vorbeireden ○ ○ ○
- gesperrt/Gedankenabreißen ○ ○ ○
- inkohärent/zerfahren ○ ○ ○
- Neologismen ○ ○ ○
- beschleunigt ○ ○ ○
- Stör. d. Abstraktionsverm. ○ ○ ○
- Stör. d. kombinat. Denkens ○ ○ ○
- Stör. d. Kritikfähigkeit ○ ○ ○

Befürchtungen Zwänge: ○ zutr. ○ n. zutr. ○ k. Auss.
    leicht mittel schwer
- Mißtrauen ○ ○ ○
- Hypochondrie (nicht wahnhaft) ○ ○ ○
- Phobien ○ ○ ○
- Angst ○ ○ ○
- Panikattacken ○ ○ ○
- Zwangsdenken ○ ○ ○
- Zwangsimpulse ○ ○ ○
- Zwangshandlungen ○ ○ ○

Wahn: ○ zutr. ○ n. zutr. ○ k. Auss.
    leicht mittel schwer
- Wahnstimmung ○ ○ ○
- Wahnwahrnehmung ○ ○ ○
- Wahneinfall ○ ○ ○
- Wahngedanken ○ ○ ○
- systematisierter Wahn ○ ○ ○
- Wahndynamik ○ ○ ○
- Beziehungswahn ○ ○ ○
- Beeinträcht.-/Verfolgungswahn ○ ○ ○
- Eifersuchtswahn ○ ○ ○
- Schuldwahn ○ ○ ○
- Verarmungswahn ○ ○ ○
- hypochondrischer Wahn ○ ○ ○
- Größenwahn ○ ○ ○
- andere Wahninhalte ○ ○ ○

Sinnestäuschungen: ○ zutr. ○ n. zutr. ○ k. Auss.
    leicht mittel schwer
- Illusion ○ ○ ○
- Stimmenhören ○ ○ ○
- andere akust. Halluzination ○ ○ ○
- optische Halluzination ○ ○ ○
- Körperhalluzination ○ ○ ○
- Geruchshalluzination ○ ○ ○
- Geschmackshalluzination ○ ○ ○

Ich-Störungen: ○ zutr. ○ n. zutr. ○ k. Auss.
    leicht mittel schwer
- Derealisation ○ ○ ○
- Depersonalisation ○ ○ ○
- Gedankenausbreitung ○ ○ ○
- Gedankenentzug ○ ○ ○
- Gedankeneingebung ○ ○ ○
- andere Fremdbeeinflussung ○ ○ ○

[Weiter neu]   [Ansehen]

| 1 |

Affektstörungen ○ zutr. ○ n. zutr. ○ k. Auss.
leicht mittel schwer

- ratlos
- Gefühl der Gefühllosigkeit
- affektarm
- Störung der Vitalgefühle
- deprimiert/traurig
- hoffnungslos/verzweifelt
- ängstlich
- euphorisch
- dysphorisch
- gereizt/gespannt
- innerlich unruhig
- klagsam/jammerig
- Insuffizienzgefühle
- gesteigertes Selbstwertgefühl
- Schuldgefühle
- Verarmungsgefühle
- ambivalent
- Parathymie
- affektlabil
- affektinkontinent
- affektstarr

Antriebsstörungen ○ zutr. ○ n. zutr. ○ k. Auss.
leicht mittel schwer

- antriebsarm
- antriebsgehemmt
- stuporös
- antriebsgesteigert
- motorisch unruhig
- Parakinesen
- maniert/bizarr
- theatralisch
- mutistisch
- logorrhoisch
- negativistisch
- entschlußunfähig

[Weiter neu] [Ansehen]

Circadiane Besonderh. ○ zutr. ○ n. zutr. ○ k. Auss.
leicht mittel schwer

- abends schlechter
- abends besser
- nächtliche Exazerbation
- Alternieren
- morgens schlechter

Dementielles Syndrom ○ n. zutr. ○ k. Auss.
leicht mittel schwer

Lokale Hirnfunktionsstör. ○ zutr. ○ n. zutr. ○ k. Auss.

Werkzeugstörungen ○ zutr. ○ n. zutr. ○ k. Auss.

Aphasien ○ zutr. ○ n. zutr. ○ k. Auss.
leicht mittel schwer

- amnestische
- globale
- Broca
- Wernicke
- Sonderform/andere

Apraxien ○ zutr. ○ n. zutr. ○ k. Auss.
leicht mittel schwer

- ideokinetische
- ideatorische
- konstruktive

Agnosien ○ zutr. ○ n. zutr. ○ k. Auss.

andere ○ zutr. ○ n. zutr. ○ k. Auss.
leicht mittel schwer

- Alexie
- Akalkulie
- Agraphie

Darstellung der überarbeiteten Fassung des AGP-Systems

Schlaf und Vigilanz — zutr. / n. zutr. / k. Auss. — leicht / mittel / schwer

- Einschlafstörung
- Durchschlafstörung
- Früherwachen
- Schlafdauer verkürzt
- Schlafdauer verlängert
- nächtliche Unruhe
- nächtl. Verwirrtheitszustände
- Schläfrigkeit tagsüber
- Umkehrung Tag-Nacht Rhythmus
- gesteigerte Traumtätigkeit

Stör. d. Sozialverhaltens — zutr. / n. zutr. / k. Auss. — leicht / mittel / schwer

- sozialer Rückzug
- soziale Umtriebigkeit
- Aggressivität
- Suizidalität
- Selbstbeschädigung
- Mangel an Krankheitsgefühl
- Mangel an Krankheitseinsicht
- Ablehnung der Behandlung
- Dissimulationstendenz
- Verwahrlosung
- Nahrungsablehnung
- Sexualität vermindert
- Sexualität gesteigert
- Weglauftendenz

Pflegebedürftigkeit — zutr. / n. zutr. / k. Auss. — leicht / mittel / schwer

- bei finanziellen Angelegenheiten
- im Haushalt
- Einkaufen
- Versorg. m. med./ärztl. Betreu.
- gehen
- sich ankleiden
- sich waschen
- essen
- sich beschäftigen
- Benutzen v. öffentl. Verkehrsm.
- Kaustörungen
- Bettlägerigkeit
- Incontinentia urinae
- Incontinentia alvi
- beschmiert sich u. Umgebung

Befundunsicherheit — n. zutr. / k. Auss. — leicht / mittel / stark

CGI: Der Patient ist...
- Nicht beurteilbar
- nicht krank
- Grenzfall psy. Erkr.
- nur leicht krank
- mäßig krank
- deutlich krank
- schwer krank
- extrem schwer krank

Diagnosen

Klinische Erfahrung des Untersuchers: < 1 Jahr / 1 < 3 Jahre / 3 < 5 Jahre / > = 5 Jahre

Psychiatrische Diagnosen — Zuordnung: leicht / mittel / schwer
1. 0
2. 0
3. 0
4. 0
5. 0

Somatisch Diagnosen — Zuordnung: leicht / mittel / schwer
1. 0
2. 0
3. 0
4. 0
5. 0
6. 0
7. 0

○ abgeschlossene Dokumentation

[Eingabe beenden und drucken]   [Ansehen beenden und drucken]

Literatur

AMDP (1981) Das AMDP-System. Manual zur Dokumentation psychiatrischer Befunde, 4. Aufl. Springer, Berlin Heidelberg New York

AMDP (1983) Testmanual zum AMDP-System (verfaßt von U Baumann und R-D Stieglitz). Springer, Berlin Heidelberg New York

Andrae W (1979) Zur Reliabilität des AGP-Systems. Erste Ergebnisse einer Interrater-Reliabilitätsstudie zu einer überarbeiteten Fassung des AGP-Dokumentationssystems anhand von 30 videogespeicherten Erstexplorationen. In: Oesterreich K (Hrsg) Janssen Symposien. Gerontopsychiatrie 8. Janssen GmbH, Düsseldorf, S 162–179

Bolm H, Buckler R, Freudenthal K, Kanowski S, Lieberz K, Schröter O, Werner V (1973) Erste Erfahrungen und Ergebnisse einer vegleichenden Untersuchung verschiedener geriatrischer Populationen mit einer gerontopsychiatrischen Basisdokumentation. In: Bergener M (Hrsg) Janssen Symposien. Gerontopsychiatrie 3. Janssen GmbH, Düsseldorf, S 161–187

Gutzmann H, Kanowski S, Krüger H, Urban R, Ciompi L (Hrsg) (1989) Das AGP-System. Manual zur Dokumentation gerontopsychiatrischer Befunde. Springer, Berlin Heidelberg New York

Gutzmann H, Kühl K-P, Krüger H (1991) Analysen zur Bildung von Syndromen im AGP-System. Z Gerontopsychologie 4: 133–141

Kanowski S, Krüger H, Kühl K-P (1985) The AGP-System: Assessment of symptoms in psychogeriatric patients. In: Traber J, Gispen WH (eds) Senile dementia of the Alzheimer type. Springer, Berlin Heidelberg New York, pp 44–59

Kühl K-P, Krüger H, Gutzmann H (1993) Analysen zur Bildung von Syndromen im AGP-System. In: Möller HJ, Rohde A (Hrsg) Psychische Krankheit im Alter. Springer, Berlin Heidelberg New York Tokyo, S 279–284

Lieberz K (1978) Ein Beitrag zur Weiterentwicklung eines gerontopsychiatrischen Dokumentationssystems – Ergebnisse einer Praktikabilitätsprüfung –. Med Dis Freie Universität Berlin

National Institute of Mental Health (1986) Clinical global impressions. In: CIPS (Hrsg) Internationale Skalen für Psychiatrie. Beltz, Weinheim

Weltgesundheitsorganisation (Hrsg) (1993) Internationale Klassifikation psychischer Störungen. Übersetzt und herausgegeben von H Dilling, W Mombour, MH Schmidt, 2. Aufl. Huber, Bern

Korrespondenz: Dr. K. Göhringer, Abteilung für Gerontopsychiatrie, FU Berlin, Eschenallee 3, D-14050 Berlin, Bundesrepublik Deutschland.

SpringerNews

Hans-Jürgen Möller,
Arno Deister (Hrsg.)

Vulnerabilität für affektive
und schizophrene Erkrankungen

1996. 31 Abbildungen. VIII, 151 Seiten.
Broschiert DM 59,–, öS 415,–
ISBN 3-211-82703-X

Das Konzept der Vulnerabilität ist aus der psychiatrischen Forschung der letzten 2 Jahrzehnte nicht mehr wegzudenken. Dieses Konzept hat in seinen verschiedenen Varianten und Entwicklungen die heute international führenden Vorstellungen über die Ätiopathogenese schizophrener und affektiver Erkrankungen maßgeblich geprägt. In diesem Band werden von führenden Experten die psychopathologischen, epidemiologischen, genetischen, biochemischen und psychologischen Faktoren dargestellt, die in ihrer Gesamtheit in einem Vulnerabilitätskonzept zusammengeführt werden. Das Buch bietet die grundlegenden Informationen für die möglichst frühzeitige Erkennung und die gezielte therapeutische Beeinflussung psychotischer Erkrankungen.

SpringerPsychiatrie

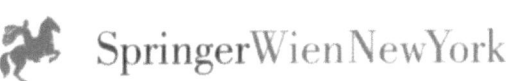
SpringerWienNewYork

P.O.Box 89, A-1201 Wien • New York, NY 10010, 175 Fifth Avenue
Heidelberger Platz 3, D-14197 Berlin • Tokyo 113, 3-13, Hongo 3-chome, Bunkyo-ku

SpringerNewsPsychiatrie

Siegfried Kasper,
Hans-Jürgen Möller (Hrsg.)

Therapeutischer Schlafentzug

Klinik und Wirkmechanismen

1996. 34 Abbildungen. VIII, 269 Seiten.
Broschiert DM 128,–, öS 896,–
ISBN 3-211-82746-3

Der Zusammenhang zwischen Schlaf und Stimmung sowie Antrieb ist bereits seit langem bekannt und seit etwa 30 Jahren auch Gegenstand von wissenschaftlichen Untersuchungen. Es zeigte sich, daß der therapeutische Schlafentzug, der von einigen Autoren auch als Wachtherapie bezeichnet wird, mit günstigen antidepressiven Effekten einhergeht, insbesondere wenn er wiederholte Anwendung findet. Obwohl der therapeutische Schlafentzug bereits breite klinische Anwendung findet, ist der Wirkmechanismus noch nicht eindeutig geklärt. Verschiedene Überlegungen, das zirkadiane System, die Neurotransmitter und die mit diesen verbundenen hormonellen Parameter betreffend, wurden als Erklärungshypothese herangezogen. Das Phänomen des therapeutischen Schlafentzugs wird sowohl von klinischer Seite her dargestellt, als auch von derzeit diskutierten Erklärungsansätzen aus behandelt. Es stellt das erste Buch zu diesem Thema dar und alle auf diesem Gebiet arbeitenden namhaften Autoren konnten zur Mitarbeit gewonnen werden.

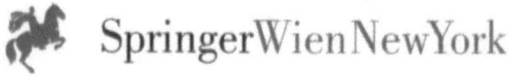

Springer-Verlag
und Umwelt

ALS INTERNATIONALER WISSENSCHAFTLICHER VERLAG sind wir uns unserer besonderen Verpflichtung der Umwelt gegenüber bewußt und beziehen umweltorientierte Grundsätze in Unternehmensentscheidungen mit ein.

VON UNSEREN GESCHÄFTSPARTNERN (DRUCKEREIEN, Papierfabriken, Verpackungsherstellern usw.) verlangen wir, daß sie sowohl beim Herstellungsprozeß selbst als auch beim Einsatz der zur Verwendung kommenden Materialien ökologische Gesichtspunkte berücksichtigen.

DAS FÜR DIESES BUCH VERWENDETE PAPIER IST AUS chlorfrei hergestelltem Zellstoff gefertigt und im pH-Wert neutral.

MIX
Papier aus verantwortungsvollen Quellen
Paper from responsible sources
FSC® C105338

If you have any concerns about our products,
you can contact us on
ProductSafety@springernature.com

In case Publisher is established outside the EU,
the EU authorized representative is:
**Springer Nature Customer Service Center GmbH
Europaplatz 3, 69115 Heidelberg, Germany**

Printed by Libri Plureos GmbH
in Hamburg, Germany